1001
REMÈDES
MAISON

1001
REMÈDES MAISON

Traitements éprouvés
pour la santé
au quotidien

• MONTRÉAL •

1 001 REMÈDES MAISON,
publié par **Sélection du Reader's Digest,**
est l'adaptation française de *1,801 Home Remedies*
Copyright © 2004 The Reader's Digest Association (Canada) Ltd.
et de *1 001 Remèdes maison*
Copyright © 2006 Sélection du Reader's Digest Association, SA, France

Équipe de Sélection du Reader's Digest

Vice-présidence, Livres
Robert Goyette

Rédaction
Agnès Saint-Laurent

Direction artistique
Andrée Payette

Graphisme
Cécile Germain

Lecture-correction
Gilles Humbert

Iconographie
Danielle Burnichon, Edwige Javaux

Fabrication
Gordon Howlett

**Nous remercions tous ceux
qui ont collaboré à cet ouvrage**

Conseillers à la rédaction
Frédéric Denhez, journaliste scientifique
René Gentils, médecin généraliste (DEA de nutrition)

Traduction
Géraldine Masson, Liliane Charrier, Maud Godoc,
Manuel Boghossian, Carole Coen, Catherine Bodin-Godi

Maquette
Agence Media (Laurence Canaveira)

Lecture-correction
Joseph Marchetti

AVERTISSEMENT

Les renseignements contenus dans ce livre ne visent en aucun cas à remplacer un médecin ou une thérapie. Pour un problème de santé précis, suivez en priorité l'avis d'un médecin.

Édition canadienne en langue française

© 2007, Sélection du Reader's Digest (Canada) Ltée,
1100, boulevard René-Lévesque Ouest,
Montréal (Québec) H3B 5H5

Pour obtenir notre catalogue ou des renseignements sur d'autres produits de Sélection du Reader's Digest
(24 heures sur 24), composez le 1 800 465-0780.
Vous pouvez également nous rendre visite sur notre site Web : www.selection.ca

ISBN : 0-88850-886-7
EAN : 97-80888-508867

Imprimé au Canada

07 08 09 10 / 5 4 3 2 1

Sommaire

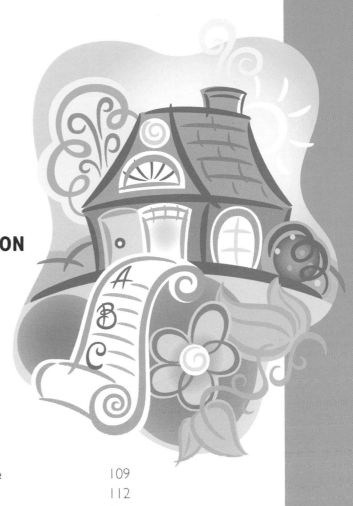

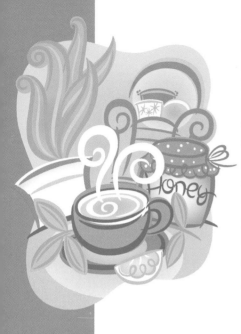

Partie 3
LES 20 MEILLEURS REMÈDES MAISON

Thématiques

Précautions et effets secondaires

Index

Avant-propos

Vous allez découvrir plus de mille remèdes maison utiles pour traiter les problèmes de santé quotidiens – de l'acné à la nausée, en passant par l'insomnie, le rhume, les ampoules et une foule d'autres petits bobos.

Avant-propos

Avant tout, lisez attentivement la première partie, intitulée *Le bon usage des remèdes maison*. Vous y trouverez les conseils qui vous permettront d'appliquer ces traitements en toute sécurité et efficacité. Pages 18-19, vous apprendrez à cultiver cinq herbes médicinales très utiles. À la fin de l'ouvrage, vous trouverez des instructions précieuses sur les précautions à observer avec certaines plantes et les suppléments nutritionnels (p. 434-437).

La deuxième partie, *Remèdes quotidiens*, propose des soins adaptés à une centaine de problèmes de santé, bénins pour la plupart, répertoriés par ordre alphabétique. L'appellation « remèdes maison » désigne à la fois des ingrédients d'usage courant, des médicaments vendus sans ordonnance et des préparations médicinales à base de plantes ou de suppléments nutritionnels. Vous en possédez certainement déjà une grande partie dans votre cuisine : le bicarbonate de sodium, par exemple (à substituer au talc pour neutraliser les odeurs corporelles), la moutarde (à ajouter à un bain de pieds chaud pour soigner les maux de tête) ou des sachets de thé (à appliquer humides sur les ulcérations buccales pour soulager la douleur). Selon les cas, vous trouverez ces remèdes en pharmacie, dans les magasins de produits naturels ou même dans des supermarchés. Certains produits, comme les suppléments à l'huile de poisson préconisés dans un grand nombre d'affections, requièrent un suivi médical, car il existe des risques d'interaction avec d'autres médicaments si vous suivez déjà un traitement. Ces cas particuliers font l'objet d'une mention spéciale et sont rappelés à la fin de l'ouvrage (p. 434-437).

La troisième partie, *Les 20 meilleurs remèdes maison*, réunit les plantes, les aliments et les autres produits qu'il est bon d'avoir chez soi car ils entrent dans la composition d'un grand nombre de soins proposés dans ces pages. Découvrez les vertus du vinaigre, du yogourt, de la vaseline ou du gingembre ; apprenez à bien utiliser les acides gras oméga-3 – ces « bonnes » graisses du poisson bénéfiques pour le cœur, mais aussi utiles contre l'arthrite ou les douleurs menstruelles.

Tous ceux qui ont participé à la rédaction de ce livre y ont trouvé un immense plaisir   non seulement à découvrir de nouveaux remèdes, mais aussi à les mettre à l'épreuve. Nous espérons que vous en tirerez autant de satisfactions et que nos suggestions vous seront précieuses, aujourd'hui et dans l'avenir.

Les éditeurs

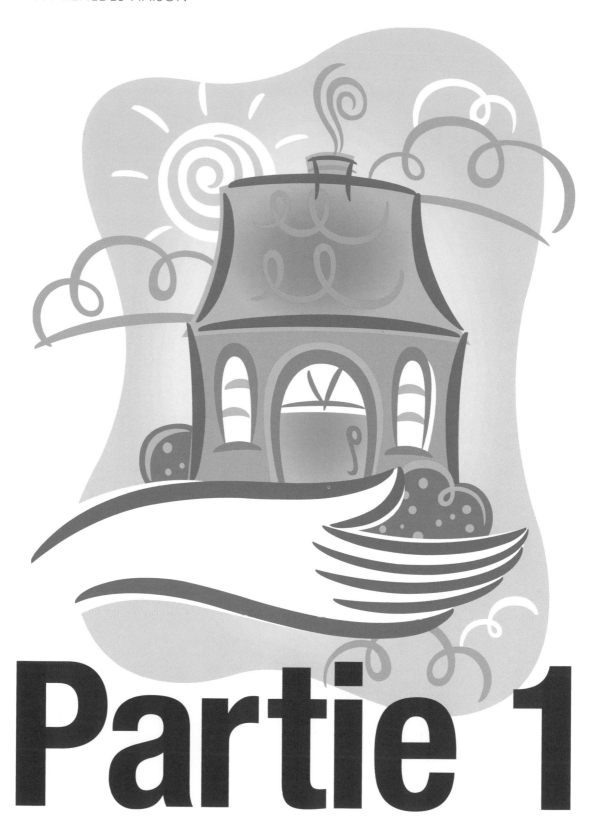

Partie 1

LE BON USAGE DES REMÈDES MAISON

Un grand nombre de problèmes de santé bénins peuvent être traités à la maison avec le contenu de base d'une **armoire à pharmacie** et quelques **ingrédients** de cuisine courants. Les **médecines complémentaires**, souvent à base de **produits naturels**, apportent aussi des solutions simples en matière de prévention, de traitement et de bien-être, en évitant bien souvent de prendre trop de médicaments. En redécouvrant des **remèdes de grands-mères**, éprouvés par l'expérience des générations passées, et en vous initiant aux bienfaits des **plantes**, des **sels minéraux**, des **vitamines** ou des **massages**, vous apprendrez à prévenir et combattre les petits maux du quotidien. L'essentiel est d'en faire **bon usage** : savoir reconnaître les symptômes, choisir le remède adapté, consulter le médecin lorsqu'il le faut. *1 001 Remèdes maison* vous explique comment tirer le meilleur parti de ces **connaissances médicales multiples**, soigneusement répertoriées et sélectionnées pour vous. Tous les soins proposés ici ont été évalués par des **spécialistes** et assortis de précautions et conseils pour vous assurer une efficacité maximale en toute **sécurité**.

Le bon usage des remèdes maison

Dès la préhistoire, les hommes ont cherché à se soigner avec ce qu'ils trouvaient dans la nature, essentiellement les végétaux. Quelques milliers d'années après, les recherches ont permis d'identifier les principes actifs des plantes médicinales. Ce fut une étape essentielle de la phytothérapie et de la pharmacopée en général : les bienfaits des végétaux ont été scientifiquement reconnus, comme l'a été leur dangerosité potentielle lorsqu'ils sont employés à mauvais escient ou à des doses trop fortes. Les herbes et d'autres remèdes maison, de la même façon que les médicaments de synthèse, recèlent parfois des substances très puissantes : ce n'est pas parce qu'un remède est naturel qu'il est inoffensif !

Qui n'a pas son « truc » de famille pour soigner un bobo ou un petit ennui de santé ? Qui fut la première grand-mère à préparer une tisane de menthe pour soigner un enfant malade ? Pourquoi un berger décida-t-il de cueillir des feuilles de rumex et d'en frictionner ses piqûres d'ortie ? Quel cuisinier découvrit les vertus du bouillon de poulet pour guérir le rhume ?

Combien de fois ces remèdes ont-ils servi à soulager la douleur et à soigner les problèmes quotidiens ? Si nous ne pouvons pas remercier les anonymes qui les ont découverts, du moins pouvons-nous profiter des bienfaits que ceux-ci nous ont légués !

Plus de mille remèdes maison

Tout commence… à la maison – là où tant de secrets restent si bien gardés. En ouvrant ce livre, vous allez pénétrer dans des milliers de foyers et y découvrir une myriade de remèdes transmis de génération en génération.

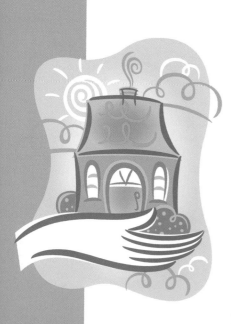

Certaines suggestions répertoriées dans ces pages nous sont parvenues par courrier – un traitement pour soigner les maux de gorge, une astuce pour faire passer le hoquet, un calmant contre les douleurs musculaires et un autre contre les piqûres d'insectes, par exemple. Après vérification, les plus intéressantes ont trouvé leur place dans cet ouvrage.

Ce n'était là qu'un début. Nous avons ensuite exhumé les méthodes ancestrales de digitopuncture utilisées par les médecins chinois, les techniques de guérison des chamans de tribus lointaines, les remèdes séculaires des anciennes peuplades d'Europe et ceux des pionniers américains. Puis nous avons répertorié les grands classiques des homéopathes, des naturopathes, des phytothérapeutes, des masseurs, des cardiologues et autres spécialistes, mais aussi de généralistes expérimentés. Notre quête nous a menés à travers les âges, de l'époque d'Hippocrate jusqu'aux jardins des phytothérapeutes du XXIᵉ siècle, en passant par les tranchées de la Première Guerre mondiale.

Une sélection draconienne

Après ce travail de recherche très riche, nous avons procédé à la sélection des meilleurs remèdes au cours d'un long processus d'élimination. Nombre de remèdes traditionnels nous paraissaient trop complexes ou difficiles à mettre en œuvre. L'ase fétide en est un bon exemple : jadis très prisée pour soigner les rhumes et les maux d'estomac, cette plante exhale une odeur si désagréable et laisse un souvenir si exécrable à ceux qui l'utilisent que nous avons jugé bon de l'écarter. D'autres traitements séculaires se révèlent trop excentriques ou teintés de superstition et ne méritent d'être mentionnés qu'à titre anecdotique. Ainsi, dans les Appalaches, on soignait les verrues en les frictionnant avec une tranche de pomme de terre crue, mais, pour que ce remède fonctionne, il fallait placer le reste du féculent dans un sac et l'enterrer à distance !

Tous nos remèdes ont été passés en revue par nos conseillers pour vérifier qu'ils pouvaient être mis en pratique en toute sécurité selon nos recommandations.

Il est vrai que, tant qu'il ne fait pas de mal, un remède peut toujours faire du bien, surtout s'il est administré de manière attentionnée, avec des gestes doux et apaisants. Une fois écartées les recettes les plus bizarres, les plus compliquées, les moins crédibles et celles qui nous paraissaient potentiellement dangereuses, restaient les meilleurs remèdes – plus d'un millier –, que vous allez découvrir au fil de ces pages et qui ont déjà soulagé des millions de personnes. Tous ont été passés en revue par nos conseillers – médecins, spécialistes, chercheurs... – qui ont vérifié qu'ils pouvaient être mis en pratique en toute sécurité selon nos recommandations.

Des ingrédients à portée de main

À mesure que vous allez découvrir les remèdes répertoriés dans ce livre, vous allez certainement vous remémorer les bonnes vieilles méthodes qu'utilisaient de leur côté vos mères et grands-mères. Habitués aux bilans sanguins, aux radiographies, aux médicaments contre l'impuissance et autres miracles de la médecine moderne, nous avons tendance à oublier ou à négliger les extraordinaires ressources des remèdes de bonne femme. Or les soins qui ont fait leurs preuves au fil du temps n'ont rien perdu de leur efficacité. Les « trucs » vantés par nos grands-parents, comme le bicarbonate de sodium sur les piqûres d'abeille, le sachet de thé humide et froid sur des yeux fatigués ou la feuille de chou cuit chaude sur un furoncle, ne pourront jamais remplacer les traitements de pointe. Il n'en reste pas moins qu'ils apportent un soulagement immédiat et qu'ils évitent souvent qu'un petit problème ne s'aggrave.

Quoi de plus fascinant que de voir guérir une brûlure légère avec une touche de gel d'aloe vera, ou de sentir l'angoisse se volatiliser en prenant un bain enrichi d'huile essentielle de lavande ! Ce n'est pas par nostalgie que des médecins se font les avocats des remèdes traditionnels. S'ils les recommandent, c'est qu'ils sont efficaces.

> **Quoi de plus fascinant que de voir guérir rapidement une brûlure légère sur laquelle on a appliqué une touche de gel d'aloe vera !**

Savez-vous qu'au moins 25 % des médicaments de votre pharmacie contiennent des molécules proches de celles des plantes, voire identiques ? À l'origine, la substance active de l'aspirine, l'un des médicaments les plus utilisés au monde, était extraite de l'écorce du saule blanc. L'éphédrine, un décongestionnant, est fabriquée à partir des éléments chimiques d'un arbuste appelé éphédra. La digitaline, un principe actif utilisé à petite dose dans le traitement de certaines maladies du cœur, vient de la digitale. Quant au taxol, un médicament anticancéreux, il est extrait de l'écorce d'if. D'ailleurs, les grandes sociétés pharmaceutiques n'hésitent pas à envoyer des équipes de scientifiques dans les régions les plus isolées du globe en quête de substances chimiques susceptibles d'être utiles en médecine.

Identifiez le traitement qui convient

Si la médecine actuelle a tendance à négliger les méthodes de guérison traditionnelles, celles-ci ne sont pas tombées aux oubliettes pour autant. Les physiothérapeutes n'utilisent-ils pas le chaud et le froid selon les mêmes techniques que les Amérindiens ? Ces mesures dépourvues d'effets secondaires se révèlent souvent plus efficaces que les médicaments ! Une coupure superficielle au couteau guérira peut-être plus vite avec un onguent antiseptique, mais vous obtiendrez le même résultat en y appliquant du miel (après avoir nettoyé la plaie à l'eau courante). Les témoignages sont nombreux quant à l'efficacité des traitements naturels, tel celui de cette femme de 60 ans : « À chaque fois que j'attrapais froid, le rhume dégénérait en sinusite et je devais prendre des antibiotiques », se souvient-elle. Son médecin de famille lui a alors conseillé de prendre de l'échinacée dès l'apparition des premiers

reniflements. «Je n'ai plus de gros rhume depuis, affirme-t-elle.
Et plus jamais de sinusite. »

Nous sommes déjà nombreux à utiliser des remèdes maison en cas
de douleurs ou de petits problèmes de santé. Aujourd'hui, toutefois,
les chercheurs des grands instituts s'aperçoivent peu à peu que la
médecine traditionnelle peut aussi aider à prévenir ou à traiter
des affections plus sérieuses. Ainsi, la consommation d'ail (une à
deux gousses par jour) contribue à faire baisser le taux de lipides
sanguins et la pression artérielle, si l'on respecte par ailleurs une bonne
hygiène alimentaire. La dépression fait souvent l'objet d'un traitement
médicamenteux lourd d'effets secondaires. Or les recherches ont
démontré que le millepertuis serait aussi efficace que les substances
de synthèse pour soigner les dépressions légères à modérées.

Les soins maison les plus répandus, comme le yogourt contre les
infections fongiques (mycoses) ou la camomille contre l'insomnie, sont
utilisés depuis des générations, tandis que de nouveaux apparaissent sans
cesse. Ce sont, en quelque sorte, les remèdes traditionnels de l'avenir,
ceux que, espérons-le, nous transmettrons à nos enfants et petits-enfants.
• Les onguents à l'arnica contiennent un analgésique naturel et des
composés anti-inflammatoires qui favorisent la guérison des ecchymoses
et apaisent la douleur.
• Le décolorant obtenu en mélangeant du miel et du yogourt contribue
à éclaircir les taches brunes qui apparaissent sur le dos des mains.
• Des recherches menées en 2002 dans un hôpital pour enfants aux
États-Unis ont démontré que le ruban adhésif faisait disparaître les
verrues en quelques jours.

Le bon sens avant tout

Le recours aux soins et remèdes proposés dans ces pages requiert avant
tout du bon sens. Il est ainsi essentiel de rester à l'affût d'éventuels
symptômes d'un problème plus sérieux et de consulter au moindre
doute. Citons le cas d'une femme d'une cinquantaine d'années qui a
commis l'erreur que redoutent les médecins. Elle souffrait de vertiges,
notamment le matin au réveil. En surfant sur Internet, elle a appris que
le gingembre était efficace contre ses malaises. Elle a aussitôt acheté des
suppléments nutritionnels au gingembre pour se lancer dans une cure de
quelques semaines. Et puis, un matin, en voulant sortir de sa baignoire,
elle a été prise de vertiges. Elle a fait une chute et s'est cassée le poignet.
Le médecin urgentologue venu à son secours a très rapidement identifié
la cause de l'accident. Le gingembre est traditionnellement utilisé contre

les vertiges à condition que ce problème soit associé à des troubles de l'oreille interne. Mais, dans le cas présent, la sensation de vertiges était liée à une hypotension orthostatique, une chute soudaine de la pression artérielle parfois due à la prise de médicaments hypotenseurs trop fortement dosés. Son généraliste a réduit la posologie, et les vertiges ont disparu.

> **La plupart des remèdes maison sont sans danger, mais il faut savoir les employer à bon escient.**

La plupart de nos remèdes sont sans danger, mais il faut savoir les employer à bon escient. Un supplément nutritionnel pourra produire exactement les effets promis par le fabricant, mais il ne vous sera d'aucune utilité si vous le prenez pour traiter une maladie dont vous ne souffrez pas. Autre écueil, plus embêtant : se soigner systématiquement seul sans jamais consulter de médecin. Certaines maladies sont faciles à identifier et à soigner à la maison : inutile de procéder à une batterie d'examens si vos gencives saignent pendant un ou deux jours ou si vous souffrez occasionnellement de brûlures d'estomac. Mais il n'est pas toujours évident de distinguer un problème bénin d'un trouble plus sérieux qui exige des soins médicaux. C'est pourquoi, pour chaque sujet traité dans cet ouvrage, un encadré « Dois-je appeler le médecin ? » attire l'attention sur les situations ou les symptômes qui doivent conduire à consulter.

Lorsque vous voyez votre médecin, n'oubliez pas de lui préciser tous vos traitements en cours, y compris les suppléments nutritionnels et les préparations de phytothérapie, surtout s'il s'apprête à vous prescrire un nouveau médicament. Certains suppléments, même vendus sans ordonnance, peuvent altérer l'effet des médicaments classiques. Prendre de la vitamine E en même temps que des anticoagulants, par exemple, peut entraîner un risque d'hémorragie interne. Vous devez donc signaler à votre médecin tous les traitements et les remèdes pris régulièrement, même s'il s'agit d'une innocente tisane.

Les précautions d'usage

De nombreux témoignages, ainsi que quantité d'études scientifiques, attestent l'efficacité des remèdes traditionnels proposés dans ces pages. De plus, nos conseillers médicaux les ont soigneusement examinés pour s'assurer qu'ils ne présentent pas de danger. Cependant, il est impossible d'écarter tout risque d'effets secondaires, d'interaction avec d'autres médicaments ou simplement d'inadéquation du traitement. Lisez attentivement les notes « Attention » spécifiées pour certains remèdes, et restez particulièrement vigilant dans les cas suivants.

• **Vous êtes enceinte.** Le principe de précaution s'applique. Pas de plantes médicinales, de suppléments nutritionnels ni de médicaments délivrés sans ordonnance avant d'en avoir discuté avec votre médecin ! De nombreuses substances présentent un risque pour la santé du fœtus, même à doses très réduites, car entre la mère et le futur nouveau-né les échanges sont permanents, via le placenta.

• **Vous suivez un traitement délivré sur ordonnance.** Abordez avec votre médecin le problème d'éventuelles interactions entre les traitements qui vous ont été prescrits et les plantes, suppléments nutritionnels ou médicaments délivrés sans ordonnance mentionnés dans ce livre. Les précautions d'emploi spécifiées pages 434-437 donnent déjà quelques informations et avertissements sur les interactions entre médicaments, plantes et suppléments nutritionnels. Quoi qu'il en soit, signalez à votre médecin tous les suppléments nutritionnels et médicaments que vous prenez régulièrement et simultanément, même s'ils ne figurent pas dans ces pages, et ce surtout si vous souffrez d'une maladie chronique, comme le diabète ou une insuffisance cardiaque.

• **Vous êtes allergique à un aliment ou à un médicament.** Si vous êtes allergique, redoublez de vigilance : vérifiez que la substance à laquelle vous êtes allergique ne figure pas dans la liste des ingrédients de la préparation que vous vous apprêtez à absorber ou à appliquer sur votre peau. L'huile d'arachide, par exemple, entre dans la composition de certains laxatifs et hydratants pour la peau. Attention également à la « réactivité croisée » entre aliments et végétaux. On sait, par exemple, que les personnes sensibles au pollen de l'herbe à poux réagissent souvent au melon et/ou à la banane, tandis que les allergiques au pollen de bouleau le sont souvent aux pelures de pomme et/ou au soja.

• **Vous souffrez d'une maladie grave.** Soyez particulièrement attentif à la note « Dois-je appeler mon médecin ? » figurant en marge de chaque sujet traité. L'objectif de cet ouvrage est de vous aider à soigner les problèmes de santé quotidiens et à améliorer votre état de santé général, mais sans masquer une maladie requérant un avis médical.

• **Vous soignez un bébé ou un enfant.** Certains suppléments nutritionnels, plantes médicinales et remèdes traditionnels ne conviennent pas aux enfants. Demandez conseil à votre médecin, généraliste ou pédiatre, avant de leur donner ou d'appliquer un quelconque traitement indiqué dans ces pages, sauf s'il est spécifié qu'il s'adresse aux enfants et aux bébés. Lorsque vous achetez un médicament délivré sans ordonnance, choisissez une préparation adaptée aux enfants (de l'acétaminophène en sirop, par exemple).

CULTIVER LES PLANTES MÉDICINALES

Plusieurs plantes recommandées dans ce livre sont décoratives et faciles à cultiver. Certaines présentent aussi l'avantage d'être délicieuses en salade ou cuisinées. De plus, les cultiver vous-même est une garantie de fraîcheur.

Nombre d'herbes et de plantes médicinales se cultivent à partir de semis. Certaines germent dans des bacs, à l'intérieur, avant d'être transplantées dehors après les dernières gelées. D'autres ne supportent pas d'être déplacées : semez-les à l'emplacement où vous souhaitez les voir pousser. Les plantes ligneuses, comme la lavande et le romarin, se multiplient surtout par bouturage : prélevez des pousses robustes de la plante de l'année, trempez-les dans une hormone d'enracinement, puis plantez-les dans un pot de compost.

Les herbes aromatiques n'ont pas besoin de beaucoup d'espace pour se développer : beaucoup s'épanouissent dans des paniers suspendus, des bacs et autres pots que l'on pose sur le rebord des fenêtres. Au jardin, disséminez herbes et bulbes parmi les fleurs et les arbustes de vos plates-bandes. Veillez toutefois à les installer à l'écart des routes passantes afin que les résidus de gaz d'échappement ne viennent pas en altérer la qualité. Pour la même raison, évitez les pesticides.

En plate-bande ou en pots, la plupart des herbes doivent être bien drainées, à l'exception de la menthe, qui ne craint pas les sols humides. Enfin, les herbes préfèrent en général les sols pauvres aux terres riches.

Aloe vera

Achetez deux ou trois petits plants et installez-les sur le rebord d'une fenêtre exposée au soleil. Vous pouvez aussi les placer dans une cuisine ou une véranda chauffée, à condition de les préserver du froid. L'aloe vera ne supporte pas les températures inférieures à 5 °C.

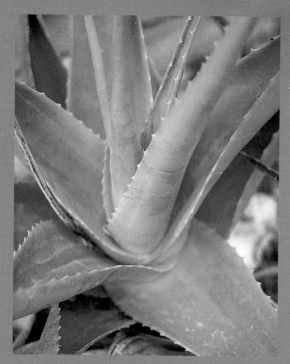

Utilisation : *Coupez une feuille et pressez-la pour extraire le suc translucide et l'appliquer sur les coupures et brûlures bénignes. En séchant, le gel forme un pansement qui empêche la lésion de se dessécher et la protège des bactéries.*

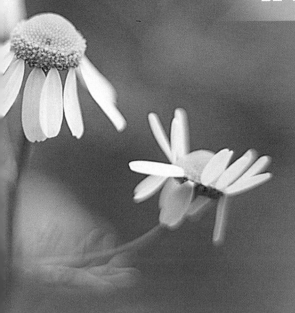

Ail

Divisez un bulbe en gousses et plantez celles-ci en rangs à 5 cm de profondeur et à 15-20 cm les unes des autres. Chaque gousse va développer un bulbe que vous pourrez récolter à la fin de l'été. Coupez les fleurs, mais gardez les tiges (pour les tresser) et suspendez vos bulbes dans un endroit chaud et aéré pour les faire sécher.

Utilisation : *Si vous le supportez, croquez une ou deux gousses d'ail par jour pendant l'hiver pour stimuler vos défenses immunitaires.*

Camomille

La camomille allemande, la variété la plus répandue, est une plante annuelle. Semez les graines après les dernières gelées, tassez la terre et arrosez régulièrement. La camomille apprécie les sites bien drainés et partiellement ombragés.

Utilisation : *Cueillez les fleurs et répartissez-les sur une mousseline posée sur une grille dans un endroit chaud et sec. Vous pouvez aussi suspendre les tiges la tête en bas au-dessus d'un sac en papier pour recueillir les pétales fanés. La tisane à la camomille soulage les maux d'estomac et calme les angoisses.*

Cumin et carvi

Les graines de cumin et de carvi, à la saveur anisée, agrémentent à merveille nombre de plats, tout en facilitant la digestion. Cumin et carvi peuvent être semés à l'extérieur, à un endroit ensoleillé, après les dernières gelées.

Utilisation : *Récoltez les graines à la fin de l'été. Vous pouvez les utiliser entières ou broyées au pilon dans un mortier. Versez 1 c. à thé de graines entières ou broyées de l'un ou de l'autre, ou un mélange des deux, dans une tasse d'eau bouillante, laissez infuser 10 minutes, filtrez et buvez avant le repas.*

Menthe

Cette plante aromatique prolifère dans les sols riches et humides, aux emplacements ensoleillés ou mi-ombragés. Elle se développe facilement à partir de graines ou de stolons. Pour éviter qu'elle devienne envahissante, plantez-la dans un pot sans fond enfoui sous la terre. Vous pouvez aussi la cultiver dans un bac à réservoir, à condition de bien l'arroser.

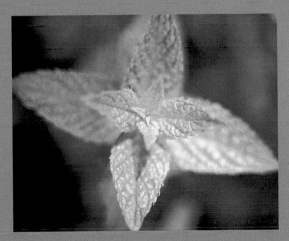

Utilisation : *Les feuilles fraîches ou séchées servent à préparer des infusions ou des bains de bouche. Pour soigner une grippe ou un gros rhume, ajoutez quelques feuilles de menthe à une inhalation.*

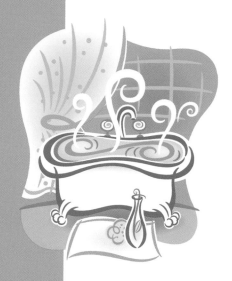

Plantes et suppléments à base de plantes

Si vous avez l'habitude de détacher tranquillement un comprimé sur une plaquette pour vous soigner, la perspective de préparer une décoction à base de feuilles séchées vous paraît peut-être déroutante. Ne vous laissez pas impressionner ! Toutes les plantes médicinales, ou presque, sont désormais disponibles en gélules de poudre, comprimés, teintures mères (liquides concentrés en substances actives), onguents, huiles essentielles (obtenues par distillation des concentrés actifs)…, les instructions de dosage et d'emploi étant spécifiées sur l'étiquette ou la notice.

La plupart des remèdes de phytothérapie sont vendus en pharmacie, dans les magasins de produits naturels et les supermarchés. Les sites Internet proposent des plantes du monde entier, y compris des variétés interdites au Canada pour des raisons de sécurité. La prudence s'impose lorsque l'on achète par ce biais.

Si vous cultivez vous-même vos plantes médicinales, coupez les tiges, rincez-les à l'eau claire, puis suspendez-les tête en bas pour les faire sécher. Lorsque les feuilles commencent à sécher, mais avant qu'elles deviennent friables, détachez-les de la tige et entreposez-les dans un endroit sombre. Placez-les dans des pots remplis à ras bord pour limiter la quantité d'oxygène et préserver la fraîcheur des feuilles. Si vous cultivez des plantes pour leurs fleurs, récoltez-les juste après l'éclosion.

Pour préparer une tisane, il suffit en général de verser une cuillerée à thé bombée d'herbes séchées (ou une cuillerée à soupe d'herbes fraîches) dans une tasse d'eau bouillante. Faites infuser une dizaine de minutes, laissez refroidir, filtrez et buvez. Les tisanes d'écorces, de graines ou de racines (décoctions) infusent plus longtemps. Commencez par des quantités modérées – une à trois tasses par jour, par exemple. Au-delà, consultez un phytothérapeute qualifié ou un médecin ouvert à la phytothérapie.

Autres suppléments

Il fut un temps où le terme « supplément nutritionnel » désignait les vitamines et les sels minéraux utilisés pour suppléer aux carences d'un régime alimentaire. Aujourd'hui, les rayons des pharmacies regorgent de produits de santé naturels à base d'acides aminés, de phytohormones, d'antioxydants et autres nutriments.

Les médecins ont longtemps dénigré les allégations (parfois fantaisistes) des fabricants. Il est vrai que certains produits douteux circulent sur le marché à grand renfort d'arguments publicitaires abusifs, allant de la perte de poids miraculeuse à une virilité décuplée du jour au lendemain. D'autres produits, en revanche, ont gagné leurs lettres de noblesse auprès des médecins les plus sceptiques, au même titre que les médicaments de synthèse.

Naguère dénigrée par le corps médical, la glucosamine (ou sulfate de glucosamine) illustre parfaitement cette prise de conscience. Cette substance produite par l'organisme est indispensable à l'intégrité des articulations, mais elle peut devenir déficiente avec l'âge. Les recherches menées ces 15 dernières années ont montré que la prise de suppléments de glucosamine favorisait la reconstitution des cartilages abîmés et soulageait les douleurs de l'arthrose.

De la même façon, la communauté scientifique s'est montrée très intéressée par les propriétés du lycopène : sous forme de produit de santé naturel, cet antioxydant présent dans la tomate pourrait contribuer à prévenir le cancer de la prostate. Quant à la coenzyme Q10, naturellement produite par l'organisme, elle pourrait stimuler l'activité du cœur chez les patients souffrant d'insuffisance cardiaque. Les gélules d'huiles de poisson contribueraient à la fois à faire baisser le taux de cholestérol et à éviter la surabondance de substances chimiques inflammatoires qui accroissent le risque d'infarctus. Et la liste est encore longue…

Certains remèdes ont gagné leurs lettres de noblesse auprès des médecins les plus sceptiques à l'égard des produits de santé naturels.

Choisir un supplément nutritionnel ou un produit de santé naturel en toute sécurité

Un rapide tour d'horizon sur Internet suffit pour comprendre que beaucoup de suppléments nutritionnels sont vendus à grand renfort d'arguments abusifs. Il est donc préférable de choisir une marque de suppléments qui porte un numéro d'identification (DIN, *Drug Identification Number*). La présence d'un numéro d'identification signifie que le produit a été approuvé pour la vente par Santé Canada, qui s'est basée sur des études d'efficacité et d'innocuité.

Cette précaution vaut aussi pour les produits de santé naturels, qui portent soit un *Natural Product Number* (NPN) ou encore un *Homeopatic Drug Number* (DIN-HM) pour les produits homéopathiques. Dans son *Règlement sur les produits de santé naturels,* Santé Canada inclut les substances suivantes : plantes, algues, champignons, vitamines, acides aminés, acides gras essentiels, sels minéraux, préparations homéopathiques, produits traditionnels de la Chine ou de l'Inde, probiotiques (utiles à l'organisme).

L'innocuité et l'efficacité d'une plante ou d'un supplément alimentaire ont beau être reconnues, le produit que vous allez acheter n'en contient pas forcément les principes actifs en quantité requise. Voici quelques conseils qui vous aideront à choisir et à utiliser un produit de qualité.

• **Achetez une marque réputée.** Les contrôles chimiques effectués sur les produits de santé naturels, dont les suppléments nutritionnels, montrent que de nombreux produits ne sont pas conformes à la législation. Ils ne contiennent parfois que quelques-uns des principes actifs cités sur l'emballage, voire aucun ; la teneur en principes actifs peut varier d'une gélule à l'autre ; d'autres fois, en analysant le produit, les laboratoires officiels retrouvent des substances non répertoriées sur l'étiquette…

Choisissez des marques dont la réputation est bien établie : les fabricants qui ont un nom à défendre s'efforcent de fournir des produits fidèles à la description figurant sur l'étiquette. Soyez particulièrement vigilant si vous achetez sur Internet ou par correspondance.

• **Lisez les informations fournies sur l'étiquette et la notice.** La loi exige que la composition du produit soit donnée sur l'emballage. Plus l'étiquette est précise et détaillée, plus on peut faire confiance  au fabricant. L'apport nutritionnel de chaque dose doit être indiqué et comparé aux apports nutritionnels de référence (ANREF). Le mode d'administration, les précautions d'emploi et les mises en garde doivent être précisés, de même que les modalités de conservation et la date de péremption. Pour les produits de phytothérapie, choisissez des extraits végétaux portant la mention « normalisé », qui indique que chaque gélule ou comprimé présente une teneur garantie en principes actifs.

• **Cherchez le DIN – numéro d'identification.** Dans le cas des vitamines et minéraux, le numéro d'identification (DIN – *Drug Identification Number*) signifie que le produit a été testé par Santé Canada, qui en garantit la sécurité. Sachez par contre qu'un numéro d'identification pour les médicaments à base d'herbes traditionnelles signifie uniquement que ce produit a prouvé avec le temps être efficace et fiable. Si ce produit n'a pas de numéro d'identification, cela peut être parce que le manufacturier a choisi de ne pas fournir les preuves et évidences demandées.

Si vous devez choisir entre un produit qui possède un numéro d'identification et un autre qui n'en a pas, choisissez celui qui a un DIN, garant d'efficacité et d'innocuité.

● **Respectez la dose prescrite.** Il en va pour les produits de phytothérapie et les suppléments nutritionnels exactement comme pour les médicaments délivrés sans ordonnance : lisez attentivement la notice d'utilisation et ne dépassez jamais la dose recommandée.

L'aromathérapie : les senteurs qui soignent

En flânant dans un jardin d'herbes aromatiques, qui pourrait résister à la tentation de cueillir quelques feuilles pour les froisser entre ses doigts et en humer le parfum ? Nous savons maintenant que les senteurs végétales sont non seulement agréables, mais aussi thérapeutiques. Concentrées dans des huiles essentielles, elles agissent sur les centres nerveux du cerveau, et certaines d'entre elles peuvent apaiser les crises d'angoisse et neutraliser les réactions au stress. Les recherches ont ainsi montré que le parfum de la lavande, de la bergamote, de la marjolaine ou du bois de santal avait un effet sur les ondes cérébrales et favorisait la détente et le sommeil.

Les huiles essentielles distillent leurs bienfaits de plusieurs façons : vous pouvez inhaler la senteur, vous plonger dans un bain additionné d'huile ou pratiquer un massage à l'huile essentielle. Pour l'inhaler, il suffit d'en verser une ou deux gouttes sur un mouchoir, ou dans un diffuseur. Pour les massages ou le bain, l'huile essentielle s'utilise diluée dans une huile de base neutre. Pour préparer une huile de massage, mélangez 8 à 12 gouttes d'huile essentielle à 8 c. à thé d'une huile végétale pressée à froid – huile d'amandes douces, de pépins de raisin ou de tournesol. Pour préparer une huile de bain, le dosage habituel est de 10 à 30 gouttes d'huile essentielle pour 20 c. à thé d'huile de base neutre.

Très concentrées, les huiles essentielles ne doivent pas être ingérées, sauf exception – menthe poivrée en faible quantité ou préparations spécifiques très diluées, prises sous le contrôle d'un médecin ou d'un aromathérapeute.

Certaines personnes peuvent se révéler allergiques à ce type de produits. Prenez des précautions avant d'essayer une nouvelle huile : appliquez-en une petite quantité sur votre poignet et attendez une journée pour vous assurer de l'absence de réaction. Les huiles essentielles sont contre-indiquées chez les femmes enceintes ou allaitantes, car elles passent dans le sang à travers la peau. Elles le sont également chez les enfants âgés de moins de 3 ans, et sont déconseillées en dessous de 6 ans.

> **Très concentrées, les huiles essentielles ne doivent pas être ingérées, sauf exception, mais, pour la plupart, être diluées avant usage.**

Si vous avez la peau sensible, êtes épileptique, souffrez d'hypertension ou venez d'être opéré, consultez un professionnel compétent avant de vous lancer dans une cure d'aromathérapie.

Vous pouvez également vous faire conseiller par un aromathérapeute pour acheter des huiles de qualité et les conserver dans les meilleures conditions. Les huiles doivent être conditionnées dans des flacons de verre sombre et entreposées à l'abri du soleil, de préférence au frais, voire au réfrigérateur pour certaines d'entre elles (huiles d'agrumes, par exemple). De nombreuses huiles se conservent pendant des années sans rien perdre de leur parfum.

Aucun scientifique ne peut expliquer le mécanisme d'action de l'homéopathie, mais l'expérience de millions de patients porte à croire à l'efficacité de cette médecine.

Qu'est-ce que l'homéopathie ?

Si l'homéopathie vous est étrangère, peut-être vous méfiez-vous de ces remèdes aux noms étranges suivis d'un chiffre et de la mention CH. Ces traitements ont pourtant de nombreux partisans, qui constatent leurs vertus thérapeutiques, même si aucun scientifique ne peut expliquer le pourquoi de leur efficacité. Imaginez que vous diluez une seule goutte d'un médicament quelconque dans 10 gouttes d'eau. Secouez longuement, puis prélevez une goutte de ce mélange pour le diluer dans 10 autres gouttes d'eau, et réitérez ce processus encore une ou deux fois. Que reste-t-il de la substance active ? D'après les lois de la science, pas grand-chose d'efficace. L'homéopathie considère pourtant ce mélange très dilué comme un médicament puissant.

Vous comprenez mieux pourquoi l'homéopathie, une branche de la médecine développée par Samuel Christian Hahnemann (1755-1843), médecin et chimiste allemand, ne fait pas l'unanimité dans les cercles traditionnels ! Il n'en reste pas moins que l'homéopathie est une méthode thérapeutique à part entière. Elle n'est pas reconnue au Québec, ni ailleurs au Canada, mais elle l'est en France et en Allemagne.

Puisant dans une liste de plus de 2 000 substances obtenues à partir d'extraits végétaux, animaux et minéraux, les homéopathes administrent aux patients un principe actif qui, à forte dose, reproduirait les symptômes de leur maladie. En quantités infimes, toutefois, ces médicaments auraient pour effet de neutraliser les symptômes. L'idée selon laquelle une substance et une maladie produisant des symptômes proches s'annulent peut être résumée par une célèbre formule d'Hahnemann : « les semblables soignent les semblables ». La deuxième caractéristique de l'homéopathie est l'extrême dilution des médicaments.

Telles quelles, certaines substances (mercure, venin de serpent…) sont dangereuses, mais elles sont tellement diluées dans l'eau qu'il ne reste que très peu d'ingrédients actifs, voire aucun. Et, paradoxalement, pour les homéopathes, plus le niveau de dilution est élevé, plus le remède s'avère efficace, comme si le corps réagissait mieux à d'infimes stimulations. Certains chercheurs ont suggéré que le processus de dilution et de mélange modifiait les propriétés chimiques de l'eau en lui donnant une certaine efficacité (théorie de la mémoire de l'eau). Mais pour la plupart des scientifiques de la médecine classique, l'homéopathie contredit un principe essentiel de la science : plus la dose est faible, plus les effets sont faibles. En réalité, nul ne sait comment fonctionne l'homéopathie, ni même si elle fonctionne réellement, mais l'expérience de millions de patients porte à croire à l'efficacité de cette approche. De plus, les principes actifs sont distillés à des doses si infimes qu'on peut les essayer sans risque.

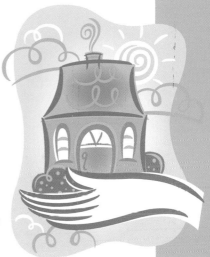

Les initiales CH qui suivent le nom du remède signifient « centésimale hahnemannienne », et le chiffre indique le nombre de dilutions. Dans les granules d'arnica 7CH, par exemple, le principe actif a été dilué sept fois : on dilue une goutte d'extrait d'arnica dans 99 gouttes d'un mélange alcool-eau (échelle centésimale), puis on agite ; on prend une goutte de la solution obtenue et on renouvelle l'opération, et ainsi sept fois.

Au Québec, les remèdes homéopathiques sont vendus sans ordonnance en pharmacie et dans les magasins de produits naturels. Une consultation chez un homéopathe peut néanmoins être très utile car l'automédication ne remplace pas l'expertise d'un praticien. Un même symptôme peut faire l'objet de différents traitements en fonction de paramètres (état physique et mental, mode de vie…) que seule une approche globale et expérimentée est à même d'appréhender. Lors d'une première visite, l'homéopathe consacrera du temps à mieux vous connaître, il passera en revue votre passé médical, vous interrogera sur vos symptômes, mais aussi sur votre personnalité et votre style de vie en général. S'il le juge utile, il vous orientera vers un médecin plus à même de prendre en charge votre maladie.

La médecine du corps et de l'esprit

Les méthodes de relaxation, quelles qu'elles soient – méditation, yoga, sophrologie ou tai-chi –, peuvent apporter un grand soulagement, et pas seulement pour apaiser un état de stress. Chercheur à l'université de Harvard (États-Unis), le docteur Herbert Benson a étudié les bienfaits de la méditation transcendantale avec un groupe d'étudiants. Assis dans le calme, ces jeunes gens devaient répéter inlassablement un même mot ou une même phrase (un mantra) au cours d'une ou de deux séances quotidiennes de 20 minutes. Le docteur Benson a constaté que le calme profond induit par cette forme de méditation entraînait une baisse de la pression artérielle ainsi qu'un ralentissement des rythmes cardiaque et respiratoire. La relaxation et la méditation, quelle que soit la méthode choisie, peuvent être pratiquées à tout moment chez soi avec un minimum de préparation.

La première fois, commencez par un exercice simple d'une vingtaine de minutes. Asseyez-vous confortablement, le dos et la tête bien droits, tout le corps détendu. Les yeux fermés, concentrez-vous entièrement sur votre respiration. Prenez des inspirations profondes et régulières, en suivant les mouvements de votre abdomen (pas la poitrine) qui se soulève et retombe. Concentrez-vous sur un son ou un mot, comme « paix » ou « om », et répétez-le inlassablement. Dès que vous sentez votre attention dériver, concentrez-vous à nouveau sur votre respiration et le mot que vous ânonnez. Au bout d'une vingtaine de minutes, ouvrez les yeux et étirez-vous. Levez-vous en douceur et reprenez progressivement vos activités.

Si vous n'y parvenez pas seul, essayez de suivre les enseignements d'un instructeur pratiquant la méditation transcendantale, le yoga, le tai-chi ou une autre forme de relaxation. Renseignez-vous auprès d'un centre communautaire, des associations ou des centres de formation pour adultes.

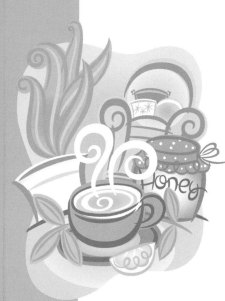

Deux approches complémentaires

Se soigner par les plantes médicinales et les suppléments nutritionnels n'implique pas de renoncer à la médecine classique. L'idéal est de bénéficier des avantages des deux approches (ou médecine holistique) : les traitements de pointe de la médecine moderne et les soins naturels des médecines très justement qualifiées de complémentaires.

Si vous souffrez de diabète ou d'une maladie cardiaque, par exemple, vous ne pouvez pas vous passer des traitements médicaux les plus avancés. En même temps, vous pouvez aussi donner un coup de pouce à la nature en aidant votre organisme à résister à la maladie.

N'hésitez pas à discuter avec votre médecin des traitements que vous suivez chez vous. Vous découvrirez peut-être que, lui aussi, a ses petites astuces – un massage contre le mal de tête, par exemple, ou un bain à la farine d'avoine pour soulager une éruption cutanée. La médecine traditionnelle n'exclut pas la médecine complémentaire, et inversement.

Toutes deux ont leurs atouts et leurs points faibles, et c'est lorsqu'elles s'associent qu'elles révèlent le meilleur d'elles-mêmes. Vous pouvez également consulter des praticiens spécialisés dans une ou plusieurs méthodes de soins complémentaires : homéopathes ou phytothérapeutes, ostéopathes, naturopathes, acupuncteurs… Assurez-vous de la qualité et de l'expérience de la personne que vous souhaitez consulter, surtout s'il ne s'agit pas d'un médecin. Renseignez-vous sur sa formation et ses diplômes, demandez conseil aux pharmacies du quartier et essayez de connaître sa réputation (bouche à oreille).

Nos remèdes, en conclusion

Cet ouvrage répertorie une foule de soins puisant à diverses sources, dont la pharmacopée populaire. Nombre de « recettes » traditionnelles (infusions, onguents à base d'aliments…) nous ont été livrées assorties de dosages spécifiques – 2 cuillerées à thé de miel, 24 gousses d'ail et 3 poignées de persil frais, par exemple. En général, toutefois, pour ce type de préparation, la précision du dosage n'est pas cruciale pour l'efficacité du traitement. C'est pourquoi les quantités spécifiées dans ces pages peuvent, pour un même remède, varier légèrement de celles qui vous ont été transmises par votre mère et votre grand-mère.

L'idéal est de profiter des avantages des deux approches : les traitements de pointe de la médecine moderne et les soins naturels de la médecine complémentaire.

Pour chaque recette, nous avons retenu les ingrédients présentant une efficacité potentielle, en laissant de côté ceux qui semblaient superflus, voire nocifs.

Dans la mesure du possible, nous avons choisi des ingrédients faciles à trouver dans les supermarchés, les pharmacies et les magasins de produits naturels. Beaucoup de ces produits sont également en vente sur Internet. Bien souvent, cependant, tous les éléments nécessaires sont à portée de main, dans votre garde-manger, votre trousse ou votre armoire à pharmacie. Enfin, de nombreux conseils ne requièrent absolument aucun ingrédient ni matériel – juste une alimentation adaptée, un peu de sport et de bon sens.

Un dernier conseil

Si vous constatez qu'un traitement reste inopérant, essayez-en un autre et consultez votre médecin si nécessaire.

En revanche, lorsqu'un remède se révèle efficace, n'oubliez pas de le transmettre autour de vous afin que votre entourage, lui aussi, puisse en bénéficier le jour venu.

Partie 2

REMÈDES QUOTIDIENS

Si vous souffrez subitement d'une crise d'urticaire ou d'un mal de tête, si vous avez attrapé un gros rhume ou êtes gêné par une vilaine toux, vous serez rassuré et soulagé de **disposer rapidement d'un remède efficace**. Il vous suffit d'avoir dans votre **armoire à pharmacie** quelques **médicaments de base** mais indispensables, vendus sans ordonnance, ainsi qu'un certain nombre d'**ingrédients** dont vous trouverez la liste en fin d'ouvrage (voir p. 384). Pour certains troubles ou petits bobos, vous aurez à inspecter votre **réfrigérateur**, vos placards, votre garage ou votre **jardin** à la recherche de remèdes éprouvés. Parfois, vos mains suffiront — pour les **massages** ou l'**acupression** par exemple. Une petite douleur ? Voyez si vous pouvez l'apaiser avec des flocons d'avoine, de l'huile essentielle de menthe, du bicarbonate de sodium ou des sachets de thé. De la mauvaise haleine aux piqûres d'insectes, des poux aux brûlures d'estomac, de la fatigue aux échardes, vous trouverez dans cet ouvrage des remèdes pour plus d'une **centaine de maux courants**.

Acné

Alors que les scientifiques sont parvenus à dresser la carte du génome humain, aucun traitement ne permet aujourd'hui d'éviter l'apparition de l'acné. Ces éruptions disgracieuses sont certes bénignes, mais elles peuvent avoir un retentissement important sur le moral, notamment à l'adolescence. À côté des produits en vente libre en pharmacie, efficaces dès l'apparition des boutons, il existe des moyens naturels et simples d'atténuer l'inflammation et d'accélérer la cicatrisation.

Qu'est-ce qui ne va pas ?

L'acné se développe lorsque la peau produit trop de sébum, substance graisseuse sécrétée par les glandes sébacées. Le sébum s'accumule et finit par obstruer les pores de la peau en formant des comédons (points blancs ou points noirs) et des boutons rouges en cas d'inflammation. Les localisations les plus courantes sont le visage, le cou, le dos et la poitrine. Dans une forme plus sévère, des kystes douloureux ou des boules indolores apparaissent sous la peau. La production de sébum augmente sous l'effet de variations hormonales, ce qui explique les poussées d'acné à la puberté. Des médicaments et des produits de maquillage peuvent provoquer ou aggraver l'acné, de même que l'exposition au soleil et le stress.

Éradiquer le bouton le plus vite possible

• Dès les premiers symptômes, appliquez un onguent, une lotion ou un gel à base de **peroxyde de benzoyle** (en vente libre en pharmacie). Cette substance accélère le renouvellement des cellules : les cellules mortes sèchent et tombent, ce qui permet de dégager les pores obstrués. Le peroxyde de benzoyle a aussi un effet antibactérien. Achetez de préférence un produit concentré à moins de 2,5 % et, la première fois, faites un essai sur une petite zone de peau pour vérifier l'absence de réaction de type eczéma de contact.

• Si les produits à base de peroxyde de benzoyle s'avèrent trop irritants, vous pouvez les remplacer par des lotions ou crèmes à base d'**acide salicylique** (le principe actif de l'aspirine). L'effet exfoliant est le même, mais il est plus doux. Une concentration de 2 % est suffisamment efficace.

• Les **acides alpha-hydroxylés (AHA)**, comme l'acide glycolique, entraînent une exfoliation des couches supérieures de la peau : ils accélèrent l'élimination des cellules mortes, ce qui nettoie les pores obstrués. Appliquez quotidiennement un onguent, une lotion ou un gel contenant de l'acide glycolique.

• Dès l'apparition d'un bouton, appliquez sur la zone enflammée **un glaçon** enveloppé dans un film plastique. Faites-le au moins deux fois par jour (matin et soir), au mieux toutes les heures, pendant 2-3 minutes à chaque fois. Le froid atténue l'inflammation et la rougeur (même si la peau rougit juste après l'application).

Les autres traitements de l'acné

• Appliquez deux ou trois fois par jour une goutte d'**huile essentielle d'arbre à thé** (melaleuca) dosée à 5 ou 15 % afin de limiter l'infection et d'accélérer la cicatrisation des boutons.

L'efficacité de cette plante originaire d'Australie semble équivalente à celle du peroxyde de benzoyle dans les acnés légères, mais son effet est plus long à se manifester. Au préalable, faire un test sur une petite zone de peau (l'intérieur du poignet, par exemple) pour vérifier l'absence de réaction.

• La **bardane** (la racine surtout) a des propriétés antibactériennes qui peuvent être utiles en cas d'acné. La racine se vend sous forme d'infusion ou de teinture-mère ; prenez-en 1 à 20 gouttes de une à trois fois par jour.

• Le **gattilier** semble efficace en cas de poussée d'acné prémenstruelle (se manifestant dans les quelques jours qui précèdent les règles). Prenez chaque jour 20 à 40 gouttes de teinture-mère mélangées à ½ tasse d'eau pendant la durée du trouble. N'augmentez pas les doses et sachez qu'il faut attendre deux ou trois cycles menstruels pour constater une amélioration. Cette plante est vendue sans prescription médicale mais, en raison de la spécificité de son action (elle influe sur les hormones sexuelles féminines), il est préférable de demander l'avis de son médecin ou d'un phytothérapeute avant d'en prendre.

• Passez un coton imprégné de **vinaigre** ou de **jus de citron** sur les boutons. L'acidité peut provoquer des picotements, mais elle facilite le nettoyage des pores de la peau.

• Parmi les remèdes populaires qui semblent donner de bons résultats, essayez le **miel épicé**. Mélangez 1 c. à thé de noix de muscade en poudre et 1 c. à thé de miel et appliquez cette pâte sur les boutons. Laissez agir 20 minutes, puis rincez. Le miel possède des propriétés antiseptiques qui pourraient accélérer la cicatrisation.

• Les **masques à base d'argile** (blanche ou verte), à appliquer une ou deux fois par semaine, absorbent les impuretés de la peau et l'excès de sébum. On les trouve tout prêts dans le commerce, mais on peut aussi les préparer soi-même en mélangeant de l'argile en poudre et de l'eau. Laissez agir une vingtaine de minutes, puis rincez à l'eau tiède.

• Appliquez un **gel d'aloe vera** sur les boutons. Cette plante, qui a un effet antiseptique sur la peau sans l'assécher, pourrait favoriser la cicatrisation cutanée. Attention, toutefois, les produits à base d'aloe vera sont contre-indiqués chez les femmes enceintes et chez les personnes allergiques aux plantes de la famille des liliacées (ail et oignon, par exemple).

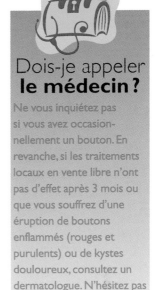

Dois-je appeler le médecin ?

Ne vous inquiétez pas si vous avez occasionnellement un bouton. En revanche, si les traitements locaux en vente libre n'ont pas d'effet après 3 mois ou que vous souffrez d'une éruption de boutons enflammés (rouges et purulents) ou de kystes douloureux, consultez un dermatologue. N'hésitez pas non plus à voir un médecin si votre peau est rouge et irritée en permanence, même sans bouton. Il peut s'agir des premiers symptômes de l'acné rosacée (voir p. 33), une dermatose caractérisée par des rougeurs, des boutons et une dilatation des vaisseaux.

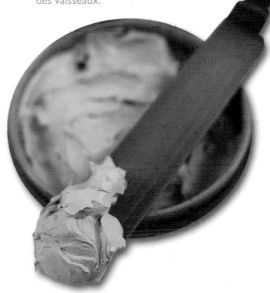

Les masques à l'argile absorbent l'excès de sébum, à l'origine des boutons d'acné.

Faut-il presser les boutons d'acné ?

Presser un comédon pour le vider risque d'avoir un résultat contraire à l'effet attendu : un nouveau bouton apparaît, plus volumineux, parfois enflammé, parfois kystique (boule sous la peau). De plus, la lésion occasionnée par ce geste met souvent très longtemps à cicatriser et à disparaître. Si vous ne pouvez pas vous empêcher de tripoter vos comédons (ne touchez pas aux boutons rouges), prenez au moins quelques précautions.

Pour les points blancs, nettoyez la zone à traiter puis stérilisez la pointe d'une aiguille en la chauffant quelques secondes sur une flamme ou en la désinfectant avec un produit approprié. Percez ensuite doucement la surface du bouton. Nettoyez-le avec du peroxyde d'hydrogène (eau oxygénée). Ne pressez surtout pas le bouton, vous risqueriez de l'infecter davantage. Pour les points noirs, utilisez un tire-comédon (vendu en pharmacie). Avant de procéder à l'extraction, commencez par dilater les pores de la peau. Pour cela, appliquez une compresse d'eau chaude sur la zone à traiter pendant une dizaine de minutes (en renouvelant l'eau pour qu'elle reste bien chaude) ou bien mettez-vous au-dessus d'un bol d'eau bouillante, avec une serviette sur la tête.

Pincez les boutons avec un mouchoir en papier (les ongles peuvent blesser la peau).

Nettoyer la peau sans la décaper

● L'**acné n'est pas due à un défaut d'hygiène** : vous n'éviterez pas les problèmes de pores bouchés en lavant votre peau très souvent. Au contraire, vous risquez de stimuler les glandes sébacées, qui, en réaction, produiront encore davantage de sébum. Évitez les produits exfoliants à grosses billes. Renoncez aux débarbouillettes, qui sont souvent des nids à bactéries ! Préférez les disques en coton jetables.

● Nettoyez votre peau matin et soir avec un **savon surgras** ou un **nettoyant doux sans savon** (pain dermatologique). N'oubliez pas d'appliquer une **crème hydratante** le matin.

● Les hommes doivent **nettoyer la grille de leur rasoir électrique** avec un produit désinfectant afin d'éviter toute prolifération bactérienne.

Utilisez un savon doux ou un pain dermatologique : les produits décapants stimulent la formation de sébum, et donc l'acné.

Acné rosacée (rosacée)

Vous avez le teint clair et la peau fine ? Vous rougissez sans raison à la moindre occasion ; vous avez des petites marques rouges sur le nez et les pommettes (couperose) ? Pis encore, votre visage se couvre par moments de petits boutons ? Reprenez courage. Si la princesse Diana parvenait à maîtriser sa rosacée – saviez-vous même qu'elle en était atteinte ? –, vous y réussirez aussi. Adoptez les quelques conseils suivants pour prévenir les poussées et les rougeurs bénignes. En cas d'aggravation des symptômes, demandez à votre médecin généraliste de vous recommander un dermatologue.

Rafraîchir la peau

• Lorsque votre visage s'échauffe et rougit, votre premier réflexe est le bon : le rafraîchir. La solution la plus simple consiste à tremper une serviette-éponge propre dans de l'**eau glacée** et à l'appliquer en compresse pendant quelques minutes. Le froid a un effet constricteur sur les vaisseaux sanguins de la peau (il est vasoconstricteur).

• En application sur la peau, la **camomille** possède des vertus anti-inflammatoires. N'utilisez pas l'huile essentielle : très concentrée, elle pourrait provoquer une réaction cutanée. Préparez une tisane : faites infuser 3 sachets de camomille dans 600 ml d'eau bouillante pendant 10 minutes, puis mettez à refroidir au réfrigérateur. Mouillez une débarbouillette dans le liquide et appliquez sur la rougeur.

Savons doux uniquement

• Pour le visage, utilisez un **pain dermatologique surgras sans parfum** (Dove, par exemple). Proscrivez tout savon pouvant avoir un effet décapant ou irritant. Rincez votre peau à l'eau tiède, jamais chaude.

• **Évitez les crèmes et les masques exfoliant**s, ainsi que les **lotions renfermant de l'alcool**, trop abrasifs et source d'irritation.

• Sachez que les traitements contre l'acné peuvent aggraver vos symptômes. Les boutons de la rosacée n'ont rien à voir avec les boutons d'acné. **Proscrivez** donc les lotions contenant de l'**acide salicylique** ou du **peroxyde de benzoyle**.

Halte aux « coups de chaud » !

• Tout ce qui fait rougir peut déclencher un accès d'acné rosacée. Par conséquent, **renoncez aux aliments épicés**, comme les sauces

Qu'est-ce qui ne va pas ?

Dans ses manifestations les plus bénignes, l'acné rosacée se limite à une simple rougeur gênante, favorisée par les émotions ou la chaleur, notamment. Cette rougeur s'atténue au bout de quelques heures, mais, à un stade plus avancé, elle a tendance à persister. Une couperose peut ensuite apparaître : les minuscules capillaires sanguins du visage se dilatent et finissent par apparaître en transparence, dessinant de fins traits rouges (les télangiectasles), surtout sur le nez et les pommettes. En l'absence de traitement, la peau couperosée peut prendre un aspect granuleux, comme après un violent coup de soleil. Des petits boutons peuvent apparaître sur le nez, le front, les joues et le menton, tandis que le nez, rouge en permanence, s'élargit et se déforme (rhinophyma).

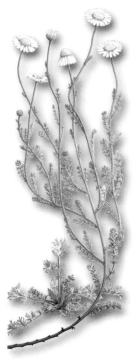

Nettoyer sa peau avec une tisane à la camomille refroidie peut contribuer à limiter l'inflammation cutanée.

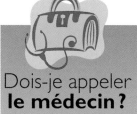

Dois-je appeler le médecin ?

Consultez votre médecin si des rougeurs persistantes vous font suspecter une rosacée. Grâce à un diagnostic précoce, un traitement adapté (crèmes à base de métronidazole, délivrées sur ordonnance, et antibiotiques oraux) enrayera la progression de ce trouble de la micro-circulation. Pour les stades plus avancés, il existe des techniques permettant d'atténuer les marques disgracieuses avec efficacité, comme l'électrocoagulation ou le laser.

piquantes et les piments, qui dilatent les capillaires et provoquent un afflux sanguin responsable de rougeurs.

● **L'alcool** est lui aussi un **vasodilatateur** (il dilate les vaisseaux). Si votre visage a tendance à s'empourprer après un apéritif, un verre de bière ou de vin, optez pour un jus de fruits ou une eau gazeuse, qui ne risquent pas de vous faire monter le rouge aux joues.

● **Proscrivez les bains chauds, saunas** et, de manière générale, les sources de chaleur et les brusques variations de température, qui favorisent l'acné rosacée.

Se protéger du soleil

● Évitez, dans la mesure du possible, l'exposition directe au soleil, en particulier aux heures les plus chaudes de la journée. Les **rayons solaires provoquent des « rash cutanés »** (accès de rougeur du visage) dus à la dilatation des capillaires sous l'effet de la chaleur.

● Si vous devez sortir par une journée ensoleillée, portez un **chapeau à large bord** qui protégera les oreilles, les joues et le nez. Une casquette à visière ne suffit pas.

● Utilisez un **écran total** les jours ensoleillés. Contre la rosacée, optez de préférence pour des crèmes à base de **dioxyde de titanium** ou d'**oxyde de zinc**, moins irritantes que d'autres préparations. Ces crèmes ne provoquent ni sensation de brûlure, ni échauffement : elles agissent en réfléchissant les rayons solaires, plutôt qu'en les absorbant. Le dermatologue ou le pharmacien sauront vous conseiller la formulation adaptée à votre cas.

Rester zen

● Le **stress** et la **colère** peuvent provoquer une dilatation des vaisseaux à l'origine de rougeurs. Pour vous aider à garder votre calme à un moment de tension, comptez jusqu'à dix en inspirant profondément. Comptez encore jusqu'à dix lors de l'expiration. Après avoir répété cet exercice plusieurs fois, vous vous sentirez apte à gérer la situation avec beaucoup plus de sérénité.

Le rasage

● Les hommes atteints de couperose doivent faire attention à ne pas irriter leur visage lors du rasage. Préférez les **rasoirs électriques**, moins agressifs pour la peau que les lames.

● Si vous utilisez une lotion après-rasage, **proscrivez les produits** contenant de l'**alcool**, de l'**hamamélis** ou du **menthol**.

Aine (démangeaisons à l')

Les démangeaisons de la région de l'aine (face interne des cuisses débordant sur les organes génitaux et le pourtour anal) touchent essentiellement les hommes. Elles sont favorisées par la chaleur, l'humidité, la macération et l'irritation due au frottement de la peau. À cela s'ajoute une éventuelle infection par des champignons microscopiques (dermatophytes, surtout), nécessitant un traitement antifongique. En complément, quelques remèdes peuvent apaiser les démangeaisons et des mesures d'hygiène limitent le risque de récidive.

Essayer les compresses antifongiques

• Trempez un tampon d'ouate dans une **infusion de thym** et appliquez-le sur l'aine. Le thym contient du thymol, un puissant remède contre les champignons. Pour préparer l'infusion, ajoutez 2 c. à thé de thym frais ou séché à une tasse d'eau bouillante, remuez, puis laissez reposer et refroidir pendant 20 minutes environ avant d'appliquer sur la peau.

• Autre plante efficace contre les champignons : le **gingembre**, qui renferme quelque 23 composants antifongiques. Râpez 30 g de racine de gingembre, ajoutez à 1 tasse d'eau bouillante, remuez, puis laissez reposer pendant 20 minutes. Lorsque le liquide a refroidi, appliquez l'infusion à l'aide d'un tampon d'ouate.

• Également composée d'actifs antifongiques, la **réglisse** est employée dans la médecine chinoise pour lutter contre les démangeaisons à l'aine. Ajoutez 6 c. à thé de racine de réglisse en poudre à 1 tasse d'eau bouillante et laissez reposer pendant 20 minutes. Dès que l'infusion a refroidi, trempez un tampon d'ouate et appliquez en tapotant sur la zone concernée.

• L'**huile essentielle d'arbre à thé** (melaleuca) est à la fois un antibactérien et un antifongique. Massez la peau avec un peu d'huile trois fois par jour en poursuivant le traitement 2 semaines après la disparition des symptômes. En cas d'irritation, diluez l'huile en mélangeant 10 gouttes à 2 c. à thé de **crème au calendula**. Appliquez deux fois par jour sur la zone touchée en évitant la muqueuse anale. (*Attention* : ne prenez jamais d'huile d'arbre à thé par voie orale.)

• Le **vinaigre de cidre** est un remède efficace car son acidité freine le développement des champignons. Appliquez-en une fois par jour avec un tampon d'ouate, sauf si votre peau présente des coupures.

Qu'est-ce qui ne va pas ?

Cette démangeaison peu agréable affecte aussi bien les employés de bureau sédentaires que les grands sportifs. En général, la zone rouge et irritée de l'aine résulte d'une infection fongique due à un champignon de type dermatophyte (on parle parfois d'eczéma marginé de Hebra). L'atteinte peut également être secondaire à la propagation du champignon responsable du pied d'athlète. Autres causes possibles : les infections bactériennes et les maladies de peau comme le psoriasis. Enfin, une simple irritation cutanée peut suffire à provoquer l'inflammation, l'aine étant une zone de frottement où la transpiration est importante.

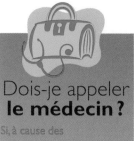

Que faut-il porter ?

- Portez des vêtements **amples**, qui **laissent respirer** la peau. Les tenues ajustées réchauffent la zone de l'aine, ce qui favorise les démangeaisons.
- Portez des **sous-vêtements en coton**, surtout lorsque vous faites du sport. Le coton absorbe la sueur et protège les peaux sensibles.

Garder la zone propre et sèche

- Après une activité où vous avez eu chaud et transpiré, **ne restez pas dans des vêtements humides** car la sueur favorise le développement des champignons. Douchez-vous et mettez des sous-vêtements et vêtements propres. De même, ne gardez pas un maillot de bain mouillé plus longtemps qu'il n'est nécessaire.
- **Lavez toujours vos tenues de sport** avant de les remettre.
- Si vous êtes sujet au pied d'athlète, **mettez d'abord vos bas, puis vos sous-vêtements et votre pantalon** pour éviter tout contact avec le champignon responsable du pied d'athlète car vous risquez alors de propager l'infection dans la région de l'aine.
- Ne ressortez pas une **serviette-éponge déjà utilisée** du panier à linge sale pour vous en servir à nouveau. Les champignons s'épanouissent dans les milieux humides et sombres, et vous risquez de contracter une nouvelle infection.
- Utilisez un **savon sans parfum** et évitez les produits de bain parfumés.
- Après le bain, séchez bien la zone de l'aine, éventuellement à l'aide d'un **sèche-cheveux** réglé sur la température la plus basse.

Poudrer avec du talc

- Lorsque vous vous habillez ou que vous changez de sous-vêtement, poudrez l'aine avec du **talc (sans parfum)** ou de la **farine de maïs**, qui absorbe l'humidité et aide à garder la peau sèche.

Perdre du poids

- Si vous êtes en surpoids, **perdez quelques kilos**. Les plis de la peau, en général chauds et humides, favorisent l'apparition des champignons.

Renoncez aux savons parfumés, susceptibles d'aggraver les irritations cutanées.

(Voir aussi *Peau sèche*, p. 291 ; *Eczéma*, p. 157 ; *Pied d'athlète*, p. 298 ; *Psoriasis*, p. 315)

Les démangeaisons à l'anus

Les démangeaisons anales sont un problème assez fréquent, dont vous devez parler à votre médecin, même si cela vous gêne un peu, car elles peuvent souvent être rapidement soulagées pour peu que l'on en connaisse l'origine.

La transpiration et la présence de selles humides peuvent être en cause, comme le frottement excessif ou l'utilisation d'irritants (savons, détersif à linge…). Les hémorroïdes et les fissures anales peuvent provoquer des démangeaisons, les infections aussi : parasitoses (comme l'oxyurose), surtout chez l'enfant, et infections mycosiques (candidoses), notamment.

Il est important de savoir que ces démangeaisons sont moins souvent liées à un manque de propreté qu'à un lavage excessif (frottement intense avec les papiers hygiéniques), qui peut altérer l'état des muqueuses. Par ailleurs, si vous n'osez pas en parler à votre médecin ou pharmacien, souvenez-vous que plus on attend pour se traiter, plus la situation se complique, avec l'apparition de lésions dues au grattage, source de complications — même si c'est difficile, il faut éviter de se gratter car cela ne fait qu'aggraver le problème.

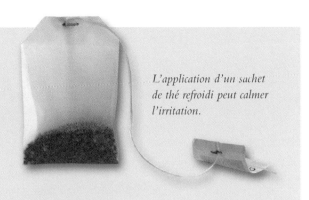

L'application d'un sachet de thé refroidi peut calmer l'irritation.

● Calmer l'irritation.

— Dans la baignoire, dissolvez 3 ou 4 c. à soupe de bicarbonate de sodium dans quelques centimètres d'eau tiède. Restez environ 15 minutes dans l'eau.

— L'hamamélis est un nettoyant dermatologique qui, de plus, par son action astringente (resserrant les tissus), contribue à réduire la tuméfaction responsable des démangeaisons. Imbibez un peu d'ouate d'eau d'hamamélis et appliquez sur la zone concernée. Une sensation de picotement peut se manifester quelques minutes après l'application.

— Préparez une compresse astringente à l'aide d'un sachet de thé tiède pour soulager la tuméfaction et l'irritation. Versez de l'eau bouillante sur le sachet comme si vous vous faisiez une tasse de thé. Laissez refroidir le sachet, puis appliquez-le quelques minutes sur la zone concernée.

● Adopter de bonnes règles d'hygiène.

— Pour éviter d'irriter votre peau, utilisez du papier hygiénique doux non coloré et non parfumé que vous aurez humidifié ou achetez des lingettes hydratantes spéciales, disponibles en supermarché ou en pharmacie. Nettoyez bien, mais sans frotter.

— Vous pouvez aussi adopter l'habitude japonaise qui consiste à rincer la région anale à l'eau tiède après être allé aux toilettes (on peut acheter des sièges de toilette avec jet d'eau tiède incorporé). Séchez ensuite par tamponnement, sans frotter.

— Gardez la zone de l'aine et du siège au sec et à l'abri de la transpiration. Séchez-vous bien après la douche, puis poudrez généreusement de talc sans parfum ou de farine de maïs.

— Utilisez des produits nettoyants sans parfum : détersif à linge, adoucissant, savon.

— Choisissez des sous-vêtements en coton confortables (supprimez les strings).

— Si votre enfant souffre de démangeaisons, veillez à ce qu'il ait toujours les ongles coupés court pour limiter le risque de lésions de grattage et, le cas échéant, éviter la propagation des œufs d'oxyure.

● Consulter un médecin.

Si vous souffrez d'irritations anales et que vous remarquiez du sang ou des pertes, ou bien encore la présence d'une grosseur, il est impératif de consulter. Voyez également un médecin si les démangeaisons persistent malgré l'application des mesures décrites ci-dessous.

Alcool (lendemain d')

J e ne boirai plus jamais une goutte d'alcool ! C'est ce que vous vous êtes promis la dernière fois que vous vous êtes réveillé avec un mal de tête lancinant et l'estomac en charpie. Un premier conseil : si vous avez vraiment envie de vomir, faites-le ! Le vomissement est une façon, pour l'organisme, de se débarrasser des toxines. Si votre mal de tête est insupportable, prenez de l'aspirine ou de l'ibuprofène, mais évitez l'acétaminophène, qui risque d'attaquer le foie si vous avez trop bu. Essayez enfin les remèdes et les astuces suggérés ici.

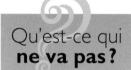

Qu'est-ce qui ne va pas ?

Le foie transforme l'alcool en différentes enzymes, dont certaines sont responsables des douleurs gastriques et des vomissements du lendemain. Pour évacuer ces toxines, produits de la dégradation de l'alcool, les reins éliminent aussi de l'eau, ce qui explique l'augmentation de la diurèse (le volume d'urine) et la déshydratation. Avec la dilatation des vaisseaux sanguins induite par l'alcool, ces pertes d'eau sont à l'origine des maux de tête. Enfin, l'alcool augmente l'acidité du sang (acidose), d'où les suées, les nausées et le ralentissement des réflexes.

Premiers soins

- Au saut du lit, buvez **deux verres d'eau** pour vous réhydrater.
- Ensuite, buvez un grand verre de jus de **pamplemousse**, d'**orange** ou de **tomate**. Les jus de fruits sont riches en fructose, un sucre qui accélère l'élimination de l'alcool. Si vous êtes trop nauséeux pour absorber des jus de fruits, essayez un **soda au cola**, qui peut calmer les troubles gastriques.
- Si vous êtes un adepte du **café**, buvez-en une ou deux tasses dès que vous vous en sentez capable. La caféine est un vasoconstricteur – elle resserre les vaisseaux sanguins, alors que l'alcool provoque une vasodilatation à l'origine du mal de tête. N'en abusez pas, toutefois, car la caféine est aussi un diurétique, ce qui peut aggraver la déshydratation due à l'alcool (les reins produisent plus d'urine pour éliminer les toxines de l'alcool).
- Le **kudzu** est une plante couramment utilisée en médecine traditionnelle chinoise. Elle est généralement consommée sous forme de « tisane du lendemain », mais elle est également préconisée dans les cures de désintoxication à l'alcool. On peut la prendre sous forme de décoction, de gélule ou d'extrait fluide. Suivez le mode d'emploi spécifié sur l'étiquette.

Régime de convalescence

- Une fois que vous aurez surmonté les nausées, préparez-vous un **bouillon de poulet** ou un simple **bouillon de légumes**. L'un comme l'autre aident l'organisme à reconstituer les réserves de sels et de potassium épuisées par l'alcool.
- Le **lait frappé à la banane** est aussi un excellent remède pour refaire le plein de potassium et d'autres éléments nutritifs éliminés

dans les urines. Passez au mélangeur une demi-tasse de lait, une banane et 2 c. à thé de miel, riche en fructose.

- Lorsque vous vous sentirez suffisamment d'aplomb, prenez un **repas léger** – fruits frais, miel et pain grillé. Les fruits et le miel apportent du fructose. Gardez les croissants pour un autre jour.

L'homéopathie à la rescousse

- **Colubrina**, un remède homéopathique, est considéré comme un antidote à la gueule de bois. Faites fondre 3 granules de colubrina 9 CH sous la langue toutes les 4 heures (trois fois par jour).

Bouger!

- Même si tout vous incite à rester au lit, vous vous sentirez mieux si vous vous forcez à marcher d'un pas vif ou à faire un petit jogging. **L'exercice stimule la production d'endorphine**, une substance aux propriétés analgésiques produite par certaines cellules du cerveau. À terme, l'abus d'alcool peut inhiber la synthèse des endorphines par l'organisme.

Mieux vaut prévenir que guérir

- Avant de vous rendre à une soirée où vous risquez de boire un peu trop d'alcool, mangez quelque chose – si possible des aliments gras. En tapissant les parois intestinales, **les graisses ralentissent l'assimilation de l'alcool** et limitent donc le risque d'ivresse – ce qui réduit l'éventualité d'une gueule de bois le lendemain.
- Si vous devez choisir entre plusieurs alcools forts, **optez pour de la vodka ou du gin** plutôt que pour du whisky, du rhum ou du cognac. Si vous buvez du vin, prenez plutôt du **blanc**. Les alcools clairs, comme la vodka, ne contiennent pas de congénères, des composés chimiques qui accentuent les nausées et le mal de tête du lendemain. Quant au vin blanc, il en renferme moins que le vin rouge.
- **Buvez lentement**. L'organisme élimine l'alcool à un rythme régulier d'environ 30 ml par heure (la capacité d'élimination varie toutefois d'une personne à l'autre).
- **Alternez alcool et autres boissons** – eau gazeuse, jus de fruits et autres boissons sans alcool.
- **Évitez le champagne** et les autres boissons alcoolisées pétillantes (gin tonic ou rhum coca, par exemple). Les bulles accélèrent le passage de l'alcool dans le sang.

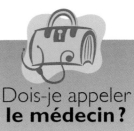

Dois-je appeler le médecin?

Même sans soin, une gueule de bois ne devrait pas durer plus de 24 heures. Si vous ne vous sentez pas mieux au-delà de ce délai, appelez Info-santé. Si vous ne vous souvenez plus de rien, ou si vous avez l'habitude des gueules de bois, vous avez peut-être un problème d'alcoolisme. Parlez-en avec votre médecin pour envisager un éventuel traitement.

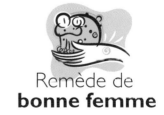

Remède de bonne femme

On dit parfois que la meilleure solution est de traiter le mal par le mal, autrement dit de boire un petit verre d'alcool le lendemain. Hélas, c'est faux. En buvant de l'alcool pour surmonter une gueule de bois, vous ne feriez que prolonger votre calvaire.

Allaitement (problèmes d')

La plupart des mères le disent : l'allaitement a beau être naturel, ce n'est pas toujours évident au début. Quelques jours après la naissance, les seins commencent à produire une quantité régulière de lait. Ils deviennent parfois douloureux et le bébé peut avoir des difficultés à téter. De nombreux facteurs peuvent gêner l'allaitement. Voici quelques conseils, dont certains sont vieux comme le monde, pour vous aider à profiter de ces moments uniques.

Qu'est-ce qui ne va pas ?

Diverses complications peuvent survenir pendant l'allaitement, à l'origine de douleurs multiples pour la mère et de contrariété pour le bébé. La plupart sont dues à une position incorrecte du bébé ou à une mauvaise prise du sein. Mais il arrive aussi que les mamelons soient douloureux ou gercés (crevasses), que les canaux lactifères (qui conduisent le lait jusqu'aux mamelons) soient bloqués, que les seins soient engorgés et tendus.
Au cours des premières semaines, l'allaitement peut être physiquement éprouvant, le temps pour la mère et l'enfant de s'adapter en douceur l'un à l'autre.

Désengorger les seins

• Si vous avez l'impression que vos seins sont engorgés (trop pleins), **appuyez dessus plusieurs fois avec vos doigts**, au-dessus et au-dessous de l'aréole (cercle foncé entourant le mamelon), pour extraire quelques gouttes de lait. Les seins redeviennent souples, ce qui facilite la prise du mamelon par le bébé. L'odeur et le goût du lait l'inciteront également à téter.

• Si vos seins sont tellement tendus que le lait ne sort pas, appliquez une **compresse chaude et humide** sur chaque sein quelques minutes avant la tétée. Une débarbouillette plongée dans l'eau chaude fera aussi l'affaire.

• Utilisez un **tire-lait** si vos seins restent tendus après la tétée – ou si le bébé s'est endormi avant d'avoir terminé son repas. L'extraction de lait stimule la lactation : limitez cette pratique pour ne pas produire plus de lait que nécessaire.

• Allaitez souvent, de jour comme de nuit, pour vider régulièrement vos seins. En moyenne, on compte 7 à 8 tétées par 24 heures. Proposez le sein au bébé chaque fois qu'il le réclame.

Trouver la bonne position

• Utilisez un **coussin d'allaitement**, en forme de fer à cheval, spécialement conçu à cet effet. Placé autour de la taille, il fournit un appui confortable pour vos bras lorsque vous allaitez. Les coussins d'allaitement sont en vente dans la plupart des magasins d'articles pour bébé.

• **Votre bébé ne doit pas avoir trop chaud**. Un nourrisson trop couvert a tendance à s'endormir pendant la tétée.

• Allaitez votre enfant dans un **environnement calme et faiblement éclairé**. Plus vous serez détendue et plus l'allaitement se passera bien.

● Lorsque vous donnez le sein au bébé, **son corps doit être plaqué contre le vôtre**. Maintenez ses fesses d'une main, sa tête reposant au creux de votre avant-bras, et servez-vous de votre autre main pour soutenir votre sein. Chatouillez la lèvre inférieure de votre bébé jusqu'à ce que sa bouche s'ouvre grand, comme pour un bâillement. Faites-lui prendre toute l'**aréole** dans la bouche et non la pointe du mamelon.

● La succion s'arrête lorsque le bébé est rassasié. Si vous devez **détacher le bébé de votre mamelon** pour lui proposer l'autre sein (ou parce que vous êtes dérangée), insérez votre auriculaire entre le coin de sa bouche et votre mamelon pour interrompre la tétée. Les bébés possèdent un instinct naturel de survie, appelé réflexe de succion : ils s'agrippent plus fort au sein lorsque l'on essaie de les en détacher alors qu'ils tètent toujours. Séparez progressivement le mamelon de la bouche du bébé afin d'éviter qu'il ne tire dessus, ce qui peut s'avérer très douloureux.

Alterner les seins

● Alternez les deux seins, mais videz complètement le premier avant de présenter l'autre au cours de la tétée car **le lait est plus riche quand le sein est presque vide**. À la tétée suivante, commencez par le dernier sein offert. Pour vous en souvenir, attachez une épingle à nourrice sur le bonnet correspondant de votre soutien-gorge.

Stimuler la lactation

● Si vous pensez que vous ne produisez pas assez de lait, buvez un verre de bière sans alcool par jour. La **levure de bière** accroît le taux de prolactine, hormone responsable de la production de lait. Buvez votre bière sans alcool une demi-heure avant la tétée.

● Appuyez sur votre poitrine pour stimuler l'écoulement de lait. Les **points d'acupression** (stimulation de points d'acupuncture par les doigts) les plus efficaces en la matière se trouvent juste au-dessus des seins. Placez vos pouces entre la troisième et la quatrième côte en partant de la clavicule, dans l'alignement de vos mamelons. Appuyez régulièrement dessus pendant une minute environ. Si cette technique fonctionne, répétez-la aussi souvent que vous le jugerez nécessaire.

● Buvez une **infusion de fenouil** chaque matin. Les phyto-thérapeutes conseillent depuis longtemps aux jeunes mamans de

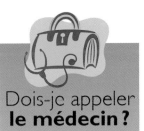

Dois-je appeler le médecin ?

Si vous êtes inquiète car vous avez l'impression que votre bébé ne boit pas assez de lait, contactez votre pédiatre ou votre généraliste. Vous devez également voir un médecin si l'un de vos seins est rouge, chaud, dur et douloureux et si vous êtes fiévreuse. Ces signes sont souvent révélateurs d'une infection du sein appelée mastite, provoquée par une bactérie qui pénètre dans le sein par une crevasse. Un traitement antibiotique est alors prescrit. Buvez beaucoup d'eau, restez couchée aussi souvent que possible et continuez à allaiter votre bébé (sauf si du pus s'écoule) jusqu'au rétablissement.

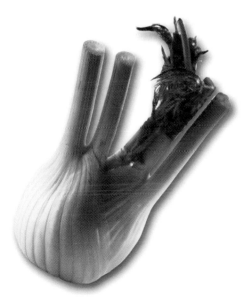

manger du fenouil pour stimuler la production de lait. Selon des études, ce légume présente un effet semblable à celui des œstrogènes, des hormones féminines qui participent à la lactation. Versez 1 c. à thé de graines de fenouil dans 1 tasse d'eau bouillante, laissez infuser 2 à 3 minutes, filtrez et buvez.

Un aliment bénéfique et apprécié

- Ajoutez de l'**ail** à vos aliments. N'en déplaise aux idées reçues, l'ail donnerait au lait maternel une saveur très appréciée des bébés. Des études américaines ont montré que les bébés dont les mères avaient mangé de l'ail quelques heures auparavant tétaient davantage et restaient plus longtemps au sein que les autres. L'ail est également très bon pour votre santé.
- En revanche, certains aliments peuvent donner à votre lait une odeur que le bébé n'aimera pas. Apprenez à identifier les aliments à éviter, variables d'un bébé à l'autre (le chou est souvent en cause).

Soulager les douleurs aux mamelons

- Si un mamelon est très douloureux, offrez d'abord l'autre à votre bébé même s'il s'agit du premier sein offert lors de la précédente tétée.
- Entre les tétées, placez une **débarbouillette froide** sur chaque sein pour atténuer la douleur.
- Si vos mamelons sont gercés ou sensibles, laissez-les **sécher à l'air libre** après avoir donné le sein.
- Vous pouvez accélérer la cicatrisation des lésions avec votre propre lait : lorsque le mamelon est sec, pressez-le pour extraire une goutte de lait dont vous l'enduirez. Il existe également des huiles de soin efficaces comme l'**huile de vitamine E** en gélules – percez la gélule pour en appliquer le contenu – ou encore l'**huile d'amandes douces**. L'huile d'olive ou les crèmes à base de lanoline conviennent également.
- Pensez à nettoyer soigneusement vos seins pour enlever toute trace d'huile ou de crème avant la tétée suivante.

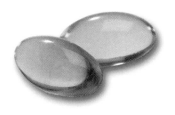

L'huile de vitamine E, que l'on trouve à l'intérieur de gélules, favorise la cicatrisation des lésions bénignes.

Soigner les canaux lactifères

- Si l'un des canaux lactifères est bouché (le sein est rouge, chaud et sensible), savonnez-vous les seins sous la douche ou dans la baignoire, et **massez-les doucement avec un peigne** aux dents écartées pour stimuler la lactation. Évitez le contact du savon sur vos mamelons pour ne pas risquer de les assécher.

- Exprimez à fond vos seins autant que possible à chaque tétée. Offrez d'abord au bébé le sein qui pose problème.
- Pendant que vous allaitez, **massez doucement la zone enflée en direction du mamelon**.
- Stimulez la pression sanguine au niveau de vos seins en les recouvrant d'une **débarbouillette chaude** et en vous massant doucement la poitrine.
- Vérifiez que votre **soutien-gorge** est bien adapté. Choisissez-en un en coton à larges bretelles, avec une ouverture suffisante pour l'allaitement afin que le tissu ne comprime pas les seins.

Des professionnels et des associations pour vous aider

À la maternité, n'hésitez pas à solliciter les infirmières, même pour des questions qui vous semblent élémentaires. Une fois sortie, si des problèmes surviennent, vous devez pouvoir obtenir rapidement des réponses. Vous pouvez faire appel à une infirmière du CLSC le plus proche de chez vous : elle répondra à toutes vos questions sur l'allaitement ou d'autres sujets qui vous préoccupent. Au CLSC, vous pourrez également rencontrer des professionnels.

Enfin, de nombreuses associations fournissent des conseils via leurs sites Internet. En voici deux.

- **La ligue La Leche** (www.allaitement.ca) 1-866-ALLAITER est une association qui prône l'allaitement maternel. Outre son réseau d'animatrices (pour une aide de mère à mère), elle propose de nombreuses publications tout en agissant pour la promotion d'une meilleure compréhension de l'allaitement, élément clé du bon développement du bébé et de sa relation avec sa mère.
- **La Fédération québécoise Nourri-Source** (www.nourri-source.org) propose soutien et entraide aux mères qui allaitent. Des questions peuvent être posées via l'adresse Internet.

Allergies

Démangeaisons, éternuements, nez et yeux irrités... Ce sont les manifestations classiques du rhume des foins et d'autres allergies. Les médicaments antihistaminiques, dont certains sont en vente libre, sont le traitement de base des symptômes allergiques. Mais certains remèdes naturels ont également une action antihistaminique qui peut être suffisante.

En matière d'allergie, la prévention et l'éviction des allergènes jouent un rôle très important : faites la chasse aux acariens et limitez au maximum les contacts avec les substances auxquelles vous êtes sensible.

La prise de suppléments de ginkgo biloba peut atténuer certaines réactions allergiques.

Des antihistaminiques naturels

- L'**ortie** contient une substance qui agit comme un antihistaminique. Elle apaise notamment les symptômes du rhume des foins (nez bouché et larmoiement). Vous trouverez des gélules de feuilles d'ortie séchées dans les magasins de produits naturels. Prenez 300 mg trois fois par jour, et augmentez la posologie (à 500 ou 700 mg) en cas d'inefficacité.

- Connu pour ses vertus sur la mémoire, le **ginkgo biloba** aiderait également à lutter contre les allergies. Il renferme des ginkgolides, molécules qui seraient capables de freiner l'activité d'un médiateur de l'inflammation allergique appelé PAF (facteur d'activation plaquettaire). Vous pouvez en prendre jusqu'à 240 mg par jour.

- La **quercétine**, le pigment qui donne sa couleur au raisin noir et au thé vert, bloque la production d'histamine. Prenez une gélule de 500 mg deux fois par jour. (*Attention* : ne prenez pas de quercétine en même temps que les gélules d'ortie, car l'ortie renferme également de la quercétine.)

Ne renoncez pas au jardinage

Si vous aimez jardiner, ne vous privez pas de ce plaisir : il est tout à fait possible d'aménager votre jardin de manière à réduire les symptômes d'allergie. Choisissez des plantes pollinisées par les insectes, comme les géraniums, les iris et les clématites. Remplacez éventuellement les pelouses par des dalles (la tonte de l'herbe est un puissant facteur allergène). Ne plantez pas de haies vous-même et ne vous lancez pas non plus dans leur taille. Évitez également de vous occuper du compost, qui génère de nombreuses moisissures. N'hésitez pas à prendre contact avec les associations spécialisées dans les allergies respiratoires (dont l'asthme) : en fonction des allergènes auxquels vous êtes sensible, elles vous conseilleront des plantes et des cultures adaptées à votre cas.

À tester

- Les **oméga-3** aident l'organisme à se défendre contre les inflammations en général, et peuvent par conséquent atténuer les réactions inflammatoires associées à l'allergie. Ces acides gras sont notamment présents dans le saumon, les sardines, le thon et le maquereau. Si vous préférez prendre de l'**huile de poisson en gélule**, choisissez une supplémentation associant EPA et DHA (les deux formes les plus actives des oméga-3), et prenez l'équivalent de 500 à 1000 mg d'EPA/DHA par jour (voir p. 434 sur les précautions et interactions médicamenteuses).
- L'**huile de graines de lin** (voir p. 388) est également une source d'oméga-3. Vous pouvez en prendre 1 c. à soupe par jour, en l'ajoutant, par exemple, à une vinaigrette ou à un jus de fruits ou en l'incorporant à un dessert. Évitez de la faire chauffer.

Pour apaiser naturellement les irritations

- Pour calmer les démangeaisons et les gonflements oculaires, appliquez des **compresses d'eau froide** sur les yeux.
- Les atomiseurs et les doses de sérum physiologique utilisés pour l'hygiène du nez permettent d'humidifier les muqueuses. Cependant, une étude a récemment montré que certains de ces produits renfermaient un conservateur susceptible d'irriter les sinus. Mieux vaut par conséquent **préparer votre propre solution saline**. Il vous suffit de dissoudre ½ c. à thé de sel dans 250 ml d'eau chaude. Remplissez-en ensuite une poire en caoutchouc ou une petite seringue prévue pour cet usage et injectez doucement dans chaque narine, en vous penchant au-dessus d'un lavabo.

Contre le rhume des foins

- Ne sortez pas avant un orage et pendant les 3 heures qui suivent. Le taux d'humidité de l'air augmente fortement avant et pendant les orages, entraînant l'éclosion des grains de pollen, qui libèrent leurs substances allergènes.
- Si vous devez sortir en pleine saison pollinique, portez des **lunettes de soleil très couvrantes** afin de limiter le plus possible l'irritation des yeux.
- Portez éventuellement un **masque protecteur** lorsque vous savez que vous allez être exposé aux pollens. Vous trouverez des masques filtrants efficaces et bon marché dans les pharmacies et quincailleries (ils servent à se protéger de la poussière).

Qu'est-ce qui ne va pas ?

Les allergies traduisent une réaction excessive du système immunitaire à des substances normalement bénignes, comme les pollens (à l'origine du rhume des foins), la poussière, les squames (salive séchée, débris cutanés, cheveux), les déjections d'acariens ou les moisissures. Le système immunitaire ignore théoriquement ces substances et n'intervient qu'en cas de réelle menace pour l'organisme (infection par des bactéries ou des virus, notamment). En cas d'allergie, il ne parvient plus à établir de distinction entre les substances inoffensives et les agressions jugées potentiellement dangereuses. Le contact avec l'allergène peut se faire par ingestion (allergie alimentaire ou médicamenteuse), par capillarité (allergie de contact, à des plantes ou à des métaux, par exemple), par inhalation (allergie respiratoire, comme celle au pollen) ou par injection (allergie médicamenteuse). On ignore les causes précises de l'allergie, mais le facteur héréditaire est important.

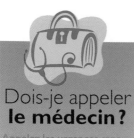

- Préparez une sorte de « piège à pollen » en appliquant une noisette de **vaseline à l'entrée de chaque narine**. Les spores de pollen devraient s'y coller avant que vous ne les inhaliez.
- **Fermez les fenêtres en voiture**. Si vous mettez la climatisation, choisissez la position « circuit fermé » afin de ne pas faire pénétrer d'air chargé de pollen dans l'habitacle. Certains modèles peuvent être équipés d'un filtre spécial. Renseignez-vous auprès du concessionnaire.
- Pendant la saison pollinique, **lavez-vous les cheveux** avant de vous coucher afin de ne pas déposer poussières et pollens sur l'oreiller.

Contre les acariens

Les acariens sont des organismes microscopiques qui se nourrissent de squames humaines et animales. Ils prolifèrent surtout dans les tapis, les moquettes, les rideaux et la literie et sont allergènes par le biais de leurs déjections.

- Pour vous en débarrasser, recouvrez vos matelas, oreillers et couettes de **housses anti-acariens** (en vente sur Internet, par correspondance, dans les grands magasins et dans les pharmacies).
- **Dépoussiérez** la maison chaque jour, fenêtres grandes ouvertes, en l'absence de l'adulte ou de l'enfant allergiques.
- Passez l'aspirateur régulièrement sur les tapis et les moquettes. Achetez si possible un **aspirateur très puissant**, muni d'un double sac et équipé d'un filtre HEPA *(high efficiency particulates air filter)*, capable d'aspirer les petites particules (déjections d'acariens).
- **Changez les draps une fois par semaine** et lavez-les à 60 °C au moins pour être sûr de tuer les acariens.
- Évitez d'avoir trop d'objets qui traînent et de bibelots pour limiter la poussière (et donc les acariens).
- Tous les 2 mois, vaporisez du **bicarbonate de sodium** sur vos tissus d'ameublement (fauteuils, rideaux, tapis...).
- Installez un **déshumidificateur**. Un air sec permet de réduire de manière significative le nombre d'acariens.
- Renouvelez l'air de votre intérieur en **ouvrant grand vos fenêtres** au moins 10 minutes chaque jour.
- Au moment d'aménager un appartement ou une maison, choisissez plutôt du **carrelage** ou du **parquet** que des moquettes et limitez le nombre de tapis.

L'allergie aux animaux domestiques

• **Ne laissez pas votre animal de compagnie entrer dans votre chambre à coucher**. Les allergies peuvent être provoquées par les poils, les squames ou la salive. Ces résidus restent longtemps dans la pièce, même lorsque l'animal n'est plus là.

• Certains chiens peuvent parfaitement vivre dans une **niche à l'extérieur**. Cela peut être la solution idéale si vous ou une personne de votre famille êtes allergique aux chiens.

• **Lavez votre animal** une fois par semaine. L'eau permet d'éliminer près de 85 % des squames. Utilisez un shampooing spécial.

Purifier l'air

• Les **filtres à air** modernes sont efficaces contre les allergènes de l'air (acariens, pollens, poils, poussières diverses...), notamment les filtres récents de type HEPA, capables d'éliminer de très petites particules (avant d'acheter un appareil, renseignez-vous sur ses capacités de filtrage). Si vous en installez un dans votre chambre, veillez à bien fermer la porte de façon qu'il filtre uniquement l'air de cette pièce.

• Néanmoins, ces filtres ou purificateurs ne peuvent rien ou presque contre les microparticules qui stagnent dans les tapis ou les moquettes. Ils doivent donc être considérés comme une mesure d'appoint, l'essentiel étant de diminuer le plus possible les sources de poussière (tapis, tentures, moquettes...).

• Un **nettoyage de fond en comble** de la maison permet de réduire la poussière, les moisissures, les squames et les autres allergènes les plus fréquents. Effectuez **un grand ménage deux**

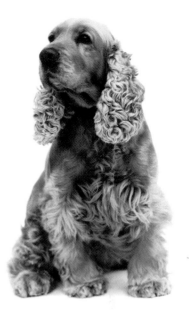

L'allergie aux animaux domestiques impose certaines précautions. Lorsqu'elle est très forte, la seule solution consiste à renoncer à avoir un animal à la maison.

Baiser dangereux...

Lorsque l'on est allergique à un aliment, on pense naturellement à l'éliminer, en tant que tel et comme ingrédient de préparations industrielles (arachides, œufs...), mais on ne pense pas toujours à tous les risques. Citons le cas de cette jeune femme qui a eu une très forte réaction allergique aux crustacés... simplement après avoir embrassé son compagnon. Il avait mangé des crevettes une heure avant. Les lèvres de la jeune femme se sont mises à enfler, sa respiration est devenue sifflante et elle a commencé à étouffer ; elle a eu une poussée d'urticaire, des douleurs à l'estomac et sa pression artérielle s'est effondrée.

Elle a heureusement survécu, mais la leçon à tirer de cette expérience est claire : si votre partenaire est allergique à un aliment, mieux vaut que vous y renonciez également. On ne sait pas s'il suffit de se brosser les dents et de se rincer la bouche pour éliminer tout danger et il est sans doute préférable de ne prendre aucun risque.

Une technique contre l'allergie au pollen

Ce remède a été testé avec succès par l'armée américaine. Il consiste à consommer du miel produit dans sa région d'habitation, voire, si possible, également les rayons comprenant les alvéoles de cire. En mangeant ainsi le miel fabriqué par les abeilles de son environnement, on pourrait parvenir à se désensibiliser aux pollens locaux. Commencez 2 mois avant la période à laquelle vous souffrez le plus du rhume des foins, avalez 2 c. à soupe de miel par jour et mâchez la cire pendant 5 à 10 minutes. Poursuivez cette cure jusqu'à la fin de la période critique.

fois par an, au printemps et à l'automne, par exemple. Lavez toutes les surfaces, l'intérieur des placards, les plans de travail, les radiateurs, les meubles de cuisine et les plinthes avec du détergent, en rinçant bien après. Nettoyez les meubles avec un chiffon humide. Si c'est vous qui êtes allergique, faites éventuellement appel à une tierce personne pour ces tâches et ne restez pas dans la maison pendant la durée du ménage.

• Les **caves** et les pièces au sous-sol sont de véritables nids à acariens et à moisissures, surtout si elles sont un tant soit peu humides. Prévoyez dans ce cas un déshumidificateur (branché en permanence) et pensez à le vider régulièrement.

• Les **sécheuses** rejettent parfois beaucoup de poussière. Évitez de nettoyer vous-même le filtre si vous êtes allergique. Et passez un coup d'aspirateur tout autour si nécessaire.

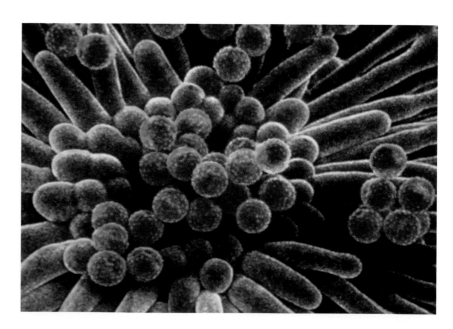

Le pollen est l'un des allergènes les plus fréquents chez l'enfant (ici, du pollen d'ambroisie).

Ampoule

Que faire avec une ampoule ? La percer ? Ne pas y toucher ? En général, mieux vaut ne pas intervenir lorsque les ampoules sont petites ou que la peau n'a pas cédé naturellement. Il y a moins de risques d'infection si vous laissez cette protection naturelle, le temps qu'une nouvelle peau se forme sous la poche de liquide qui sert de coussin protecteur. Les conseils ci-dessous vous aideront à soulager la douleur et les démangeaisons et à accélérer la cicatrisation. Si l'ampoule est volumineuse ou localisée à un endroit sur lequel vous ne pouvez éviter d'appuyer, il faudra la vider correctement. Ne percez jamais une ampoule (ou cloque) due à une brûlure afin d'éviter tout risque d'infection.

Ne rien faire

- En règle générale, ne touchez pas l'ampoule et, si elle est sur le point de s'ouvrir, laissez les choses suivre leur cours. Contentez-vous de la **nettoyer à l'eau et au savon**. Vous pouvez mettre un peu de **vaseline** ou un autre émollient pour limiter les frottements.
- En fonction de son emplacement, essayez de la **protéger des chocs**. Couvrez-la avec un pansement adhésif que vous changerez au moins une fois par jour. Si son emplacement ne pose pas de problème, laissez-la à l'air libre.
- La nuit, retirez le pansement et **laissez l'ampoule à l'air libre** afin d'accélérer la cicatrisation. Si l'ampoule s'est formée à un endroit sensible ou que vous craigniez le frottement des draps, protégez-la avec un pansement ultrafin.
- Appliquez une **crème à base de calendula** (ou souci) à 2-5 % de concentration. Cette plante est traditionnellement utilisée pour ses vertus apaisantes et cicatrisantes. Recouvrez d'un morceau de gaze et d'un pansement adhésif.
- Si vous n'avez pas de crème au calendula, appliquez un **gel d'aloe vera**. Si possible, prélevez-le directement sur la plante (coupez une feuille et pressez le gel). Les produits vendus sur le marché contiennent de l'alcool, qui assèche la peau. Si vous n'avez pas d'aloe vera chez vous, choisissez un gel à 0,5 % de concentration.
- La **Préparation H**, un onguent habituellement utilisé contre les hémorroïdes, est efficace contre les démangeaisons et les sensations de brûlure. Elle apporte également un enduit protecteur pour la peau. Elle est vendue sans ordonnance.

Qu'est-ce qui **ne va pas ?**

Les ampoules apparaissent à la suite d'un frottement répété sur une peau moite. Lorsque l'ampoule se forme, un liquide transparent s'accumule dans une poche située entre les couches de l'épiderme. Un petit vaisseau sanguin éclate parfois et le liquide contenu dans l'ampoule se teinte alors de sang. Ce type d'ampoules apparaît généralement sur les mains et les pieds, mais pas uniquement. Les ampoules peuvent également survenir après un coup de soleil ou une brûlure. Elles sont parfois associées à une maladie de peau comme l'eczéma.

- Soulagez la douleur et les démangeaisons avec une **débarbouillette humide**. Trempez-la dans l'eau froide, essorez-la et posez-la sur l'ampoule.

Si l'ampoule se perce accidentellement...

- **Nettoyez-la à l'eau et au savon.** Appliquez une crème cicatrisante à base de calendula ou une **crème antiseptique classique**, et recouvrez ensuite avec un pansement propre.
- Quatre fois par jour, retirez le pansement et traitez la zone à vif avec un mélange composé d'une dose d'huile essentielle d'arbre à thé (melaleuca) pour trois doses d'huile végétale. L'**huile essentielle d'arbre à thé** est très efficace pour lutter contre les bactéries et prévenir l'infection.

Vider une ampoule

Ne percez pas une ampoule sauf si elle est très grosse ou située à un endroit sur lequel vous ne pourrez éviter d'appuyer.

- **Stérilisez l'aiguille.** À l'aide d'une pince à épiler, maintenez la pointe d'une aiguille au-dessus d'une flamme pendant quelques secondes jusqu'à ce qu'elle rougisse, puis laissez-la refroidir.
- **Nettoyez l'ampoule** avec un désinfectant ou un antiseptique comme la Bétadine®.
- Dépliez une compresse de gaze stérile et posez-la sur l'ampoule. **Percez le bord de l'ampoule** en orientant l'aiguille sur le côté et appuyez doucement sur la compresse pour extraire le liquide. Faites attention à ne pas déchirer ou retirer le morceau de peau car il protège la partie extrêmement sensible de l'épiderme qui se trouve au-dessous.
- **Appliquez un onguent antiseptique** (Flammazine®, vendu sur ordonnance, par exemple) et couvrez l'ampoule avec un pansement propre. Vous pouvez en utiliser un très fin, dit de **seconde peau (second skin)**, dont la texture humide, semblable à du gel, absorbe les chocs et réduit les frottements. Changez le pansement deux fois par jour.
- Si l'ampoule se remplit à nouveau, vous devrez la repercer.
- Appliquez un mélange de **vitamine E** et de **crème au calendula** (souci) pour favoriser la cicatrisation de la peau. La vitamine E est vendue en gélules. Ouvrez une gélule en deux, mélangez la poudre de vitamine et la crème au calendula à dose égale, puis appliquez sur l'ampoule. Suivez ce traitement pendant 1 semaine.

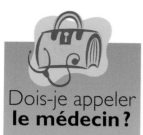

Mieux vaut prévenir que guérir

- Vérifiez votre **pointure** chaque fois que vous achetez une paire de chaussures. Lorsque vous en essayez de nouvelles, portez des bas de la même épaisseur que ceux que vous utiliserez par la suite.

- **Achetez vos chaussures l'après-midi**. Les pieds enflent pendant la journée. Si vous les achetez le matin, il vous manquera une demi-pointure le soir !

- Vous devez vous sentir à l'aise dans vos chaussures, notamment au niveau du gros orteil. En position debout, il doit rester un espace (l'équivalent de l'épaisseur du pouce) entre l'orteil le plus long et le bord de la chaussure.

- Portez deux paires de bas pour les longues promenades ou les randonnées, afin de limiter les frottements. Choisissez un matériau hydrophobe comme l'acrylique pour la paire qui est en contact avec la peau et préférez des bas en coton pour l'autre paire.

- Utilisez un produit **contre la transpiration des pieds** – secs, ils sont moins sujets aux ampoules.

- Avant d'aller courir, **protégez les parties du pied les plus sensibles avec un lubrifiant**, comme la vaseline, ou une crème utilisée pour protéger les fesses des bébés. Vous pouvez également poser un **pansement seconde peau** afin que le frottement se fasse sur le pansement et non sur la peau.

- **Pour jardiner, portez des gants en cuir souple**. Si vos mains sont couvertes d'ampoules malgré les gants, choisissez une bêche munie d'une poignée matelassée.

- Si vous pratiquez un **sport de raquette**, des ampoules peuvent se former sur vos mains. Renseignez-vous dans votre magasin de sport sur la possibilité de changer la poignée de votre raquette ou de la recouvrir d'un tissu absorbant et doux.

Cause classique d'ampoules : le frottement répété de la raquette sur la main moite.

Terrassé par une ampoule

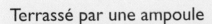

Selon le livre Guinness des records, l'homme le plus grand du monde est un Américain du nom de Robert Wadlow, qui mesurait 2,72 m. Pour soutenir son extraordinaire stature, Wadlow devait porter des chaussures orthopédiques. Lors de l'une de ses nombreuses apparitions en public, il se fit une ampoule au pied. Soignée à temps, elle aurait pu cicatriser rapidement, mais la plaie s'infecta. Comme il ne ressentait pratiquement rien au niveau de ses pieds, l'infection se propagea et finit par emporter ce géant, à l'aube du 15 juillet 1940, à l'âge de 22 ans.

Angine de poitrine

L'angine de poitrine (ou angor) est une douleur thoracique pouvant irradier vers le cou ou les bras. Elle est due à une mauvaise irrigation du cœur. La nitroglycérine ou trinitroglycérine, qui doit être prescrite par le médecin, est l'une des principales substances médicamenteuses indiquées contre cette affection. Elle permet de soulager les douleurs et d'atténuer le sentiment d'oppression en accroissant le volume de sang et d'oxygène renvoyé au cœur. Outre ce médicament, qu'il est préférable de toujours conserver sur soi, il existe d'autres moyens d'atténuer les crises, de réduire leur fréquence, voire de les prévenir purement et simplement.

Qu'est-ce qui **ne va pas ?**

La douleur écrasante et oppressante que l'on ressent dans le thorax au moment d'une crise d'angine de poitrine est le signe que le cœur reçoit un sang insuffisamment oxygéné. La cause la plus fréquente de ce trouble est la diminution de calibre d'une ou de plusieurs artères irrigant le cœur, cette atteinte étant généralement liée à la présence de plaques lipidiques (athérome) sur la paroi des artères. La douleur provoquée par une angine de poitrine commence généralement au niveau des côtes, puis irradie vers les épaules, les bras (surtout le gauche) et la mâchoire. Elle s'accompagne parfois d'une respiration saccadée, de nausées, de vertiges, d'arythmie cardiaque et d'un sentiment d'angoisse.

Des mesures immédiates

- Si la crise survient alors que vous êtes debout, asseyez-vous et **reposez-vous** quelques instants.
- **Si vous êtes allongé au moment de la crise**, changez de position en vous asseyant ou en vous redressant afin d'atténuer la pression sur les nerfs cardiaques, à l'origine de la douleur, et **allez à l'urgence** ou appelez l'ambulance car une douleur thoracique écrasante au repos peut être un signe précurseur d'infarctus. Chaque minute compte !
- Si la crise se produit alors que vous êtes bouleversé ou **anxieux**, essayez de vous calmer. Le stress accroît les besoins du cœur en oxygène. Initiez-vous au yoga, à la méditation ou à toute autre méthode de relaxation.

L'alimentation et les suppléments nutritionnels

- Les **acides gras oméga-3** protègent le cœur et les vaisseaux. Les poissons gras (maquereaux, saumon, sardines) sont de bonnes sources d'oméga-3 : il est recommandé d'en consommer deux fois par semaine. Vous pouvez également prendre des **gélules d'huile de poisson**. Si vous ne présentez pas de contre-indication (voir p. 436), prenez environ 3 000 mg d'huile de poisson par jour pour obtenir 1 000 mg d'EPA/DHA (acide eicosapentaénoïque et acide docosahexaénoïque), les deux formes les plus actives d'oméga-3.
- Plusieurs études ont montré que l'**ail** contribue à faire baisser légèrement le taux de cholestérol et à améliorer la fluidité du sang. Pour une efficacité maximale, il faut le **manger cru** (une gousse par jour), dans des vinaigrettes, par exemple. Si vous n'en aimez pas le goût, optez pour des **gélules** de poudre d'ail, qui possèdent les

mêmes propriétés. Choisissez des suppléments indiquant le taux d'allicine, l'objectif étant d'absorber 6 à 10 mg d'allicine par jour.

• L'**acide folique** (ou vitamine B_9) et la **vitamine B_{12}** aident à limiter l'augmentation du taux d'homocystéine dans le sang – cet acide aminé endommage les parois des artères lorsqu'il atteint de trop fortes concentrations. Certaines études remettent en question les propriétés des suppléments et recommandent plutôt de trouver ces vitamines dans l'alimentation. La viande, le poisson et les œufs sont riches en vitamine B_{12} ; les légumes verts, les légumineuses et les agrumes sont de bonnes sources d'acide folique. D'autres études, à l'inverse, qui ont établi le rôle bénéfique des suppléments sur les maladies cardiaques, recommandent une prise quotidienne de 400 μg d'acide folique et de 0,5 mg de vitamine B_{12}.

Mieux vaut prévenir que guérir

• Élaborez un programme d'**exercices physiques** avec votre médecin. L'activité physique régulière permet de réduire les risques d'angine de poitrine.

• **Arrêtez de fumer**. En resserrant les vaisseaux, la nicotine aggrave l'angine de poitrine. Fuyez les lieux enfumés.

• Essayez de limiter ou, mieux, de vous passer de **café**. Cette boisson contribuerait en effet à accroître le taux d'homocystéine, un facteur aggravant de l'angine de poitrine.

• **Après un repas copieux**, reposez-vous ou contentez-vous d'une activité calme. La digestion mobilise un volume sanguin important et le cœur reçoit moins d'oxygène, ce qui accroît le risque d'angine de poitrine.

• Ne restez pas trop longtemps dehors **par temps froid**. Le froid stimule les réflexes musculaires à l'origine de l'angine de poitrine.

• **Évitez les efforts physiques soudains**, comme courir pour attraper un autobus ou soulever un objet lourd.

• **Perdez des kilos si nécessaire**. Consommez cinq à dix portions de fruits et légumes par jour, des céréales complètes et des glucides lents (pommes de terre, pâtes, riz). Limitez les aliments gras (plats frits, gâteaux, biscuits apéritifs, chocolat...). Préférez le lait partiellement écrémé ou écrémé, la viande maigre et mangez du poisson au moins deux fois par semaine. Réduisez les matières grasses de cuisson et d'assaisonnement et variez-les en privilégiant l'huile d'olive pour l'assaisonnement. Une consommation modérée de vin rouge peut s'avérer bénéfique.

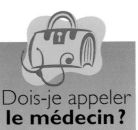

Dois-je appeler le médecin ?

Une prise en charge médicale est indispensable en cas de douleurs d'angine de poitrine. Le risque principal est l'infarctus du myocarde, dans lequel une partie plus ou moins importante du muscle cardiaque n'est plus du tout irriguée. Si vous éprouvez une douleur qui serre dans la poitrine, accompagnée ou non de nausées et de difficultés respiratoires, appelez immédiatement l'ambulance.

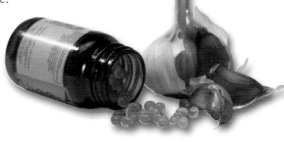

L'ail, sous forme alimentaire ou médicinale, contribue à prévenir les maladies cardio-vasculaires, dont l'angine de poitrine.

Anxiété

L'anxiété est une émotion naturelle, liée à une frayeur ou à une appréhension passagère. Mais elle peut devenir gênante lorsqu'elle devient permanente et que la vie quotidienne est dominée par un sentiment d'insécurité, par le pressentiment infondé d'un danger imminent. Il existe des méthodes simples pour calmer le stress et l'anxiété, apprendre à se détendre et retrouver la sérénité. Dans bien des cas, ces mesures et ces remèdes naturels remplacent avantageusement les médicaments prescrits sur ordonnance.

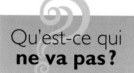

Qu'est-ce qui **ne va pas ?**

L'anxiété est un sentiment de peur lié à une menace ou à un danger mal identifiés, voire inexistants. On se sent inquiet, sans véritablement savoir pourquoi. Les symptômes sont différents selon que l'anxiété est chronique ou qu'elle se manifeste par des crises : irritabilité, difficultés de concentration, tensions musculaires, maux de tête ou de ventre, difficultés à dormir dans le premier cas ; transpiration brutale, accélération du rythme cardiaque, tremblements, respiration oppressée, pensées ou comportement incontrôlables dans le second.

Noyer ses soucis !

● Prendre un **bain chaud** est un des moyens les plus agréables et les plus efficaces de se détendre. Pour renforcer l'effet relaxant, ajoutez quelques gouttes d'**huile de lavande** (ou des fleurs séchées de lavande) et plongez-vous dans l'eau parfumée aussi longtemps que vous le souhaitez. Les propriétés relaxantes de la lavande sont connues et utilisées depuis près de 2 000 ans, même si on ignore précisément leur origine. Si vous ne pouvez pas prendre de bain, passez un peu d'huile essentielle sur vos tempes et votre front et asseyez-vous au calme quelques minutes.

Respirer lentement et profondément

● Le contrôle de la respiration peut aider à calmer une anxiété. Pratiquez la **respiration ventrale** : asseyez-vous, posez une main sur votre ventre et inspirez lentement et profondément en gonflant le ventre et non la poitrine. Retenez votre respiration quelques secondes, puis expirez lentement en rentrant le ventre. Recommencez jusqu'à éprouver une sensation de détente.

Boire une boisson apaisante

● Bien connu pour faciliter l'endormissement, le verre de **lait chaud** aura les mêmes vertus apaisantes à n'importe quel moment de la journée. Le lait contient du **tryptophane**, un acide aminé contribuant à la fabrication de la sérotonine, substance qui renforce notre sensation de bien-être. Les bananes et la chair de dinde sont également riches en tryptophane.

● Le **houblon**, utilisé pour la fabrication de la bière, possède également des propriétés sédatives. Les ouvriers qui le récoltaient autrefois souffraient même d'une sorte de somnolence chronique. Pour bénéficier de ses vertus, faites infuser 2 c. à thé de feuilles séchées dans de l'eau très chaude et buvez-en jusqu'à trois tasses par jour.

- Les **fleurs d'oranger amer** et de **lavande** entrent dans la composition des tisanes relaxantes. Buvez une infusion avant de vous coucher pour favoriser le sommeil.

Ne pas aggraver les symptômes

- Limitez votre consommation de **café**, de **thé** ou de **boisson au cola** à une tasse ou à un verre par jour. Certaines études semblent montrer que les personnes très anxieuses sont particulièrement sensibles à la caféine.
- Limitez également votre consommation de vin, de bière et de toute autre **boisson alcoolisée**. S'il procure une sensation de détente dans un premier temps, l'alcool peut en fait accroître l'anxiété lorsque son effet euphorisant se dissipe.

Bouger... et ralentir

- Pratiquez une **activité physique en plein air** pour vous détendre. Une marche rapide de 30 minutes libère des endorphines, substances qui atténuent la douleur et améliorent l'humeur.
- Que vous préfériez la méditation, le jardinage ou la contemplation d'un aquarium, offrez-vous des **pauses** d'une quinzaine de minutes une ou plusieurs fois par jour.

Essayer un sédatif naturel

- Ne vous arrêtez pas à l'odeur désagréable de la **valériane**, cette plante peut véritablement calmer l'anxiété. D'après les recherches, ses principes actifs ont, sur les récepteurs du cerveau, un effet

Dois-je appeler le médecin ?

Un état d'anxiété chronique peut avoir des répercussions sur la santé. N'hésitez pas à consulter un médecin si vous vous sentez souvent anxieux, si vous éprouvez des difficultés à vous concentrer ou à dormir, si vous avez tendance à vous tourner vers l'alcool, la drogue ou la nourriture pour vous calmer ou si vous redoutez d'avoir un comportement destructeur. Signalons par ailleurs que l'anxiété peut être le signe de maladies ou de troubles organiques parfois graves (hyperthyroïdie, hypo-glycémie, imminence d'un infarctus...) ou être un effet secondaire de médicaments. Il est donc toujours important d'en parler à un médecin.

Crise d'anxiété ou de panique

Contrairement à un état anxieux diffus, la crise d'anxiété survient brutalement et violemment. Le cœur s'emballe, la pression artérielle s'envole, la respiration devient difficile et la personne peut avoir des vertiges, voire s'évanouir. Ces symptômes peuvent parfois évoquer un infarctus. Les crises d'anxiété peuvent se produire après une période de stress inhabituel, comme un divorce ou un décès. La meilleure façon de réagir est de ne pas dramatiser : même si elles peuvent inquiéter, ces crises traduisent simplement un état émotionnel sans gravité. Vous ne courez aucun danger, la crise passe d'elle-même. Restez aussi calme que possible, essayez de contrôler votre respiration et attendez que la crise s'arrête.

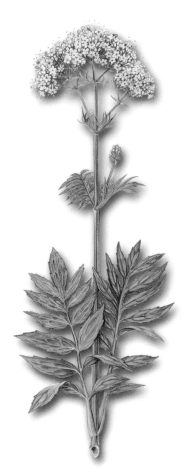

La valériane est réputée contre l'anxiété et les troubles du sommeil qui en découlent.

comparable à celui d'un médicament anxiolytique, le diazépam, connu sous le nom commercial de Valium®. Prenez 250 à 400 mg de valériane deux fois par jour (pour vous détendre) et jusqu'à 600 mg au coucher (pour faciliter l'endormissement).

● Prenez chaque jour un **complexe de vitamines B**. Ces nutriments atténuent le stress (la vitamine B_6 est nécessaire à la production de sérotonine par le cerveau) et une carence peut être source d'anxiété.

● Le **5-HTP** (5-hydroxytryptophane) est un acide aminé produit par l'organisme à partir d'un autre acide aminé, le **tryptophane**. Il agit sur la production de sérotonine, une substance qui joue un rôle important sur l'humeur. Le 5-HTP est également présent dans les racines de la *Griffonia simplicifolia*, une plante d'Afrique. Les suppléments à base de 5-HTP sont extraits de cette plante ou fabriqués par synthèse. La posologie est de 50 à 100 mg, trois fois par jour, au moment des repas, mais il est conseillé de demander un avis médical au préalable. Cette précaution est indispensable si vous prenez des antidépresseurs qui agissent également sur les récepteurs de sérotonine (classe des ISRS, inhibiteurs sélectifs du recaptage de la sérotonine, comme le Prozac®), pour éviter toute interaction dangereuse. La même vigilance s'impose avec le millepertuis, une plante aux réelles vertus antidépressives. Enfin, le 5-HTP pouvant entraîner une certaine somnolence, ne conduisez pas ou n'effectuez pas de tâches dangereuses avant de bien connaître les réactions de votre organisme à cette supplémentation.

Pensez positif !

Se répéter souvent des phrases positives peut avoir des effets bénéfiques car l'idée qu'elles véhiculent finit par s'ancrer dans nos pensées et nos comportements. Cette technique peut ainsi aider à affronter des situations difficiles. Voici quelques exemples d'affirmations, mais vous pouvez donner libre cours à votre imagination.

Avant de rencontrer de nouvelles personnes : « C'est une occasion formidable de découvrir quelqu'un que je ne connais pas encore. »

Pour commencer un nouveau travail : « Je suis capable de faire ce travail et je possède les compétences qui me permettront de réussir. »

Face à des contradicteurs : « Ça n'a pas d'importance que les autres pensent que j'aie tort ou raison tant que mon opinion est la plus fondée possible et que je l'exprime honnêtement. »

Face à un sentiment d'insécurité : « J'ai déjà surmonté de telles épreuves dans le passé et je peux le refaire. »

Avant une présentation en public : « J'ai quelque chose d'important à dire et tout le monde ici veut l'entendre. »

Face à un échec : « J'ai eu la possibilité d'essayer de nouvelles voies et je suis prêt(e) à relever de nouveaux défis. »

Aphte (ulcération buccale)

Ces petites ulcérations, superficielles et douloureuses, siègent sur la muqueuse buccale. Au bout de 1 à 2 semaines, elles seront complètement résorbées et vous pourrez manger une orange ou des croustilles, boire une tasse de café ou embrasser votre conjoint sans avoir à le regretter. En attendant, voici quelques moyens de soulager la douleur et de vous débarrasser de vos aphtes plus rapidement.

Soigner l'ulcération

• Des produits en vente libre en pharmacie comme **Orabase®** forment une pellicule protectrice de longue durée sur l'ulcération, ce qui accélère la guérison et soulage rapidement la douleur. Asséchez la peau avec un tampon d'ouate avant d'appliquer la pâte.

• La **réglisse déglycyrrhizinée ou DGL** (sans glycyrrhizine, susceptible de faire monter la pression artérielle) peut jouer le même rôle. On en trouve sous forme de comprimés dans des magasins de produits naturels : mâchez-en un ou deux deux ou trois fois par jour.

• Le suc d'**aloe vera** peut soulager la douleur. Si vous avez une plante chez vous, pressez une feuille pour en extraire un peu de gel. À défaut, achetez un gel en pharmacie. Asséchez l'aphte avec de l'ouate, puis appliquez le gel en tamponnant. Répétez l'opération autant de fois que vous le souhaitez.

• Ouvrez une capsule de **vitamine E** liquide et versez quelques gouttes sur l'ulcération plusieurs fois par jour.

Neutraliser l'action des acides

• Mâchez un **comprimé antiacides** (demandez conseil à votre pharmacien) ou appliquez-le sur l'aphte et laissez-le se dissoudre. Les douleurs persistantes sont provoquées par des acides et des enzymes digestives qui rongent les tissus ulcérés. Les comprimés antiacides neutralisent ces acides et peuvent accélérer la cicatrisation. Ne dépassez pas la dose recommandée.

• Utilisez un peu de **lait de magnésie** comme bain de bouche ou appliquez-en sur l'aphte trois ou quatre fois par jour.

• Posez un **sachet de thé** humide sur l'ulcération pendant 5 minutes. Le thé est alcalin : il peut donc neutraliser l'action des acides qui rendent les aphtes douloureux. Il contient également des substances astringentes qui contribuent à soulager la douleur.

Qu'est-ce qui ne va pas ?

Les aphtes (on parle aussi de stomatite aphteuse) sont des petites ulcérations apparaissant de façon isolée ou en grappes à l'intérieur des lèvres et des joues, autour des gencives ou sur la langue. Ils sont blancs ou jaunâtres, entourés d'une aréole rouge. Ils peuvent être de la taille d'une tête d'épingle ou plus étendus. On n'en connaît pas précisément les causes, mais un dysfonctionnement du système immunitaire, une carence nutritionnelle ou un mécanisme allergique pourraient être impliqués. Un événement stressant ou une blessure à la bouche précèdent souvent une poussée. La consommation de certains aliments peut également provoquer des ulcérations récurrentes.

Soulager la douleur

• Appliquez en tamponnant un **anesthésique local** vendu sans ordonnance (Pansoral®, Xylocaine®, Zilactin-L®). Faites-le plusieurs fois par jour si le produit, gel ou liquide, n'adhère pas aux tissus.

• Essayez aussi les **gels de dentition** pour bébé, qui ont également une légère action anesthésiante.

Combattre les bactéries

• Diluez 1 c. à soupe de **peroxyde d'hydrogène** dans un demi-verre d'eau. Ajoutez 1 c. à thé de **bicarbonate de sodium** et 1 c. à thé de sel, puis remuez jusqu'à dissolution. Rincez-vous la bouche avec ce liquide et recrachez. Le peroxyde est un désinfectant puissant : l'aphte est une plaie ouverte, qui peut par conséquent s'infecter, ce qui accentuerait la douleur. Le bicarbonate de sodium, alcalin, soulage en neutralisant les acides.

• Afin d'accélérer la cicatrisation, préparez un gargarisme à base d'**hydrastis** (ou hydraste du Canada), reconnu pour ses propriétés antibactériennes. Mettez 1½ c. à thé de teinture-mère dans 250 ml d'eau chaude. Gargarisez-vous une ou deux fois par jour, conservez le liquide pendant environ 5 minutes, puis recrachez.

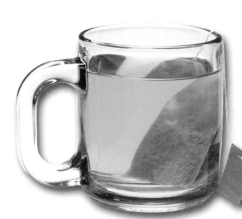

• Appliquez une seule goutte d'**huile essentielle d'arbre à thé** (melaleuca) sur l'aphte.

• Préparez une infusion de **calendula** (ou souci). Cette plante est utilisée depuis des siècles pour traiter les coupures légères, les irritations de la peau et les piqûres d'insectes. Versez 1 tasse d'eau bouillante sur 1 à 2 c. à thé de pétales séchés. Laissez infuser pendant 10 minutes, filtrez et laissez tiédir le liquide. Gargarisez-vous aussi souvent que vous le souhaitez.

En bain de bouche, l'infusion de calendula a un effet calmant et désinfectant sur les ulcérations.

Mesures complémentaires

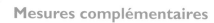

• De nombreux spécialistes estiment que la **lysine**, un acide aminé, peut être utilisée pour remédier à une carence associée aux aphtes. Prenez-en 100 mg trois fois par jour à jeun.

• L'**échinacée** renforce le système immunitaire. Prenez-en 200 mg deux ou trois fois par jour dès les premiers signes d'apparition d'un aphte, puis réduisez les doses lorsque l'aphte commence à guérir. (*Attention :* l'échinacée est à proscrire si vous souffrez d'une maladie auto-immune comme le lupus érythémateux ou d'une maladie dégénérative comme la sclérose en plaques ou la tuberculose ; voir également page 435 sur les précautions à prendre.)

• La **vitamine C**, associée à des **flavonoïdes**, favorise la cicatrisation des muqueuses buccales. Les agrumes sont une bonne source de vitamine C, mais ils peuvent déclencher des aphtes chez certaines personnes. Prenez plutôt un supplément de 250 mg de vitamine C et de flavonoïdes (qui renforcent l'efficacité de la vitamine C) trois fois par jour.

• Le **zinc** pourrait accélérer la cicatrisation des plaies buccales. Dès les premiers signes, prenez 25 mg de zinc par jour au maximum sous forme de comprimés jusqu'à la disparition de l'ulcération. (*Attention :* ne dépassez pas cette dose car l'excès de zinc est toxique.)

Mieux vaut prévenir que guérir

• **Évitez les aliments responsables des aphtes**. Certaines céréales, les fruits de mer, l'ananas, les agrumes, les fruits secs (surtout les noix), les figues, le chocolat, les tomates, les poivrons verts, les fraises, le gruyère ou le vinaigre sont le plus souvent incriminés. Pour déterminer lequel provoque vos aphtes, éliminez-les tous de votre régime. Réintroduisez-les progressivement, un par un, et observez si l'un d'entre eux fait réapparaître l'ulcération.

• Si vous souffrez fréquemment d'ulcérations buccales, achetez du **dentifrice sans sodium lauryl sulfate**. Cet agent moussant, présent dans de nombreux dentifrices, peut provoquer des aphtes. De plus, il n'est absolument pas nécessaire au nettoyage des dents.

• Des coupures sans gravité et des éraflures à l'intérieur de la bouche peuvent provoquer des aphtes. Faites attention lorsque vous mangez des **aliments susceptibles de couper** comme la croûte du pain. Lorsque vous vous brossez les dents, utilisez une **brosse à poils souples** afin de ne pas égratigner vos gencives.

• Consultez votre dentiste si vous présentez un problème dentaire susceptible d'irriter l'intérieur de votre bouche. Des **dents mal positionnées**, une dent ébréchée, un plombage saillant ou le port d'un dentier inadapté peuvent favoriser les aphtes.

• Les personnes souffrant d'aphtes fréquents peuvent présenter une carence en vitamine B. Essayez de prendre quotidiennement un **complexe de vitamines B**. (*Attention :* si vous avez des picotements dans vos doigts ou vos orteils, arrêtez la prise de vitamines B.)

• Le **stress** favorise parfois l'apparition des aphtes car le système immunitaire peut alors réagir de manière excessive face aux bactéries normalement présentes dans la bouche. Si vous êtes stressé, pratiquez une méthode de relaxation ou évacuez vos tensions en faisant du sport.

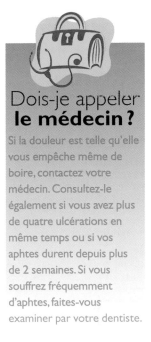

Dois-je appeler le médecin ?

Si la douleur est telle qu'elle vous empêche même de boire, contactez votre médecin. Consultez-le également si vous avez plus de quatre ulcérations en même temps ou si vos aphtes durent depuis plus de 2 semaines. Si vous souffrez fréquemment d'aphtes, faites-vous examiner par votre dentiste.

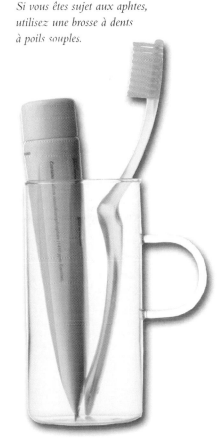

Si vous êtes sujet aux aphtes, utilisez une brosse à dents à poils souples.

Arthrite et arthrose

Ces deux affections rhumatismales touchent les articulations. L'arthrite est souvent liée à une maladie immunitaire (auto-immune). L'arthrose est une douleur mécanique provoquée par l'usure des articulations, notamment du cartilage. Ces troubles sont très fréquents, surtout l'arthrose : il suffit de parler de ses douleurs à son entourage pour s'entendre proposer une multitude de conseils et remèdes. Les anti-inflammatoires apportent généralement un soulagement, mais il existe aussi d'autres moyens pour tenter d'améliorer les choses sans prendre trop de médicaments.

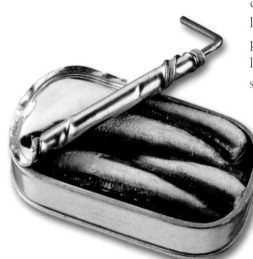

Les poissons gras, comme les sardines, sont riches en acides gras oméga-3.

Remèdes antidouleur

• Prenez des suppléments de **glucosamine** et de **sulfate de chondroïtine** pour atténuer la douleur et ralentir la dégradation du tissu cartilagineux (la glucosamine et le sulfate de chondroïtine sont contre-indiqués si vous faites du diabète). Selon certaines études, l'association de ces deux composants complémentaires serait efficace pour soulager les douleurs d'arthrose modérées. Conformez-vous à la posologie indiquée sur la notice et effectuez une cure suffisamment longue : les effets mettent au moins 1 mois à se faire sentir.

• Prenez chaque jour ½ c. à thé de **gingembre** en poudre ou 35 g (soit environ 6 c. à thé) de gingembre frais. Cette plante pourrait diminuer les douleurs d'arthrite, sans doute en raison de son action sur la circulation sanguine, qui contribue à écarter les substances inflammatoires des articulations.

• Prenez 600 à 1 200 mg de **SAM-e (S-adénosyle-méthionine)** par jour durant 2 semaines, puis 400 mg ensuite. Cette substance chimique sécrétée par le cerveau atténue les douleurs de l'arthrose en accroissant le taux des protéoglycanes dans le sang, molécules jouant un rôle majeur dans la formation du cartilage en assurant sa densité et son oxygénation. Cette substance présenterait la même efficacité que les anti-inflammatoires non stéroïdiens de type ibuprofène. Il faut diminuer la dose après 15 jours, car le SAM-e peut entraîner des troubles digestifs et des nausées. Les interactions médicamenteuses semblent peu importantes, sauf avec les antiparkinsoniens et certains antidépresseurs. Si vous suivez un traitement de ce type, consultez impérativement votre médecin avant de commencer toute supplémentation. Enfin, respectez les consignes de conservation de la notice, car ce produit est très instable.

De la chaleur ou du froid ?

• La **chaleur peut atténuer les douleurs**. Utilisez une couverture chauffante ou une bouillotte. Chauffez l'articulation douloureuse pendant une vingtaine de minutes. Un bain chaud peut soulager.

• Le **froid** donne aussi de bons résultats en cas d'inflammation. Placez des glaçons dans une débarbouillette ou une serviette et appliquez-les sur la zone douloureuse. Vous pouvez aussi utiliser un sac de légumes congelés (des petits pois, par exemple), qui s'adaptera à la forme de l'articulation.

Porter des gants au lit

• Si vous vous réveillez régulièrement avec les **mains enflées et douloureuses**, essayez de porter des gants bien ajustés pendant la nuit. Ils limiteront peut-être le gonflement. Renoncez-y immédiatement en revanche si vous constatez l'effet inverse.

Bienfaits des huiles

• Mangez davantage d'**huile de poisson**. Les personnes qui ont une alimentation riche en acides oméga-3 (présents dans les poissons gras comme le maquereau, le saumon et la sardine) constatent souvent une diminution de leurs douleurs articulaires. Ces **acides gras** permettraient de diminuer les inflammations. Vous pouvez les prendre sous forme alimentaire et/ou en supplément. L'idéal est de combiner les deux en mangeant du poisson gras trois fois par semaine et en prenant des suppléments d'huile de poisson, à raison de 2 000 à 5 000 mg par jour. (*Attention* : consultez votre médecin avant de commencer à prendre des suppléments si vous prenez des médicaments pour fluidifier le sang, si vous avez un taux de cholestérol élevé ou si vous êtes diabétique – voir p. 436.)

• Selon des études menées à l'université de Cardiff, au Royaume-Uni, l'**huile de foie de morue**, riche en oméga-3 et en vitamines A et D, ralentit la destruction du cartilage, à l'origine de l'arthrose, et réduit les facteurs d'inflammation et de douleur. La posologie est de deux capsules de 1 g par jour.

• L'**huile de graines de lin** (voir p. 388) renferme aussi des oméga-3. Utilisez-la pour assaisonner vos salades en vous limitant à 3 ou 4 c. à soupe par jour – au-delà, elle a des effets néfastes sur la thyroïde.

• Les **fruits oléagineux** (noix surtout) sont également une bonne source d'oméga-3.

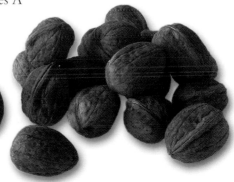

Qu'est-ce qui **ne va pas ?**

L'arthrose se caractérise par une raideur et une douleur des articulations, notamment celles qui sont très sollicitées (genoux). La douleur est provoquée par l'usure du cartilage, tissu élastique protégeant l'extrémité des os et servant d'amortisseur. Lorsque le cartilage s'érode, les os frottent les uns contre les autres. L'arthrose touche surtout les personnes de plus de 45 ans et progresse lentement, mais de façon constante. L'arthrite est une inflammation de l'articulation qui peut être due à une maladie inflammatoire ou infectieuse. Il en existe de nombreuses formes, dont la polyarthrite rhumatoïde (la plus courante), la spondylarthrite ankylosante ou le rhumatisme psoriasique.

LES GESTES QUI SOULAGENT
Arthrite et arthrose

Il est important d'effectuer régulièrement des mouvements de gymnastique afin d'éviter que les articulations ne deviennent trop raides. Répétez les exercices présentés ici trois à cinq fois, mais arrêtez-vous si vous éprouvez une douleur soudaine et intense.

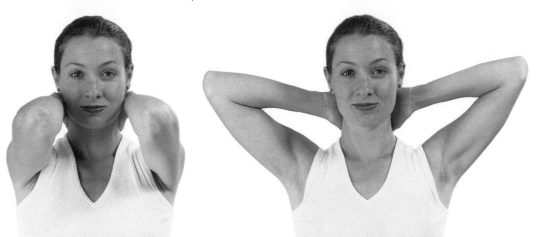

ÉTIREMENT DES ÉPAULES. Ces étirements vous permettront de délier vos épaules, tout en relâchant les muscles du cou et des épaules.

1 *Debout, nouez vos doigts derrière la nuque, les coudes pointés vers l'avant.*

2 *Tirez lentement les coudes vers l'arrière en inspirant profondément. Retenez votre respiration environ 5 secondes, puis, sur l'expiration, ramenez vos coudes vers l'avant, jusqu'à ce qu'ils se touchent.*

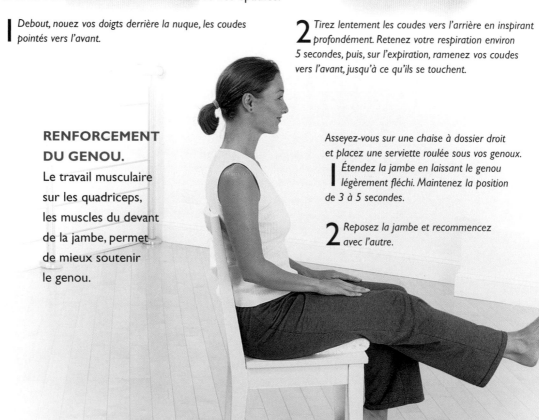

RENFORCEMENT DU GENOU.
Le travail musculaire sur les quadriceps, les muscles du devant de la jambe, permet de mieux soutenir le genou.

Asseyez-vous sur une chaise à dossier droit et placez une serviette roulée sous vos genoux.

1 *Étendez la jambe en laissant le genou légèrement fléchi. Maintenez la position de 3 à 5 secondes.*

2 *Reposez la jambe et recommencez avec l'autre.*

MOUVEMENTS DES DOIGTS. Si vous souffrez d'arthrite dans les mains, ces exercices entretiendront la souplesse de vos doigts de manière que vous puissiez empoigner les objets plus facilement.

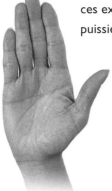

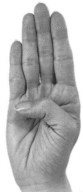

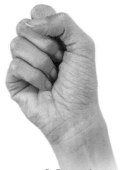

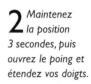

1 *Levez la main, paume ouverte et doigts tendus mais souples, comme si vous interpelliez quelqu'un.*

2 *Pliez votre pouce à l'intérieur de la paume aussi loin que possible, jusqu'à la base du petit doigt si vous le pouvez. Maintenez la position 3 secondes, puis ramenez-le à la position initiale et étendez vos doigts le plus possible.*

1 *Fermez le poing en laissant le pouce à l'extérieur.*

2 *Maintenez la position 3 secondes, puis ouvrez le poing et étendez vos doigts.*

MOUVEMENTS DES CHEVILLES

Pour préserver la souplesse de vos chevilles, effectuez ces exercices assis confortablement sur une chaise à dossier droit, pieds posés bien à plat.

1 *Levez la plante des pieds en laissant les talons au sol.*

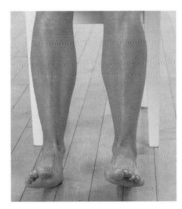

2 *Faites pivoter vos pieds à droite et à gauche sur les talons.*

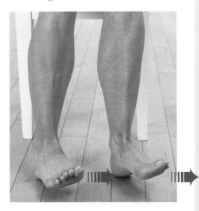

3 *Reposez la plante des pieds au sol et décollez les talons.*

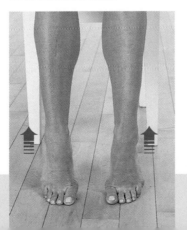

4 *Tournez doucement à droite et à gauche, sur la plante des pieds.*

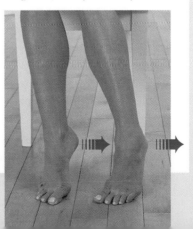

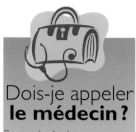

Dois-je appeler le médecin ?

En cas de douleurs articulaires, de raideur ou de gonflement des articulations, il est indispensable de consulter un médecin afin d'établir un diagnostic. Ensuite et en dehors du suivi régulier, n'hésitez pas à l'appeler si vous notez un changement dans vos symptômes.

Masser les zones douloureuses

• L'**huile d'eucalyptus** peut s'avérer efficace. Versez-en quelques gouttes directement sur la partie à masser ou dans vos mains. N'employez pas de gant de massage ou de compresse chaude, vous risqueriez d'irriter ou de brûler la peau.

• La **capsaïcine**, ou capsicine, le composé qui donne au piment rouge ou de cayenne son « piquant », est le principe actif de nombreux onguents analgésiques. Elle interfère avec le fonctionnement des petites fibres nerveuses du système sensoriel, ce qui interrompt momentanément la douleur. Certains onguents (dosés à 0,025-0,075 %) sont en vente libre, d'autres délivrés uniquement sur ordonnance. Demandez conseil à votre pharmacien.

Faire travailler les articulations

• Ayez une activité régulière (marche, gymnastique, natation, yoga…), si possible quotidienne. Plus vous améliorerez votre condition physique, moins vous aurez de douleurs d'arthrose. La **natation** est idéale car l'eau supporte les articulations. Une bonne musculature soutient les articulations et permet d'amortir les chocs.

La polyarthrite rhumatoïde

Forme grave d'arthrite, la polyarthrite rhumatoïde est une maladie auto-immune (le système immunitaire s'attaque à ses propres tissus). Outre un gonflement et des douleurs articulaires, elle peut provoquer une fatigue, des troubles circulatoires, de l'anémie et des lésions oculaires.

• Tenez un carnet alimentaire afin de savoir ce que vous avez mangé lors de l'apparition d'une crise. Votre organisme peut développer une réaction inflammatoire après la consommation de certains aliments, comme le blé, les produits laitiers, les agrumes, les œufs ou les tomates.

• Suivez éventuellement un régime végétarien, sous contrôle médical. Selon une étude réalisée pendant 1 an sur un groupe de personnes souffrant de polyarthrite rhumatoïde, une alimentation végétarienne stricte (sans œufs ni produits laitiers), ne comprenant pas non plus de gluten, de caféine, d'alcool, de sel et de sucre raffiné, entraînerait une diminution des douleurs et des gonflements articulaires dès le premier mois. Les produits laitiers ont pu être réintroduits au bout de 3 mois sans que les symptômes s'aggravent.

• Un supplément en acide gamma-linolénique (AGL) permettrait d'atténuer les douleurs et l'inflammation articulaire. Cet acide gras essentiel est surtout présent dans l'huile de bourrache, l'huile de pépins de raisins et l'huile d'onagre. Des études récentes ont montré qu'une dose de 1,4 g d'AGL par jour apportait un réel soulagement. Consultez impérativement un médecin avant de prendre une dose aussi élevée, la quantité habituellement recommandée étant de 0,24 g par jour.

• Certains médecins préconisent de courtes périodes de jeûne (1 ou 2 jours) pour diminuer les douleurs. Le jeûne permettrait à un système immunitaire trop sollicité de se reposer. Cependant, parlez-en à votre médecin au préalable, surtout si vous suivez un traitement médicamenteux, car le jeûne est un stress important pour l'organisme.

- Si vos douleurs sont localisées dans les chevilles, les genoux ou les hanches, **marchez** éventuellement avec une canne (au début du moins) pour assurer votre équilibre.
- **En période aiguë d'inflammation**, si vos articulations sont rouges et enflées, accordez-vous quelques jours de repos.
- Consultez votre médecin avant d'entreprendre une activité physique. Avec l'aide de professionnels de la santé qualifiés (physiothérapeutes, par exemple), il définira un **programme personnalisé**, tenant compte de vos douleurs et de vos capacités.

Prendre la mesure
- Si vous souffrez de douleurs dans les hanches ou les genoux, demandez au médecin de **mesurer vos jambes**. Une inégalité de longueur peut être en cause (ou s'ajouter à l'arthrite). Le cas échéant, un orthésiste pourra vous faire des semelles adaptées.

Écouter les prévisions météo
- De nombreuses personnes souffrant d'arthrite affirment que leurs douleurs fluctuent en fonction de la météo. Il ne s'agit pas d'une simple impression : l'augmentation soudaine du **taux d'humidité** et la chute de la pression atmosphérique ont une incidence sur la circulation sanguine et, partant, sur les articulations. Lorsque le temps est à l'orage, branchez un déshumidificateur pour assécher l'air.

Mieux vaut prévenir que guérir
- Le **surpoids** favorise et aggrave l'arthrose, surtout au niveau des genoux et des hanches, qui supportent alors une pression trop élevée. On estime qu'il suffit de perdre 5 kg (en cas de surcharge) et de ne pas les reprendre pendant 10 ans pour diviser par deux le risque d'arthrose des genoux.
- Investissez dans de **bonnes chaussures**. Plates et emboîtant bien le pied, elles protègent les genoux. Par ailleurs, une semelle souple amortit les impacts sur le sol et préserve mieux les articulations du pied, de la cheville, de la jambe et de la hanche.
- La **vitamine C** et d'autres antioxydants pourraient contribuer à réduire le risque d'arthrite et d'arthrose. En détruisant les radicaux libres, les antioxydants protégeraient les cellules (dont celles des articulations) et limiteraient la détérioration des tissus. Mangez plus d'aliments riches en vitamine C : agrumes, cassis, kiwi, melon, poivron, pommes de terre nouvelles, brocoli, notamment.

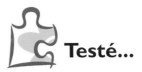

Testé...

Le port d'un bracelet de cuivre soulage les douleurs de l'arthrose (et les rhumatismes en général).

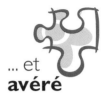

... et
avéré

Selon des recherches menées en Australie, les personnes qui portent ce type de bracelets et prennent de l'aspirine souffrent moins que celles qui se contentent de prendre de l'aspirine. Le cuivre **est** effectivement bénéfique pour les articulations. Cependant, il est sans doute plus efficace sous la forme de suppléments que diffusé par pénétration cutanée.

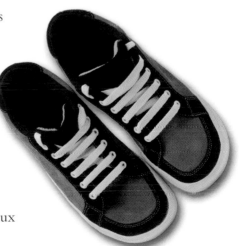

Portez de bonnes chaussures, qui maintiennent bien le pied et amortissent les chocs.

LES SOUPES QUI RÉCONFORTENT

Les soupes apportent du réconfort, sont faciles à digérer et, selon les ingrédients qu'on y met, peuvent soulager un grand nombre de maux. Le consommé de poulet est un remède maison des plus efficaces contre les refroidissements. En Chine, la soupe aigre aux épices, à base de vinaigre de riz, de gingembre et d'ail, est consommée pour limiter les inflammations. La soupe au chou, chère aux habitants d'Europe centrale, est à présent conseillée pour diminuer les ulcères.

Chine : bouillie de noix de ginkgo contre les effets du décalage horaire

Grace Young est une jeune cuisinière chinoise qui effectue des milliers de kilomètres en avion chaque année. Lorsqu'elle rentre chez elle, elle trouve toujours une casserole de bouillie de noix de ginkgo sur le feu. Il s'agit d'un en-cas de fin de soirée (siu ye) qui aide à récupérer des effets pénibles des longs trajets en avion. Selon la médecine traditionnelle chinoise, les noix de ginkgo contenues dans cette recette apaisent la toux et réduisent les mucosités.

Les ingrédients de cette soupe sont le tofu séché (foo jook), des noix de ginkgo entières (bock guo), des pétoncles chinois séchés (gawn yu chee) et du gingembre coupé en lanières.

Inde : une soupe au dolique contre l'hypertension

Dans le centre de l'Inde, on prescrit souvent une culture locale, le dolique, pour aider à contrôler l'hypertension. Le dolique est une graine ovale semblable à la lentille, qui exhale un arôme de foin fraîchement coupé. Lorsque les cosses parviennent à maturité, elles sont cueillies, séchées et battues à l'aide de bâtons en bois. Les graines sont alors nettoyées et triées.

Kuluth saar (la soupe au dolique) est un plat léger au goût un peu âcre. Souvent mélangée à du yogourt, elle est servie accompagnée de riz. On met d'abord les graines de dolique à tremper pendant 8 heures, avant de les laisser germer pendant 8 autres heures, puis de les faire mijoter à l'eau. Parmi les autres ingrédients figurent le kokum (petit fruit violet provenant d'un arbre à feuilles persistantes) et des gousses d'ail pressées. On y ajoute parfois une cuillerée à soupe de graines de grenades réduites en pâte fine pour aider à dissoudre les calculs urinaires.

Vous trouverez du dolique dans certains magasins d'alimentation indienne. Sinon, rabattez-vous sur un paquet de lentilles pour une soupe à haute teneur en fibres.

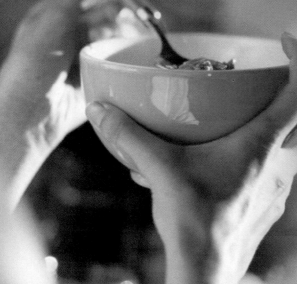

Philippines : soupe de poulet au gingembre contre les douleurs articulaires

La racine de gingembre contient du gingerol, un composé qui bloque l'action des prostaglandines – des substances proches des hormones, qui contribuent à l'inflammation en cause dans l'arthrite. Le gingembre peut aussi aider à lutter contre le virus de la grippe. Aux Philippines, la soupe de poulet au gingembre (tinola au poulet) inclut de la papaye verte, que vous pouvez remplacer par des épinards frais.

Tinola au poulet

La recette traditionnelle suivante nous vient du Centre des arts culinaires de Manille.

Pour 8 personnes

    6 c. à soupe d'huile végétale
    3 gousses d'ail hachées
    2 c. à soupe de gingembre frais émincé
    1 gros oignon
    1,5 kg (3 lb) de poulet désossé et découpé
      en filets
    1,75 l (7 tasses) d'eau
    2 grosses poignées d'épinards frais
    un peu de sauce d'huître
    poivre

Dans une casserole à fond épais, faites chauffer la moitié de l'huile, puis faites revenir l'ail, le gingembre et l'oignon. Lorsque les oignons sont translucides, retirez tous les ingrédients et mettez de côté. Dans la même casserole, ajoutez le reste de l'huile et faites sauter le poulet jusqu'à ce qu'il soit cuit. Remettez l'ail, le gingembre et l'oignon, ajoutez l'eau et amenez à ébullition. Réduisez le feu et laissez mijoter à moitié couvert pendant 30 minutes. Ajoutez les épinards et remuez. Juste avant de servir, ajoutez de la sauce d'huître et du poivre.

États-Unis : la soupe au poulet de grand-mère

Des études récentes ont révélé que le consommé au poulet contribuait à prévenir le déclenchement de l'inflammation et la congestion des voies aériennes supérieures par les globules blancs.

Si vous avez un rhume ou une grippe, ayez en permanence une soupe au poulet sur le feu. Le bouillon chaud et nutritif dégage la congestion, tandis que les ingrédients comme l'ail et l'oignon offrent des propriétés légèrement antivirales. Pour donner un coup de fouet supplémentaire à la recette, émincez quelques gousses d'ail et ajoutez-les à la soupe en fin de cuisson.

Soupe au poulet de grand-mère

Pour 10 personnes

    1 poulet entier, découpé en huit morceaux
    1 kg (2¼ lb) de carottes coupées en rondelles
    1 kg (2¼ lb) d'oignons
    4 gousses d'ail pressées
    sel, poivre, persil et aneth

Mettez les morceaux de poulet dans une grande casserole, couvrez d'eau et portez à ébullition. Réduisez ensuite le feu et laissez mijoter en écumant si nécessaire. Ajoutez les carottes coupées en rondelles et les oignons, puis laissez cuire deux à trois heures, en rajoutant de l'eau au fur et à mesure.

Pressez l'ail, ajoutez-le, puis assaisonnez à votre goût avec du sel, du poivre, du persil et de l'aneth. Si vous souhaitez préparer une soupe plus épaisse, retirez une louche ou deux de légumes, réduisez-les en purée puis remettez-les à mijoter dans la soupe.

Asthme

En cas de grave crise d'asthme – avec gêne respiratoire intense, voire sensation d'étouffement –, mieux vaut s'en tenir aux recommandations médicales, c'est-à-dire intervenir rapidement avec des bronchodilatateurs. Il est également important de bien prendre son traitement de fond (si votre médecin a jugé utile de vous en prescrire un) pour diminuer la fréquence des crises. À côté des médicaments, des mesures d'hygiène de vie et certains remèdes naturels peuvent atténuer, espacer, voire supprimer les symptômes. Il suffit parfois de changer son mode de vie pour constater une nette amélioration de ses capacités respiratoires.

Chez certains asthmatiques, la caféine limite l'intensité des crises.

Faciliter la respiration lors d'une crise

- Efforcez-vous de **rester calme** en cas de crise car la panique peut aggraver les difficultés respiratoires. Essayez, par exemple, cet **exercice de visualisation** : fermez les yeux, lors de l'inspiration, représentez-vous vos poumons en train de se gonfler d'air et de se remplir de lumière blanche, pensez que votre respiration devient plus facile. Recommencez deux fois avant d'ouvrir les yeux.
- Testez la **caféine**. Buvez une grande tasse de café fort ou deux canettes de boisson au cola au moment où vous sentez venir une crise. La caféine a des propriétés qui s'apparentent à celles de la théophylline, un médicament bronchodilatateur parfois prescrit contre les crises graves. Elle a un effet relaxant sur les muscles des bronches et favorise donc leur dilatation.

Combattre la broncho-constriction grâce à des suppléments nutritionnels

- En médecine traditionnelle chinoise, le **ginkgo biloba** est employé depuis des siècles pour traiter l'asthme. Vous pouvez essayer de prendre 250 mg d'extrait de ginkgo biloba par jour.
- Certains chercheurs affirment que le **magnésium** permettrait de dilater les voies respiratoires, mais cet effet n'est pas démontré. La posologie indiquée est de 300 mg par jour pour les hommes et 270 mg pour les femmes.

Stopper l'inflammation

- Les **acides gras oméga-3**, présents dans les poissons gras comme le thon, le saumon, le hareng et le maquereau, ont un effet proche des antileucotriènes, des médicaments puissants qui bloquent les éléments responsables de l'inflammation des bronches. Consommez ce type de poissons trois fois par semaine et prenez chaque jour des gélules d'**huile de poisson** (1 000 mg en plusieurs fois). (*Attention :* consultez votre médecin auparavant si vous prenez des médicaments anticoagulants, si vous êtes diabétique ou si vous avez un taux élevé de cholestérol ; voir aussi p. 436.)

● L'**huile d'onagre** renferme de l'acide gamma-linolénique (AGL), un acide gras transformé en anti-inflammatoire par le corps. Prenez-en 1 000 mg trois fois par jour, de préférence lors des repas pour une meilleure absorption.

● Les **bioflavonoïdes**, qui donnent leur couleur aux fruits et légumes, possèdent des propriétés anti-inflammatoires et antiallergiques. L'un des plus connus, la quercétine, bloque la libération d'histamine dans le sang. Une étude finlandaise a montré une moindre fréquence de l'asthme lorsque le régime alimentaire était riche en flavonoïdes. Alors, buvez du thé et consommez des pommes, des oignons, des choux, du brocoli, du chou-fleur…

● Le **curcuma**, épice souvent utilisée pour parfumer le curry indien, agit comme un anti-inflammatoire. La posologie est de 1 c. à thé de curcuma dans 1 tasse de lait chaud, à boire trois fois par jour. Vous trouverez également des gélules de curcuma dans les magasins de produits naturels. Soyez prudent si vous prenez un traitement anticoagulant, car le curcuma a également des propriétés anticoagulantes.

Apprendre à se connaître

● **Notez sur un carnet tout ce que vous mangez** pendant 1 mois, ainsi que vos éventuels troubles respiratoires. Bien que les allergies alimentaires soient rarement en cause dans les crises d'asthme, il peut exister un lien. Vérifiez régulièrement vos notes pour voir si votre alimentation semble accroître la fréquence ou l'intensité de vos crises.

● Procurez-vous un **débitmètre de pointe** (en vente en pharmacie). Cet appareil mesure votre vitesse d'expiration et permet ainsi d'évaluer votre souffle. Grâce à l'évaluation régulière de votre débit de pointe, vous pourrez connaître vos valeurs normales, vous assurer de l'efficacité de votre traitement et prévoir d'éventuelles crises. Vous pouvez également utiliser cet appareil lors d'une crise pour en déterminer la gravité et faire appel si nécessaire à un médecin.

Qu'est-ce qui ne va pas ?

L'asthme est une maladie respiratoire qui se manifeste par des crises, marquées par une sensation d'oppression due à la difficulté à expirer et par une toux. Ces crises peuvent être déclenchées par de multiples facteurs en contact avec les bronches : inhalation d'une substance irritante (fumée de tabac, par exemple), d'air froid ou sec, d'allergènes (pollens, acariens…). Elles peuvent également être provoquées par les variations hormonales, le stress ou la colère, voire survenir sans cause apparente. Les difficultés respiratoires sont dues à une inflammation plus ou moins chronique des bronches, qui se traduit par une contraction (spasme) et un gonflement, ainsi que par une sécrétion excessive de mucus à l'intérieur des bronches. Ces réactions inflammatoires contribuent à obstruer les voies respiratoires et à provoquer une sensation typique d'essoufflement.

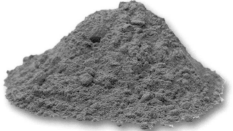

Le curcuma a des propriétés anti-inflammatoires.

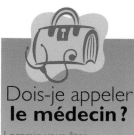

Mieux vaut prévenir que guérir

● Ne fumez pas et évitez les lieux enfumés. La **fumée du tabac** irrite les voies respiratoires.

● Ne vous asseyez pas près d'une cheminée ou d'une cuisinière à bois, car les oxydes d'azote de la fumée peuvent aggraver l'asthme d'effort.

● Si le **froid** est un facteur déclenchant, protégez votre nez et votre bouche avec une écharpe afin de ne pas inspirer directement de l'air froid.

● Évitez ce qui peut **déclencher une crise** : un plat très épicé, l'aspirine ou les bandelettes parfumées présentées en échantillon dans les magazines, par exemple. Pensez à ouvrir la fenêtre lorsque vous cuisinez des aliments dégageant une odeur forte, comme l'ail et l'oignon.

● Essayez de fractionner vos repas et ne mangez pas avant de vous coucher. Les **reflux gastriques**, qui entraînent des brûlures d'estomac, peuvent provoquer une crise d'asthme.

● La **méthode Buteyko**, mise au point par le praticien russe du même nom dans les années 1950, est fondée sur le principe que la plupart des troubles respiratoires, dont l'asthme, proviennent d'une hyperventilationF chronique (augmentation de la quantité d'air qui ventile les poumons). Des exercices respiratoires précis sont recommandés, ainsi qu'un régime alimentaire spécifique (vous trouverez des informations sur Internet). Certains asthmatiques en tirent un grand bénéfice, mais sachez que les principes de cette méthode sont jugés contraires aux données scientifiques par la plupart des médecins.

Les bienfaits de la respiration ventrale

Cette façon de respirer peut vous aider à diminuer l'intensité et la fréquence des crises d'asthme. Lorsque vous ressentez les symptômes annonciateurs, vous avez tendance à vous inquiéter, ce qui peut accentuer la broncho-constriction (contraction des muscles bronchiques). Si vous avez appris la respiration ventrale, c'est le moment de la mettre en pratique pour retrouver votre souffle.

● Étendez-vous sur le dos et placez-vous un livre sur le ventre.

● Inspirez doucement et profondément, en veillant à gonfler le ventre et non la poitrine. Le livre doit se soulever légèrement.

● Quand vous pensez avoir inspiré au maximum, essayez de prendre une dernière petite inspiration et soulevez à peine plus le livre.

● Expirez progressivement, en comptant lentement jusqu'à cinq. Vous devez commencer à éprouver un sentiment de détente.

● Recommencez au moins cinq fois.

Bouche sèche

Si le manque de salive vous gêne pour lécher une enveloppe, voire pour parler, il est nécessaire de prendre des mesures pour hydrater votre bouche. Discutez avec votre médecin de la cause éventuelle du dessèchement afin de la traiter. Pensez à boire beaucoup pour humidifier votre bouche, achetez éventuellement un substitut salivaire tel que Moisture Drops®, vendu sans ordonnance, et suivez les conseils présentés ici.

Examiner sa pharmacie

- De nombreux médicaments sont susceptibles de provoquer la déshydratation des muqueuses buccales. Lisez attentivement la monographie de ceux que vous prenez régulièrement.
- Si l'un d'entre eux a pour **effet secondaire d'assécher la bouche**, demandez à votre médecin de vous proposer un autre traitement. Les antihistaminiques, les décongestionnants et certains antidépresseurs sont les médicaments le plus souvent en cause dans la sécheresse buccale.

Boire, tout simplement !

- Emportez toujours une bouteille d'eau avec vous et pensez à boire fréquemment. **Humectez longuement l'intérieur de la bouche** avant d'avaler chaque gorgée.
- Afin de stimuler la salivation, ajoutez à l'eau un peu de jus de citron ou de lime, ou encore ½ c. à thé de **vinaigre de cidre**.

Saliver !

- Mâchez de la **gomme** ou sucez des **bonbons sans sucre** pour stimuler la salivation. Sachez que les gommes sans sucre au **xylitol** contribuent aussi à combattre les bactéries responsables des caries.
- **Épicez vos repas** ! Les capsinoïdes, ces substances que l'on retrouve dans les piments et qui font pleurer et couler le nez, peuvent aussi stimuler la salivation.

Éviter les aliments et les boissons qui déshydratent

- Limitez votre consommation d'alcool, de café et d'autres boissons caféinées. Consommées en grande quantité, ces **boissons diurétiques** accélèrent l'élimination de l'eau.

Qu'est-ce qui ne va pas ?

Les muqueuses de la bouche sont sèches lorsque la salivation est insuffisante. De nombreux médicaments peuvent être en cause. La sécheresse peut également être une conséquence du traitement d'un cancer de la bouche. La déshydratation des muqueuses buccales est aussi le signe du syndrome de Gougerot-Sjögren (ou syndrome sec). Dans cette maladie auto-immune, l'organisme produit des anticorps qui neutralisent les glandes productrices des larmes et de la salive. La déshydratation de la bouche est aussi une manifestation du vieillissement — elle touche environ 40 % des personnes de plus de 65 ans. La salive protège des infections buccales et des caries dentaires. Son absence, ou son insuffisance, est responsable de mauvaise haleine et peut favoriser les caries, aphtes et infections fongiques ou bactériennes.

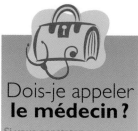

Dois-je appeler le médecin ?

Si vous constatez que vous avez la bouche très sèche plusieurs jours de suite, parlez-en à votre généraliste ou à votre dentiste. Une consultation s'impose si vous éprouvez une gêne pour parler et manger ou si vos muqueuses buccales présentent des rougeurs et des signes d'irritation. Si vous prenez des médicaments, n'oubliez pas de le signaler à votre médecin, car ils en sont peut-être la cause.

- Renoncez aux **aliments salés** et aux **boissons acides**, comme la limonade et le jus d'orange, qui peuvent provoquer des douleurs dans une bouche trop sèche. Préférez le jus de pomme, de poire ou les boissons lactées.
- Limitez votre consommation de gâteaux et autres en-cas sucrés.
- **Arrêtez de fumer**. La fumée de tabac assèche la bouche.

Humidifier l'atmosphère
- Afin d'éviter la déshydratation de la bouche la nuit, **humidifiez l'atmosphère de votre chambre à coucher** à l'aide d'un humidificateur.

Bains de bouche
- Si vous utilisez un rince-bouche commercial, choisissez une **marque sans alcool**, car celui-ci dessèche les muqueuses et irrite les tissus gingivaux, déjà fragilisés.
- Préparez un **bain de bouche maison** : diluez une grosse pincée de sel et la même quantité de bicarbonate de sodium dans 1 tasse d'eau tiède. Rincez-vous la bouche et recrachez. Cette solution neutralise les acides et élimine des agents infectieux.

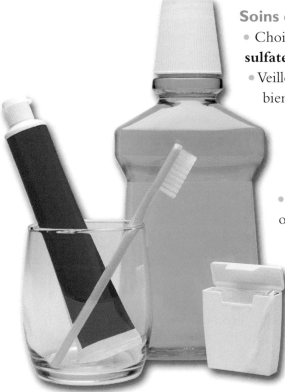

Soins dentaires
- Choisissez un **dentifrice sans sodium lauryl sulfate**, irritant pour les tissus buccaux.
- Veillez à vous **brosser les dents** soigneusement et à bien nettoyer les interstices à l'aide de fil dentaire. La salive sert aussi à évacuer les fragments d'aliments, qui restent collés si la bouche est trop sèche.

Bouche cousue !
- En respirant par le nez, vous humidifiez l'air qui oxygène vos poumons. Lorsque vous avez le nez bouché, vous respirez plutôt par la bouche et vous inhalez de l'air sec. Si nécessaire, soignez vos sinus (voir p. 343) et traitez vos allergies (voir p. 44) pour limiter le dessèchement de la bouche.

Boutons de chaleur

Si, en période de forte chaleur, votre peau se couvre de petits boutons rouges qui démangent beaucoup, la priorité est de faire baisser la température de la peau. Durant quelques jours, restez autant que possible à l'intérieur, de préférence dans un endroit climatisé. Prenez régulièrement des bains ou des douches fraîches, éventez-vous ou restez assis à côté d'un ventilateur. Entre-temps, vous pouvez essayer les remèdes suivants.

Faire des applications froides
- Tout ce qui peut faire baisser la température de la peau aide à réduire les démangeaisons et la tuméfaction. Si vous n'avez pas le temps de prendre plusieurs bains par jour, appliquez sur les zones enflammées un **sachet de glace** ou une **compresse froide** toutes les 2-3 heures en laissant à chaque fois agir pendant 10 minutes.

Une pincée de poudre magique
- Le **bicarbonate de sodium** fait beaucoup de bien en cas de boutons de chaleur. Mettez-en quelques cuillerées à soupe dans l'eau du bain et restez-y un long moment. Cela apaisera vos démangeaisons et vous aidera à vous sentir mieux. Vous pouvez aussi ajouter de la poudre de bain à l'avoine colloïdale (de la marque Aveeno®, par exemple).
- Appliquez du bicarbonate de sodium ou de la **fécule de maïs**, plus douce, directement sur les zones enflammées afin d'absorber la sueur. Renouvelez l'application toutes les 2-3 heures après avoir soigneusement rincé et séché la peau.

Appliquer un gel apaisant
- La pulpe fraîche extraite de la feuille d'**aloe vera** (ou aloès) est utilisée depuis longtemps pour soulager les démangeaisons et favoriser la guérison des affections cutanées. Appliquez-en deux ou trois fois par jour sur la zone affectée en ayant soin de toujours bien nettoyer la peau au préalable. À défaut de pulpe fraîche, achetez du gel d'aloès en pharmacie ou un produit de bonne qualité qui en contienne (c'est le cas de la plupart des lotions après-soleil).
- Appliquez de la **lotion à la calamine** (carbonate de zinc). Cette substance rose, traditionnellement utilisée pour soigner les coups de soleil, peut apaiser les démangeaisons dues aux boutons de chaleur.

Qu'est-ce qui **ne va pas ?**

Les petits boutons rouges, qui siègent généralement sur le cou et la poitrine, au creux des aisselles et dans l'aine, sont dus à une rétention de sueur. Dans des conditions normales, la sueur s'évapore, ce qui a pour effet de refroidir la peau. Mais lorsqu'elle en est empêchée, par le port de vêtements serrés par exemple, les pores des glandes sudoripares se bouchent et le liquide s'écoule dans les tissus environnants. Cela donne lieu à une éruption cutanée qui s'accompagne de fortes démangeaisons à chaque fois que les boutons éclatent. L'association climat chaud et humide, forte transpiration et vêtements serrés est un cocktail idéal – à quoi s'ajoutent les frottements au niveau des plis de la peau, fréquents chez les personnes corpulentes.

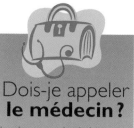

Dois-je appeler le médecin ?

Les boutons de chaleur sont gênants, mais rarement graves. Les démangeaisons et l'inflammation disparaissent le plus souvent au bout de 1 jour ou 2. Si l'inflammation persiste au-delà de quelques jours ou si les boutons s'infectent, il est préférable de consulter un médecin, qui prescrira éventuellement un traitement. Par ailleurs, il faut consulter d'urgence si les boutons de chaleur s'accompagnent de nausées, de déshydratation, de soif, de maux de tête et de pâleur. Dans les formes sévères, les boutons de chaleur peuvent gêner les mécanismes de régulation thermique du corps et provoquer fièvre et épuisement.

Exposition à l'air libre

• Si l'éruption s'accompagne de vésicules, évitez de couvrir la peau. L'exposition à l'air libre accélérera la guérison.

Mieux vaut prévenir que guérir

• Par temps chaud et humide, limitez vos activités physiques et prenez autant de **bains** ou de **douches tièdes** que nécessaire pour vous rafraîchir. L'eau tiède est préférable à l'eau froide, car, sous l'effet du froid, les vaisseaux sanguins superficiels se resserrent pour éviter une déperdition de chaleur, ce qui peut provoquer une augmentation de la température du corps.

• Portez des **vêtements amples en coton ou en lin**. Votre peau aura ainsi plus de chances de rester sèche. Évitez les tissus synthétiques et, de manière générale, tout ce qui se porte près du corps, surtout en été lorsqu'il fait chaud.

• Pour vous protéger du soleil, choisissez des **crèmes non grasses** et hypoallergéniques, qui arrêtent à la fois les rayons UVA et les rayons UVB.

• À la plage, mettez-vous sous un **parasol**. Un siège à l'ombre est forcément plus frais qu'une serviette en plein soleil.

• Essayez de **perdre un peu de poids**. Les personnes corpulentes ont tendance à transpirer davantage, ce qui augmente le risque de boutons de chaleur.

• Augmentez vos apports en **acides gras essentiels** en consommant davantage de saumon, de thon frais, de maquereau et autres poissons gras ainsi que de l'huile de graines de lin (voir p. 388). Ces graisses saines limitent les processus inflammatoires, ce qui diminue la prédisposition aux boutons de chaleur.

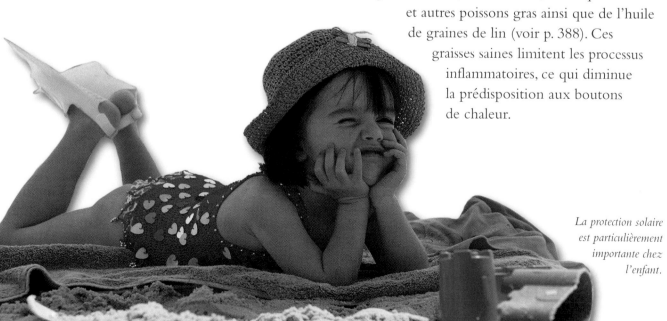

La protection solaire est particulièrement importante chez l'enfant.

Boutons de fièvre (feu sauvage)

Lorsqu'un feu sauvage (herpès labial ou cutané) apparaît sur la lèvre, on ne souhaite qu'une chose : faire disparaître cette petite lésion aussi inesthétique que pénible. Une fois le virus contracté, c'est un véritable plan de bataille qu'il faut mettre en œuvre pour contrer l'envahisseur. Et lorsque vous aurez appris à reconnaître le picotement ou la sensation de brûlure qui annoncent l'arrivée imminente d'un feu sauvage, partez à l'attaque avec votre arsenal de remèdes maison.

Premiers secours

- Appliquez de la **glace** directement sur la lésion. Elle réduira le gonflement et soulagera provisoirement la douleur. Si vous utilisez cette tactique suffisamment tôt – dès les premiers picotements –, vous aurez une chance de réduire l'importance du bouton.
- Vous pouvez aussi recourir à l'**aspirine** pour apaiser la douleur et, peut-être, accélérer la guérison. Une étude dont les résultats ont été publiés dans le magazine américain *Annals of Internal Medicine* suggère qu'une dose de 125 mg d'aspirine par jour réduit la durée d'activité d'un herpès de 50 %.

Combattre le virus

- Des études ont montré que la **lysine**, un acide aminé, peut contribuer à guérir les boutons de fièvre en inhibant le développement du virus *Herpes simplex 1*, responsable de l'herpès labial. Lors d'une crise, prenez 3 000 mg par jour jusqu'à la disparition de la lésion.
- Les phytothérapeutes conseillent souvent la **mélisse** pour traiter les boutons de fièvre. Son huile essentielle contient des substances qui inhibent le virus. Une étude menée en Allemagne a montré que les personnes sujettes aux accès récurrents d'herpès labial constataient une diminution de la fréquence de leurs éruptions, voire une disparition, en appliquant régulièrement un onguent à la mélisse. Cette crème est disponible dans les magasins de produits naturels. À appliquer aussi souvent que nécessaire.
- À l'aide d'un coton-tige, tamponnez la lésion de teinture de **myrrhe** jusqu'à dix fois par jour. La myrrhe attaque directement le virus responsable de l'herpès. Vous en trouverez dans les magasins de produits naturels.

Qu'est-ce qui **ne va pas ?**

Les boutons de fièvre sont provoqués par l'herpès simplex virus de type 1. Ce sont des vésicules douloureuses et remplies de liquide, souvent localisées près des lèvres, mais qui peuvent prendre la forme d'ulcérations à l'intérieur de la bouche. Il suffit de contracter le virus une fois pour le voir réapparaître. Une sensation de picotement autour de la bouche annonce l'arrivée de la lésion, 1 ou 2 jours plus tard. Des vésicules douloureuses apparaissent, gonflent, puis se rompent, formant une croûte jaunâtre qui disparaît en 7 à 10 jours. Les principaux facteurs déclenchants sont l'exposition au soleil, le stress, les menstruations chez la femme et la fatigue.

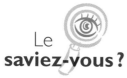
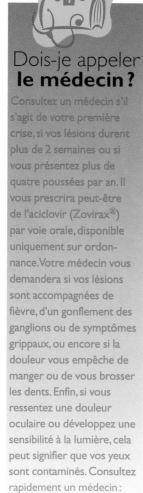
- Mélangez de l'**huile d'arbre à thé** (melaleuca) et de l'**huile d'olive** en quantités égales. Appliquez sur la lésion deux ou trois fois par jour. L'huile d'arbre à thé est un puissant antiseptique naturel.
- Dans certains cas, la bactérie *Lactobacillus acidophilus*, présente dans des **yogourts** et des laits à base de ferments actifs, pourrait prévenir la récurrence des boutons de fièvre.
- L'**aciclovir** (Zovirax®) est une crème antivirale vendue sans ordonnance. Veillez à en avoir en permanence dans votre armoire à pharmacie car il est important de l'utiliser dès la première sensation de picotement annonçant l'arrivée d'un bouton de fièvre. Appliquez la crème cinq fois par jour pendant 4 jours. Au minimum, ce médicament réduit la durée de la lésion ainsi que la douleur ; au mieux, il arrête la progression de l'éruption.

Renforcer ses défenses

- Pendant une crise, prenez une gélule de 300 mg d'**échinacée** quatre fois par jour. Selon des études, cette plante stimule la capacité du système immunitaire à combattre le virus (voir p. 435 sur les précautions à prendre).
- Prenez chaque jour, en plusieurs prises, 1 000 mg de **quercétine**, un flavonoïde qui stimule l'immunité. Une étude publiée dans le magazine américain *Journal of Medical Virology* a révélé que ce supplément était susceptible d'accélérer la guérison des lésions. Il est disponible dans les magasins de produits naturels et sur Internet.

Ne pas craquer

- Après l'apparition de la croûte, appliquez de la **vaseline** pour l'empêcher de se crevasser et de saigner. Toutefois, veillez à ne pas transmettre le virus au contenu du pot : au lieu d'utiliser votre doigt, servez-vous d'un coton-tige, à renouveler à chaque utilisation.

Mieux vaut prévenir que guérir

- Si vous avez plus de trois poussées d'herpès par an, essayez de prendre chaque jour un supplément de **lysine** à titre préventif. La dose conseillée est de 500 mg par jour.
- **Ne consommez pas** d'aliments riches en **arginine**, un acide aminé essentiel dont le virus de l'herpès dépend pour se développer. Évitez le chocolat, le cola, la bière, les légumineuses, les fruits secs oléagineux (cacahuètes, noix de cajou, amandes et noix), la gélatine et certaines céréales comme le riz brun ou l'avoine.

- Prenez 15 mg de **zinc** chaque jour. Des études in vitro (en éprouvette) ont montré que ce nutriment bloque le développement du virus. Le zinc stimule également le système immunitaire, tout en renforçant le tissu de surface des lèvres et de l'intérieur de la bouche, ce qui décourage l'installation du virus.

- Essayez d'éviter **tout ce qui semble déclencher une poussée**. Vos boutons de fièvre apparaissent-ils après une exposition au soleil ou lors de périodes de stress ? Une fois les facteurs identifiés, arrangez-vous pour échapper aux situations favorisant l'apparition du virus.

- Utilisez un **baume à lèvres** contenant un facteur de protection solaire (SPF) 15 au minimum. Lors d'une étude menée auprès de personnes atteintes d'herpès récurrent, celles qui ne protégeaient pas leurs lèvres avaient plus de risque de développer un bouton pendant une exposition prolongée au soleil.

- Les boutons de fièvre sont contagieux. Évitez de toucher les vésicules, lavez-vous les mains après avoir appliqué une crème et **n'embrassez pas votre partenaire** pendant la durée de l'éruption. En général, la transmission du virus se fait par contact direct avec la salive d'une personne infectée. Si un membre de la maison a de l'herpès, ne mélangez pas les serviettes, les verres et les brosses à dents.

- Lorsque vous avez un bouton de fièvre, **évitez de toucher vos yeux**. La transmission du virus aux yeux peut provoquer une infection dangereuse pour la vue (infection oculo-herpétique).

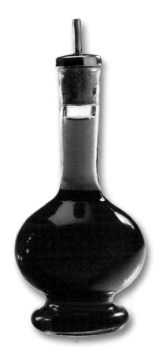

Le vinaigre a des propriétés antivirales.

Hygiène dentaire et boutons de fièvre

Étant donné que le virus responsable de l'herpès labial passe à travers la salive, des précautions supplémentaires dans le domaine de l'hygiène dentaire sont utiles pour éviter de se réinfecter après une crise.

- Conservez votre brosse à dents dans un endroit sec, de préférence sur une étagère ouverte exposée à l'air et à la lumière. Cet endroit peut tout à fait se trouver en dehors de la salle de bains. Une brosse à dents humide dans une salle de bains humide est une condition qui favorise le développement du virus.

- Achetez un petit tube de dentifrice, utilisez-le pendant toute la durée de la crise, puis jetez-le, même s'il n'est pas terminé.

- Changez de brosse à dents après une crise.

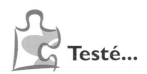 **Testé...**

Lorsqu'on ne disposait d'aucun autre moyen, on utilisait une compresse de vinaigre pour crever un bouton de fièvre.

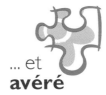 **...et avéré**

L'acidité du vinaigre agit contre les virus. Utilisez un tampon d'ouate trempé dans un vinaigre quelconque et appliquez-le sur la zone touchée, en répétant l'opération plusieurs fois par jour dès l'apparition de picotements. Jetez la ouate après usage.

Bronchite

La bronchite est une inflammation de la muqueuse des bronches. Le traitement consiste à fluidifier les mucosités qui encombrent les voies respiratoires afin de les expulser. L'air inspiré constitue l'accès le plus direct aux poumons : les inhalations sont donc particulièrement indiquées, la vapeur aidant à nettoyer les voies respiratoires. Certaines boissons et des aliments peuvent également fluidifier ces mucosités, tandis que les antiseptiques (dont les antibiotiques) combattront l'infection et empêcheront les bactéries d'adhérer au mucus.

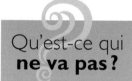

Qu'est-ce qui **ne va pas ?**

Les bronchites passagères sont généralement dues à une infection virale ou bactérienne, mais elles peuvent également survenir en cas d'allergie. Les bronches s'épaississent et les cils (les poils fins qui tapissent l'appareil respiratoire) se paralysent. Les mucosités s'accumulent et obligent à tousser fortement pour expectorer. D'autres signes peuvent accompagner la toux et les crachats : un manque de souffle, une respiration sifflante, une fièvre avec frissons, une fatigue, des douleurs musculaires et thoraciques. Ces symptômes s'estompent et disparaissent en une dizaine de jours. La bronchite chronique est, quant à elle, essentiellement provoquée par le tabac ou une trop longue exposition à la poussière.

La vapeur contre la toux

• **Inhalez de la vapeur.** Versez de l'eau bouillante dans un bol et penchez-vous pour respirer après avoir posé une serviette sur votre tête pour créer un minisauna (attendez 2 minutes pour ne pas vous brûler le visage). Les inhalations de vapeur fluidifient les sécrétions des poumons.

• Pour que les inhalations soient encore plus efficaces, ajoutez quelques gouttes d'**huile essentielle d'eucalyptus** ou de **pin**. L'huile essentielle d'eucalyptus favorise la fluidification des mucosités qui encombrent les voies respiratoires et possède des vertus antibactériennes (si vous utilisez des feuilles d'eucalyptus, faites-les bouillir dans une casserole, retirez du feu et inhalez la vapeur). L'huile essentielle de pin agit comme un expectorant en facilitant l'expulsion des mucosités.

• Branchez un **humidificateur** dans votre chambre **avant de vous coucher** afin qu'il humidifie l'air ambiant pendant votre sommeil. Suivez bien les instructions du fabricant pour le nettoyage de l'appareil pour éviter que les bactéries et la moisissure ne s'y accumulent.

• Si vous souffrez de bronchites à répétition, procurez-vous un **humidificateur à ultrasons**, qui émet de la vapeur froide. Laissez-le fonctionner jour et nuit lorsque vous êtes dans la pièce.

Boissons et aliments bénéfiques

• Les **piments** verts, les sauces piquantes de type tabasco et les plats à base de piment de Cayenne fluidifient les mucosités et facilitent l'expectoration.

• Pour fluidifier les mucosités et expulser plus aisément le mucus, **buvez beaucoup d'eau** (au moins huit verres par jour). Évitez l'alcool et le café, qui déshydratent l'organisme et épaississent les glaires.

• **Faut-il oui ou non boire du lait?** Selon certains, la caséine du lait stimule la production de mucus dans l'appareil respiratoire et les intestins. Il serait donc déconseillé d'en boire en cas de bronchite. Pour d'autres, il n'existe aucun lien entre l'absorption de lait et la formation de mucus et il serait au contraire dangereux d'inciter à une diminution de la consommation de lait, en raison du risque de carence en calcium.

Infusions pour fluidifier

• Le **bouillon-blanc** (également appelé molène, herbe de Saint-Fiacre ou cierge de Notre-Dame) est une plante aux vertus adoucissantes et expectorantes, traditionnellement utilisée dans la composition des sirops contre la toux. Elle renferme des substances appelées saponines qui fluidifient les mucosités, ainsi qu'un mucilage gélatineux qui soulage les muqueuses irritées. Faites bouillir une tasse d'eau, retirez du feu et ajoutez 2 c. à thé de fleurs séchées. Attendez 10 minutes, filtrez bien (le bouillon blanc renferme des petits poils irritants pour la gorge). Buvez trois infusions par jour au maximum.

• En cas de bronchite aiguë, l'**infusion de thym** est très efficace pour fluidifier les sécrétions. Versez 1 à 2 c. à thé de thym dans 250 ml d'eau bouillante et sucrez avec du miel. Attendez 10 minutes et filtrez. Buvez-en trois ou quatre tasses par jour. D'autres plantes peuvent être associées au thym ou infusées seules, comme l'aunée, l'hysope, le plantain et l'angélique. Procédez de la même manière que pour l'infusion de thym.

Suppléments pour traiter et prévenir

• La **N-acétylcystéine (NAC)** est un dérivé de l'acide aminé cystéine, qui favorise la fluidification du mucus et prévient la bronchite. Notez que c'est également l'antidote à l'empoisonnement à l'acétaminophène. Prenez une gélule par jour (en vente dans les magasins de produits naturels) au dosage de 600 mg, à jeun, en cas de bronchite passagère, jusqu'à ce que la toux diminue. Vous pouvez aussi acheter une préparation pharmaceutique vendue sans ordonnance.

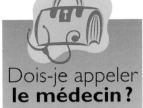

Dois-je appeler le médecin?

Consultez un médecin si votre toux vous empêche de dormir ou de mener vos activités quotidiennes, si vous avez de la fièvre ou si vous crachez du sang, des glaires jaunâtres ou verdâtres. La bronchite se transforme parfois en pneumonie (infection du poumon). Consultez également votre médecin si la bronchite se prolonge ou récidive.

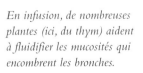

En infusion, de nombreuses plantes (ici, du thym) aident à fluidifier les mucosités qui encombrent les bronches.

• L'**échinacée** est une plante aux propriétés antibactériennes et antivirales qui stimule les défenses immunitaires. Prenez 200 mg d'extrait quatre fois par jour pour une bronchite aiguë, et deux fois par jour pour une bronchite chronique. L'extrait d'astragale a le même effet. Prenez-le selon les mêmes modalités.

Mieux vaut prévenir que guérir

• Pour prévenir les bronchites chroniques, le plus évident est d'abord de **ne pas fumer**. Si vous êtes fumeur, renseignez-vous sur les moyens de sevrage mis à votre disposition. Si vous ne fumez pas, évitez les atmosphères enfumées et demandez à vos amis fumeurs de s'abstenir en votre présence.

• Si vous êtes exposé, dans votre travail, à une grande quantité de poussière, de fumées ou de polluants (tous susceptibles d'entraîner une bronchite chronique), munissez-vous d'un **masque de protection** ou d'un filtre pour respirer le moins d'impuretés possible.

• Limitez les risques de bronchite virale en vous **lavant souvent les mains** et en évitant de les porter à votre visage, en particulier si vous avez été en contact avec une personne enrhumée.

• Nettoyez votre nez et vos sinus à l'aide d'une **solution saline** pour empêcher les allergènes et les agents infectieux de pénétrer dans vos poumons.

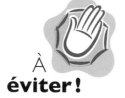

À éviter !

Ne prenez jamais de sirop antitussif en cas de toux grasse car il est important que les bronches expulsent ces mucosités. Préférez un sirop expectorant, conçu spécifiquement pour fluidifier le mucus et dégager les voies respiratoires, grâce à l'action de sa substance active, la guaïfénésine. Et n'oubliez pas de boire beaucoup pour fluidifier le mucus.

L'échinacée, qui stimule l'immunité, est indiquée contre les infections respiratoires.

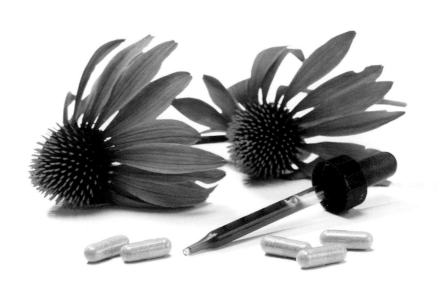

Brûlure légère

La rapidité des premiers soins est déterminante pour la plupart des brûlures superficielles. Le premier geste consiste à baigner la zone brûlée dans l'eau froide pendant au moins 20 minutes, pour refroidir la peau et soulager la douleur. Ensuite, il faut nettoyer régulièrement la plaie et appliquer des compresses calmantes. Vous pourrez aussi stimuler la cicatrisation en suivant les conseils ci-dessous.

Premiers soins

- **Agissez rapidement.** Les brûlures superficielles dues à une source de chaleur ou à des produits chimiques se soignent facilement si elles ne sont pas étendues. Une brûlure, même du premier degré, exige un examen médical si elle couvre une surface supérieure à la taille d'une main. Les personnes gravement brûlées ou victimes d'électrocution doivent être confiées aux urgences dans les plus brefs délais.

- Passez immédiatement la brûlure **sous l'eau froide** du robinet, pendant au moins 20 minutes. S'il n'y a pas de robinet à proximité, utilisez tout autre liquide froid non irritant comme le lait ou le thé glacé. L'objectif est d'empêcher la zone brûlée (le point chaud) de chauffer les tissus environnants.

- **Ôtez les vêtements ou les bijoux** (montres, bracelets) qui risquent de gêner en cas de gonflement et d'irriter la peau lésée.

- Dès que la plaie s'est refroidie, **nettoyez-la** avec un **savon antiseptique**, éventuellement à la chlorhexidine.

- Recouvrez ensuite la plaie d'une bonne couche d'**onguent de type Polysporin®** et couvrez avec un pansement stérile. Les **pansements gras** font office d'onguent et de compresses. Les pansements hydrocolloïdaux (hydrogels) sont les plus adaptés car ils ne sont pas en contact avec la peau.

- **Ne percez pas les cloques.** Les bulles qui se forment après une brûlure constituent une enveloppe protectrice naturelle.

- **Ne touchez pas la brûlure** pendant au moins 24 heures pour la laisser cicatriser.

- Si une **cloque se perce**, nettoyez-la et appliquez un antiseptique adapté (demandez conseil à votre pharmacien) avant de la recouvrir d'un pansement lâche.

Qu'est-ce qui ne va pas?

La plupart des brûlures surviennent à la maison et sont provoquées par de l'eau ou de l'huile bouillantes, des aliments très chauds. Les brûlures superficielles sont dites du premier degré. Elles sont rouges et sensibles, accompagnées d'un léger gonflement. Vous pouvez les soigner vous-même si elles ne dépassent pas la taille d'une main. Les brûlures plus sérieuses sont provoquées par le feu, la vapeur ou des produits corrosifs. Les brûlures modérées du deuxième degré sont rouges, douloureuses et gonflées, avec formation de cloques ou d'ampoules. Les brûlures graves provoquent des lésions qui ne sont pas douloureuses au début car les nerfs sont atteints. La peau semble carbonisée. Aucune cloque ne se forme, mais le gonflement est important. La victime doit être conduite d'urgence à l'hôpital.

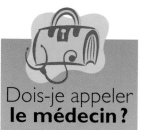

Le gel d'aloe vera soulage les brûlures et protège la peau des bactéries.

Cicatrisants naturels

Après avoir laissé la peau cicatriser pendant 2 ou 3 jours, appliquez l'un des remèdes suivants.

- Enduisez la brûlure d'un peu de **gel d'aloe vera** que vous aurez extrait directement d'une feuille fraîche. Le gel soulage la douleur, humidifie la peau et protège la plaie des bactéries et de l'air. À défaut de la plante, utilisez une crème ou un gel à base d'aloe vera deux à trois fois par jour.

- Les **fleurs de camomille** sont utilisées depuis longtemps pour guérir les brûlures. Pour accélérer la cicatrisation, appliquez une crème à base de camomille (que vous trouverez dans les magasins de produits naturels) ou fabriquez une compresse à l'aide d'un tissu en coton trempé dans une infusion froide.

- Les **onguents à base de calendula** (souci) sont également efficaces. Vous pouvez en utiliser aussi souvent que vous le souhaitez.

- Préparez une **compresse apaisante** en imbibant un tissu d'**eau d'hamamélis** diluée ou d'une infusion refroidie de **mouron** ou de **fleurs de sureau**. Appliquez-la trois ou quatre fois par jour.

- Les fleurs de **millepertuis** contiennent de l'hypéricine, substance connue pour ses vertus cicatrisantes et antiseptiques. Elle est présente dans les **onguents à base d'hypericum** (millepertuis), à appliquer trois fois par jour. Les fleurs séchées peuvent servir à préparer une compresse apaisante. Versez 1 c. à thé de fleurs séchées dans 1 tasse d'eau bouillante, laissez infuser 5 minutes et filtrez. Trempez un tissu dans l'infusion refroidie et appliquez deux fois par jour.

Aliments bénéfiques

- Des scientifiques indiens ont découvert que le **miel** était plus efficace pour soigner les brûlures que le sulfadiazine argentique (la substance active des onguents traditionnels contre les brûlures). Selon leurs études, les brûlures recouvertes de miel cicatriseraient plus vite, tout en étant moins douloureuses.

- Trempez une débarbouillette dans du **lait entier glacé** et posez-le sur la brûlure pendant 10 minutes.

Remèdes homéopathiques

- Les onguents ou teintures-mères à base d'**hypericum** et de **calendula** (souci) peuvent s'appliquer sur les brûlures sans cloques.

Dois-je appeler **le médecin ?**

En cas de brûlure grave, produite par un agent corrosif ou l'électricité, appelez immédiatement les urgences. Une brûlure superficielle nécessite un traitement médical si elle est étendue ou très douloureuse. Voyez également un médecin si la brûlure se situe sur le visage, les mains ou les parties génitales, ou si sa taille est supérieure à celle d'une main. N'hésitez pas non plus à consulter si la brûlure s'accompagne d'autres signes (fièvre, frissons, vomissements, gonflement de ganglions), si elle dégage une odeur désagréable ou si elle est purulente.

- Pour les brûlures accompagnées de cloques, prenez un granule de **cantharis** toutes les heures.

De meilleures défenses

- **L'échinacée** stimule efficacement le système immunitaire et facilite la cicatrisation de la peau brûlée tout en combattant l'infection. Achetez la teinture-mère (dosée à 1/5 pour 45 % d'alcool) et prenez-en 15 gouttes dans un verre d'eau trois fois par jour jusqu'à la guérison.
- Le **centella** (gotu kola ou hydrocotyle indien) est une plante tropicale de petite taille dont les feuilles possèdent de précieuses propriétés cicatrisantes. On le trouve sous forme d'herbes séchées et d'onguents à usage externe. En cas de brûlure, préférez des compresses imprégnées d'une infusion de centella. Jetez 2 à 4 g d'herbes séchées dans 150 ml d'eau bouillante, laissez infuser durant 5 à 10 minutes, filtrez et attendez que le liquide soit tiède ou froid.

LES BRÛLURES BUCCALES

Les boissons ou les aliments trop chauds peuvent provoquer des brûlures douloureuses dans la bouche. Les tissus qui recouvrent le palais sont très fins et s'abîment facilement. Ces brûlures sont longues à cicatriser. Sans traitement particulier, elles guériront complètement en 1 semaine, mais vous pouvez accélérer le processus en réagissant rapidement pour refroidir la bouche.

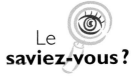

Le saviez-vous ?

Dans l'Antiquité, les Égyptiens avaient recours aux poireaux pour traiter les brûlures. Cet usage a disparu de nos jours bien que ce légume possède d'importantes propriétés antibiotiques et anti-infectieuses.

Attention aux enfants en bas âge

Les jeunes enfants sont souvent victimes de brûlures accidentelles. Le feu est le principal danger. Si votre maison comporte une cheminée, évitez de poser à proximité des objets susceptibles d'attirer les enfants. Installez un grand pare-feu. La cuisine est le lieu de tous les dangers. Si vous le pouvez, éloignez les enfants pendant que vous cuisinez. Ne laissez pas le cordon de la bouilloire électrique pendre à leur hauteur, orientez les queues des casseroles vers l'arrière (utilisez toujours les ronds du fond) et, surtout, ne faites jamais couler d'eau sur de l'huile bouillante en feu (friteuse) – couvrez-la avec un torchon humide pour étouffer les flammes. Les barbecues sont à l'origine de brûlures graves car ils peuvent s'enflammer brusquement lorsqu'on utilise un liquide inflammable.

De nombreuses brûlures sont provoquées par des boissons chaudes renversées (le thé ou le café sont encore suffisamment chauds au bout de 15 minutes pour brûler un enfant). Ne laissez aucune boisson chaude à sa portée et préférez mettre le couvert en utilisant des napperons plutôt qu'une nappe sur laquelle l'enfant pourrait tirer

L'heure du bain est également périlleuse, surtout lorsque les enfants ont appris à ouvrir les robinets. Lorsque vous faites couler l'eau, commencez toujours par l'eau froide. Il suffit de 3 secondes pour qu'un enfant se brûle.

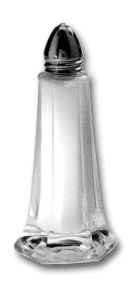

Un gargarisme à l'eau chaude salée permet de désinfecter une brûlure buccale.

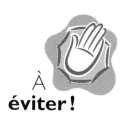

À éviter !

Selon une croyance populaire, le beurre serait très efficace pour soulager les brûlures. Ce remède est à proscrire : il ne faut jamais appliquer un produit gras sur une brûlure car il retient la chaleur et aggrave la brûlure. Contentez-vous de passer la lésion sous l'eau froide.

De l'eau, de l'eau, de l'eau

• Rappelons-le, le froid est le meilleur remède contre les brûlures. En cas de brûlure dans la bouche, **gargarisez-vous à l'eau froide** pendant 5 à 10 minutes jusqu'à ce que la douleur diminue.

• L'idéal est de **sucer des glaçons** jusqu'à disparition de la douleur. Faites circuler le glaçon dans la bouche pour éviter la sensation de brûlure due au contact direct prolongé.

• Après cette phase de refroidissement, rincez-vous la bouche et **gargarisez-vous** avec une **solution d'eau salée**, obtenue en mélangeant ½ c. à thé de sel dans un verre d'eau chaude (ne l'avalez pas). Le sel est un antiseptique qui désinfecte la brûlure.

Froid et sucre

• La meilleure façon de soulager une brûlure buccale provoquée par un aliment (une pointe de pizza, par exemple), en particulier chez un enfant, consiste à avaler deux ou trois cuillerées de **crème glacée** après avoir bu deux ou trois verres d'eau pour limiter le choc thermique.

Ne pas entraver la cicatrisation

• **Évitez les boissons chaudes** pendant quelques jours. Attendez que votre café ou votre thé soit tiède pour le boire ou contentez-vous de boissons fraîches jusqu'à la guérison.

• **Bannissez les aliments croustillants**, qui risqueraient d'égratigner la brûlure et de retarder sa cicatrisation.

• **Évitez les sauces épicées**, qui irritent les lésions de la peau.

Bain de bouche aux plantes

• Les **feuilles de mûrier** possèdent des propriétés antibactériennes et anti-inflammatoires. Préparez une décoction en jetant 10 g de feuilles séchées dans 100 ml d'eau froide. Amenez à ébullition et laissez infuser pendant 15 minutes. Filtrez, ajoutez du miel si vous le désirez, laissez tiédir et utilisez en bains de bouche ou gargarismes aussi souvent que nécessaire.

Calculs rénaux (pierres)

On dit que la douleur provoquée par l'évacuation d'un calcul dans les reins est comparable à celle d'un accouchement. Vrai ou faux, vous aurez probablement envie de prendre des antidouleurs pour éviter d'avoir à le vérifier par vous-même. Vous pouvez aussi soulager la gêne en plaçant une bouillotte sur la zone douloureuse. Ensuite, c'est une question de patience. Les calculs peuvent aussi bien s'évacuer en quelques heures qu'en quelques jours. Heureusement, il existe des moyens d'accélérer un peu le processus.

Chasser le problème

● Pour évacuer un calcul dans la vessie, efforcez-vous de boire au moins **3 litres d'eau** par jour. Pour être sûr d'absorber suffisamment d'eau, observez votre urine : elle doit être claire (très diluée) et sans aucune trace de coloration jaune.

● Pendant une crise, buvez le plus possible d'**infusion de pissenlit**. Le pissenlit est un diurétique puissant : il stimule la circulation sanguine à travers les reins, ce qui favorise l'écoulement de l'urine et contribue à évacuer le calcul. Pour préparer la boisson, ajoutez 2 c. à soupe de pissenlit séché à 1 tasse d'eau bouillante. Laissez infuser 15 minutes, puis buvez.

● Essayez de boire deux ou trois tasses d'**infusion de buchu**. Comme le pissenlit, cette plante possède des propriétés diurétiques susceptibles d'aider à évacuer et à prévenir les calculs rénaux. Mettez un sachet (2 g) de buchu dans une tasse d'eau bouillante et buvez une tasse trois fois par jour avant les repas.

Un peu de mouvement

● Lorsque l'on souffre d'un calcul rénal, le moindre mouvement peut se révéler douloureux. Toutefois, si vous vous sentez capable de **marcher un peu**, n'hésitez pas à le faire. Vous débloquerez peut-être ainsi la situation. En dépit de la douleur, il est possible que le calcul s'évacue plus rapidement si vous continuez à bouger.

Mieux vaut prévenir que guérir

● La mesure la plus importante pour prévenir les calculs rénaux est la même que celle qui contribue à les évacuer plus rapidement : boire suffisamment de liquides. Si vous êtes sujet à cette affection, buvez chaque jour au moins **huit à dix verres d'eau**. Plus vous buvez,

Qu'est-ce qui ne va pas ?

Les calculs rénaux résultent de l'accumulation de sels minéraux qui se cristallisent dans le système urinaire. Leur taille varie du grain de sable au caillou suffisamment gros pour empêcher l'évacuation de l'urine. Leur présence entraîne une douleur très vive dans le dos, le bas de l'abdomen et l'aine, qui peut donner la nausée. La plupart des calculs rénaux sont composés d'oxalate de calcium. La formation de calculs serait liée à plusieurs facteurs de risque : prédisposition héréditaire, déshydratation chronique, infections urinaires répétées, mode de vie sédentaire, dysfonctionnement du métabolisme du calcium.

plus vous diluez les substances qui forment les calculs. Choisissez des eaux peu minéralisées ou légèrement bicarbonatées. Évitez les eaux minérales riches en sodium et en calcium.

- Adoptez un **régime alimentaire pauvre en sel** pour réduire le taux de calcium dans vos urines (les ions de sodium et de calcium sont engagés dans les mêmes processus métaboliques), ce qui limitera le risque de formation de nouveaux calculs. Ne mettez pas de salière à table et pensez au sel ajouté dans les aliments : les produits de restauration rapide, les soupes en boîtes et d'autres aliments industriels sont souvent très salés. Lisez attentivement les étiquettes. L'objectif est de ne pas dépasser 6 g de sel (2 400 mg de sodium) par jour.

- Buvez du **jus d'orange** ou du **citron pressé** naturel (environ 200 ml à chaque repas). L'acide citrique contenu dans ces jus fera augmenter le niveau de citrate dans votre urine, ce qui contribue à endiguer la formation de calculs calciques. En revanche, évitez de manger trop de pamplemousse car ce fruit favoriserait la formation de calculs.

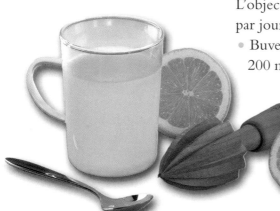

Du fait de leur teneur élevée en acide citrique et en potassium, les jus d'orange et de citron (non sucrés) contribuent à prévenir la formation de calculs.

- Le **magnésium** joue un rôle préventif certain sur les calculs rénaux. Consommez davantage d'aliments qui en contiennent en grandes quantités : légumes à feuilles vert foncé (sauf les épinards et l'oseille), céréales complètes et fruits de mer. Vous pouvez aussi prendre du magnésium sous forme de supplément nutritionnel (300 mg par jour).

- Augmentez votre consommation de **fruits** et de **légumes** – en particulier de pommes de terre avec la pelure, de bananes, d'oranges (et jus d'orange), riches en **potassium**. Les études montrent que les personnes qui consomment beaucoup de produits frais divisent le risque de calculs rénaux par deux. Si vous souffrez régulièrement de ce problème, demandez l'avis de votre médecin quant à d'éventuels suppléments nutritionnels de potassium pour éviter ou limiter les crises.

- **Buvez moins de café.** La caféine augmente le taux de calcium dans l'urine, ce qui accroît le risque de formation d'un calcul.

- Si vos calculs sont composés d'oxalate de calcium (ce que révélera un examen d'urine), **diminuez votre consommation d'aliments riches en oxalates**. Parmi ceux-ci figurent la rhubarbe, les épinards, l'oseille, la betterave, le chocolat, le blé complet, les noix

La nature du calcul

Aussi désagréable que cela puisse paraître, les médecins conseillent aux personnes qui traversent une crise aiguë d'uriner à travers un morceau de gaze, de toile fine ou d'une passoire fine. L'objectif est de récupérer un calcul éventuellement évacué afin de pouvoir en analyser la composition. Le médecin se fondera sur la nature exacte du calcul pour conseiller un régime alimentaire adapté afin d'éviter les récidives.

(en particulier les cacahuètes), les fraises et les framboises. Évitez aussi de boire du thé, qui contient un taux élevé d'oxalates.

• Pour les mêmes raisons, les personnes sujettes aux calculs rénaux doivent limiter leur consommation de **protéines animales**, dont le métabolisme se traduit par une augmentation des taux d'oxalates et d'acide urique.

• Si vous avez déjà souffert de calculs d'acide urique, il est important de maintenir une urine aussi alcaline que possible afin de limiter les récidives. Évitez les aliments qui augmentent le taux d'acidité des urines, comme les anchois ou les sardines.

• Maintenez vos apports en **calcium** sauf en cas de calculs de calcium pur. Ce minéral jouerait un rôle préventif, probablement du fait qu'il s'associe à l'oxalate dans l'intestin et empêche ainsi l'absorption d'oxalate pur par le corps. Parmi les aliments riches en calcium figurent le lait et les produits laitiers (fromage, yogourt, lait fermenté…), les légumes à feuilles vert foncé (brocoli, chou), les amandes. Les compléments de calcium ont un effet comparable si on les prend pendant ou juste après les repas ; en revanche, ils peuvent augmenter le risque de calculs lorsqu'on les ingère entre les repas.

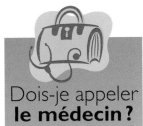

Dois-je appeler le médecin ?

En général, les calculs s'évacuent sans aide médicale, mais comment ne pas appeler un médecin lors d'une première crise ou si la douleur est insoutenable ? Outre les douleurs, les calculs rénaux se manifestent par des nausées, des vomissements, une urine trouble ou teintée de sang, un besoin d'uriner qui reste vain, une sensation de brûlure pendant les mictions, de la fièvre et des frissons (ce qui peut être le signe d'une infection). Même si vous connaissez déjà le phénomène, allez à l'urgence lorsque la douleur devient insupportable, si vous présentez des signes d'infection ou si le saignement est abondant. Des antidouleurs narcotiques pourront vous être prescrits et une intervention sera peut-être nécessaire pour dégrader ou extraire le calcul.

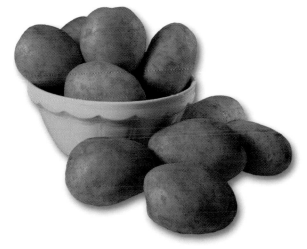

Les pommes de terre sont riches en potassium, un minéral qui aiderait à limiter les calculs rénaux chez les personnes prédisposées.

Canal carpien (syndrome du)

Ce syndrome se caractérise par des douleurs dans le poignet et/ou des fourmillements dans les mains, qui sont dus à un rétrécissement du canal carpien entraînant une compression du nerf médian au niveau du poignet. Il existe des traitements médicamenteux et chirurgicaux mais, dans un premier temps, différentes mesures (exercices, suppléments nutritionnels, pose d'une attelle…) peuvent soulager la douleur. Si des mouvements répétitifs des mains ou des doigts sont en cause, essayez de les interrompre pendant quelques jours, puis ménagez-vous des pauses pour masser votre main et faire des exercices de renforcement.

Qu'est-ce qui ne va pas ?

Situé à l'intérieur du poignet, le canal carpien est un passage étroit que traversent les tendons d'articulation des doigts et le nerf médian, qui contrôle les mouvements et la sensibilité d'une partie de la main. Un gonflement des tendons, dû à une inflammation, peut entraîner une compression du nerf médian. Les mouvements de main répétitifs sont très souvent en cause dans le syndrome du canal carpien, mais il existe d'autres facteurs (grossesse, arthrite, diabète, hypothyroïdie, surpoids...). Les femmes sont plus souvent atteintes que les hommes. Les symptômes sont un engourdissement ou des fourmillements dans les doigts, des douleurs dans le poignet et l'avant-bras, pouvant irradier jusqu'au cou et aux épaules, une faiblesse musculaire dans une main ou les deux.

Soulager la douleur

● Pour réduire rapidement la douleur et l'inflammation, rafraîchissez vos poignets à l'aide de **glaçons** enveloppés dans une serviette fine. Appliquez pendant quelque 10 minutes. Répétez environ toutes les heures.

● La **chaleur** peut également apaiser la douleur en détendant les muscles. Baignez vos mains et vos poignets dans une eau tiède à chaude pendant 12 à 15 minutes chaque soir avant de vous coucher. Ne poursuivez pas ce traitement si vos symptômes s'aggravent : la chaleur peut aussi accroître la pression exercée sur cette zone.

● Deux fois par jour, frictionnez vos poignets avec un **onguent à l'arnica**. Cette plante réputée pour ses propriétés anti-inflammatoires contribue à soulager la douleur. Appliquez une noisette d'onguent sur la face interne du poignet, puis massez la zone avec l'autre pouce jusqu'à la base de la paume. Répétez matin et soir jusqu'à l'atténuation des symptômes.

● Nombre de personnes constatent que des **rotations rapides du poignet** les aident à réduire leurs symptômes, en particulier la nuit.

● **Portez une attelle la nuit.** On sait que la douleur survient surtout la nuit et le matin au réveil. De plus, pendant le sommeil, la main et le poignet peuvent être repliés sous l'oreiller, ce qui exerce une pression sur la zone sensible. Une attelle maintient les doigts dans une position neutre et soulage la pression sur le nerf médian. Vous en trouverez en vente dans les pharmacies, mais il est important de prendre la bonne taille et de la porter correctement. Demandez conseil à votre pharmacien.

● Vous pouvez aussi avoir besoin de **porter une attelle en journée**, surtout si votre travail exige une importante motricité de la main.

Suppléments bénéfiques

- La **broméline**, une enzyme dérivée de l'ananas, peut contribuer à atténuer la douleur. La dose moyenne recommandée se situe entre 250 et 500 mg trois fois par jour pendant la crise. Réduisez la dose de moitié lorsque la douleur s'atténue. Les préparations sur le marché ne sont pas toutes aussi efficaces : vérifiez la teneur du supplément en broméline. Prenez les gélules ou les comprimés entre les repas, car la digestion diminue leur effet.

- Le **millepertuis**, plus connu en tant qu'antidépresseur, possède également des vertus réparatrices pour les nerfs endommagés, tout en réduisant la douleur et l'inflammation. Prenez jusqu'à 250 mg d'extrait à 0,3 % d'hypéricine trois fois par jour. Si vous ne constatez aucune amélioration au bout de 2 semaines, prenez-en 300 mg trois fois par jour. (*Attention* : associer du millepertuis à d'autres médicaments – contraceptif oral, antidépresseur, par exemple – est déconseillé ; avant de prendre des préparations à base de cette plante, renseignez-vous auprès de votre pharmacien ou de votre médecin ; voir aussi p. 436).

- Prenez 1 c. à thé d'**huile de graines de lin** chaque jour, sachant que les effets ne se feront sentir qu'au bout de 2 semaines. L'huile de graines de lin (voir p. 388) est riche en acides gras oméga-3, qui réduisent l'inflammation. Pour une meilleure absorption, prenez-la avec de la nourriture. Vous pouvez la mélanger à du jus d'orange ou l'ajouter à la vinaigrette.

- La **curcumine** est un composé anti-inflammatoire que l'on trouve dans le curcuma. Dans la médecine ayurvédique – née en Inde –,

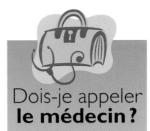

Dois-je appeler **le médecin ?**

Demandez conseil à votre médecin si les symptômes perturbent vos activités quotidiennes. Un syndrome de canal carpien non traité peut, à terme, réduire votre capacité de préhension et entraîner une douleur importante dans vos avant-bras ou vos épaules. De plus, le médecin devra s'assurer que la douleur au poignet n'est pas associée à une maladie générale (arthrite, diabète, hypothyroïdie).

B comme bénéfique ?

Selon certains chercheurs, le syndrome du canal carpien serait dû à un manque de vitamine B_6, ce qui justifie le recours à des suppléments – cette vitamine est d'ailleurs le supplément le plus prescrit dans cette indication. Toutefois, d'autres spécialistes remettent en cause l'efficacité de ce traitement, qui peut par ailleurs provoquer de graves troubles nerveux en cas d'apport trop élevé (supérieur à 200 mg par jour) sur une longue période. Quoi qu'il en soit, l'apport complémentaire raisonnable en vitamine B_6 a des effets bénéfiques, notamment sur l'entretien des tissus nerveux et la stimulation des impulsions nerveuses des mains. Pour ne pas prendre de risques, consommez de grandes quantités d'aliments riches en B_6 : blanc de poulet, germes de céréales, riz complet, saumon, légumes verts et jaune d'œuf, entre autres. Si vous souhaitez essayer un supplément, prenez jusqu'à 50 mg de B_6 par jour en plusieurs prises jusqu'à l'amélioration des symptômes. Si vous désirez poursuivre le traitement, réduisez la dose quotidienne à 10 mg par jour.

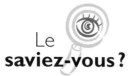

cette épice constitue un remède de longue date contre la douleur et l'inflammation. Mais l'épice seule n'apporte pas le même bénéfice que le supplément. Choisissez-en un qui contient 95 % de curcumine et prenez 300 mg trois fois par jour, au moment des repas.

● Essayez le **magnésium** à raison de 300 mg deux à trois fois par jour. Ce minéral intervient dans la fonction nerveuse et la détente musculaire. La prise d'un supplément est conseillée si vous ne consommez pas beaucoup d'aliments riches en magnésium : céréales complètes, noix, légumineuses, légumes à feuilles vert foncé, crustacés. La forme la plus facile à absorber est le citrate de magnésium, dont le seul effet secondaire est de rendre les selles plus liquides. Si c'est le cas, réduisez la dose ou essayez le gluconate de magnésium, qui a moins d'effets sur le tube digestif.

Règles de travail sur ordinateur

● Si vous passez beaucoup de temps devant un ordinateur, **réglez votre siège et la distance du clavier**. Vos bras doivent former un angle à 90° afin que vos poignets restent parallèles au sol. Cette règle est également valable pour vos genoux. Et n'oubliez pas de maintenir le dos droit, sans relâcher vos épaules vers l'avant.

● Évitez d'avoir les poignets pliés vers le haut (pour manier la souris). Si vous pouvez abaisser votre clavier, positionnez-le afin que les **touches se situent légèrement plus bas que vos poignets** : vous devez pouvoir laisser tomber le bout de vos doigts de manière qu'ils reposent légèrement sur les touches.

● **Tapotez les touches du clavier** plutôt que de les marteler. Moins vous exercez de pression, mieux c'est.

● Un **repose-poignet**, disponible dans la plupart des magasins de fournitures de bureau, peut être très confortable et utile.

● Équipez-vous d'un **clavier ergonomique**, conçu pour que les mains prennent appui naturellement et que les doigts tombent en douceur sur le clavier. La pression nécessaire pour taper sur les touches est beaucoup moins importante qu'avec un clavier classique.

LES GESTES QUI SOULAGENT
Syndrome du canal carpien

Lorsque vous utilisez un ordinateur et que votre travail implique un mouvement répétitif de la main, il est essentiel d'effectuer des exercices d'étirement. Essayez de vous arrêter 15 minutes toutes les 2 heures environ. Levez-vous, détendez vos épaules et secouez les bras pour relaxer vos poignets et rétablir la circulation. Fermez chaque main, serrez les poings quelques secondes, puis ouvrez en séparant les doigts et en les écartant le plus possible. Répétez quatre fois. Dès que possible, faites les exercices suivants.

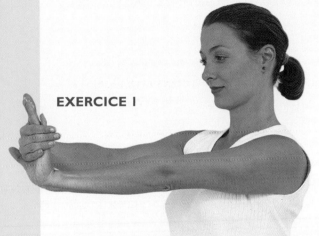

EXERCICE 1

Étendez le bras gauche droit devant vous et pliez le poignet vers le haut. Placez les doigts de la main droite contre la paume de la main gauche et ramenez-les doucement vers vous. Gardez cette position en comptant jusqu'à 10. Changez de main.

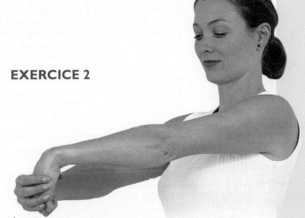

EXERCICE 2

Étendez le bras gauche et serrez la main. Recouvrez le poing avec la main droite et tirez doucement vers le bas. Gardez cette position en comptant jusqu'à 10. Changez de main.

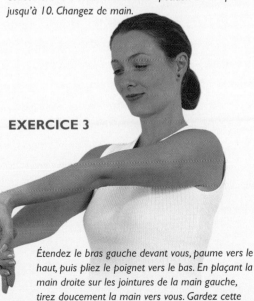

EXERCICE 3

Étendez le bras gauche devant vous, paume vers le haut, puis pliez le poignet vers le bas. En plaçant la main droite sur les jointures de la main gauche, tirez doucement la main vers vous. Gardez cette position en comptant jusqu'à 10. Changez de main.

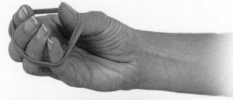
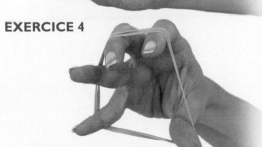

EXERCICE 4

Placez un élastique au bout des doigts légèrement disjoints. Écartez lentement les doigts, puis refermez-les, en continuant à opposer une résistance à l'élastique. Répétez 10 fois.

Candidose génitale

La plupart des femmes connaissent au moins une fois dans leur vie l'irritation et les démangeaisons provoquées par la candidose vaginale, une mycose due à des champignons microscopiques du nom de *Candida albicans*. En général, les mycoses se traitent facilement au moyen de crèmes ou d'ovules antifongiques, tels que Monistat®, par exemple. Ces soins peuvent être assortis d'autres mesures pour accélérer la guérison et prévenir une éventuelle rechute.

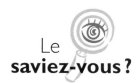

Le saviez-vous ?

La candidose est la mycose la plus courante. Si elle prolifère le plus souvent dans les muqueuses vulvaire et vaginale, elle peut aussi s'installer dans les intestins, la bouche (muguet) et les replis humides du corps.

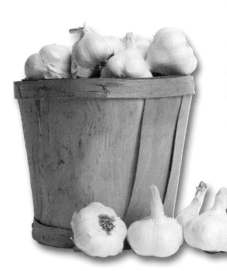

L'ail a des propriétés antifongiques.

Soigner la candidose

Avant d'entreprendre ces soins, vous devez être certaine que vous souffrez bien d'une mycose vaginale (et/ou vulvaire) et non d'une infection urinaire ou d'une atteinte bactérienne, par exemple. Consultez votre médecin ou votre gynécologue si nécessaire.

● La première mesure consiste à appliquer localement une **crème** ou un **ovule antifongiques**, dont certains sont en vente libre (demandez conseil à votre pharmacien).

● Essayez une **douche à l'eau vinaigrée avec une poire à injection**. Mélangez 2 c. à soupe de vinaigre blanc dans 1 litre d'eau afin d'obtenir une solution légèrement acide, un milieu hostile aux champignons. Limitez ce traitement à 2 jours, matin et soir, et faites-le uniquement si vous êtes certaine qu'il s'agit d'une candidose. En l'utilisant abusivement, vous ne feriez qu'éliminer les « bonnes » bactéries qui protègent l'organisme des infections.

● Diluez **1 tasse de sel de mer dans l'eau chaude de votre bain**. Si ce bain salé soulage les démangeaisons et la douleur, n'hésitez pas à renouveler l'opération chaque jour. L'eau salée permet en outre d'accélérer la guérison.

Vertus antiseptiques de l'ail

● **Mangez chaque jour quelques gousses d'ail**, dont les propriétés antifongiques sont parfaitement indiquées en cas de candidose. L'ail est particulièrement efficace broyé et consommé cru. Si la perspective de croquer une gousse d'ail vous répugne, pilez-la et incorporez-la à une vinaigrette ou à une sauce.

● Certains préconisent d'insérer dans le vagin une gousse d'ail enveloppée dans de la gaze, mais la plupart des femmes préféreront se soigner avec une crème antifongique, d'autant plus que le contact de l'ail sur les muqueuses peut être douloureux.

Des bactéries pour lutter contre les champignons

• Mangez des **laits fermentés** (nature non sucrés) ou des **ferments lactiques** renfermant une bactérie appelée *Lactobacillus acidophilus*, qui limite la prolifération des champignons vaginaux et intestinaux.

• Un lait fermenté appliqué localement peut également soulager et accélérer la guérison.

Autres traitements antifongiques

• Des études scientifiques ont montré que la **cannelle** possédait de puissantes vertus antifongiques. Des chercheurs allemands avancent même qu'un papier-toilette imprégné de cannelle permettrait d'éliminer totalement les *Candida*. Faites bouillir 4 litres d'eau et ajoutez 8 bâtons de cannelle en petits morceaux. Laissez frémir pendant 5 minutes. Retirez du feu et laissez reposer pendant environ 45 minutes. Certains phytothérapeutes suggèrent d'utiliser cette solution en douche intime à l'aide d'une poire à injection ; d'autres affirment qu'il suffit de boire la décoction à la cannelle pour maîtriser la mycose.

• Pour aider votre organisme à combattre l'infection, prenez une gélule de 200 mg d'**échinacée** trois fois par jour, ou le contenu d'un compte-gouttes de teinture-mère d'échinacée dilué dans ½ tasse d'eau quatre fois par jour.

Mieux vaut prévenir que guérir

• **Dormez sans sous-vêtements.** Puisque les champignons prolifèrent dans les milieux chauds et humides, plus les replis de votre corps sont aérés, moins ces micro-organismes sont susceptibles de s'y développer.

• Dans la journée, choisissez des sous-vêtements en coton (pas trop serrés), qui permettent une meilleure ventilation que les matières synthétiques.

• Pour les mêmes raisons, évitez les pantalons serrés.

• **Enlevez votre maillot de bain dès que vous sortez de l'eau.** Douchez-vous sans attendre et enfilez des vêtements secs.

• Lorsque vous sortez du bain ou de la piscine, séchez la région génitale externe à l'aide d'un séchoir à cheveux réglé au minimum.

• **Renoncez aux déodorants et aux douches intimes.** Les produits chimiques contenus dans les parfums risquent d'altérer la délicate flore vaginale, laissant le champ libre à la prolifération des champignons.

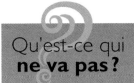

Qu'est-ce qui ne va pas ?

Le champignon microscopique (ou levure) responsable de la plupart des mycoses vaginales, *Candida albicans*, est naturellement présent dans notre corps (dans la bouche, le tube digestif, l'appareil génital), sans provoquer aucun signe alarmant. À la suite d'une perturbation, toutefois, il arrive que ce champignon se mette à proliférer et devienne alors pathogène. Les antibiotiques, par exemple, tuent les bonnes bactéries qui contrôlent la multiplication des champignons. La plupart des femmes présentent au moins une fois dans leur vie un problème de candidose vaginale. L'infection peut toucher le vagin et/ou la vulve. Elle se manifeste par des démangeaisons, des rougeurs, un gonflement de la zone atteinte et des pertes blanches épaisses. Chez l'homme, une inflammation du prépuce et du gland peut signaler une mycose. Il est préférable de s'abstenir de rapports sexuels pendant le traitement.

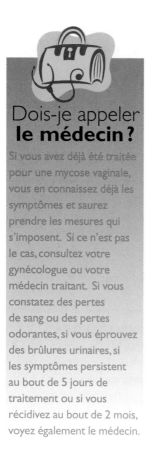

- **Évitez également le talc parfumé**. Chez certaines femmes, la poudre irrite la peau. Or l'irritation multiplie les risques de candidose vaginale.

- **Prenez de bonnes habitudes d'hygiène.** Le réservoir naturel des candidas se situe dans l'intestin, au niveau du côlon, et quelques spores sont émises avec chaque selle. Vous pouvez limiter les risques d'infection ou de récidive en prenant l'habitude de vous essuyer de la vulve vers l'anus pour éloigner les spores de la région vulvaire, alors que l'essuyage vers l'avant les en rapproche.

- **Allez aux toilettes après un rapport sexuel**. Les muqueuses vaginales sont normalement légèrement acides, mais le sperme, plutôt alcalin, offre un milieu favorable à la prolifération des champignons. La circulation de l'urine contribue à rétablir un environnement hostile aux mycoses.

- Cette infection est **sexuellement transmissible**, et les hommes peuvent également être atteints. Si vous ou votre partenaire souffrez d'une mycose génitale, utilisez des préservatifs jusqu'à la guérison.

- Contrairement à une croyance répandue, un régime riche en sucres ou en glucides n'accroît aucunement le risque de mycose.

- De même, **rien ne sert d'éliminer les levures de son alimentation** sous prétexte que les candidas sont des levures. La levure du pain, par exemple, est aussi un champignon, mais elle n'a rien à voir avec ceux qui sont responsables des mycoses.

Cheveux gras

Vos cheveux sont gras, ternes et sans vigueur? Ce n'est probablement pas une question d'hygiène, mais plutôt un problème héréditaire lié à une hypersécrétion de sébum par les glandes sébacées du cuir chevelu. Contre-attaquez avec un shampooing adapté, puis lavez et rincez vos cheveux deux fois avec une eau de rinçage concoctée par vos soins pour neutraliser la sécrétion de sébum.

Choisir son shampooing
- Prenez un **shampooing au pH neutre à usage fréquent** et, 1 semaine sur 2, alternez avec un **shampooing spécifique cheveux gras** qui élimine le sébum du cuir chevelu et des cheveux.
- Même si vous n'avez pas de pellicules, un **shampooing antipelliculaire à base de goudron de charbon** peut donner de bons résultats sur les cheveux gras. En effet, les substances contenues dans ce type de produit permettent d'assécher les cheveux les plus gras. Faites attention lors de l'application car ce shampooing est irritant pour les yeux.

Chaque jour
- De toute évidence, vous devez vous **laver les cheveux tous les jours**, surtout par temps chaud et humide. Appliquez le shampooing, laissez agir pendant quelques minutes (le temps d'éliminer le sébum), rincez abondamment, puis recommencez. La deuxième fois, laissez encore le shampooing agir quelques minutes avant de rincer.
- **Renoncez aux revitalisants**, qui ne font que reconstituer le film gras que vous avez pris soin d'éliminer.

Eaux de rinçage et soins capillaires
- **Rincez vos cheveux avec une infusion de romarin.** Cette herbe merveilleusement aromatique renferme des huiles essentielles qui limitent la surproduction de sébum du cuir chevelu. Pour préparer une eau de rinçage au romarin, mettez 2 c. à soupe de romarin séché dans une tasse d'eau bouillante. Laissez infuser 20 minutes, filtrez, laissez refroidir et versez dans une bouteille en plastique vide. Rincez vos cheveux avec cette préparation après le dernier rinçage à l'eau. Si vous aimez le parfum du romarin, inutile de rincer après ce soin.

Qu'est-ce qui **ne va pas?**

Vos cheveux sont ternes, informes et collent au cuir chevelu. Ils ont l'air sale alors que vous les avez lavés la veille ou le matin même. Vos cheveux n'y sont pour rien, ce sont les glandes sébacées du cuir chevelu qui sont responsables. Elles sécrètent du sébum, essentiellement composé de lipides, dont le rôle est de protéger et de lubrifier la peau. Chez certaines personnes, les glandes sébacées produisent trop de sébum, qui se répand alors sur toute la longueur du cheveu. Le problème peut être constitutionnel (génétique) ou hormonal – surproduction d'hormones mâles, notamment. Il est aggravé par le stress, un régime alimentaire trop riche en graisses et en sucre, la prise de certains médicaments, dont la pilule contraceptive, la pollution et les traitements capillaires trop agressifs.

Mesure d'urgence : un « shampooing » au talc

Il est tard, vous n'avez pas le temps de prendre une douche, mais vos cheveux ressemblent à une marée noire. En urgence, un shampooing sec au talc peut rendre de fiers services. Séparez vos cheveux et saupoudrez un peu de talc à la racine en procédant méthodiquement, mèche par mèche. Commencez par un léger massage afin de répartir la poudre sur le cuir chevelu, puis sur l'ensemble de la chevelure. Brossez ensuite. Le talc absorbe une partie du sébum. Veillez toutefois à doser la poudre avec parcimonie : si vous en mettez trop, vos cheveux perdront tout volume.

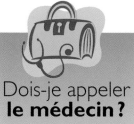

Dois-je appeler **le médecin ?**

S'il peut être très gênant d'avoir les cheveux gras, ce n'est pas un problème grave pour autant. Si vos cheveux vous désespèrent et que les conseils prodigués ici ne suffisent pas à les revigorer, demandez conseil à un dermatologue.

- Essayez l'**eau de rinçage au jus de citron** : pressez le jus de 2 citrons dans 2 tasses d'eau distillée, puis transvasez dans une bouteille de shampooing vide. Lavez vos cheveux et rincez-les à l'eau claire, séchez-les, puis appliquez le mélange sur le cuir chevelu. Laissez les acides du jus de citron agir 5 minutes sur le sébum. Rincez à l'eau fraîche.
- Riche en acides, le **vinaigre** contribue aussi à dégraisser les cheveux. Mélangez 1 tasse de vinaigre et 1 tasse d'eau, rincez vos cheveux à l'eau claire, puis avec ce mélange. Ne craignez pas de sentir la vinaigrette, car l'odeur se dissipe rapidement.

Une mesure radicale : le rince-bouche

- Si vos cheveux sont très gras, préparez un soin qui ralentira la production de sébum de votre cuir chevelu. Dans une petite tasse, mélangez à parts égales une **infusion d'hamamélis** et un **rince-bouche** acheté dans le commerce, quel qu'il soit. Pour préparer l'infusion, mettez une bonne poignée de feuilles séchées dans 1 tasse d'eau chaude. Laissez infuser 20 minutes, filtrez et laissez refroidir. Après avoir lavé et rincé vos cheveux, badigeonnez le cuir chevelu (mais pas les cheveux) à l'aide d'un coton imbibé de cette solution. En séchant, ces deux astringents vont resserrer les pores de la peau.

Le jus de citron nettoie l'excès de sébum responsable des cheveux gras.

Cheveux secs

Si vous croyez à ce que vous voyez à la télévision, vous êtes sans doute convaincu que seuls des shampooings et les revitalisants de marque peuvent vous donner une chevelure souple et soyeuse. Mais ce que ces publicités omettent de dire, c'est qu'une simple mayonnaise peut ajouter autant de lustre à vos mèches, donner le même volume et la même brillance que tous ces produits capillaires sophistiqués.

Ça commence sous la douche

- Lavez-vous les cheveux **tous les 2 ou 3 jours** seulement. Ils seront assez propres et garderont davantage d'huiles naturelles.
- Utilisez un **shampooing pour bébé**, moins asséchant que certains autres produits.
- Lavez et rincez vos cheveux à l'**eau tiède** (un peu au-dessus de la température corporelle) plutôt que chaude, afin de ne pas détruire leurs huiles protectrices.
- **Rincez** abondamment vos cheveux après le shampooing car les résidus peuvent avoir un effet asséchant.

Des solutions dans la cuisine

- L'**avocat** hydrate les tiges capillaires et les nourrit en protéines, ce qui les renforce. Mélangez un avocat mûr pelé, 1 c. à thé d'huile de germe de blé et 1 c. à thé d'huile de jojoba. Appliquez après le shampooing en imprégnant bien les mèches jusqu'aux pointes. Couvrez-vous la tête avec un bonnet de douche ou un sac en plastique, laissez agir 15 à 30 minutes, puis rincez bien.
- La **mayonnaise** est une excellente alternative à l'avocat ; elle contient de l'œuf, une bonne source de protéines pour les cheveux. Appliquez la mayonnaise uniformément sur la chevelure et laissez agir jusqu'à 1 heure avant de rincer soigneusement.

Un peu de baume aux cheveux

- Si vous utilisez souvent un séchoir à cheveux, choisissez un revitalisant qui protège de la chaleur (à base de **diméthicone**, par exemple).
- Fabriquez votre propre baume : mélangez 60 ml (4 c. à soupe) d'**huile d'olive** et 60 ml de **gel d'aloe vera** et ajoutez 6 gouttes d'huile essentielle de **romarin** et de bois de santal. L'huile d'olive est

Qu'est-ce qui ne va pas ?

Les cheveux peuvent être ou devenir secs, rêches et cassants pour de nombreuses raisons. Il s'agit d'un élément non vivant, dont la composition se rapproche de celle des ongles. Chaque cheveu possède une couche externe de cellules qui protège la tige capillaire interne. Si cette couche s'abîme, le cheveu se déshydrate et ternit, tandis que les pointes s'effilochent. Une utilisation excessive de teintures, une exposition prolongée au chlore ou au soleil, ainsi que la chaleur des séchoirs à cheveux, fers ou rouleaux chauffants sont autant de facteurs qui endommagent les cheveux. Enfin, certaines personnes ont les cheveux secs simplement parce que leur cuir chevelu ne comporte pas assez de glandes sébacées.

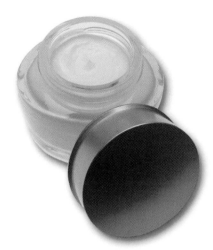

Une simple crème hydratante
peut faire beaucoup de bien
sur des cheveux très secs.

un émollient naturel, l'aloe vera hydrate, tandis que le romarin gaine et adoucit les cheveux (le bois de santal, facultatif, est utilisé pour son parfum). Laissez agir pendant 1 heure ou 2, puis rincez à fond.

● Lorsque vous appliquez un **revitalisant**, commencez par les **pointes**, où les cheveux sont le plus secs. Puis remontez progressivement vers le cuir chevelu.

● Si vous n'avez ni le temps, ni les produits appropriés, appliquez un peu de **crème pour les mains** sur vos cheveux secs.

Sécher sans assécher

● Si possible, laissez vos cheveux **sécher à l'air libre**. N'abusez pas du séchoir à cheveux car la chaleur fragilise les cheveux. Il en va de même pour les bigoudis, lisseurs pour cheveux et autres fers à friser.

● Au moins, quand vous utilisez un séchoir à cheveux, réglez la température sur **chaleur moyenne** et non maximale.

Adopter une bonne technique de brossage

● Utilisez une brosse à **poils naturels**. Les matériaux synthétiques génèrent de l'électricité statique, ce qui rend les cheveux cassants.

● **Brossez d'abord les pointes** pour démêler les nœuds. Cela vous évitera de tirer vos cheveux en les brossant de haut en bas.

● Donnez ensuite de grands coups de brosses de la racine jusqu'aux extrémités pour **étaler les huiles naturelles des cheveux**.

Renforcer les mèches

● Les **vitamines B** renforcent les cheveux. Prenez 50 mg de supplément deux fois par jour avec les repas.

● Le **sélénium** contribue à entretenir une bonne santé capillaire. Mangez des noix du Brésil : 30 g de noix séchées contiennent 840 µg de sélénium.

● Pour garder des cheveux brillants, essayez l'**huile d'onagre**. Absorbez 1 000 mg trois fois par jour avec les repas.

Mieux vaut prévenir que guérir

● Lorsque vous nagez dans une piscine chlorée, portez un **bonnet de bain** pour protéger vos cheveux. Faites un shampooing après.

● Placez un **humidificateur** dans votre chambre à coucher. L'hiver, le chauffage assèche l'air, ce qui à son tour assèche les cheveux.

● **Rafraîchissez votre coupe** toutes les 6 semaines environ pour éliminer les pointes sèches et fourchues.

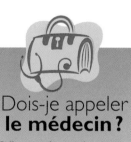

Dois-je appeler **le médecin ?**

Si l'aspect de vos cheveux change brutalement sans intervention de votre part et que vous présentez d'autres signes (fatigue, irritabilité, frilosité, constipation), parlez-en à votre médecin. Cela peut être le signe d'une hypothyroïdie. Il est également conseillé de consulter un médecin si vous avez les cheveux secs, avec un cuir chevelu irrité et squameux (avec des pellicules épaisses), car il peut s'agir d'un psoriasis (maladie de peau).

Cholestérol (excès de)

Le cholestérol est un lipide transporté par le sang. Lorsque son taux est trop élevé, il peut former des plaques de graisse (athéromes) sur la paroi des artères qui réduisent leur calibre. Un rétrécissement important, voire une obstruction, est à l'origine de maladies ou d'accidents cardio-vasculaires. Il est donc essentiel de prévenir ou, si nécessaire, de faire baisser son taux sanguin de cholestérol. Mais attention, ne vous trompez pas de cible : seul le cholestérol LDL (lipoprotéines de faible densité) est mauvais. Le cholestérol HDL (lipoprotéines de haute densité) est au contraire bénéfique car il permet l'élimination des LDL.

Faire une croix sur les mauvaises graisses

- Pour réduire au maximum votre consommation de **graisses saturées**, renoncez à la charcuterie (sauf le jambon maigre) et aux viandes grasses (morceaux gras d'agneau, de bœuf et de porc).
- Si vous aimez la viande rouge, essayez la **venaison**. La viande de cerf, de bison ou d'autruche est beaucoup moins grasse que la viande de bœuf. Pour l'attendrir, faites-la mariner 48 heures avant de la cuire. Pensez aussi à la viande de cheval.
- Choisissez des **produits laitiers allégés** (beurre à 40 %, lait écrémé, crème glacée légère, fromages légers et yogourts à 0 %).
- Bannissez l'**huile de palme** et l'**huile de noix de coco**, riches en graisses saturées. Ces huiles tropicales sont souvent présentes dans les aliments industriels comme les craquelins salés et les biscuits.
- Évitez les **acides gras trans**. Ces substances hypercholestérolémiantes se forment lors de l'hydrogénation des huiles végétales en vue de leur solidification. Les pâtisseries industrielles, les aliments à grignoter et même le pain en renferment souvent. Pour les repérer, il suffit de rechercher sur l'emballage l'adjectif hydrogéné.
- **Mangez davantage de fruits, de légumes et de céréales complètes.** C'est le meilleur moyen pour se sentir rassasié lorsqu'on se restreint sur la viande et les aliments gras. Pauvres en graisses, les végétaux contiennent beaucoup de fibres, qui font baisser le cholestérol total, ainsi que des vitamines et des antioxydants, qui sont bons pour le cœur.

Consommer davantage de bonnes graisses

- De nombreuses études ont montré que l'**huile d'olive** abaissait le taux des LDL (mauvais cholestérol) et élevait celui des HDL

Qu'est-ce qui **ne va pas ?**

Le cholestérol est véhiculé dans le sang par des lipoprotéines (protéines porteuses de lipides) de deux types : lipoprotéines de faible densité (LDL) et lipoprotéines de haute densité (HDL). Les LDL (mauvais cholestérol) déposent le cholestérol sur la paroi des artères, provoquant l'athérosclérose et augmentant le risque d'infarctus du myocarde ou d'accident vasculaire. Les HDL (bon cholestérol) acheminent le mauvais cholestérol vers le foie, où il est éliminé. La hausse du taux de LDL est en général concomitante avec une baisse du taux de HDL.

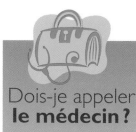

Dois-je appeler **le médecin ?**

Le taux de cholestérol doit être régulièrement contrôlé, surtout à partir de 45 ans ou s'il existe une prédisposition familiale. Si votre dosage est supérieur à 2 g/l (5,2 mmol/l), votre médecin procédera sans doute à un bilan lipidique plus approfondi. Selon les résultats, il vous prescrira peut-être un médicament hypolipémiant. Dans tous les cas, il vous recommandera un régime alimentaire adapté.

(bon cholestérol). L'une d'elles a établi qu'il suffisait de consommer 2 c. à soupe d'huile d'olive par jour pour faire baisser le taux de LDL de manière significative en 1 semaine. Utilisez-en le plus souvent possible, pour la cuisson comme pour les assaisonnements.

• Mangez des **fruits à coque**. Ils sont très riches en graisses insaturées, dont les oméga-3. Les noix et les amandes semblent particulièrement indiquées pour faire baisser le taux de LDL. Mangez-en chaque jour une petite poignée à la place des craquelins salés et autres aliments à grignoter. Mais attention, n'en abusez pas, car elles sont très caloriques.

• Manger un **avocat** tous les jours peut faire baisser le taux de LDL de 15 % environ. Cependant, à l'instar des fruits à coque, l'avocat est très riche en graisses insaturées, et donc également très calorique.

• Si vous en avez l'habitude, vous pouvez continuer à consommer du **beurre d'arachide** (en quantité raisonnable, toutefois, car il est très calorique) la plupart des graisses qu'il contient étant insaturées. Seule précaution : s'assurer qu'il ne renferme pas d'huile hydrogénée. Pour plus de sûreté, choisissez un produit bio.

Du poisson, pour les oméga-3

• Le **poisson** est beaucoup plus qu'un simple substitut de viande. Il contient des acides gras oméga-3, qui font baisser le taux de LDL. L'idéal serait d'en manger trois fois par semaine – de préférence du maquereau, du thon, du saumon frais, des sardines (y compris en boîte) ou du thon (frais, car il perd toute son huile en boîte).

• Si vous n'aimez vraiment pas le poisson, prenez chaque jour 2 capsules de 1 000 mg d'**huile de poisson** contenant de l'EPA (acide eicosapentaénoïque) et du DHA (acide docosahexaénoïque), les deux formes les plus actives des acides gras oméga-3.

• Mangez de l'**oignon**, surtout de l'oignon rouge. Les oignons sont riches en composés soufrés, qui font augmenter le taux de HDL, et en quercétine, un antioxydant qui combat les LDL. L'oignon rouge doit sa couleur à la présence de flavonoïdes bénéfiques.

• Les **graines de lin** sont une source intéressante d'oméga-3 et de fibres solubles. Après les avoir passées au moulin à café, mélangez-les à un yogourt ou aux céréales du déjeuner. Une étude a montré que le fait de manger 2 c. à soupe de graines de lin par jour pouvait entraîner une baisse du taux de LDL de l'ordre de 18 %. Pensez à bien les moudre au préalable car, sinon, elles traversent le tube digestif sans avoir délivré leur contenu.

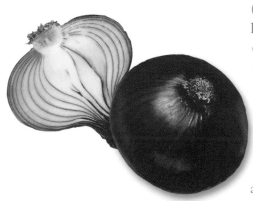

L'oignon cru aiderait à réduire le taux de « mauvais cholestérol ».

Flocons d'avoine

● Les **flocons d'avoine** sont une excellente source de fibres solubles, qui, en tapissant l'intestin d'une sorte de gel, réduisent l'absorption par l'organisme des graisses ingérées. Le fait de manger un bol de flocons d'avoine tous les matins produit un effet hypocholestérolémiant significatif. Achetez des flocons à cuisson rapide ou des flocons ordinaires plutôt que des flocons instantanés.

● Les **pruneaux**, l'**orge**, les **haricots secs**, les **aubergines** et les **asperges** sont également de très bonnes sources de fibres solubles.

● Augmentez vos apports en fibres solubles par la consommation des **graines de psyllium** *(Plantago psyllium)*, que vous trouverez dans les magasins de produits naturels : 1 c. à soupe de graines concassées équivaut à un bol de céréales diététiques au son. Vous pouvez en mettre dans n'importe quel jus de fruits ou aliment solide. Des études ont montré que le fait de prendre environ 10 g de graines de psyllium par jour pendant 8 semaines pouvait entraîner une baisse du taux de LDL de l'ordre de 7 %.

Du jus d'orange au déjeuner

● Boire du **jus d'orange** fraîchement pressé ou du jus d'orange en boîte 100 % pur jus peut avoir un effet bénéfique sur l'équilibre lipidique. Lors d'une étude récente, des personnes à qui l'on avait demandé de boire trois verres de jus par jour ont vu leur taux de HDL augmenter de 21 % et leur taux de LDL baisser de 16 % en moyenne. Buvez le jus dans les 5 minutes après l'exposition à la lumière car, au-delà, les ultraviolets détruisent la vitamine C qu'il contient.

Un petit verre de vin

● L'**alcool** – sous quelque forme que ce soit – **fait augmenter le taux de HDL**, le « bon cholestérol ». Boire modérément signifie

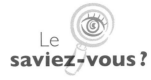

Le **saviez-vous ?**

Une étude a montré que le pain, surtout industriel, n'était pas toujours aussi pauvre en lipides qu'on le croit généralement. Des graisses y sont parfois rajoutées, souvent sous forme d'huile hydrogénée, afin d'en améliorer le goût et de prolonger sa durée de conservation. Puisqu'il s'agit souvent de produits préemballés, lisez bien l'étiquette et assurez-vous que le produit que vous vous apprêtez à mettre dans votre panier contient moins de 1 g de lipides par tranche.

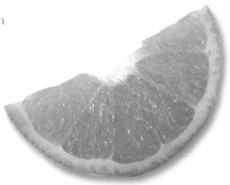

Niacine : les bénéfices et les risques

À hautes doses, la niacine, aussi appelée vitamine B$_3$ ou vitamine PP, peut faire baisser le taux de mauvais cholestérol et celui des triglycérides. Cependant, à doses thérapeutiques, elle doit être prise sous contrôle médical en raison des nombreux effets secondaires qui ont été observés. Seul un dosage très précis permet d'obtenir des bénéfices sans courir de risques. En cas de surdosage, des rougeurs, des démangeaisons, des malaises, voire des lésions du foie peuvent se produire. Il est donc tout à fait imprudent de prendre de la niacine sans en avoir parlé au préalable à un médecin.

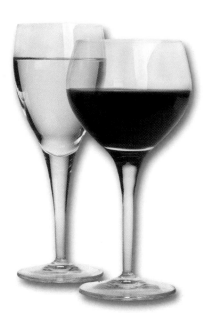

Boire un ou deux verres de vin par jour est bénéfique pour la santé du cœur et des vaisseaux.

boire un verre par jour pour les femmes et deux pour les hommes. On entend par verre 25 ml d'alcool fort, 120 ml de vin ou 250 ml de bière ordinaire. Si vous dépassez cette dose, les méfaits seront plus importants que les bénéfices. Le vin rouge fournit aussi des antioxydants provenant des pigments de la peau du raisin.

Faire du sport

- Chaque jour, essayez de faire 30 minutes de marche rapide. Vous pouvez aussi nager ou courir (après avis médical si vous avez plus de 40 ans et n'avez pas fait de sport depuis longtemps). **Les bénéfices d'un entraînement régulier sont incontestables.** Des études ont montré que l'activité physique diminue le risque de maladie cardio-vasculaire, notamment les accidents vasculaires cérébraux (AVC). Faire de l'exercice est également bénéfique si l'on souffre de diabète ou d'hypertension, deux maladies qui représentent, indépendamment l'une de l'autre, un facteur de risque cardio-vasculaire.

Ail et gingembre

- Essayez de consommer de l'**ail** chaque jour. Les bulbes renferment un composé soufré appelé allicine, qui donne à l'ail son odeur, mais qui aurait aussi un effet hypocholestérolémiant. Si, à cause de l'haleine, vous préférez prendre un supplément, choisissez des gélules gastrorésistantes, qui ne se dissolvent qu'après avoir traversé l'estomac. Choisissez des suppléments indiquant le taux d'allicine, l'objectif étant d'obtenir 6 à 10 mg d'allicine par jour.
- Prenez 1 capsule de **gingembre** quatre fois par jour (soit 100 à 200 mg par jour). Des études tendent à montrer que les curcuminoïdes présents dans la racine du gingembre diminuent l'absorption par l'organisme des LDL et favorisent leur élimination.

Lait frappé au soya

Pour préparer une délicieuse boisson hypo-cholestérolémiante, versez 1 tasse de lait de soya à la vanille dans le bol d'un mixeur, ajoutez 2 c. à soupe de graines de lin moulues et quelques fruits rouges frais ou surgelés, puis broyez le tout.

La protéine de soya et les graines de lin font baisser le taux de mauvais cholestérol (LDL) et monter le taux de bon cholestérol (HDL), tandis que les fibres fournies par les fruits rouges font baisser le cholestérol total.

Coliques du nourrisson

Les pleurs d'un bébé sujet aux coliques représentent souvent un stress énorme pour les parents, car ils sont souvent plus longs et intenses que les gémissements habituels. La première chose à faire est de se détendre car ce phénomène est tout à fait bénin. Si vous êtes deux, occupez-vous du bébé à tour de rôle. Sinon, demandez à une personne de confiance de vous épauler. Pour calmer les pleurs, voyez d'abord si l'enfant n'a pas faim, s'il n'a pas sali sa couche, s'il n'a pas froid ou au contraire trop chaud et, enfin, s'il ne veut pas tout simplement qu'on s'occupe de lui. Si rien n'y fait, voici quelques tactiques qui pourront vous aider.

Ventre vers le bas

● Placez le bébé à plat ventre **sur votre avant-bras**. On a constaté que les nourrissons sujets aux coliques se sentaient mieux ainsi, en appui sur le ventre. Si vous êtes assis dans une berceuse, placez l'enfant sur votre avant-bras, visage dirigé vers le bas, et bercez-le doucement d'avant en arrière tout en lui soutenant la tête avec la main (les bébés doivent toujours avoir la tête soutenue).

● Si vous voulez **faire quelques pas**, continuez à tenir le bébé sur l'avant-bras, la tête dans la main, mais rapprochez-le de votre poitrine et maintenez le avec votre main opposée afin qu'il ne tombe pas.

● Mettez l'enfant dans un **porte-bébé ventral**. Le fait d'être blotti contre votre poitrine chaude et d'entendre votre cœur qui bat est très réconfortant. Comme vous avez les mains libres, vous pouvez marcher plus longtemps, ce qui devrait avoir pour effet de calmer l'enfant.

● Le bébé peut aussi se calmer si vous l'**enveloppez serré** et que vous l'**allongez sur le côté** dans son berceau. Mais restez à côté de lui et veillez à ce que la couverture ne puisse pas recouvrir la bouche et le nez. S'il a tendance à rouler sur le ventre, replacez-le en position dorsale. Souvenez-vous qu'il faut toujours faire dormir les bébés sur le dos pour prévenir le risque de mort subite du nourrisson.

Emmaillotement

● L'emmaillotement **imite la pression** que le bébé devait ressentir lorsqu'il était encore dans le ventre de sa mère. L'idée est davantage de faire en sorte qu'il se sente en sécurité que de l'empêcher

Qu'est-ce qui ne va pas ?

Votre bébé pleure de manière ininterrompue, souvent en fin de journée, et rien ne semble pouvoir l'arrêter. Il serre les poings, ramène ses jambes sur son ventre ou les étend brutalement. Son abdomen est parfois ballonné et tendu. Il se peut qu'il ait des gaz ou qu'il fasse ses besoins juste avant ou après une crise de hurlements. On dit d'un bébé qui, en l'absence de tout problème de santé, pleure plus de 3 heures par jour qu'il a des coliques. Ces coliques atteignent leur paroxysme entre la cinquième et la septième semaine, puis diminuent progressivement sans raison apparente pour disparaître complètement à partir du quatrième ou du cinquième mois.

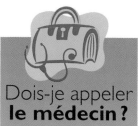

Dois-je appeler
le médecin ?

En examinant le bébé, le
médecin pourra s'assurer
que les pleurs ne sont pas le
symptôme d'une infection
ou d'une maladie sous-
jacente. Lorsqu'un
nourrisson d'une semaine
pleure sans arrêt, il s'agit
généralement d'autre chose
que de simples coliques. Si
l'examen clinique ne révèle
rien, il faudra trouver un
moyen de calmer votre
enfant. Le fait de savoir que
les pleurs cessent à partir
du quatrième ou du
cinquième mois devrait vous
rassurer. Il faut en revanche
consulter immédiatement le
médecin si les pleurs durent
plus de 4 heures d'affilée
et si l'enfant semble mal
en point entre les crises —
surtout en cas de
vomissements sévères,
de constipation, de diarrhée,
de fièvre ou de refus de
téter. Voyez également
votre médecin si vous ne
supportez plus les cris, si
vous vous sentez angoissé
ou si vous avez peur de
craquer.

d'attraper froid. Dépliez une couverture en coton et rabattez l'un des coins. Posez-y le bébé sur le dos, de manière qu'il ait le rabat dans la nuque. Rabattez le coin gauche sur son torse et coincez-le derrière le bras opposé. Rabattez ensuite le coin du bas sur les jambes, puis enroulez le coin droit autour du corps de l'enfant, dont seules la tête et la nuque sont maintenant visibles. N'emmaillotez pas votre bébé dans une couverture de laine, car il risquerait d'avoir trop chaud, et ne serrez pas trop la couverture de coton, car cela pourrait gêner la circulation du sang. Si cette mesure ne le calme pas, renoncez. Dans tous les cas, ne le faites pas dormir ainsi, mettez-lui son pyjama.

● Pour calmer un bébé qui ne veut pas s'endormir, **réchauffez-lui le ventre** au moyen d'une bouillotte chaude (pas bouillante). Utilisez une bouillotte avec étui ou, sinon, enveloppez-la dans une serviette. Placez l'enfant sur vos genoux et appliquez la bouillotte sur son ventre. Ne laissez jamais un nourrisson seul dans son lit avec une bouillotte car une fuite est toujours possible.

Bercer bébé

● Installez l'enfant dans un siège à bascule et **bercez-le**. Le mouvement de va-et-vient prolongé a un effet apaisant sur la plupart des enfants.

Des bruits qui apaisent

● Passez l'**aspirateur**. Le bruit de l'appareil berce et endort certains enfants.

● Vous pouvez aussi essayer un **CD de sons apaisants**, comme des battements de cœur ou le bruit d'une cascade.

● Certains nourrissons sujets aux coliques réagissent positivement au bruit et aux vibrations de la **sécheuse**. Si vous êtes dans la salle de lavage, placez le siège du bébé juste à côté de l'appareil de manière qu'il ressente les vibrations (mais restez à côté).

Diminuer les stimuli extérieurs

● Parfois, à l'inverse des conseils qui précèdent, plus on s'évertue à calmer un bébé sujet aux coliques, plus il pleure. Cela peut être dû au fait que le système nerveux de l'enfant n'est pas encore assez développé pour supporter les bruits — ni même les petits mouvements de bascule et de bercement. Le simple son de votre voix cherchant à l'apaiser par une chanson douce peut être trop agressif pour ses oreilles sensibles. Pour réduire la stimulation au minimum, laissez le bébé pleurer pendant 10 à 15 minutes, soit dans son lit, soit dans vos bras, en évitant tout contact visuel direct.

Offrir votre petit doigt

● Même lorsqu'ils n'ont pas faim, les nourrissons trouvent toujours du réconfort dans la stimulation orale. Laissez votre bébé téter votre auriculaire. Du moment qu'il est propre, que l'ongle est soigné et que vous ne portez pas de vernis, le doigt peut être aussi efficace qu'une tétine.

Supprimer les produits laitiers et d'autres aliments

● Chez certains enfants, les pleurs pourraient être dus à une intolérance au lait de vache, intolérance qui peut venir des laits maternisés donnés aux nourrissons, mais aussi d'une transmission de la mère (qui consomme des produits laitiers) à l'enfant via l'allaitement. Essayez de vous passer complètement de lait et de produits laitiers pendant 1 semaine et voyez si la situation s'améliore. Si ce n'est pas le cas, reprenez votre régime alimentaire habituel. Si vous donnez le biberon, sachez qu'il existe des laits hypo-allergéniques aux mêmes valeurs nutritives que les laits maternisés.

● Si vous allaitez, évitez pendant quelques jours les aliments et les boissons qui contiennent de la **caféine** ou de la **théine** (café, thé, colas ou chocolat) et voyez si les pleurs diminuent.

● **Passez au crible les autres aliments** qui pourraient affecter votre bébé par le biais de l'allaitement. Les plus courants sont les haricots secs, les choux, les œufs, l'oignon, l'ail, le raisin, les tomates, la banane, les oranges, les fraises et les épices. Si, après avoir arrêté ces aliments pendant 1 semaine, vous ne constatez aucune amélioration, vous pouvez reprendre une alimentation normale.

Asseoir bébé et lui faire faire des rots

● Lorsque l'enfant mange, maintenez-le en position assise et faites-lui faire régulièrement des rots. Si vous lui donnez le biberon, faites-le toutes les 3 à 5 minutes et essayez différentes tétines. Les biberons (avec les **sacs en plastique qu'on insère**) permettent d'éliminer l'air du sac avant de nourrir le bébé, ce qui réduit l'ingestion d'air.

● **Ne laissez pas votre bébé téter un biberon vide.** Cela peut lui faire avaler de l'air et lui donner des gaz. Pour la même raison, évitez les tétines qui présentent un orifice trop large.

À éviter !

Les annales des soins maternels mentionnent nombre de « remèdes anticoliques », dont le fameux jus d'oignon frais. Dans les magazines spécialisés ou sur le Net, des publicités vantent les mérites de préparations sensées remédier au problème. Dans le meilleur des cas, ces produits diminuent les gaz (qui seraient en réalité dus à l'évacuation de l'air avalé pendant les pleurs), mais n'empêchent pas les pleurs. Ni les remèdes populaires, ni les traitements prétendus révolutionnaires ne feront cesser les pleurs de votre enfant.

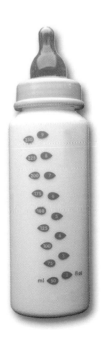

Côlon irritable (syndrome du)

Le syndrome du côlon irritable, aussi appelé colopathie fonctionnelle, est un trouble intestinal très répandu, mais dont on ignore encore la cause exacte. Le plus souvent, aucune lésion organique ne peut expliquer les symptômes, d'où la difficulté à traiter cette affection pénible. Les patients s'en accommodent comme ils peuvent, chacun à sa manière. Les changements apportés à l'alimentation et les méthodes de gestion du stress sont souvent très bénéfiques. Le recours à certaines thérapies alternatives peut également aider. Quand vous aurez compris comment prévenir vos crises, ce syndrome vous paraîtra beaucoup moins invalidant.

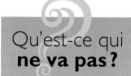

Qu'est-ce qui **ne va pas ?**

Normalement, les résidus d'aliments non digérés sont progressivement poussés vers le côlon et le rectum par les mouvements péristaltiques de l'intestin. Lorsqu'on souffre du syndrome du côlon irritable, les contractions sont irrégulières – rapides et désordonnées, ce qui provoque des diarrhées, ou bien lentes et faibles, ce qui favorise la constipation. Ce dysfonctionnement du transit s'accompagne souvent de douleurs abdominales et de gaz. Les causes exactes de ce phénomène sont inconnues, mais on sait que le stress et certains aliments peuvent aggraver les symptômes. Ce trouble est deux fois plus fréquent chez les femmes que chez les hommes.

Neutraliser le stress

• Le stress étant l'un des principaux facteurs connus impliqués dans le déclenchement des crises, il faut apprendre à le neutraliser. Chaque fois que vous sentez la tension monter, faites l'**exercice respiratoire** suivant : asseyez-vous ou allongez-vous ; fixez votre attention sur l'air qui entre et sort de votre corps. Si des pensées anxiogènes surgissent, concentrez-vous sur votre respiration. La **méditation** ou le **yoga** peuvent vous aider de la même manière.

• **Tenez un journal** de vos symptômes en notant pour chaque crise quels sont les problèmes que vous avez rencontrés. Notez tout événement stressant qui pourrait être mis en rapport. Si vous constatez une recrudescence des symptômes à chaque fois que vous vous apprêtez à prendre l'avion ou à avoir un entretien avec votre supérieur hiérarchique, il y certainement un lien de cause à effet. Une fois que vous aurez identifié les situations qui semblent déclencher des symptômes intestinaux, il faudra chercher à les éviter ou trouver des moyens pour mieux y faire face.

Ménager les intestins

• **Consommez moins d'aliments frits**, de viande, d'huile, de margarine, de produits laitiers et autres aliments gras. Les graisses peuvent en effet déclencher de fortes contractions au niveau du côlon, provoquant ainsi diarrhées et douleurs abdominales.

• **Évitez les aliments épicés.** La capsaïcine, substance contenue dans le piment, favorise les spasmes du gros intestin, provoquant des douleurs et un risque de diarrhées.

• **Diminuez votre consommation de caféine** car cette substance peut aggraver la colopathie fonctionnelle.

- Évitez les aliments susceptibles de provoquer des flatulences, comme le **chou**, les **choux de Bruxelles** ou le **brocoli**.
- Évitez les édulcorants artificiels. La plupart d'entre eux contiennent du **sorbitol** et du **mannitol**, substances qui, du fait de leur faible digestibilité, peuvent avoir un effet laxatif. La dégradation par les bactéries du côlon de ces sucres qui n'ont pas été absorbés peut entraîner la formation de gaz et provoquer des diarrhées.
- **Arrêtez de fumer.** La nicotine est un facteur aggravant. De plus, en fumant, vous avalez de l'air à l'origine de gaz intestinaux.

Insister sur les fibres

L'avis des médecins sur le rôle des fibres est nuancé. Un régime riche en fibres est bénéfique lorsque les signes qui dominent sont la **constipation**, les **selles dures** et les **urgences défécatoires**. En revanche, aucune amélioration n'est constatée en cas de diarrhée ou de flatulences – dans ce cas, une consommation excessive de fibres peut même aggraver la situation. Si votre principal problème est la constipation, les mesures suivantes pourront vous aider.

- Mangez beaucoup de **fibres insolubles**, présentes dans les céréales complètes, le son, les légumes verts, les haricots secs et autres légumineuses. Les fibres insolubles font augmenter le volume des matières fécales, ce qui a pour effet d'accélérer le transit.
- Les **fibres solubles** aident l'intestin à travailler plus efficacement. Les haricots secs, les **flocons d'avoine** et certains **fruits** (**pommes**, **fraises**, **pamplemousse**) en contiennent beaucoup.
- Prenez chaque jour un à trois sachets de poudre de **psyllium** diluée dans de l'eau pour augmenter vos apports en fibres solubles. Contrairement aux laxatifs chimiques, cette plante peut se prendre de manière prolongée sans risque. Mais il faut beaucoup boire.
- Si vous n'êtes pas habitué à manger beaucoup de fibres, **augmentez vos apports progressivement** car un changement brutal peut provoquer ballonnements et flatulences. Commencez par 8 g de fibres par jour (l'équivalent de deux poires), puis ajoutez régulièrement 3 ou 4 g de plus jusqu'à ce que vous ayez atteint 30 g.
- Buvez au moins six à huit verres d'**eau** par jour afin que le transit des fibres dans le tube digestif se fasse en douceur.

Grignoter

- Faites des **repas moins copieux et plus fréquents**. Manger beaucoup en une fois peut stimuler excessivement l'appareil digestif.

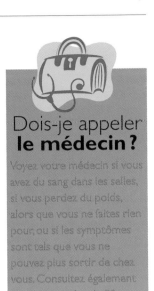

Dois-je appeler le médecin ?

Voyez votre médecin si vous avez du sang dans les selles, si vous perdez du poids, alors que vous ne faites rien pour, ou si les symptômes sont tels que vous ne pouvez plus sortir de chez vous. Consultez également si vous avez plus de 50 ans et que vous présentez pour la première fois des symptômes évocateurs de cette colopathie ou bien si, souffrant du syndrome du côlon irritable depuis plusieurs années, vous constatez des changements dans la façon dont il se manifeste. Après vous avoir examiné, le médecin vous interrogera sur les médicaments que vous prenez afin de voir si les troubles ne sont pas liés à un effet secondaire. S'il suspecte une intolérance alimentaire, il se peut qu'il vous adresse à un nutritionniste.

Choisissez du pain aux céréales complètes.

Souffririez-vous d'une intolérance au lactose ?

L'intolérance au lactose (un sucre contenu dans le lait et les produits laitiers) peut déclencher des crises comparables à celles du syndrome du côlon irritable. Un test facile permet de savoir si le lactose est à l'origine de vos problèmes d'intolérance. Buvez deux verres de 250 ml de lait. En cas d'intolérance (incapacité à digérer le lactose), vous devriez être pris de spasmes, de gaz et de diarrhées dans les heures qui suivent. Le cas échéant, vous devrez renoncer au lait et à certains produits laitiers. Le yogourt et les fromages à pâte dure posent généralement moins problème (voir Flatulences).

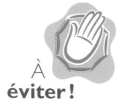

À éviter !

Si vous souffrez du syndrome du côlon irritable, évitez les médicaments qui agissent sur le rythme intestinal – notamment les laxatifs et les antidiarrhéiques – car ils favorisent l'alternance entre constipation et diarrhée.

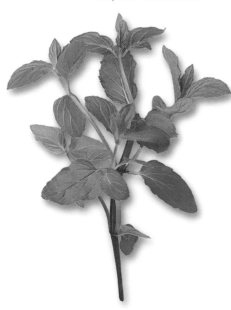

Boire une tisane de menthe poivrée après les repas peut réduire les spasmes intestinaux.

• **Mangez lentement** et mâchez bien les aliments. Les personnes qui mangent vite avalent souvent beaucoup d'air et sont ensuite gênées par des ballonnements intestinaux.

Consommer des laits fermentés

• Les diarrhées à répétition risquent de drainer les bactéries intestinales utiles, qui empêchent les bactéries nocives de proliférer. Si vous souffrez de diarrhées liées à un syndrome du côlon irritable (et que vous ne présentez pas d'intolérance au lactose), consommez des **laits fermentés** à base de *bifidobacterium* ou *Lactobacillus acidophilus*. Des suppléments d'acidophilus feront aussi l'affaire.

Menthe poivrée et gingembre

• Buvez chaque jour une ou deux tasses de **tisane de menthe poivrée** afin de favoriser le relâchement des intestins, réduire les spasmes et diminuer les ballonnements. Vous pouvez aussi prendre des capsules d'**essence de menthe poivrée** gastrorésistantes, qui ne libèrent leur contenu qu'une fois arrivées dans l'intestin. Prenez 1 ou 2 capsules trois fois par jour, entre les repas. (*Attention :* évitez la menthe poivrée si vous êtes sujet aux aigreurs d'estomac.)

• La **tisane de gingembre** produit un effet apaisant. Versez de l'eau bouillante sur 1 c. à thé de racine de gingembre râpée, laissez infuser 10 minutes, filtrez et buvez. Vous pouvez aussi boire des infusions de gingembre séché, quatre à six tasses par jour.

Faire de l'exercice

• La pratique régulière d'une **activité sportive modérée** aide à lutter contre le stress, favorise la libération d'endorphines – un analgésique naturel – et permet à l'organisme, y compris l'appareil digestif, de bien fonctionner.

Conjonctivite

La conjonctivite peut provoquer des démangeaisons, des douleurs, une gêne et des picotements. De plus, les rougeurs et la présence de pus dans l'œil ne sont pas vraiment esthétiques. Cette inflammation des muqueuses qui bordent les paupières est généralement bénigne, mais elle peut avoir des conséquences sur la vue ou se propager si une bactérie ou un virus sont responsables. Il est important de consulter un médecin, qui vous prescrira des gouttes oculaires antibiotiques si vous souffrez d'une infection bactérienne. En attendant, vous pouvez prendre des mesures pour soulager les démangeaisons et contrôler la formation des croûtes.

Soulager les yeux

- Des **compresses chaudes ou froides** exercent souvent une action bénéfique. Si vos yeux produisent beaucoup de pus, passez un linge sous l'eau tiède à chaude et utilisez-le comme compresse pour empêcher les sécrétions de sécher sur les cils. Utilisez une compresse froide (un linge trempé dans de l'eau glacée) pour réduire le gonflement et atténuer les démangeaisons, surtout si la conjonctivite est due à une allergie. Faites l'un ou l'autre – ou les deux – pendant 5 minutes trois ou quatre fois par jour. Servez-vous d'un linge propre à chaque fois.

- **Essuyez les sécrétions et les croûtes** à l'aide d'un tampon d'ouate trempé dans une solution composée de 1 mesure de **shampooing pour bébé** pour 10 mesures d'eau tiède à chaude. L'eau ramollit les croûtes tandis que le shampooing nettoie la zone de contact entre la paupière et les cils.

- Nettoyez vos yeux avec une solution ophtalmique achetée en pharmacie ou de l'**eau légèrement salée**. Portez un demi-litre d'eau à ébullition, ajoutez 1 c. à thé de sel et chauffez à feu doux pendant au moins 15 minutes. Laissez refroidir. Utilisez un compte-gouttes oculaire ou une œillère stériles pour appliquer la solution. Après chaque traitement, stérilisez à nouveau le compte-gouttes ou l'œillère dans de l'eau bouillante.

- Un **bain d'œil à l'hydrastis** (ou hydraste du Canada) vous aidera à combattre l'infection. Cette plante contient de la berbérine, aux propriétés antiseptiques. Faites infuser 1 c. à thé d'hydrastis séché 10 minutes dans de l'eau bouillante, filtrez et laissez refroidir. Appliquez à l'aide d'un compte-gouttes oculaire stérile trois fois par jour.

Qu'est-ce qui ne va pas ?

Vous avez les yeux rouges, irrités et clos par une sécrétion gluante ? Il s'agit probablement d'une conjonctivite : une inflammation de la conjonctive, muqueuse qui ourle les paupières internes et gaine le globe oculaire. Une infection bactérienne ou virale est souvent en cause, mais la conjonctivite peut aussi être due à une réaction allergique (au pollen, à la poussière) ou irritative (à des cosmétiques, à la solution nettoyante des lentilles de contact...). Selon l'origine, elle peut entraîner une sensation de brûlure et des démangeaisons dans les yeux, un suintement important et/ou une sensibilité à la lumière. La nuit, les cils et paupières se retrouvent collés en raison des sécrétions purulentes.

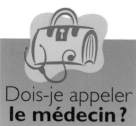

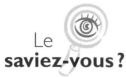

Préparez vos yeux pour la nuit

• Si votre médecin vous a prescrit des **gouttes oculaires** ou un onguent antibiotique ou à base d'anti-inflammatoires stéroïdiens, mettez-en chaque soir avant de vous coucher pour ne pas vous réveiller avec les paupières collées. Veillez à ne pas mettre l'extrémité du flacon ou du tube en contact avec vos yeux. Sinon, vous risquez de contaminer le médicament et de réinfecter vos yeux lors de l'utilisation suivante.

Apaiser les yeux endoloris

• Apaisez vos yeux avec une compresse à la **camomille**. Mettez un sachet de camomille dans 1 tasse d'eau tiède à chaude (non bouillante) pendant 2 à 3 minutes, pressez-le, puis placez-le sur l'œil ou les yeux pendant 10 minutes. Répétez trois ou quatre fois par jour en changeant de sachet. Gardez les yeux fermés afin que le bain n'entre pas directement en contact avec les yeux.

• Les adeptes de l'ayurvéda, la médecine traditionnelle indienne, traitent la conjonctivite à l'aide de la pulpe de **feuilles de coriandre** fraîches. Passez une poignée de feuilles de coriandre avec 100 ml d'eau au mixeur. Égouttez, puis appliquez la pulpe sur vos paupières closes. Laissez quelques minutes, puis ôtez la pulpe avant d'ouvrir les yeux.

• Un autre traitement ayurvédique contre la conjonctivite consiste à faire macérer 1 c. à thé de **graines de coriandre** dans 1 tasse d'eau bouillante pendant au moins 15 minutes. Filtrez, laissez refroidir et utilisez la décoction ainsi obtenue pour baigner vos yeux clos. Essuyez soigneusement avant d'ouvrir les yeux.

Éviter la contagion

• Pour éviter de vous réinfecter, ne vous **maquillez pas** avant que les symptômes aient totalement disparu. Jetez les cosmétiques pour les yeux utilisés juste avant l'apparition de la conjonctivite.

• **Essayez de ne pas toucher vos yeux.** Si cela arrive, lavez-vous les mains, puis essuyez-les avec une serviette en papier.

• Si vous devez tamponner vos yeux, utilisez un **mouchoir en papier** pour chaque œil. Jetez les deux mouchoirs et lavez-vous les mains. À l'extérieur, emportez une petite bouteille de **gel nettoyant antibactérien** et utilisez-le fréquemment.

• Si vous portez des **lentilles cornéennes**, ne les mettez pas tant que vous avez une conjonctivite déclarée, puis stérilisez-les

Trois types de conjonctivite

La plupart des conjonctivites sont d'origine virale, bactérienne ou allergique.

Certains signes peuvent aider à identifier l'origine de l'affection, mais la distinction n'est pas toujours nette et c'est alors au médecin de faire un diagnostic précis.

Conjonctivite virale
- L'infection commence par toucher un œil, mais peut se propager à l'autre.
- Les suintements sont clairs.
- Les yeux sont irrités et rouges.

Conjonctivite bactérienne
- Elle ne touche en général qu'un œil, mais peut se propager à l'autre.
- Les yeux sont irrités, rouges avec, parfois, une sensation de « papier de verre ».
- La suppuration (production de pus) est importante.

Conjonctivite allergique
- Elle affecte généralement les deux yeux.
- Les démangeaisons et le larmoiement dominent.
- Les paupières sont gonflées.

soigneusement avant de les réutiliser. Lavez-vous toujours les mains avant de placer ou d'ôter vos lentilles. Et ne les nettoyez pas avec votre salive.

- **Changez chaque jour** de serviette, de linge de table et d'oreiller, pour ne pas réinfecter le même œil ou contaminer l'autre (sans compter que d'autres personnes peuvent attraper une conjonctivite en utilisant les mêmes linges de maison que vous).
- Si votre enfant a une conjonctivite et qu'il est trop jeune pour ne pas se toucher les yeux ou penser à se laver les mains régulièrement, **gardez-le à la maison**. La plupart des garderies n'acceptent pas d'enfants présentant des symptômes de conjonctivite.

En cas de conjonctivite allergique...

- Si les yeux vous démangent et qu'ils produisent du pus irritant, votre conjonctivite est peut-être d'origine allergique. Essayez un **antihistaminique oral** pour soulager le gonflement et les démangeaisons.
- Essayez d'identifier l'allergène en cause et, si possible, d'éviter les contacts – pollen, poils d'animaux, cosmétiques, etc.
- Pour combattre l'inflammation provoquée par l'allergie, essayez l'association **vitamine C** et **quercétine**. Prenez 1 000 mg de vitamine C par jour en plusieurs prises et 1 500 mg de quercétine. La quercétine est un bioflavonoïde (nutriment présent dans certains fruits et légumes) qui possède des propriétés anti-inflammatoires.

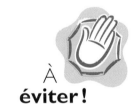

À **éviter !**

Pour traiter la conjonctivite, certains phytothérapeutes conseillent d'instiller des collyres à base d'euphraise (ou casse-lunettes), une plante traditionnellement utilisée par les Amérindiens pour soulager les problèmes oculaires. Toutefois, des études récentes ont montré que cette préparation pouvait elle-même provoquer des larmoiements, des démangeaisons et des rougeurs dans les yeux.

Constipation

Dans cette situation pénible, votre premier réflexe est sans doute de prendre un laxatif. Pourtant, il est possible de s'en passer. La meilleure méthode pour faciliter le transit intestinal est de consommer des fibres – 20 à 35 g par jour –, qui rendent les selles plus molles et plus consistantes. Pour accompagner cet apport de fibres, il est essentiel de boire beaucoup. Enfin, l'exercice physique est une aide supplémentaire car il stimule les mouvements intestinaux. En résumé, ces trois mesures – fibres, eau et exercices – devraient suffire à faire rentrer les choses dans l'ordre.

Qu'est-ce qui ne va pas ?

La fréquence des selles est variable d'une personne à l'autre, mais on parle généralement de constipation à raison de moins de trois selles par semaine. L'une des causes les plus courantes est le manque de fibres alimentaires et/ou d'eau. Autre cause répandue : la non-satisfaction de son envie lorsqu'elle se manifeste par manque de temps, en particulier le matin (mieux vaut alors se lever 10 minutes plus tôt), ou parce que l'on n'est pas chez soi. La constipation peut également être due à un manque d'exercice, à un usage trop fréquent de laxatifs et à des affections tels l'hypothyroïdie, le diabète, la dépression ou le syndrome du côlon irritable. Certains médicaments sur ordonnance ou en vente libre sont également responsables de cet état.

Soigner avec des fibres

• Commencez la journée par des **céréales au son** riches en fibres arrosées de lait 2% ou mélangées à un yogourt à 0% de matières grasses. Prévoyez une portion qui vous apporte 10 à 15 g de fibres insolubles. En absorbant l'eau, ce type de fibres forme une masse volumineuse qui transite plus rapidement à travers le tube digestif. Si vous n'avez pas l'habitude de consommer autant de fibres, commencez par une portion plus modeste (moitié son, moitié céréales de blé, par exemple) pour éviter d'avoir des gaz, des ballonnements et des crampes d'estomac. Puis augmentez progressivement la part du son. Surtout, buvez beaucoup.

• Mangez beaucoup de **légumes**, de **légumineuses** (haricots secs, lentilles), de fruits (pruneaux, poires, figues…), de **fruits secs oléagineux** (noix), de céréales (avoine, orge). Tous ces aliments sont de bonnes sources de fibres solubles, qui se transforment en gel dans les intestins et contribuent à ramollir les selles.

• Ajoutez 1 à 2 c. à thé de graines de **psyllium** – remède très efficace – à 1 tasse d'eau chaude. Laissez macérer le temps indiqué sur l'emballage, ajoutez du citron et du miel à volonté et buvez. Cette plante, qui rentre dans la composition de nombreux laxatifs, augmente la consistance du bol alimentaire. Il est indispensable de boire au moins un quart de litre d'eau (250 ml) après chaque prise de psyllium. Vous trouverez les graines dans la plupart des magasins de produits naturels.

• Les **graines de lin** sont non seulement riches en fibres, mais elles contiennent aussi des gras oméga-3, bénéfiques pour le cœur et la circulation. Prenez une cuillerée à soupe de graines de lin (vendues dans les magasins de produits naturels), deux à trois fois par jour.

Mélangez-les à vos céréales, à une compote de pommes ou saupoudrez-en un peu sur un jus de fruits frais. Les graines de lin doivent être moulues (dans un moulin à épices ou à café) ; elles peuvent se conserver au réfrigérateur, mais quelques jours seulement.

● À mesure que vous augmentez votre apport en fibres, n'oubliez pas de boire **beaucoup d'eau** – au moins 2 litres par jour. Les fibres absorbent une grande quantité de liquide et, en cas d'hydratation insuffisante, les selles peuvent devenir petites, dures et douloureuses.

● **Les eaux minérales** riches en **magnésium** ont un effet remarquable sur la constipation. Il suffit parfois d'en boire 1 litre par jour pour résoudre totalement le problème.

Vertus des boissons chaudes

● Les boissons chaudes stimulent l'intestin. Selon les personnes (et la quantité absorbée), la **caféine** exerce des effets contraires sur la constipation : elle a une action relaxante sur les intestins du fait qu'elle stimule le côlon, mais c'est également un diurétique qui élimine les liquides de votre corps.

● Le matin, buvez une tisane, un café décaféiné, une tasse d'eau chaude avec un peu de jus de citron ou de miel, qui auront pour effet de stimuler le côlon (le jus de citron est un laxatif naturel).

● **L'infusion de pissenlit**, qui exerce une légère action laxative, peut également aider à retrouver une régularité au niveau du transit. Vous en trouverez dans les magasins de produits naturels. Faites infuser 1 c. à thé de racines séchées dans 1 tasse d'eau bouillante et buvez-en 1 tasse trois fois par jour.

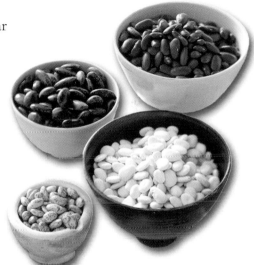

Les légumineuses (lentilles, haricots secs, cocos…) sont riches en fibres, qui aident à prévenir la constipation.

De l'utilité des fruits ridés

● L'humble **pruneau** est l'un des plus anciens remèdes contre la constipation. Riche en fibres (environ 1 g par fruit), il contient aussi un laxatif naturel, la dyphénylisatine, qui stimule les contractions intestinales donnant envie d'aller à la selle.

Une constipation apparente

Affirmer qu'une évacuation quotidienne représente le summum d'une santé parfaite est faux selon les médecins. Nous sommes nombreux à souffrir de ce que ces derniers appellent une « constipation apparente » : nous pensons que nous sommes constipés, mais notre corps ne l'est pas. Chacun possède son propre rythme corporel et il est tout aussi bon pour la santé d'aller à la selle une fois tous les 3 jours (pour certains) que d'y aller trois fois par jour (pour d'autres).

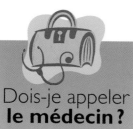

Dois-je appeler le médecin ?

Bien que pénible, la constipation ne provoque en général aucun problème grave. Toutefois, elle peut être le signe d'une affection plus sérieuse : cancer du côlon ou obstruction intestinale, par exemple. Consultez votre médecin si vous souffrez de constipation depuis deux semaines ou plus, si vos selles portent des traces de sang ou si vous présentez d'autres symptômes (fièvre, douleurs abdominales importantes, perte de poids, notamment). Si un médicament récemment prescrit semble en être la cause, demandez également un avis médical. Les anti-histaminiques, les diurétiques, les anti-hypertenseurs, certains tranquillisants et anti-dépresseurs, la codéine ou les analgésiques à base de morphine, les suppléments de calcium, les antiacides contenant du calcium ou de l'aluminium sont autant de substances susceptibles de provoquer une constipation.

• Si vous n'aimez pas les pruneaux, essayez de mâcher des **raisins secs**. Également riches en fibres, ils contiennent de l'acide tartrique, qui exerce un effet laxatif. Lors d'une étude menée auprès de personnes consommant une petite portion de raisins secs par jour, les médecins ont constaté que la nourriture digérée passait deux fois plus vite à travers le tube digestif.

Se lever et bouger

• Faites régulièrement de l'**exercice**. La réputation des promenades matinales n'est en rien usurpée : lorsque vous bougez, vous aidez aussi les aliments à cheminer plus rapidement dans les intestins. Donnez-vous au moins pour objectif de faire une bonne marche chaque jour.

Faire pression

• L'**acupression** (pression manuelle de points d'acupuncture) peut aider à stimuler la digestion et donc les intestins. À l'aide du pouce et de l'index, exercez une pression sur la palmure reliant le pouce et l'index de l'autre main pendant 2 minutes chaque jour jusqu'à ce que le problème disparaisse. Selon les spécialistes de l'acupression, cette méthode ne doit pas être utilisée en cas de grossesse.

Derniers recours

• Le **cascara** est très efficace contre la constipation. D'ailleurs, il entre dans la composition de certains laxatifs. On le considère comme un « laxatif stimulant » en raison de son action sur les contractions intestinales (péristaltisme). On trouve, parmi les préparations, de nombreuses associations admises mais non recommandées (associations avec d'autres plantes laxatives). Il est donc préférable d'avoir l'avis de votre médecin avant de consommer cette plante. Dans tous les cas, buvez beaucoup d'eau pendant le traitement et arrêtez-vous au bout de 8 à 10 jours au maximum : en cas de prise régulière ou prolongée, vous risquez de perdre trop d'eau, de potassium et de sel, mais aussi de voir apparaître une sorte de dépendance aux laxatifs. (*Attention :* cette plante, comme tous les laxatifs stimulants, ne doit pas être utilisée chez les enfants, les femmes enceintes, les femmes qui allaitent et les personnes qui ont une maladie de l'appareil digestif.)

• Si tout le reste a échoué, essayez le roi des laxatifs naturels : le **séné**. Son effet se fait sentir au bout de 8 heures environ

Les aliments riches en fibres

Vous vous demandez comment augmenter votre apport de fibres pour améliorer votre transit intestinal ?
Voici un tableau des principaux aliments riches en fibres solubles et insolubles.

Aliment	Portion	Quantité de fibres	Aliment	Portion	Quantité de fibres
Céréales au son	1 bol	10 à 15 g	Poire (avec la peau)	1	4 g
Muesli	1 bol (90 g)	8 g	Lentilles cuites	150 g	3 g
Haricots rouges en boîte	100 g	7 g	Choux de Bruxelles	10	3 g
Framboises	15	6 g	Cacahuètes	25 g	2 g
Pâtes au blé complet	150 g	6 g	Houmous	60 g	2 g
Abricots séchés	4	5 g	Pomme	1	2 g
Figues séchées	2	5 g	Pruneaux séchés	4	2 g
Mûres	15	5 g	Banane	1	1,5 g
Pain complet	2 tranches	5 g	Dattes	5	1 g

(on le prend habituellement juste avant le coucher). Absorbez 20 à 40 gouttes de teinture-mère le soir, mais ne comptez pas sur un traitement à long terme : une utilisation répétée peut provoquer des crampes d'estomac et de la diarrhée. Et, à l'instar du cascara, un usage prolongé entraîne parfois une dépendance.

- Les **suppositoires à la glycérine**, disponibles sans ordonnance en pharmacie, sont efficaces à court terme. Mais là encore, ne les utilisez pas de façon répétée : votre état risque d'empirer plutôt que de s'améliorer.

Dernières recommandations

- Dans la mesure du possible, **allez aux toilettes dès que l'envie se présente**.
- **N'essayez jamais de forcer l'évacuation des selles.** Vous risqueriez de provoquer l'apparition d'hémorroïdes ou de fissures anales. Ces deux troubles sont non seulement douloureux, mais ils aggravent aussi la constipation en rétrécissant le canal anal. Par ailleurs, ces efforts violents peuvent être éprouvants pour le cœur et provoquer une poussée de pression artérielle.

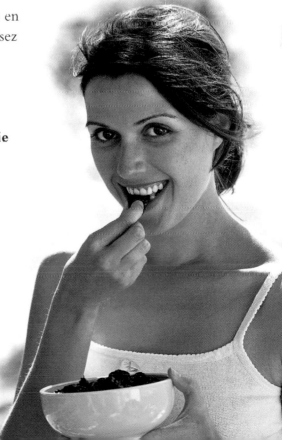

Les pruneaux renferment un laxatif naturel.

Cors et durillons

La plupart des pharmacies ont un rayon consacré aux soins des pieds, notamment aux cors et durillons. C'est l'endroit idéal pour trouver un remède apaisant. Mais le traitement en lui-même se révèle un peu plus complexe. Vous aurez besoin d'une huile de qualité pour assouplir la peau, de pansements sur mesure pour protéger la zone touchée dans la journée, en veillant à mettre des bas, des chaussures et des semelles adaptées. Si les callosités sont situées sur les mains, des gants adaptés sont tout à fait utiles. Voici quelques manières de soulager l'irritation des durillons et des cors.

Qu'est-ce qui ne va pas ?

En cas de frottement trop important ou trop fréquent, la couche externe de la peau (kératine) s'accumule et forme une épaisse forteresse de cellules mortes. C'est ce qui arrive quand une chaussure mal adaptée produit un frottement continuel sur un orteil ou qu'un râteau à manche en métal agresse la face interne d'un pouce. L'épiderme fabrique progressivement un durillon (ou callosité). L'amas de couche cornée peut se transformer en cor, qui n'est en réalité qu'un durillon plus dense et pourvu d'un centre dur qui correspond au point de pression maximale. Ces callosités peuvent être indolores, mais elles risquent de provoquer une douleur comparable à celle infligée par un caillou coincé entre deux orteils lorsqu'elles exercent une pression sur un os ou un nerf.

Frotter et poncer

- Si le durillon provoque une douleur ou une irritation, il faut **enlever une partie des cellules mortes** qui le composent afin de soulager la pression qu'il exerce sur les nerfs. Tout de suite après une douche chaude ou un bain, lorsque la peau est humide et souple, passez une **pierre ponce** sur le durillon pour gommer les cellules mortes. Disponible en pharmacie et dans les grandes surfaces, la pierre ponce est un simple morceau de roche volcanique. N'essayez pas de rogner tout le durillon en une seule fois, au risque de mettre la peau à vif. Poncez-le un peu chaque jour et soyez patient car, s'il est très épais ou dur, le processus peut prendre plusieurs semaines.
- Des **cors mous**, également appelés **œils-de-perdrix**, apparaissent entre les doigts de pied lorsque les os des orteils voisins frottent jusqu'à épaississement de la peau. On les qualifie de « mous » car, à ces endroits, la peau est généralement plus humide. Une pierre ponce étant trop large pour y passer, achetez plutôt une **lime pour durillons** et ôtez peu à peu la couche de peau. Vous pouvez aussi soulager la pression entre les orteils grâce à un séparateur en mousse.
- Si vos pieds nécessitent davantage de soins, consultez un **podologue**. Il sera à même d'enlever les cors sans douleur, de choisir des coussinets, des semelles ou des talonnettes pour soulager la pression, ou de vous recommander un appareillage (orthèse) compatible avec les chaussures habituelles.

Attendrir l'ennemi

- Au lieu de poncer durillons et cors, vous pouvez les attendrir et les hydrater jusqu'à ce qu'ils ramollissent. Pour les cors d'orteil, utilisez de l'**huile d'olive** ou de l'**huile de ricin** comme adoucisseur et une rondelle de protection en mousse (vendue en pharmacie et sur Internet). Appliquez quelques gouttes d'huile sur le cor avec un coton-tige, placez la rondelle autour du cor, puis enroulez-la de ruban adhésif pour la maintenir en place. Ce dispositif permet à la fois de protéger le cor de la pression et de maintenir l'hydratation. Portez de vieilles chaussettes pendant le traitement car l'huile peut couler à travers le bandage.

- Une autre méthode pour attendrir durillons et cors consiste à les baigner dans de l'eau additionnée de **sels d'Epsom** (ou sulfate de magnésium). Suivez les instructions figurant sur le paquet.

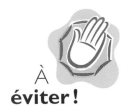

Attaquer le cor à l'acide

- Achetez un pansement à l'**acide salicylique** en pharmacie. Appliquez-le après un bain ou une douche, en veillant à ne traiter que la zone calleuse dure et non la peau tendre qui l'entoure. L'acide salicylique dissout la kératine (couche externe de la peau), dont l'épaississement est à l'origine des cors et des durillons. Appliqué sur une peau saine, il peut provoquer des brûlures ou une ulcération.
- Vous pouvez également fabriquer votre propre **emplâtre anticors avec de l'aspirine** (composé d'acide salicylique). Réduisez 5 comprimés en poudre fine. Mélangez bien avec ½ c. à thé de jus de citron et ½ c. à thé d'eau. Appliquez cette pâte sur la peau épaissie, enveloppez le pied de pellicule moulante, puis couvrez le tout avec une serviette chaude. Enlevez serviette et pellicule moulante au bout de 10 minutes et ôtez doucement la peau ramollie à l'aide d'une pierre ponce. (*Attention :* cette méthode ne convient pas aux personnes allergiques à l'aspirine.)

Soulager le frottement

- Pour réduire la pression sur le durillon ou le cor, fabriquez une **rondelle de protection sur mesure** avec un pansement adhésif. Découpez un cercle au diamètre supérieur à votre durillon ou à votre cor, pliez-le en deux et découpez un demi-cercle au centre. Ouvrez-le : c'est une rondelle de protection. Placez-le sur votre durillon ou votre cor.
- Si vous avez un cor mou entre deux orteils, placez un **séparateur en mousse** entre eux pour les empêcher de frotter l'un contre l'autre. Vous en trouverez dans les pharmacies et sur Internet. Cependant, le mieux est de faire appel à un orthésiste, qui choisira et placera un séparateur parfaitement adapté.

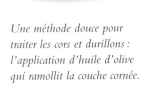

Une méthode douce pour traiter les cors et durillons : l'application d'huile d'olive qui ramollit la couche cornée.

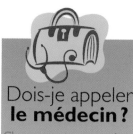

- Essayez de porter des bas dotés de **semelles épaisses et renforcées** pour empêcher l'aggravation du durillon.
- L'ajout d'une **semelle** standard dans vos chaussures peut soulager la pression sur la zone calleuse et aider celle-ci à se résorber plus rapidement.

Mieux vaut prévenir que guérir

- Appliquez une lotion contenant de l'**urée** sur les points rugueux avant qu'ils ne deviennent de véritables durillons. Mettez-en peu au début, car cela peut piquer.
- Une autre manière d'empêcher votre peau de s'épaissir consiste à baigner vos pieds dans une cuvette d'**eau tiède à chaude** une fois par semaine. Appliquez ensuite une lotion hydratante.
- **Choisissez des chaussures adaptées à vos pieds.** L'espace entre votre orteil le plus long et le bout des chaussures doit être égal à l'épaisseur d'un pouce. En largeur, vos orteils et le bout de vos pieds ne doivent pas être serrés. Toutefois, si la chaussure est trop large, les pieds glissent et frottent sur les côtés.
- Les pieds gonflent naturellement pendant la journée : **achetez vos chaussures en fin d'après-midi**, au moment où ils sont le plus enflés.
- Pour les femmes, **le port de talons hauts doit être limité** aux grandes occasions pour éviter de surcharger l'avant-pied. Dans tous les cas, choisissez des escarpins dotés d'une bonne protection au bout pour réduire la pression sur les orteils.
- Évitez également tout ce qui limite l'élargissement de la chaussure et son adaptation à la forme du pied : chaussures vernies, coutures ou barrettes métalliques au niveau de l'avant-pied.
- **Ne jouez pas au tennis avec vos chaussures de jogging.** À chaque activité correspond un type de chaussures. Des recherches et des modes de fabrication élaborés ont permis la conception de chaussures qui conviennent parfaitement à certains mouvements du pied.
- Pour prévenir l'apparition de callosités sur vos mains, portez des **gants** bien épais lorsque vous effectuez des travaux comme du ratissage, de la peinture ou de l'élagage.

Coups de soleil

Si vous avez la peau rouge écarlate et très sensible au toucher, faites comme pour n'importe quelle autre brûlure : passez les zones affectées à l'eau froide. Pour soulager la douleur et réduire la tuméfaction, vous pouvez prendre un anti-inflammatoire en vente libre, tel que l'aspirine ou l'ibuprofène. Appliquez ensuite une lotion ou un lait après soleil apaisant contenant des principes légèrement anesthésiants, comme Solar Caine® – votre pharmacien vous conseillera. Buvez abondamment car il se peut que vous souffriez d'une légère déshydratation. Et pensez, à l'avenir, à mettre une crème protectrice ou, mieux, évitez de vous exposer au soleil.

Commencer par refroidir la peau

- Avant toute autre mesure, le plus important en cas de coup de soleil est de refroidir la peau. Trempez les zones brûlées pendant 15 minutes dans une bassine d'**eau froide** ou bien appliquez-y des compresses froides.
- Si la brûlure est très étendue, prenez un bain froid additionné d'**avoine**, soit sous forme d'avoine colloïdale (de la marque Aveeno®, par exemple), soit sous forme de grains d'avoine finement moulus au robot ménager.
- Préparez une théière de **thé vert** et laissez l'infusion refroidir. Plongez un linge dans le thé et faites-en une compresse. Le thé vert contient des substances qui réduisent l'inflammation et protègent la peau des méfaits de l'exposition aux rayons ultraviolets.
- Utilisez les propriétés rafraîchissantes et apaisantes de la **menthe poivrée** pour calmer la sensation de brûlure. Préparez une infusion de feuilles de menthe ou mélangez 2 gouttes d'huile essentielle dans 1 tasse d'eau tiède, laissez refroidir et appliquez délicatement sur la zone douloureuse au moyen d'un linge doux.

Les antidouleurs du garde-manger

- Frottez délicatement les zones les plus douloureuses avec une tranche de **concombre**. Ce légume contient des substances qui refroidissent la brûlure et aident à limiter la tuméfaction.
- Le **vinaigre** peut calmer la sensation de brûlure et soulager les démangeaisons. Trempez quelques feuilles d'essuie-tout en papier dans du vinaigre blanc ou du vinaigre de cidre et appliquez-les sur le coup de soleil. Attendez que le papier ait séché pour le retirer. Renouvelez l'application aussi souvent que vous le souhaitez.

Qu'est-ce qui ne va pas ?

Un coup de soleil est une inflammation des couches superficielles de la peau due à une surexposition aux rayons ultraviolets du soleil (UV). La grande majorité des coups de soleil sont des brûlures au premier degré. La douleur, qui atteint généralement un maximum quelque 4 heures après l'exposition, peut durer deux ou trois jours. Au bout de cinq à sept jours, la peau brûlée commence à peler. Les coups de soleil répétés accélèrent le vieillissement cutané et augmentent le risque de cancer de la peau. Les personnes aux cheveux blonds et à la peau claire attrapent plus facilement des coups de soleil. Certains médicaments (antibiotiques, tranquillisants, diurétiques, contraceptifs hormonaux, antidiabétiques) accentuent par ailleurs la sensibilité de la peau aux ultraviolets.

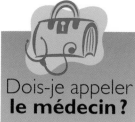

Dois-je appeler **le médecin ?**

Consultez un médecin si la plaie ne se referme pas ou n'arrête pas de saigner, ou si elle présente des signes d'infection (écoulement de pus, douleur plus intense, fièvre, rougeur, enflure ou sensation de chaleur autour de la blessure). En cas de blessure profonde – surtout si elle est contaminée par des souillures –, votre médecin peut juger nécessaire de vous prescrire une piqûre antitétanique.

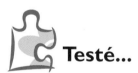

Testé...

On peut appliquer du lait sur les coups de soleil pour soulager la sensation de brûlure.

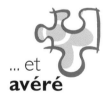

... et **avéré**

Bien que gras, le lait ne bouche pas les pores de la peau. Si cela vous fait du bien, continuez à l'utiliser. L'emploi d'huile ou de beurre est en revanche prohibé, car ces matières retiennent la chaleur et cuisent littéralement la peau.

• Si vous avez des démangeaisons, prenez un bain frais additionné de 2 tasses de **vinaigre**.

• Ouvrez 1 capsule de **vitamine E** et étalez le contenu sur la peau.

Appliquer un revêtement

• Recouvrez les zones de peau atteintes avec une pâte constituée à parts égales d'**orge**, de **curcuma** et de **yogourt**.

• Humidifiez la peau rosie et douloureuse avec du **thé ordinaire froid**.

• Appliquez un mélange composé de **blanc d'œuf**, de **miel** et d'eau d'**hamamélis**.

• Le **dentifrice** est réputé soulager les douleurs localisées et empêcher la formation de cloques.

• Appliquez une fine couche d'**aloe vera** sur la peau endolorie, soit sous forme de pulpe fraîche que vous aurez vous-même extraite de la feuille, soit sous forme de gel (vendu en pharmacie).

• Essayez l'application d'un onguent apaisant à base de **millepertuis**. Cette plante, bien connue pour ses propriétés antiseptiques et analgésiques, est utilisée depuis des siècles pour soigner les plaies (en usage externe, comme ici, le millepertuis n'accroît pas la sensibilité de la peau au rayonnement solaire, ce qui n'est pas le cas lorsque la plante est ingérée).

Mieux vaut prévenir que guérir

• Lorsque le soleil brille, appliquez toujours sur les zones exposées un **écran solaire** d'indice de protection élevé (15 ou plus) au moins une demi-heure avant de sortir de chez vous, et faites bien sûr de même avec vos enfants.

• **L'été, évitez de vous exposer** entre 11 heures et 16 heures, car c'est le moment de la journée où le rayonnement est le plus intense.

• Si vous attrapez facilement des coups de soleil ou que vous avez déjà eu un cancer de la peau, il ne faut prendre aucun risque. **Couvrez-vous de pied en cap.** Autrement dit, ayez les jambes et les bras couverts, un chapeau à larges bords et des lunettes de soleil.

• Une étude réalisée en 2001 a montré que le fait de manger du concentré de **tomate** pouvait aider les personnes à la peau claire à se prémunir contre les coups de soleil. Le **lycopène**, substance qui confère à la tomate sa couleur rouge, protégerait en effet la peau contre les rayons ultraviolets.

Coupures et écorchures

Votre rôle consiste à arrêter le saignement et à garder la plaie propre pour prévenir une infection : la nature se charge du reste. Le matériel nécessaire est le suivant : des compresses et de l'eau pour nettoyer, un antiseptique sous forme liquide ou en atomiseur, des bandages ou des pansements et une crème antiseptique. Si vous n'avez rien de tout cela, d'autres remèdes efficaces sont à portée de main, du miel à l'ail en passant par votre propre salive.

Nettoyer, désinfecter et protéger

- Pour freiner le saignement, exercez une **pression** sur la plaie avec un linge propre ou un morceau de gaze. À défaut, utilisez votre main, après l'avoir lavée.
- Une fois le saignement interrompu, **nettoyez délicatement la zone** à l'eau et au savon. Désinfectez ensuite la plaie elle-même avec un antiseptique non alcoolisé (*Attention :* n'appliquez jamais d'alcool sur une plaie ; toxique pour les tissus à vif, il ne doit servir qu'à vous désinfecter les mains avant de soigner une blessure.) Ensuite seulement, mettez un pansement ou un bandage.
- Vous pouvez aussi nettoyer la plaie avec une teinture-mère de **calendula** (souci), diluée dans un peu d'eau. Cette plante antibactérienne est connue pour ses vertus cicatrisantes. Pour une cicatrisation encore plus rapide, appliquez de la crème au calendula, disponible en pharmacie.
- Deux fois par jour, nettoyez la plaie avec de la **myrrhe** : cette plante stimule la production de globules blancs, les cellules anti-infectieuses du sang qui se regroupent à l'endroit de la blessure. Mélangez 1 c. à thé de teinture-mère de myrrhe (vendue dans les magasins de produits naturels) à 100 ml d'eau. Versez une petite quantité sur la plaie, puis laissez-la sécher à l'air libre.
- Essayez l'**huile d'arbre à thé** (melaleuca). Utilisée dans le monde entier pour le traitement des plaies, elle contient un puissant antiseptique. Mélangez 1½ c. à thé d'huile dans 1 tasse d'eau tiède et rincez la coupure ou l'écorchure deux fois par jour.

Fouiller dans la cuisine

- Si vous n'avez pas de crème antiseptique, appliquez un peu de **miel** et couvrez la plaie avec un linge propre ou un bandage. Le miel possède des propriétés antibactériennes et, selon certaines

Qu'est-ce qui **ne va pas ?**

Vous venez de vous trancher la peau avec un objet coupant – couteau de cuisine, rasoir, morceau de verre, voire feuille de papier. Ou bien vous êtes tombé et votre coude ou votre genou y a laissé un petit bout de peau. La coupure ou l'égratignure se traduisent par un saignement, généralement bénin. La principale complication possible est liée à la présence de microbes dans la plaie, entraînant un risque d'infection.

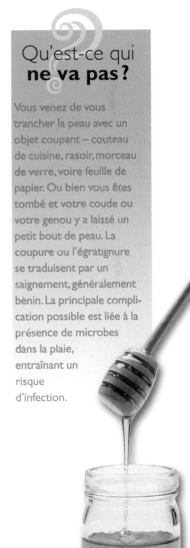

Le miel est un antiseptique naturel.

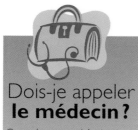

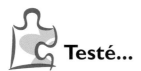

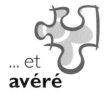

études, il accélère la cicatrisation. Vous n'avez pas de pansements ni de bandages à portée de main ? Inutile de s'inquiéter : en séchant, le miel forme une protection naturelle.

- L'**ail** est un autre antibiotique naturel. Appliquez une gousse écrasée sur la plaie à l'aide d'un pansement adhésif. Si ce cataplasme irrite votre peau, enlevez-le immédiatement.

Genou écorché ? Empêcher la croûte de durcir

- Les enfants ont la désagréable habitude de s'écorcher les genoux presque quotidiennement. Pour protéger la plaie et les décourager de gratter la croûte, recouvrez-la de **vaseline** afin de l'empêcher de durcir.

Prendre exemple sur le règne animal

- Si vous ne pouvez pas laver une plaie – vous êtes en randonnée, par exemple –, **léchez-la**. Un article publié dans le magazine scientifique britannique *The Lancet* a décrit les effets bénéfiques de ce geste, à condition d'utiliser votre propre salive. Celle de quelqu'un d'autre se révélerait source d'infection.

Recoller les morceaux

- En cas de coupure très fine au doigt (comme celle que l'on peut se faire avec une feuille de papier), une colle cutanée peut offrir une bonne solution – on en trouve difficilement en dehors des pharmacies des hôpitaux, mais les choses devraient évoluer car elle apporte réellement un plus. Cette colle permet de rapprocher correctement les deux bords d'une plaie, ce qui n'est pas toujours possible avec les coupures profondes ou fendillées, ou si la blessure est située sur une articulation soumise à des mouvements. Mal appliquée, la colle peut néanmoins créer un bourrelet qui empêche la plaie de se refermer et entraîne un risque de cicatrice plus visible. Ne touchez pas la colle pendant le séchage.

Crampe musculaire

Des mesures aussi simples qu'un étirement ou l'application de chaleur peuvent rapidement soulager une crampe musculaire. L'alimentation joue un rôle important dans la prévention de ces douleurs. Vous manquez peut-être de potassium, de magnésium et de calcium, les trois sels minéraux qui permettent de réguler l'activité des nerfs et des muscles. Pensez également à boire beaucoup d'eau et à pratiquer régulièrement une activité physique.

Provoquer une sensation de chaleur

● Placez un **coussin chauffant électrique** sur le muscle pour éliminer la contraction et accroître le flux sanguin vers la zone affectée. Réglez le thermostat au minimum, appliquez pendant 20 minutes et attendez 20 minutes au moins avant de recommencer.
● Prenez une longue douche chaude ou plongez-vous dans un bain. Versez-y ½ tasse de **sels d'Epsom** (ou sulfate de magnésium). Le magnésium favorise le relâchement musculaire.

Éliminer la douleur

● **Trouvez le point central de la crampe.** Appuyez à cet endroit avec le pouce, le dos de la main ou le poing à peine serré. Maintenez la pression pendant 10 secondes, relâchez pendant 10 secondes, puis appuyez à nouveau. Vous devriez ressentir un inconfort, mais pas une douleur insupportable. Après avoir répété plusieurs fois l'opération, la douleur devrait commencer à diminuer.
● **Pour faire disparaître une crampe dans le mollet**, mettez-vous debout, placez tout le poids du corps sur la jambe concernée et pliez légèrement le genou. Vous pouvez aussi fléchir le pied, saisir vos orteils et votre plante de pied, puis tirer tout doucement vers vous en vous allongeant. Massez-vous en même temps le mollet.

Utiliser des huiles essentielles

● Mélangez 1 volume d'**essence de gaulthérie** à 4 volumes d'huile végétale et faites pénétrer ce liquide à l'endroit de la crampe. La gaulthérie renferme du salicylate de méthyle (proche de l'aspirine), qui calme la douleur et stimule la circulation sanguine. Vous pouvez appliquer ce mélange plusieurs fois par jour, mais ne l'associez pas à un coussin chauffant car vous risqueriez de vous brûler la peau. (*Attention* : la gaulthérie est très toxique par voie orale.)

Qu'est-ce qui ne va pas ?

Les crampes sont des contractions musculaires involontaires, intenses et douloureuses. Elles surviennent souvent au cours d'une séance de sport, mais elles peuvent aussi se produire lorsqu'une partie du corps est restée figée pendant plusieurs heures (crampe à la main des écrivains, par exemple). Dans ces cas, le spasme est provoqué par l'utilisation excessive d'un muscle (entraînant l'accumulation d'acide lactique, à l'origine de douleurs musculaires sévères), la déshydratation, le stress ou la fatigue.
Si vous souffrez de crampes aux mollets avant de vous endormir ou si l'un de vos muscles se bloque sans raison apparente, la cause principale est probablement un signal chimique erroné du système nerveux « ordonnant » au muscle de se contracter. Le problème est souvent lié à un déséquilibre des taux de potassium et de sodium.

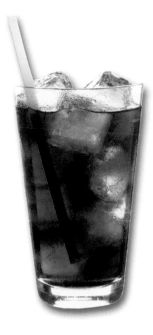

Prendre le soir un verre de soda renfermant de la quinine peut être utile si l'on souffre de crampes nocturnes.

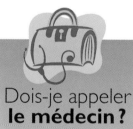

Dois-je appeler le médecin ?

Les crampes musculaires sont généralement temporaires : elles durent quelques secondes à quelques minutes avant de se résorber sans laisser de séquelles. Contactez votre médecin si la crampe, ou le spasme, dure plus de 1 heure et ne s'estompe pas malgré les mesures préconisées ici. Voyez-le également si les douleurs surviennent régulièrement, au repos ou lors d'efforts modérés.

Éliminer les crampes nocturnes aux jambes

• Avant de vous coucher, buvez un verre de **soda** contenant de la **quinine** (Tonic Water). Ne prenez pas de quinine sous forme de comprimés en raison des risques d'effets secondaires sérieux (bourdonnements d'oreilles et troubles visuels).

• Prenez 25 mg de **vitamine E** par jour pour prévenir les crampes nocturnes. Des études suggèrent que la prise de vitamine E améliore la circulation sanguine dans les artères.

Importance des sels minéraux

• Les crampes peuvent être favorisées par un taux insuffisant d'électrolytes, substances nécessaires à la transmission des impulsions nerveuses vers les muscles. Le potassium, le sodium, le calcium et le magnésium sont des électrolytes. Vous ne manquez probablement pas de sodium (sel), mais vous avez peut-être besoin des autres minéraux en plus grandes quantités. Le pain et les céréales complets, les noix et les légumes à feuilles vert foncé sont riches en **magnésium**. Vous trouverez du **potassium** dans la plupart des fruits et légumes. Le lait et les produits laitiers sont riches en **calcium**.

• Si, même en modifiant votre alimentation, vous continuez à avoir des crampes, prenez 500 mg de calcium et 500 mg de magnésium deux fois par jour. Si vos crampes sont dues à une carence en magnésium, vous serez vite soulagé. Ne prenez pas de magnésium sans calcium car ces deux minéraux sont complémentaires.

• Si vous prenez des **diurétiques** pour traiter une hypertension, les mictions fréquentes peuvent avoir pour effet de réduire le taux de potassium. Une carence importante (hypokaliémie) peut être à l'origine d'une fatigue, de crampes et d'une faiblesse musculaire. Demandez à votre médecin de revoir votre traitement.

Boire abondamment

• Les crampes sont souvent causées par la déshydratation (la bonne concentration des électrolytes dépend de la quantité d'eau absorbée). Par conséquent, **buvez davantage d'eau** si vous avez régulièrement des crampes.

• Si vos crampes surviennent souvent au cours d'une **activité physique**, buvez au moins deux verres d'eau 2 heures avant de vous entraîner. Arrêtez-vous pour boire toutes les 10 à 20 minutes pendant votre pratique sportive. Si vous transpirez beaucoup, pensez aux **boissons énergétiques**, qui reconstituent le stock d'électrolytes.

LES GESTES QUI SOULAGENT
Étirements anticrampes

Vous pouvez faire disparaître une crampe en vous étirant de la façon suivante.
Maintenez chaque étirement pendant 10 à 20 secondes et répétez-le trois fois.

CRAMPES NOCTURNES

Si vous êtes réveillé la nuit par des crampes au mollet
ou au pied, pratiquez cet étirement trois fois par jour,
en particulier avant de vous coucher. Tenez-vous
debout à environ 75 cm d'un mur. Posez vos
paumes sur le mur à hauteur des yeux.
En conservant les talons au sol, déplacez
vos mains sur le mur le plus haut possible.
Maintenez un peu, puis revenez à la position
initiale.

CRAMPE AU MOLLET

Debout, jambes écartées et pieds
vers l'avant, avancez la jambe
douloureuse en y déplaçant
le poids de votre corps tout
en gardant la jambe arrière
tendue.

CRAMPE À L'AVANT DE LA CUISSE

En prenant appui sur le dossier d'une chaise,
pliez la jambe douloureuse et saisissez votre
pied en amenant le talon aussi près que
possible de vos fesses. Gardez le genou
pointé vers le bas.

CRAMPE À L'ARRIÈRE DE LA JAMBE

Placez le talon de la jambe douloureuse
sur un tabouret bas ou un marchepied.
Penchez lentement votre buste vers
l'avant jusqu'à ce que vous
sentiez un tiraillement
à l'arrière de la jambe.

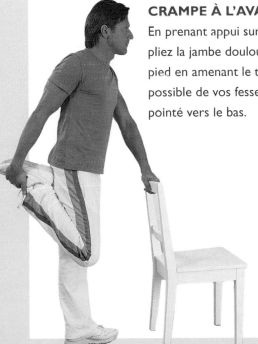

Cystite (infection urinaire)

Chez la femme, la sensation de brûlure éprouvée lors de la miction est synonyme de cystite (ou infection urinaire). On estime que 20 % des femmes souffrent de ce trouble au moins une fois par an. L'infection est moins fréquente chez l'homme. Si le médecin vous prescrit un antibiotique, il est très important de prendre le traitement jusqu'au bout. En parallèle, buvez du jus de canneberge – très efficace – et suivez les quelques conseils que voici pour écourter l'infection et diminuer la douleur.

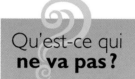

Qu'est-ce qui ne va pas ?

Les infections urinaires sont beaucoup plus fréquentes chez les femmes que chez les hommes. Cela tient d'une part à la longueur de l'urètre féminin, très inférieure à celle de l'urètre masculin, et, d'autre part, à la proximité qui existe entre l'orifice de l'urètre, le vagin et l'anus. Ces deux caractéristiques font que les bactéries parviennent plus facilement jusqu'à la vessie. La cystite se manifeste par une envie fréquente d'uriner et une sensation de brûlure lors de la miction. Elle s'accompagne parfois de fièvre. Chez l'homme, cette infection est souvent liée à une hypertrophie de la prostate, qui, en faisant pression sur l'urètre, ralentit le débit urinaire.

Boire beaucoup !

• Dès les premiers signes d'infection, préparez une solution de **bicarbonate de sodium**. Mettez ¼ c. à thé de bicarbonate dans 125 ml d'eau froide et mélangez pour dissoudre. Buvez deux verres d'eau, suivis de la solution de bicarbonate. Le bicarbonate de sodium rend l'urine moins acide, ce qui diminue la sensation de brûlure lors de la miction.

• Durant la journée, **buvez 1 verre d'eau toutes les heures**. Le fait de saturer d'eau l'appareil urinaire permet de mieux éliminer les bactéries. En outre, plus l'urine est diluée, moins elle est irritante.

• Le **jus de canneberge** aide à guérir plus rapidement et pourrait avoir un effet préventif. Ce fruit renferme une substance qui empêche les bactéries de s'accrocher à la muqueuse vésicale, ce qui rend leur élimination plus facile lors de la miction. Pour prévenir ou soigner les infections urinaires, buvez chaque jour 300 ml de jus de canneberge. Vous en trouverez dans les supermarchés, les épiceries et les magasins de produits naturels (vérifiez sur l'emballage la part réelle de canneberge dans le produit, et celle des sucres ajoutés).

• Évitez, en revanche, les **jus d'agrume**, le **jus de tomate**, le **café** et l'**alcool**, car ces boissons, **irritantes pour la paroi vésicale**, peuvent rendre la miction encore plus douloureuse.

Prendre des infusions anti-infectieuses

• Préparez-vous une **tisane d'ail**. Cela paraît peu alléchant, mais, en cas de cystite, tout est bon pour faire passer la douleur. Du fait des substances bactéricides très puissantes qu'il contient, l'ail est un remède idéal pour lutter contre les microbes responsables de l'infection urinaire. Pelez deux ou trois gousses d'ail, écrasez-les soigneusement, puis jetez-les dans 1 tasse d'eau chaude. Laissez infuser pendant 5 minutes.

• Pour aider votre système immunitaire à combattre l'infection – et augmenter votre apport hydrique –, buvez trois tasses par jour de **tisane d'échinacée**, sous forme de sachets à infuser ou en ajoutant 2 c. à thé de racine brute à 1 tasse d'eau bouillante.

• Pour une **tisane de livèche** (famille des ombellifères, comme la carotte), mettez 2 c. à thé de racine séchée et broyée dans 1 tasse, remplissez d'eau bouillante, laissez infuser pendant 10 minutes, puis filtrez. Cette plante contient des substances anti-inflammatoires et antibactériennes. Elle aurait de plus un effet diurétique, ce qui favorise le drainage de l'appareil urinaire.

• Essayez la **tisane d'ortie** pour son effet diurétique. Elle fait uriner davantage, ce qui favorise l'élimination des bactéries responsables de l'infection. Comptez 1 c. à thé de feuilles séchées pour 1 tasse d'eau bouillante. Buvez une tasse par jour.

• La **busserole**, également appelée raisin d'ours *(Uva ursi)*, est une plante buissonnante dont la feuille est utilisée depuis des siècles pour traiter les infections urinaires en raison de ses propriétés antiseptiques. Elle est particulièrement recommandée lorsque les urines sont alcalines (des bandelettes de papier pH vendues en pharmacie permettent de faire le test), comme cela arrive lorsqu'on suit un **régime végétarien strict**. Les personnes dont les urines présentent un pH normal (entre 7 et 7,5) peuvent aussi utiliser ce remède, mais il leur faut alors suivre pendant quelque temps un régime strict comprenant beaucoup de fruits et très peu de viande. Prenez une ou deux gélules de 100 à 120 mg trois fois par jour avec les repas. Arrêtez le traitement dès que vous vous sentez mieux. En tout état de cause, la durée du traitement ne doit surtout pas excéder une semaine car la prise de busserole à fortes doses peut, à la longue, provoquer de graves lésions hépatiques. Par ailleurs, la busserole est incompatible avec la vitamine C car celle-ci, en acidifiant les urines, empêche la plante d'agir. *(Attention :* la busserole est contre-indiquée chez les femmes enceintes ou qui allaitent, ainsi que chez les enfants de moins de 12 ans.)

• L'**hydrastis** (ou hydraste du Canada) est une arme naturelle contre *Escherichia coli*, bactérie souvent impliquée dans les infections urinaires. Non seulement cette plante combat directement la bactérie, mais elle stimule aussi le système immunitaire, ce qui accélère la guérison. Prenez 500 à 1 000 mg d'extrait de racine

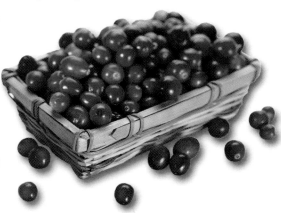

La canneberge prévient les infections urinaires chez les femmes prédisposées.

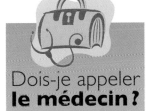

Dois-je appeler **le médecin ?**

Voyez votre médecin si les symptômes évocateurs de cystite – envie fréquente d'uriner, forte sensation de brûlure lors de la miction – persistent au-delà de 24 à 36 heures malgré les mesures prises. Il faut également consulter si la sensation de brûlure est accompagnée de pertes vaginales (pour la femme) ou d'un écoulement pénien anormal (pour l'homme), si vous avez mal au dos, si vous grelottez, si vous avez de la température ou s'il y a du sang dans vos urines. Enfin, voyez votre médecin si la cystite récidive en dépit des mesures préventives ou si vous êtes enceinte.

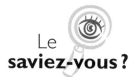

Le saviez-vous ?

Les hommes sont naturellement peu sujets aux infections urinaires, même si le risque augmente en cas d'hypertrophie (ou adénome) de la prostate. En revanche, ils peuvent souffrir de prostatites (infections de la prostate), nécessitant un traitement antibiotique long (6 semaines).

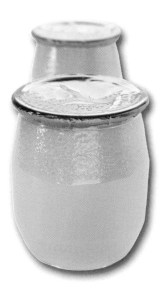

Les yogourts et laits aux ferments actifs sont bénéfiques en cas de cystite, surtout si l'on prend des antibiotiques pour lutter contre l'infection.

d'hydrastis une fois par jour pendant cinq à sept jours. (*Attention :* cette plante est toxique à forte dose, voir p. 436.)

Mieux vaut prévenir que guérir

- La chose la plus importante que vous puissiez faire à titre préventif est d'uriner régulièrement – au moins toutes les 4 heures – en veillant à bien vider à chaque fois votre vessie. Si vous pensez avoir fini, attendez (si vous êtes une femme, levez-vous), puis refaites une tentative.
- La **vitamine C** et les **bioflavonoïdes** protègent la vessie contre les bactéries. Vous pouvez prendre chaque jour jusqu'à 1 000 mg de vitamine C et jusqu'à 600 mg de bioflavonoïdes.
- Utilisez des **savons doux et sans parfum** et évitez les huiles de bain et les produits moussants parfumés.
- **Certains aliments**, comme les asperges, les épinards, la betterave, les carottes crues, les tomates, les agrumes, les fraises, la viande rouge ou le lait peuvent aggraver la cystite. Évitez d'en manger si vous souffrez d'infections urinaires à répétition.
- Soignez particulièrement l'hygiène de la région ano-génitale. Si vous êtes sujette aux infections urinaires, **lavez-vous avant de faire l'amour** et **allez aux toilettes après**. L'urine entraînera toute bactérie qui aurait pu pénétrer dans l'urètre durant les rapports.
- Lorsque vous allez aux toilettes, essuyez-vous toujours **de l'avant vers l'arrière** afin d'éviter de contaminer l'appareil urinaire par des bactéries provenant du rectum.
- Les bactéries se développent dans des milieux chauds et humides. Plutôt que des fibres synthétiques, portez des **sous-vêtements amples en coton**, qui « respirent », et évitez les collants en nylon ainsi que les pantalons moulants.
- Pour la même raison, ne gardez pas un maillot de bain mouillé. Après avoir nagé, ôtez le maillot et enfilez des **vêtements secs**.
- Une étude réalisée par des chercheurs finlandais a montré que les femmes qui mangent régulièrement du fromage, du yogourt ou des laits fermentés étaient moins sujettes aux cystites, peut-être parce que ces aliments contiennent des bactéries utiles, qui aident à éliminer les bactéries nuisibles. **Mangez chaque jour deux ou trois produits laitiers** enrichis en ferments lactiques (tel que *Lactobacillus acidophilus*). Ce conseil vaut particulièrement si vous prenez des antibiotiques, dont on connaît les effets néfastes sur la flore intestinale.

Dentaire (poussée)

Les premières dents apparaissent entre 4 et 8 mois, et cette poussée dentaire peut s'accompagner d'une douleur des gencives et d'autres petits troubles variables d'un enfant à l'autre. Les gels gingivaux pour premières dents vendus en pharmacie, ainsi que les analgésiques pédiatriques (sirop à l'acétaminophène ou à l'ibuprofène) délivrés sans ordonnance peuvent alors être très utiles.

Anesthésier la gencive par le froid

• Achetez un **anneau de dentition** rempli d'eau (en pharmacie, dans les rayons d'articles pour bébé des grands magasins…). Mettez-le à refroidir au réfrigérateur, puis donnez-le à mâchouiller à votre enfant. Le froid a pour effet d'anesthésier la gencive et de soulager temporairement la douleur. (*Attention* : l'anneau ne doit jamais être mis au congélateur, car cela risquerait de provoquer des brûlures.)

• Si votre enfant a plus de 6 mois, vous pouvez lui donner à mâcher une **débarbouillette** propre passée sous l'eau froide.

• Enveloppez un **glaçon** dans un linge propre et passez-le délicatement sur la gencive du bébé. Faites bien attention que la glace elle-même ne soit pas en contact avec la gencive et ne vous arrêtez jamais dans votre mouvement continu, car cela risquerait de provoquer un refroidissement exagéré.

• Les **aliments froids** peuvent aider à soulager les douleurs gingivales. Coupez un bagel, mettez les morceaux dans un petit sac en plastique et placez celui-ci au congélateur. À chaque fois que le bébé commence à montrer des signes d'inconfort, donnez-lui un morceau de bagel froid à mâchouiller. En plus de l'anesthésie produite par le froid, le contact du bagel sur la gencive crée un massage bénéfique. Seule précaution à prendre : rester à côté de l'enfant afin de pouvoir lui retirer le morceau de bagel de la bouche une fois celui-ci trop ramolli et imprégné de salive.

• Donnez à votre bébé une **banane congelée** (épluchée, bien évidemment). La chair dégèle rapidement lorsque l'enfant se met à la sucer et le froid apaise ses gencives. Toutefois, comme pour le bagel, il faut la lui ôter de la bouche avant qu'elle ne soit transformée en bouillie.

Qu'est-ce qui ne va pas ?

Chez certains nourrissons, les poussées dentaires passent inaperçues ou presque : l'enfant met ses doigts dans la bouche et bave beaucoup. Mais, le plus souvent, les gencives sont rouges, douloureuses et enflées, ce qui entraîne des pleurs, une irritabilité et un mauvais sommeil. Ce sont généralement les deux, trois ou quatre premières dents qui posent problème, mais il arrive que l'éruption de la première dentition, qui peut durer jusqu'à l'âge de 3 ans, se passe mal du début à la fin.

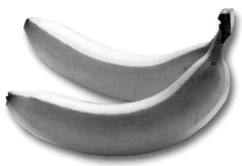

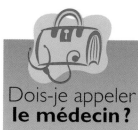

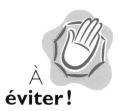

Offrir à l'enfant toute l'attention

• Parfois, le fait de témoigner à l'enfant encore un peu **plus d'affection** que d'habitude peut suffire à apaiser les douleurs. Faites un câlin, prenez-le dans vos bras et marchez pour le distraire de l'inconfort qu'il ressent au niveau de la bouche.

• Massez les gencives de votre bébé avec un doigt propre pendant quelques minutes, en appliquant éventuellement une goutte de citron. La pression soulage la douleur et l'attention que vous lui portez réconforte l'enfant.

Apaiser les gencives par les plantes

• Versez 1 à 2 c. à soupe d'**huile végétale** comestible dans un petit bol, ajoutez 2 gouttes d'**huile essentielle de clou de girofle** et mélangez. Cette mixture soulage les douleurs gingivales. Avant de vous en servir pour frotter les gencives de l'enfant, testez-la sur vous pour vous assurer qu'elle n'est pas trop forte. Si la sensation est désagréable, rajoutez un peu d'huile végétale et réessayez. N'appliquez jamais d'huile essentielle de clou de girofle pure sur la gencive d'un enfant, sous peine de provoquer une forte irritation.

• Deux fois par jour, versez 1 ou 2 gouttes d'**huile de camomille** sur de l'ouate et tamponnez la gencive. Cette huile de couleur bleue a un effet apaisant sur la peau et les muqueuse irritées.

• Essayez ces deux remèdes homéopathiques : *Chamomilla* **5CH** ou *Belladonna* **5CH**, à raison de trois granules toutes les 30 minutes, jusqu'à 10 prises quotidiennes.

Essayer un gel gingival pour premières dents

• Vous trouverez en pharmacie plusieurs **gels gingivaux anesthésiants** convenant aux enfants (sans alcool), comme Oragel®. Comme pour tout anesthésiant local, ces gels doivent être utilisés avec parcimonie car ils ne font pas qu'insensibiliser les gencives. En cas d'usage excessif, ils peuvent inhiber le réflexe de déglutition, ce qui signifie que, lors de la prise de nourriture, des aliments risquent de pénétrer dans les voies aériennes sans que rien ne les arrête.

Nettoyer les gencives

• Dès que la première dent perce, établissez une routine de **nettoyage**. Frottez doucement la gencive avec une brosse à dents souple ou un morceau de tissu propre. Cette mesure empêche les bactéries de proliférer et diminue l'irritation des gencives.

Dents (mal aux)

Les maux de dents, qu'il s'agisse de simples élancements ou de douleurs insupportables, sont normalement de courte durée lorsqu'on s'adresse à un bon dentiste. Si vous ne parvenez pas à obtenir un rendez-vous immédiatement, achetez en pharmacie un gel buccal anesthésiant à base de lidocaïne ou de benzocaïne (Anbesol®, Oragel®). Vous pouvez aussi prendre un analgésique général – ibuprofène, acétaminophène ou aspirine (ne donnez pas d'aspirine à un enfant de moins de 16 ans sans avis médical) – ou bien essayer l'une des techniques suivantes.

Des épices pour faire taire la douleur

• Appliquez un peu d'**huile essentielle de clou de girofle** sur la dent qui fait mal. Le clou de girofle a un effet anesthésiant, dû à sa forte teneur en une substance appelée eugénol, et possède des propriétés antibactériennes puissantes. Au début du XIXᵉ siècle, les médecins et les dentistes ne se déplaçaient jamais sans leur flacon d'huile essentielle de clou de girofle. Sur le moment, l'huile essentielle peut provoquer une légère sensation de brûlure, mais la sédation intervient rapidement.

• L'effet est le même lorsqu'on utilise des **clous de girofle entiers**. Mettez-en quelques-uns dans votre bouche, laissez-les ramollir, puis écrasez-les légèrement entre vos molaires saines afin qu'ils libèrent leur huile. Gardez ensuite les clous contre la dent douloureuse pendant 20 à 30 minutes.

• Si vous n'avez pas de clous de girofle sous la main, faites une pâte avec du **gingembre en poudre** et du **poivre de Cayenne**. Versez les ingrédients dans un petit bol, ajoutez un tout petit peu d'eau, puis mélangez jusqu'à obtention d'une pâte. Prenez un morceau d'ouate et roulez-le soigneusement dans la pâte, de manière qu'il soit bien enrobé, puis placez-le sur la dent douloureuse (la pâte pouvant irriter la gencive, veillez à ce que le coton ne soit en contact qu'avec la dent). Vous pouvez aussi utiliser un seul de ces deux ingrédients, peu importe lequel, car tous deux calment la douleur.

Bains de bouche analgésiques

• Rincez-vous la bouche avec de la **teinture de myrrhe**. La myrrhe est astringente, ce qui a pour effet de diminuer l'inflammation ; elle possède aussi des propriétés antibactériennes. Mettez 1 c. à thé

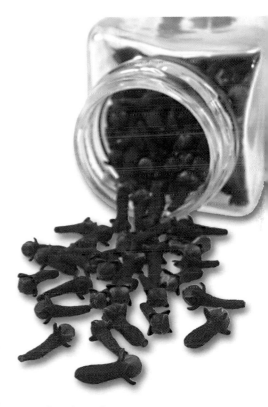

Les clous de girofle ont un effet anesthésiant sur les douleurs dentaires.

Qu'est-ce qui **ne va pas ?**

Les maux de dents sont souvent dus à des caries dentaires, qui se forment sous l'action de bactéries proliférant dans les résidus d'aliments sucrés et amidonnés accrochés aux dents. Ces bactéries produisent des acides qui attaquent les dents et, lorsqu'un nerf finit par être atteint, les douleurs commencent. Mais les maux de dents peuvent aussi avoir d'autres causes : morceau de nourriture coincé entre deux dents, plombage qui a sauté, dent fêlée, abcès (poche infectée entre la dent et la gencive) ou problème de sinus.

L'application de froid endort la douleur.

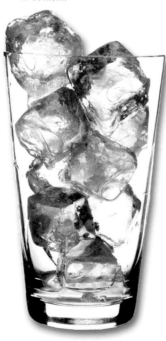

de myrrhe pulvérisée dans 200 ml d'eau, portez à ébullition et laissez frémir pendant 30 minutes. Retirez du feu, filtrez et laissez refroidir. Rincez-vous la bouche cinq ou six fois par jour avec 1 c. à thé de cette décoction diluée dans ½ tasse d'eau.

• Outre son goût agréable, l'infusion de **menthe poivrée** a un certain pouvoir anesthésiant. Jetez 1 c. à thé de feuilles séchées dans 1 tasse d'eau bouillante, laissez infuser pendant 20 minutes, puis filtrez. Servez-vous de l'infusion refroidie pour vous rincer la bouche et recrachez-la. Renouvelez l'opération aussi souvent que vous le souhaitez.

• Pour désinfecter et soulager provisoirement la douleur, rincez-vous la bouche avec du **peroxyde d'hydrogène** dilué dans une fois sa quantité d'eau. Ce bain de bouche est particulièrement recommandé lorsque les maux de dents s'accompagnent de fièvre et d'un goût désagréable dans la bouche (signe d'infection). Comme pour les autres remèdes, il s'agit là d'un traitement d'appoint. Une visite chez le dentiste est indispensable, car l'origine de l'infection doit être recherchée et traitée en conséquence. Le peroxyde, même dilué, ne doit jamais être avalé. Recrachez-le, puis rincez-vous la bouche plusieurs fois à l'eau claire.

• Mettez 1 c. à thé de sel dans un verre d'eau chaude et remuez. Rincez-vous la bouche pendant 20 à 30 secondes avec la solution ainsi obtenue, puis recrachez-la. L'**eau salée** nettoie la gencive autour de la dent et diminue un peu le gonflement en faisant ressortir une partie du liquide retenu dans le tissu. Renouvelez l'opération aussi souvent que vous le souhaitez.

Le réconfort par les compresses

• Mettez un petit **glaçon** dans un sac en plastique, enveloppez l'ensemble dans un linge fin et appliquez-le sur la dent douloureuse. Laissez agir pendant environ 15 minutes. Vous pouvez aussi appliquer un sac de glaçons sur votre joue au niveau de la dent qui fait mal.

• L'application d'une **poche de thé** chaude est un remède traditionnel qui mérite d'être essayé. Le thé contient des tanins dont l'astringence peut réduire le gonflement et apporter une amélioration temporaire.

• Autre remède de grand-mère : l'application sur la joue d'un morceau de **papier brun** (tiré d'un sac d'épicerie, par exemple) imbibé de **vinaigre** et recouvert d'un côté de **poivre noir**. La chaleur ainsi produite peut masquer un moment la sensation de douleur.

Brossage doux

- Utilisez un **dentifrice pour dents sensibles**. En cas de rétraction (ou raccourcissement) de la gencive (liée à l'accumulation de plaque dentaire et de tartre), cela pourra soulager les douleurs habituellement ressenties lors de la prise d'aliments très chauds ou très froids. Le recul de la gencive entraîne une mise à nu de la partie inférieure de la dentine, qui n'est pas ici recouverte d'émail : la base des dents se retrouve alors sans protection, et devient sensible à la chaleur, au froid et à d'autres stimuli qui provoquent la douleur.
- Pour protéger vos gencives et limiter cette rétraction, brossez-vous toujours les dents avec une **brosse extrasouple**.

Colmater les brèches

- Si vous vous êtes cassé une dent ou que vous avez perdu un plombage, le fait de couvrir la partie exposée avec un morceau de **gomme à mâcher** vous permettra d'avoir un peu moins mal. Cette technique peut aussi être utilisée pour maintenir en place un plombage qui menace de se détacher, le temps de voir son dentiste. Pour ne pas aggraver la situation, évitez de mâcher du côté où se trouve la dent abîmée jusqu'à ce que celle-ci ait été réparée.

Appuyer pour soulager

- Pour faire cesser rapidement les maux de dents, essayez l'**acupression**. Appuyez avec votre pouce sur le dos de l'autre main, là où la base du pouce et celle de l'index se rejoignent. Maintenez la pression pendant environ 2 minutes. Cette manœuvre stimule la libération d'endorphine, hormone du bien-être produite par le cerveau. Les spécialistes de l'acupression recommandent d'éviter cette manœuvre si vous êtes enceinte.

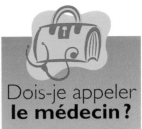

Dois-je appeler le médecin ?

Voyez votre dentiste le plus rapidement possible, même si les symptômes paraissent diminuer. Les remèdes proposés ici ne peuvent qu'apporter une amélioration passagère. Le dentiste est seul à même de déterminer la cause de votre mal de dents. Un traitement spécifique sera probablement nécessaire. Si vous laissez traîner, la situation ne peut qu'empirer.

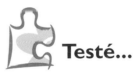

Testé...

Selon la croyance populaire, le fait de se masser la main avec un glaçon peut soulager les maux de dents.

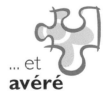

... et avéré

Les messages envoyés par les nerfs au cerveau pour signaler le froid peuvent interférer avec les signaux de douleur provenant de la dent. Enveloppez un glaçon dans un linge fin et passez-le sur la partie charnue située entre le pouce et l'index.

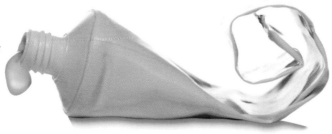

Une bonne hygiène dentaire réduit considérablement la fréquence des caries.

Dépression

Qu'est-ce que Ludwig van Beethoven, Winston Churchill et Vincent Van Gogh ont en commun ? Tous ont, à un moment ou un autre de leur vie, souffert de dépression. Cette affection est extrêmement répandue : si vous êtes déprimé, sachez que vous n'êtes pas le seul et que cette maladie se soigne généralement bien. Pour des cas de dépression grave et chronique, il existe des traitements médicamenteux efficaces et diverses formes de psychothérapie. Pour les dépressions légères à modérées, voici quelques conseils pour vous aider à surmonter cette période difficile, sans aide extérieure ou en complément des thérapies classiques.

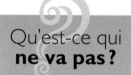

Qu'est-ce qui ne va pas ?

Vous avez peut-être vécu un traumatisme (perte d'un proche, maladie, perte d'emploi…). Ou vous vous sentez simplement triste et vide, sans pouvoir expliquer précisément pourquoi. La dépression est souvent liée à une association de facteurs circonstanciels (les événements de la vie), même si une composante génétique est probable chez certaines personnes. Il existe plusieurs types de dépressions : dépression réactionnelle, qui fait suite à des difficultés, un choc, un chagrin ; trouble bipolaire (maniaco-dépression), caractérisé par des accès de surexcitation (manie) alternant avec des périodes de dépression ; dépression postnatale, qui touche les femmes après un accouchement ; dépression saisonnière (voir p. 138)…

Bouger !

● De nombreuses études ont montré qu'une **activité physique régulière** était un puissant stimulant pour le moral. Faites 20 minutes d'exercice trois fois par semaine au minimum – marcher, soulever des poids, sauter à la corde, rouler à bicyclette, peu importe l'activité choisie. Vous constaterez d'ailleurs peut-être que la dépense physique vous apporte plus que la relaxation.

Pour changer d'humeur, changer d'alimentation

● Si vous suivez un régime riche en protéines pour perdre du poids, le **manque d'hydrates de carbone** (ou glucides) peut en partie expliquer votre déprime. Des aliments comme les fruits, les légumes, les féculents et les céréales complètes (pâtes, pain…) aident votre cerveau à fabriquer de la sérotonine, la substance qui régule l'humeur.

● Essayez de consommer du **poisson** plusieurs fois par semaine. Des chercheurs finlandais ont découvert que les personnes qui mangent du poisson moins d'une fois par semaine présentent 30 % de risques supplémentaires de développer une dépression légère à modérée que celles qui en consomment plus souvent. Le thon frais, le saumon, la sardine et le maquereau sont les plus efficaces : ils sont riches en acides gras **oméga-3**, essentiels à la fonction cérébrale. Ils exerceraient également une influence sur la production de sérotonine.

● Si vous buvez du **café** ou des boissons à base de **cola**, diminuez votre consommation ou arrêtez-la totalement. La caféine abaisse la production de sérotonine et aurait des effets négatifs sur l'humeur.

● **Évitez l'alcool**. L'absorption d'alcool peut être euphorisante à court terme, mais elle a un effet dépresseur ensuite.

S'exprimer

● **Notez ce que vous ressentez** sur papier, en particulier les sentiments douloureux. Le fait d'écrire chaque jour ce que l'on ressent améliore le bien-être psychologique. Prenez une feuille blanche et rédigez le plus spontanément possible, sans réfléchir, en laissant aller votre stylo.

Des remèdes à effet antidépresseur

Le SAM-e, le millepertuis et le 5-HTP ne doivent pas être pris en même temps que des antidépresseurs classiques (et d'autres médicaments, voir p. 435, 436 et 437) en raison des interactions possibles. Ils sont généralement indiqués en cas de dépression légère à modérée.

● Prenez du **SAM-e** (S-adénosyl méthionine). L'efficacité de ce supplément contre la dépression est reconnue dans de nombreux pays européens, et certains médecins en prescrivent même à leurs patients. Présent dans chacune de nos cellules, le SAM-e est une substance naturelle produite par deux acides aminés. Des études ont montré qu'il existait une corrélation entre des taux peu élevés de SAM-e et la dépression, et que la prise de SAM-e améliorait considérablement l'humeur au bout de 3 semaines environ. Le SAM-e agirait en augmentant l'activité de trois neurotransmetteurs – la sérotonine, la dopamine et la noradrénaline – impliqués dans les changements d'humeur. La dose conseillée pour une dépression légère est de 200 mg deux fois par jour. Choisissez des gélules entérosolubles, plus faciles à digérer. Si vous ne constatez aucune amélioration au bout de 2 à 3 semaines, augmentez progressivement la dose jusqu'à un maximum de 400 mg trois fois par jour. (*Attention* : ne prenez pas de SAM-e en cas de trouble bipolaire, ou maniaco-dépression, car ce supplément peut provoquer des accès de manie.)

● Dans la médecine populaire, on pensait que l'herbe de Saint-Jean, autre nom du **millepertuis**, avait le pouvoir de chasser les sorcières. Si ces croyances appartiennent au passé, l'usage médicinal de la plante s'est perpétué, voire renforcé, son efficacité contre les dépressions légères ayant été confirmée par plus de 20 études scientifiques. On ignore encore précisément le mécanisme d'action du millepertuis, mais les chercheurs suggèrent que, comme certains antidépresseurs médicamenteux, il agit sur des substances (neurotransmetteurs) impliquées dans la modulation de

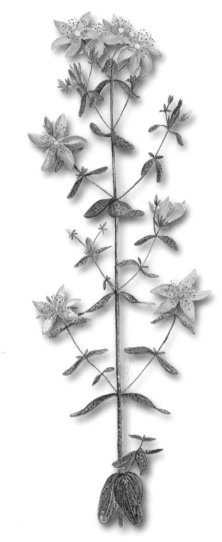

Le millepertuis est recommandé contre les dépressions légères, mais il exige certaines précautions.

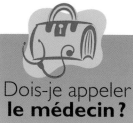

Dois-je appeler **le médecin ?**

Un divorce, un décès, un déménagement ou un bouleversement professionnel sont autant d'événements susceptibles de provoquer un sentiment passager de tristesse par rapport à la perte ou au changement. Nous connaissons quasiment tous des moments de déprime ou de tristesse. Mais, si votre abattement se prolonge au-delà de 2 semaines ou s'il est associé à des signes de dépression, consultez un médecin car un traitement est sans doute nécessaire. Les signes de dépression sont un manque d'intérêt pour les activités de la vie courante, une modification du sommeil (insomnies matinales ou, à l'inverse, excès de sommeil), une perte d'appétit ou une suralimentation, une baisse de libido et une capacité de concentration réduite. Votre médecin sera à même de vous conseiller sur les différentes possibilités : psychothérapie, médicaments ou les deux.

l'humeur. Soyez patient : il faut au moins 4 semaines pour que le traitement exerce un effet vous permettant de juger de son efficacité. Cette plante étant susceptible d'entraîner une sensibilité à la lumière, ne vous exposez pas au soleil pendant la durée du traitement. Certains médicaments à base de millepertuis sont vendus sans ordonnance en pharmacie. Si vous prenez de l'extrait de millepertuis (titré à 0,3 % d'hypéricine, le principe actif majeur du millepertuis), la posologie est de 300 mg trois fois par jour au moment des repas. (*Attention :* le millepertuis n'est pas un médicament anodin, et il est conseillé de demander un avis médical. Si vous devez prendre un nouveau traitement, informez toujours au préalable votre médecin que vous prenez du millepertuis car cette plante interagit avec de nombreux médicaments, dont la pilule et les antidépresseurs chimiques.)

● Le **5-HTP** (5-hydroxytryptophane) est une forme de l'acide aminé tryptophane, qui fonctionnerait de la même manière que certains antidépresseurs en accroissant les niveaux de sérotonine. Commencez par 50 mg de 5-HTP une fois par jour et, si nécessaire, augmentez progressivement la dose jusqu'à un maximum de 100 mg trois fois par jour. En raison d'un risque de somnolence, il est préférable de ne pas conduire ni d'effectuer de tâches dangereuses avant d'avoir trouvé la dose adaptée et de vous être habitué au produit. Consultez votre médecin si vous êtes déjà sous traitement car le 5-HTP interagit avec de nombreux médicaments (dont le millepertuis). Ne poursuivez pas le traitement au-delà de 3 mois sans avis médical. (*Attention :* ne prenez pas de 5-HTP en cas de grossesse ou de prévision de grossesse.)

● Prenez 1 000 mg trois fois par jour d'**acétyle-L-carnitine**, un acide aminé à la composition chimique proche de l'acétylcholine – un neurotransmetteur qui agit sur les muscles mais aussi sur le système nerveux central. L'acétyle-L-carnitine protège les membranes des cellules nerveuses et améliore à la fois l'humeur et la mémoire.

● Le **magnésium** est un minéral important pour la restauration et le maintien des fonctions nerveuses. Il joue également un rôle dans la production de sérotonine. La prise de suppléments peut contribuer à alléger l'anxiété et à retrouver le calme. Prenez 150 mg de magnésium, de préférence sous la forme citrate de magnésium (plus facilement absorbable), deux fois par jour. Veillez à prendre également des suppléments au calcium : un déséquilibre entre ces deux minéraux peut réduire leurs effets bénéfiques.

● Prenez un comprimé de complément de **vitamines B** tous les matins au déjeuner. Un taux faible de vitamines B semble associé à la dépression ou à la fatigue. Choisissez un produit contenant 50 µg de vitamines B_{12} et B_8 (biotine), 400 µg de vitamine B_9 (acide folique) et 50 mg des autres vitamines B (sachant que la dose maximale conseillée de B_6 à long terme est de 10 mg par jour).

Mieux vaut prévenir que guérir

● **Dormez !** Des études révèlent que les personnes qui dorment systématiquement moins de 8 heures par nuit possèdent souvent des taux de sérotonine relativement faibles. Pour vous assurer une bonne nuit de sommeil, essayez de vous coucher à la même heure tous les soirs et de vous lever au même moment tous les matins, y compris pendant les fins de semaine et les vacances.

● **Éteignez la télé !** Passer des heures devant des émissions de télévision, des films ou des jeux est une manière de se divertir, mais c'est aussi un refuge, une échappatoire au stress. Si l'effet à court terme peut être positif (l'esprit est absorbé), le risque, lorsque l'on regarde beaucoup la télévision, est de s'isoler de plus en plus, ce qui peut aggraver une situation de dépression.

Le magnésium agit comme un calmant du système nerveux. Une déficience peut favoriser l'anxiété et des troubles de l'humeur.

Changez de point de vue sur vous et votre vie

Votre monologue intérieur vous déprime ? Voici quelques techniques pour adopter un autre point de vue.

1 Adoptez une approche factuelle. Luttez contre les pensées irrationnelles qui entament votre confiance en vous. Si vous croyez que les gens se moquent de vous, cherchez des preuves. Leur gaieté n'est-elle pas motivée par autre chose ?

2 N'essayez pas d'être parfait. Ce n'est pas possible – mais ça, vous le saviez déjà. Alors pourquoi s'inquiéter si quelqu'un ne vous aime pas, ou si vous n'êtes pas toujours capable de maîtriser toutes les situations ni non plus d'y faire face ?

3 En cas d'échec, ne pensez pas automatiquement au pire (« J'ai raté l'examen parce que je suis bête »). Considérez ce qui vous arrive de manière objective et concentrez-vous sur ce que vous pouvez changer (« Je ferai mieux la prochaine fois si je travaille davantage »).

4 Considérez vos faiblesses personnelles sous un nouvel angle. Essayez de ne pas vous laisser entraîner dans une spirale de conséquences (« Je suis nul, je fais tout de travers, à quoi bon poursuivre… »). Souvenez-vous d'une chose : ce n'est pas parce que vous admettez vos limites dans un domaine que vous êtes une personne faible. Au contraire, cette prise de conscience peut vous permettre d'identifier vos points faibles, où vous devez investir plus d'efforts, et vos points forts.

5 Lâchez prise. Il est inévitable – et souhaitable – que les choses ne se passent pas toujours comme vous l'aviez prévu. Acceptez le fait que le monde n'est pas et ne sera jamais sous votre contrôle et efforcez-vous de rester calme face à l'adversité.

Dépression saisonnière

La plupart d'entre nous connaissent une baisse de forme, un changement de régime à l'arrivée de l'hiver. Cette variation de l'humeur est tout à fait normale et passagère, et les conseils présentés ici vous aideront à retrouver le sourire. Il arrive cependant que les symptômes soient plus marqués et prennent l'allure d'une véritable dépression (ou trouble affectif saisonnier), revenant année après année pour atteindre un maximum d'intensité en janvier. Si cette tristesse hivernale perturbe votre vie quotidienne, parlez-en à votre médecin.

Qu'est-ce qui **ne va pas ?**

La dépression saisonnière survient surtout durant les mois d'hiver les plus sombres – décembre, janvier et février – lorsque la luminosité solaire est au plus bas. Les symptômes sont multiples : fatigue, troubles du sommeil (insomnie ou, au contraire, hypersomnie), baisse de la libido, difficultés relationnelles, attirance pour les aliments sucrés avec prise de poids… Ce syndrome serait lié à la mélatonine, une hormone sécrétée par la glande pinéale à la base du cerveau. Une faible luminosité entraînerait une production excessive de mélatonine. Une autre théorie met en cause un manque de sérotonine, un neuro-transmetteur impliqué dans la régulation de l'humeur et dont la sécrétion est déclenchée par la lumière solaire.

Lumière !

- Faites votre possible pour **accroître la quantité de lumière naturelle** dans votre maison. Laissez les rideaux et les stores ouverts. Si des branches obscurcissent vos fenêtres, coupez-les. Dans une pièce sombre, pourquoi ne pas envisager d'installer une fenêtre supplémentaire ou un puits de lumière, surtout s'il s'agit de la cuisine ou d'un endroit dans lequel vous passez beaucoup de temps ?
- Profitez des belles journées d'hiver ensoleillées pour vous **promener en plein air**. Même si la lumière n'a pas alors la même intensité qu'en plein été, une dose de soleil est plus efficace que la lumière artificielle. Une étude a montré que 60 minutes de marche ou de ski au soleil en hiver était aussi efficace contre les symptômes de la dépression saisonnière que 150 minutes sous une lumière artificielle (**photothérapie** ou **luminothérapie**).
- Planifiez vos vacances les plus longues durant les mois d'hiver, de préférence vers une **destination chaude et ensoleillée**. Passer 1 ou 2 semaines loin de la grisaille hivernale vous aidera à retrouver la forme.

Les bienfaits de l'exercice physique

- L'**exercice physique** aide à soulager la dépression, mais trouver la motivation en hiver est parfois difficile. Facilitez-vous la tâche en vous inscrivant à un club de sport et fixez-vous des horaires réguliers.
- Mieux encore, faites du **sport en plein air**. Marche, jogging – choisissez une activité qui vous permette de faire le plein de lumière. Si le temps est vraiment trop triste, pourquoi ne pas installer un vélo d'appartement devant une lampe de luminothérapie ?

Une plante antidéprime

● Pour redonner un coup de fouet à votre moral, prenez 300 mg de **millepertuis** trois fois par jour. Très utilisée en phytothérapie, cette plante est recommandée en cas de manifestations dépressives légères et transitoires. Des études ont montré que l'un de ses composants contribuait indirectement à accroître la sécrétion de la sérotonine, un neurotransmetteur lié à la régulation de l'humeur. Le millepertuis a toutefois un inconvénient : il augmente la sensibilité de la peau aux rayons du soleil. À chaque sortie, veillez donc à protéger votre peau avec de l'écran total. (*Attention* : n'associez pas un traitement au millepertuis avec une luminothérapie – vous risqueriez des lésions oculaires ou cutanées. De même, ne prenez pas de millepertuis avec des antidépresseurs prescrits par votre médecin ; voir aussi p. 436).

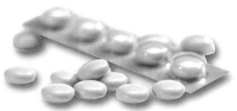

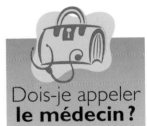

Les suppléments de millepertuis sont de véritables médicaments qui, sous contrôle médical, peuvent remplacer les antidépresseurs classiques.

Booster son moral !

● Prenez chaque jour un supplément de multivitamines et minéraux contenant des **vitamines B_6, B_1 (thiamine)** et **B_9 (acide folique)**. Toutes ces vitamines B sont bénéfiques pour l'humeur.

● Limitez votre consommation de biscuits, bonbons et autres produits sucrés (les envies de sucre sont souvent associées à la dépression saisonnière). Le sucre vous procurera certes un coup de fouet passager, mais votre énergie retombera aussi vite, et votre moral aussi. Faites des **repas équilibrés** intégrant assez de protéines.

● Parlez à vos proches et à vos amis de vos symptômes et assurez-vous de leur **soutien**. S'ils savent que vous avez facilement les « bleus » en hiver, ils vous aideront à prévoir des distractions.

● Afin d'éviter les sautes d'humeur, **évitez l'alcool**. Un verre vous apporterait une sensation de mieux-être immédiat, suivie d'un rebond de déprime.

Dois-je appeler le médecin ?

Consultez un médecin ou un psychiatre si vous souffrez de troubles dépressifs profonds (tristesse, perte d'intérêt et de motivation, perturbations du sommeil et de l'appétit…). Selon votre état, il pourra vous prescrire un antidépresseur et/ou des séances de luminothérapie.

Que la lumière soit !

La photothérapie ou luminothérapie appliquée à la dépression saisonnière consiste à s'exposer à une lampe spéciale qui émet une lumière artificielle intense, la lumière blanche, pour compenser le manque de lumière solaire naturelle. Captée par l'épiphyse, la lumière stimule la sécrétion de mélatonine et de sérotonine, influant ainsi sur les rythmes biologiques et le bien-être. Placez la lampe entre 0,50 et 1 m de l'endroit où vous travaillez, regardez la télévision ou lisez. Prévoyez des séances quotidiennes de 30 minutes à 2 heures selon l'intensité lumineuse (essayez et jugez par vous-même) et faites des cures d'une quinzaine de jours. De nombreux sites commercialisent ces lampes sur Internet. On peut même trouver des casquettes à visière lumineuse.

Diarrhée

Si vous souffrez de diarrhée (ou gastro-entérite), votre objectif doit être double : ne pas vous déshydrater et éviter tout ce qui peut aggraver votre état. Si vous avez la chance de pouvoir rester près de chez vous, laissez simplement le problème « s'évacuer » (sans oublier de boire beaucoup de liquides). Sinon, essayez les infusions astringentes, consommez plus de fibres solubles (qui absorbent l'excès de liquide dans l'intestin) ou osez un ancien remède chinois.

Qu'est-ce qui ne va pas ?

Normalement, lors du passage de la nourriture dans le tube digestif, le gros intestin absorbe l'excès d'eau. Il arrive que cette fonction ne soit pas remplie et que le liquide soit éliminé dans les selles. On parle alors de diarrhée ou d'entérite. Les infections virales, parasitaires ou bactériennes sont les causes les plus répandues de diarrhée, auxquelles on peut ajouter les intoxications alimentaires (voir p. 232) et l'intolérance au lait de vache (lactose). Toutefois, une diarrhée qui dure plusieurs jours ou plusieurs semaines peut signaler un syndrome du côlon irritable ou une autre maladie qu'il importe de diagnostiquer.

Dompter la diarrhée avec des tanins

- Buvez du **thé noir** avec du **sucre**. Le thé réhydratera votre corps. En outre, il contient des tanins astringents qui contribuent à apaiser l'inflammation intestinale et à bloquer l'absorption de toxines par vos intestins. Le sucre favorise l'absorption du sodium et de l'eau.
- Les **feuilles de mûrier**, riches en tanin, sont un remède populaire contre la diarrhée. Pour une infusion, mettez 1 à 2 g de feuilles de mûrier dans 1 tasse d'eau bouillante. Laissez infuser 10 minutes et filtrez. Buvez-en 3 tasses par jour entre les repas. Autre possibilité : faites bouillir 2 c. à soupe de mûres fraîches dans 250 ml d'eau, laissez cuire à feu doux pendant 10 minutes, puis filtrez. Buvez-en 1 tasse plusieurs fois par jour. Vous pouvez aussi acheter des sachets de thé à la mûre en vous assurant qu'ils contiennent bien des feuilles de mûre. L'**infusion de feuilles de framboisier**, riche en minéraux et vitamines, serait également efficace.

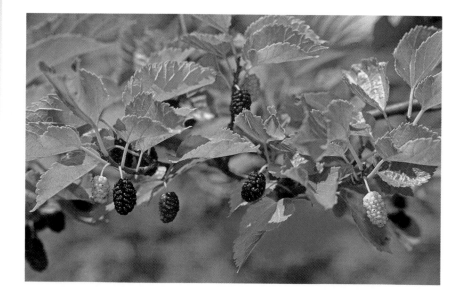

L'infusion de feuilles de mûrier est un remède traditionnel contre la diarrhée.

S'attaquer à la racine du problème

● Des gélules d'**hydrastis** peuvent aider à éliminer des bactéries en cause dans la diarrhée, dont *Escherichia coli*. Le composant principal en est la berbérine, qui a des propriétés antibactériennes. Prenez 2 ou 3 gélules de 125 mg par jour jusqu'à l'atténuation des symptômes.

Abreuver son corps

● Si la diarrhée est importante, vous devez remplacer les réserves en eau et en minéraux (dont le sodium, le potassium et le chlorure) perdues avec les selles. Concoctez une **solution de réhydratation** en mélangeant ½ c. à thé de bicarbonate de sodium avec 1 pincée de sel et ¼ c. à thé de sucre ou de miel à 1 tasse d'eau. Buvez-en plusieurs au cours de la journée.

● Certaines **boissons énergétiques** ou pour sportifs peuvent remplacer les minéraux perdus, mais elles sont souvent trop sucrées.

● En cas de diarrhée légère n'entraînant pas de déshydratation, buvez des **boissons gazeuses en bouteille** (débarrassez-vous des bulles en agitant vigoureusement la boisson afin d'éviter d'avoir des gaz). Vous pouvez aussi consommer des liquides plus nutritifs comme du bouillon clair de poulet ou de l'eau de riz.

● **Chez les nourrissons et jeunes enfants**, il est important de poursuivre l'allaitement si le nourrisson souffre de diarrhée. Pour les enfants nourris au biberon ou plus âgés, utilisez une solution orale de réhydratation (en vente dans les pharmacies) destinée aux enfants : Pedialyte, par exemple.

Reconstituer son alimentation

● Les premiers jours, supprimez les aliments solides et nourrissez-vous de **bouillons de poulet** ou de **bouillies**. Le bouillon est idéal car il fournit de l'eau, des minéraux et des protéines. Observez ce régime « clair » pendant 1 jour ou 2. **Évitez les jus de fruits** (notamment d'agrumes), parfois mal tolérés par les intestins.

● Introduisez lentement des aliments bien tolérés, contenant peu de fibres : **riz, bananes, pommes de terre au four, compote de pommes**. Les bananes et les pommes contiennent de la pectine, un type de fibre soluble qui absorbe l'excès de liquide dans l'intestin et ralentit le passage des selles (toutefois, évitez le jus de pomme, susceptible d'aggraver les symptômes).

● Les **carottes** sont une autre source apaisante de pectine. Faites-les cuire, puis passez-les au broyeur avec un peu d'eau pour leur donner

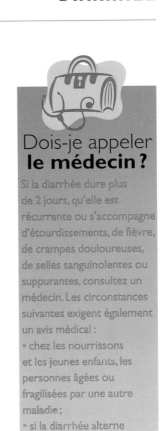

Dois-je appeler le médecin ?

Si la diarrhée dure plus de 2 jours, qu'elle est récurrente ou s'accompagne d'étourdissements, de fièvre, de crampes douloureuses, de selles sanguinolentes ou suppurantes, consultez un médecin. Les circonstances suivantes exigent également un avis médical :

● chez les nourrissons et les jeunes enfants, les personnes âgées ou fragilisées par une autre maladie ;

● si la diarrhée alterne avec une constipation ;

● si des médicaments sont susceptibles d'avoir provoqué une diarrhée (antiacides, laxatifs, antipaludéens, antibiotiques) ;

● si la personne prend des médicaments dont l'effet risque d'être annulé par la diarrhée (pilule, antipaludéen, traitement contre le diabète ou l'épilepsie, anticoagulant…) ;

● si les symptômes ne s'atténuent pas après quelques jours et que la personne revient d'un séjour à l'étranger ;

● si, après un traitement antibiotique, un enfant ou une personne âgée développent une forme très malodorante de diarrhée. L'origine peut être une prolifération de la bactérie *Clostridium difficile*, qui exige un traitement immédiat.

une consistance de bouillie pour bébé. Mangez-en 1 c. à soupe ou 2 c. à soupe toutes les heures.

- Évitez les aliments riches en **fibres insolubles**, difficiles à digérer : haricots, choux ou choux de Bruxelles.

- Mieux vaut éviter les **produits laitiers** pendant quelques jours. Lors d'une diarrhée, le revêtement intestinal peut être irrité, ce qui risque d'entraîner une intolérance temporaire au lactose.

- Seule exception : les **yogourts et autres laits aux ferments actifs** sont habituellement bien tolérés. Ceux qui renferment des bactéries bénéfiques de type *Lactobacillus acidophilus* et *Bifidobacterium* contribuent à restaurer la flore intestinale, ce qui est important si votre diarrhée fait suite à la prise d'antibiotiques. Si vous n'aimez pas les produits laitiers, achetez des **gélules de ferments lactiques** et suivez les instructions.

Prévenez la turista

La diarrhée du voyageur, ou turista, est le fléau des touristes, l'Amérique latine, l'Afrique et l'Asie du Sud-Est étant les zones à plus haut risque. En général, elle est due à l'exposition à des bactéries présentes dans la nourriture (fruits, crudités, poissons, fruits de mer…) et l'eau. Elle est plus rarement d'origine parasitaire ou virale.

- Demandez conseil à votre pharmacien ou à votre médecin car des médicaments (dont des antibiotiques à titre préventif) peuvent être recommandés chez certaines personnes (sujets âgés, cardiaques, souffrant d'une maladie intestinale…) et dans des circonstances précises (sportifs de haut niveau, militaires…).

- Quelques jours avant de partir, faites une cure de yogourts ou laits aux ferments actifs ou prenez des gélules d'acidophilus deux fois par jour pour stimuler les bonnes bactéries dans votre intestin. Continuez à en prendre pendant votre séjour à l'étranger. Suivez la posologie indiquée sur le flacon.

- Pendant les premiers jours de votre séjour, vous pouvez protéger votre intestin en prenant un médicament à base d'argile (Kaopectate®). Poursuivez en augmentant les doses en cas d'épisode diarrhéique.

- Ne buvez de l'eau et d'autres boissons qu'en bouteilles encapsulées ou canettes fermées, ou bien de l'eau que vous aurez préalablement fait bouillir 3 à 5 minutes. Utilisez également de l'eau en bouteille pour vous brosser les dents et faire la cuisine, et n'acceptez jamais de glaçons dans vos boissons (vous ne connaissez pas l'origine de l'eau ayant servi à leur fabrication).

- Ne mangez que de la nourriture préparée à la demande et servie très chaude. Évitez tout plat cuit à l'avance et réchauffé ou conservé au chaud.

- Ne mangez que des fruits que vous pouvez éplucher vous-même. Évitez les salades : les feuilles peuvent avoir été rincées avec une eau souillée. De manière générale, ne mangez que des légumes cuits et servis chauds.

- Évitez les mayonnaises et autres sauces à base d'œufs crus.

- Prenez un verre de vin avec vos repas. Des expériences menées en laboratoire ont montré que le vin élimine les bactéries responsables de la diarrhée du voyageur. Aucune étude ne prouve que la consommation de vin aide à résoudre le problème, mais si vous appréciez d'en boire (avec modération), après tout, pourquoi pas ?

Se soigner avec du psyllium

• Un des traitements de la diarrhée est aussi un remède contre le problème opposé – la constipation. Les **graines de psyllium** (ispaghule) en poudre absorbent l'excès de liquide dans l'intestin, épaississant ainsi les selles. Prenez 1 à 3 c. à soupe dans un verre d'eau chaque jour tout en continuant à boire beaucoup.

Un vieux traitement chinois

• Épluchez et écrasez 2 gousses d'**ail**, ajoutez 2 c. à thé de **sucre brun**, portez à ébullition dans l'équivalent de 1 tasse d'eau et buvez deux à trois fois par jour. L'ail est un antibactérien efficace, susceptible d'éliminer la bactérie responsable de nombreux cas de diarrhée.

Mieux vaut prévenir que guérir

• Si vous remarquez de fréquents accès de diarrhée après avoir consommé du lait ou d'autres produits laitiers, vous souffrez peut-être d'une **intolérance au lactose**. Essayez des substituts laitiers comme le lait de soja ou consommez des produits laitiers spécifiques, étiquetés « sans lactose ».

• Évitez tout produit contenant du **xylitol**, du **sorbitol** et du **mannitol**. Ces édulcorants entrent souvent dans la composition des gommes à mâcher et bonbons sans sucre, mais se trouvent aussi dans les fraises, cerises, prunes et pêches. Certaines personnes ont du mal à les digérer.

• **Lavez-vous les mains** au savon et à l'eau tiède avant de faire la cuisine et après avoir manipulé de la **viande crue**. Veillez également à nettoyer soigneusement toute la vaisselle et les instruments de cuisine ayant été en contact avec de la viande crue.

• Pour éviter une intoxication alimentaire, faites **décongeler vos aliments au micro-ondes** ou au **réfrigérateur**, et non sur le plan de travail.

• Sachez que la prise de doses importantes de **vitamine C** peut entraîner une diarrhée.

• Si vous prenez régulièrement des antacides (un type d'antiacides) qui contiennent du **magnésium** (trisilicate de magnésium ou Maalox®, par exemple), changez de produit. Ce minéral peut provoquer une diarrhée. De même, évitez de boire des eaux minérales renfermant du magnésium (elles ont un effet laxatif).

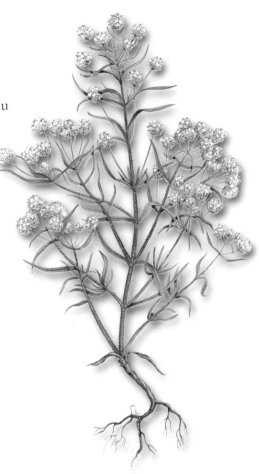

La poudre de graines de psyllium peut être recommandée contre la diarrhée.

L'HYGIÈNE DOMESTIQUE

Vous avez fait installer des détecteurs de fumée, fait analyser l'eau des robinets et acheté un filtre, que vous utilisez consciencieusement. Vous vous lavez avec du savon antibactérien et changez vos serviettes tous les jours. Que faire de plus pour protéger votre foyer contre les maladies ? Voici quelques mesures supplémentaires particulièrement utiles, surtout si, par souci d'économie d'énergie, vous avez parfaitement isolé votre maison, car les polluants atmosphériques ont alors tendance à s'accumuler.

Utilisez des nettoyants naturels

Chacun sait qu'il faut ouvrir les fenêtres chaque fois qu'on utilise des solvants, des détergents ou autres produits chimiques nocifs. Mais vous pouvez aussi remplacer ceux-ci par des produits maison.

• Nettoyant universel : faites dissoudre 4 c. à soupe de bicarbonate de sodium dans 1 litre d'eau chaude.

• Débouche-tuyaux : versez ½ tasse de bicarbonate de sodium dans le siphon. Ajoutez ½ tasse de vinaigre. Laissez agir 5 minutes, puis versez une bouilloire d'eau bouillante.

• Nettoyant pour la cuvette des toilettes : fabriquez une pâte avec du jus de citron et du borax (vendu en pharmacie). Appliquez-la sur les parois de la cuvette, laissez agir 2 heures, puis brossez et tirez la chasse.

• Décapant à four : vaporisez de l'eau sur la graisse pendant que le four est encore chaud et ajoutez du sel. Une fois le four refroidi, retirez la graisse avec un tampon à récurer.

• Nettoyant pour les vitres et les miroirs : du vinaigre dilué dans de l'eau appliqué avec un vaporisateur pour plante donne un excellent résultat.

• Désodorisant atmosphérique : évitez les bombes aérosol. Laissez plutôt la fenêtre de la salle de bains ou des toilettes ouverte.

Faites la chasse aux moisissures

L'allergie aux spores des moisissures, qui se traduit par une toux et des difficultés respiratoires, est très courante. À la différence de l'allergie au pollen, elle n'est pas saisonnière et peut se manifester aussi bien à l'intérieur qu'à l'extérieur des maisons. Les moisissures sont des substances fongiques, qui libèrent généralement leurs spores dans une atmosphère humide. La première mesure consiste donc à traquer toutes les sources d'humidité dans la maison, des fuites dans la toiture à la robinetterie. Il faut aussi purger ou nettoyer régulièrement les radiateurs, poêles et cheminées, et bien aérer chaque pièce. Si l'air de votre maison est très humide, il vous faudra peut-être envisager l'achat d'un déshumidificateur.

Consommez moins de chlore

L'eau du robinet contient souvent du chlore. Cela a du bon car le chlore est un excellent désinfectant. Malheureusement, il semble que la consommation d'eau chlorée ait un lien avec certaines maladies graves, notamment les cancers de la vessie ou du rectum.

Vous avez le choix entre consommer de l'eau en bouteille ou équiper vos robinets de cuisine d'un filtre au charbon actif afin de diminuer la teneur en chlore de l'eau que vous buvez.

Bannissez le plomb

Ce métal toxique ne se trouve pas uniquement dans l'eau du robinet et les vieilles peintures. Malgré l'interdiction d'utilisation de l'essence au plomb dans les transports, les sols de certaines régions restent contaminés par les résidus d'échappement. Dépoussiérez régulièrement votre maison et, si vous vivez sur une route très passante, demandez aux personnes que vous recevez de se déchausser avant d'entrer.

Chassez les microbes

On peut limiter la propagation des rhinovirus, virus grippaux et autres agents pathogènes en demandant aux membres de la famille de toujours se laver les mains avant de passer à table et après être allés aux toilettes. Pour éviter la contamination lorsqu'un proche est malade, nettoyez vos poignées de portes, robinets et combinés de téléphone au moyen d'un désinfectant en atomiseur.

• Attention aux brosses à dents. Les brosses à dents humides sont un lieu de prédilection pour les microbes (les virus grippaux peuvent survivre plus de 24 heures sur les soies humides). Rincez chaque jour votre brosse au peroxyde d'hydrogène ou avec un rince-bouche, et changez-en après un gros rhume.

• Empêchez les microbes d'envahir vos éponges. Les torchons et les éponges sont un milieu de culture idéal pour les bactéries. En utilisant pour la vaisselle le torchon dont on vient de se servir pour essuyer le plan de travail ou la planche à découper, on court le risque de faire passer des microbes (salmonelles, par exemple) sur les assiettes ou la casserole. Changez de torchon et d'éponge toutes les semaines et laissez-les sécher complètement entre deux utilisations. Il est également conseillé de désinfecter régulièrement éponges, brosses et torchons blancs en les plongeant dans un mélange d'eau claire et d'eau de javel.

Déclarez la guerre aux acariens

Les acariens sont des animaux microscopiques qui se nourrissent des cellules mortes de notre peau et dont les déjections peuvent déclencher des allergies. Le meilleur moyen pour s'en débarrasser est de passer l'aspirateur au moins une fois par semaine sur les tapis et les surfaces recouverts de tissu et de toujours laver les draps et les serviettes à 60 °C ou plus. Pensez aussi à mettre régulièrement vos couettes — même si vous ne les lavez pas — dans le séchoir à linge afin de tuer les acariens. Si vous avez l'habitude de ranger ces articles dans une armoire une fois la belle saison venue, pensez à les laver ou à les faire nettoyer avant de les réutiliser.

Dos (mal de)

« J'ai mal au dos. » Qui n'a jamais prononcé ces mots ? En cas de forte douleur ponctuelle, reposez-vous quelques jours en prenant de l'ibuprofène ou un anti-inflammatoire (sur ordonnance) pour vous soulager. Les conseils présentés ici peuvent également avoir une action rapide et vous éviter de prendre trop de médicaments. Dès que possible, effectuez quelques mouvements et, lorsque vous le pourrez, faites chaque jour des étirements et des exercices de renforcement musculaire. En 4 à 6 semaines, vous devriez vous sentir beaucoup mieux.

Qu'est-ce qui **ne va pas ?**

Le mal de dos peut être dû à une multitude de causes. Le plus souvent, la douleur est d'origine musculaire et se déclare à l'occasion d'un effort inhabituel. L'arthrose et l'usure ou les lésions de disques intervertébraux peuvent également être en cause, de même que les séquelles de fracture ou les malformations (scolioses, lordoses, cyphoses). La douleur peut également résulter d'une lésion ou d'une irritation des nerfs issus de la colonne vertébrale (dans la sciatique, par exemple). Les maladies osseuses (ostéoporose, tumeur, par exemple) sont des causes plus rares, mais possibles.

Le froid, puis la chaleur

• La **glace est un analgésique** très efficace. Elle bloque de manière temporaire les signaux de douleur envoyés au cerveau et permet de limiter le gonflement des zones enflammées. Appliquez un sac de glace sur la partie douloureuse pendant une vingtaine de minutes plusieurs fois par jour. Vous pouvez également utiliser un sac de légumes congelés (de petits pois, par exemple), qui diffusera mieux le froid et limitera la sensation de brûlure. Cette mesure est également très utile après une activité physique intense pour reposer les muscles surchauffés.

• Au bout de 48 heures, optez pour la **chaleur humide** afin de stimuler la circulation du sang et de **diminuer les spasmes de la douleur**. Trempez une serviette dans de l'eau bien chaude, essorez-la, puis pliez-la. Allongez-vous sur le ventre en plaçant des coussins sous les hanches et les chevilles. Posez la serviette sur la zone douloureuse, recouvrez-la d'une pellicule moulante et placez une bouillotte dessus (faites-vous aider par un proche si nécessaire). Restez ainsi pendant une vingtaine de minutes et recommencez trois ou quatre fois par jour, pendant plusieurs jours.

Les bienfaits d'un massage relaxant

Les massages soulagent temporairement les douleurs liées à une tension musculaire. Ils sont déconseillés en cas de problème de peau (eczéma, plaie...) et ne doivent pas être pratiqués en période de douleurs aiguës.

• Demandez à un proche de masser la zone douloureuse, sans trop appuyer et lentement afin de ne pas froisser les muscles. **Commencez par effleurer** et caresser avant de masser pour que la peau s'échauffe lentement.

- Souvenez-vous qu'un bon massage se fait toujours dans le même sens puis tourne autour de la zone douloureuse, en évitant la colonne vertébrale.
- Pour accentuer l'efficacité du massage, placez quelques **balles de tennis dans un bas**, nouez l'extrémité et demandez à votre masseur de vous le passer sur le dos.
- Les **gants de massage** sont également appréciables car leurs picots et reliefs massent de façon uniforme sur une plus grande surface de peau.
- Vous pouvez utiliser une crème ou un **onguent anti-inflammatoire**, mais sans en mettre trop pour ne pas irriter la peau. Un corps gras de type **huile d'amandes douces** peut être préférable.
- Utilisez des **baumes** à base de camphre, de salicylate de méthyle, de diéthylamine ou de salicylate de glycol. Leurs propriétés analgésiques (contre la douleur) sont renforcées par le massage. (*Attention* : n'employez pas ce type de baume avec une bouillotte ou des compresses chaudes.)
- Votre médecin vous prescrira peut-être un **onguent à base de capsaïcine**, l'élément qui donne son piquant au piment. Appliqué sur la peau, il agit au niveau des fibres nerveuses en inhibant la substance P, une molécule qui transmet les sensations de douleur au cerveau. Il faut parfois poursuivre le traitement pendant plusieurs semaines avant d'en ressentir les effets. Arrêtez-le toutefois immédiatement si votre peau est irritée.

Les plantes apaisantes

- Prenez 500 mg de **broméline** trois fois par jour, à jeun (en vérifiant la teneur du supplément en broméline). Cette enzyme présente dans l'ananas favorise la circulation sanguine, limite le gonflement (œdème) et réduit l'inflammation des cellules. (*Attention* : comme la broméline a pour effet de fluidifier le sang, elle est déconseillée aux personnes qui prennent un traitement anticoagulant ; voir aussi p. 434.)
- Prenez 250 mg de **valériane** en gélule, quatre fois par jour. Cette plante agirait sur certains récepteurs du cerveau en produisant un effet sédatif, qui reste beaucoup plus doux que celui des médicaments chimiques (voir p. 437 sur les interactions médicamenteuses). La valériane peut également se prendre en infusion, mais son odeur est très désagréable.

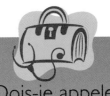

Dois-je appeler le médecin ?

Un mal de dos ponctuel ne nécessite pas forcément une consultation. Si la douleur est intense et/ou répétée, voyez un médecin pour déterminer l'origine de vos maux et définir un traitement. Consultez rapidement si la douleur est soudaine et irradie depuis les fesses dans toute la jambe (suspicion de sciatique) ou si elle s'accompagne d'autres symptômes (fièvre, maux d'estomac, douleurs dans la poitrine, difficultés respiratoires…). Des soins de physiothérapie et/ou des manipulations douces effectuées par un ostéopathe peuvent être recommandés. En dehors des périodes de douleurs aiguës ou d'une contre-indication, les exercices physiques (non violents) sont indispensables pour renforcer les muscles dorsaux et éviter une aggravation du mal de dos.

La valériane a un effet apaisant qui aide à relâcher les muscles et à diminuer la perception de la douleur.

Un soulagement médicamenteux rapide

Les décontractants musculaires (ou myorelaxants) soulagent rapidement la douleur, mais ils peuvent avoir des effets secondaires gênants (fatigue, perte de tonicité musculaire, manque de coordination). Lorsque le relâchement musculaire est trop important, ils peuvent induire des contractures, soit un effet contraire à celui attendu. Aujourd'hui, en cas de douleur importante, les médecins prescrivent plutôt des analgésiques ou des anti-inflammatoires, qui agissent également sur les spasmes musculaires. Des moyens simples permettent également de diminuer les contractures : bains chauds, application de chaud, massages (en dehors des périodes de douleurs aiguës), port d'une ceinture lombaire.

De bonnes postures

- **Recherchez la position la moins douloureuse pour votre dos.** Tenez-vous droit, en veillant à bien équilibrer votre poids sur les deux jambes. Basculez le bassin en avant, puis en arrière, en forçant le mouvement de façon à bien le sentir et adoptez la position la plus confortable. Passez en revue les différentes parties de votre dos, en vous concentrant sur une zone à la fois. Commencez par les lombaires (le bas du dos) et remontez lentement jusqu'aux épaules et à la nuque. Essayez de trouver la position la plus confortable, celle qui génère le moins de tensions possible. Efforcez-vous d'adopter cette position lorsque vous vous tenez debout ou que vous marchez.

Les étirements et les exercices qui renforcent les muscles abdominaux et dorsaux sont essentiels pour prévenir le mal de dos.

- **Dormez sur le dos ou sur le côté** (sauf si vous souffrez d'une sciatique). Sur le dos, placez un oreiller sous vos genoux et sous votre tête afin d'atténuer les tensions au niveau des lombaires. Sur le côté, glissez un oreiller entre vos jambes. En cas de sciatique, dormez de préférence sur le ventre.

- **Si vous aimez lire ou regarder la télévision au lit**, calez le haut du corps avec un gros coussin en mousse. Pour davantage de confort et pour maintenir votre tête droite, placez un petit coussin en mousse (ou un coussin gonflable) sous votre nuque.

- **Lorsque vous êtes assis**, posez vos pieds bien à plat sur le sol. Placez un coussin au niveau des lombaires. Vous pouvez utiliser une serviette roulée ou, mieux, acheter un coussin en mousse adapté à cet effet, léger, facile à positionner et conçu pour se fixer au dossier des chaises.

- Évitez les longs trajets **en voiture** et, le cas échéant, placez un coussin au niveau des lombaires.

- Si vous avez l'habitude de mettre votre portefeuille dans la poche de votre pantalon, retirez-le pour vous asseoir. Sa présence peut générer une légère tension et déséquilibrer l'ensemble du dos.
- Lorsque vous vous tenez debout sans bouger, en faisant la vaisselle ou dans une file d'attente par exemple, **essayez de surélever l'un de vos pieds**. Chez vous, utilisez une boîte solide ou un marchepied ; dans la rue, prenez appui sur une marche ou sur le bord du trottoir. Changez de pied régulièrement pour transférer votre poids d'une jambe à l'autre et relâcher les muscles correspondants.
- **Musclez-vous**. En pratiquant régulièrement des exercices ou des activités qui renforcent les muscles abdominaux et paravertébraux, vous limitez le risque de douleur dorsale. La natation, le vélo et la gymnastique sont excellents à cet égard.

Pour un réveil du bon pied !

- **Avant de vous lever**, étendez-vous sur le dos et étirez lentement vos bras au-dessus de la tête. Ramenez doucement vos genoux sur la poitrine, une jambe après l'autre. Tournez-vous ensuite sur le côté et placez vos genoux au bord du lit. Redressez-vous en vous appuyant sur un bras et posez vos pieds au sol. Une fois debout, posez vos mains en haut des fesses et penchez-vous en avant très lentement de manière à étirer votre dos.

La sciatique : un mal de dos qui irradie dans la jambe

Le nerf sciatique démarre au bas de la colonne vertébrale. De chaque côté du corps, il descend dans les fesses puis à l'arrière des jambes avant de se diviser à la hauteur des genoux et de descendre jusqu'aux pieds.

La compression d'une racine nerveuse au niveau des lombaires, souvent provoquée par une hernie discale (saillie d'un disque intervertébral en dehors de ses limites normales), entraîne une douleur intense, des picotements ou une insensibilisation au niveau des fesses, de l'arrière des cuisses, voire de toute la jambe et des pieds.

La plupart du temps, les traitements et recommandations donnés pour le mal de dos commun sont également efficaces contre la sciatique. Consultez néanmoins votre médecin si la douleur est intense ou persiste et, surtout, si vous présentez des signes de gravité : vous ne parvenez pas à déplacer le pied correctement, vous trébuchez en marchant, vous avez du mal à contrôler votre vessie ou vos intestins. Dans ce cas, une intervention chirurgicale peut être indiquée.

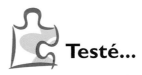

Testé...

Autrefois, on appliquait des compresses de moutarde sur le dos ou les articulations pour soulager les douleurs.

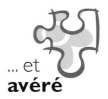

... et avéré

Comme la capsaïcine, la moutarde procure une sensation de chaleur et de picotement qui peut détourner l'attention de la douleur initiale. Pour préparer un cataplasme, mélangez une dose de moutarde en poudre avec deux doses de farine et ajoutez de l'eau jusqu'à obtention d'une pâte épaisse. Étalez-la sur une petite serviette, et pliez-la. Protégez votre peau avec de la vaseline avant de poser la compresse dessus. La moutarde peut brûler si on la laisse trop longtemps : retirez-la aux premiers signes d'irritation. N'appliquez pas ce cataplasme plus de trois fois par jour.

LES GESTES QUI SOULAGENT

LES GESTES QUI SOULAGENT
Le mal de dos

Ces exercices ont été mis au point par le docteur Kevin Stone, chirurgien orthopédique à San Francisco, en Californie, pour améliorer la souplesse et renforcer les muscles qui soutiennent la colonne vertébrale. Ces muscles sont situés dans l'abdomen, dans le dos et sur les côtés.

EXERCICE 1

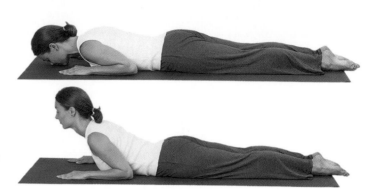

1 *Allongez-vous à plat ventre, coudes repliés et mains posées à plat sous les épaules. Le bas du corps est totalement relâché.*

2 *Sans bouger les hanches et en gardant les jambes bien détendues, soulevez le haut du buste en vous appuyant sur les mains, jusqu'à ce que vous sentiez un étirement dans le dos. Revenez à la position de départ. Recommencez 10 fois.*

EXERCICE 2

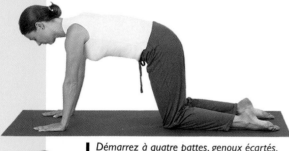

1 *Démarrez à quatre pattes, genoux écartés.*

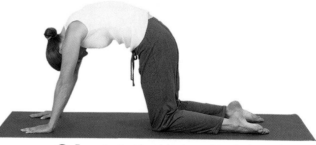

2 *En contractant les abdominaux, faites le dos rond, à la manière des chats. Maintenez la position 5 secondes et relâchez. Recommencez.*

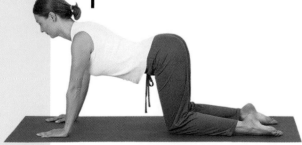

3 *Creusez maintenant le dos. Maintenez la position 5 secondes et relâchez. Recommencez.*

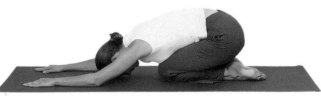

4 *Pour terminer, asseyez-vous sur vos talons et étirez-vous en allongeant les bras devant vous.*

EXERCICE 3

Allongez-vous sur le dos, genoux pliés. Soulevez et tirez lentement une jambe vers votre poitrine, jusqu'à ce que vous sentiez un étirement dans le bas du dos. Comptez jusqu'à 5, puis abaissez lentement la jambe. Recommencez avec l'autre jambe. Répétez 10 fois.

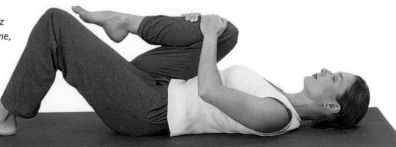

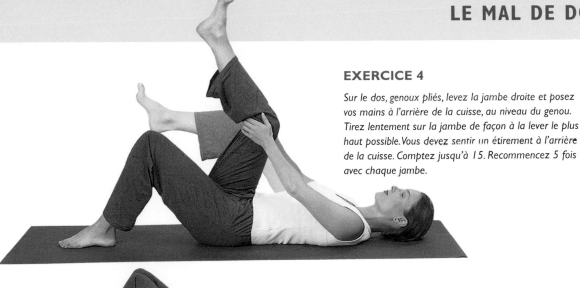

EXERCICE 4

Sur le dos, genoux pliés, levez la jambe droite et posez vos mains à l'arrière de la cuisse, au niveau du genou. Tirez lentement sur la jambe de façon à la lever le plus haut possible. Vous devez sentir un étirement à l'arrière de la cuisse. Comptez jusqu'à 15. Recommencez 5 fois avec chaque jambe.

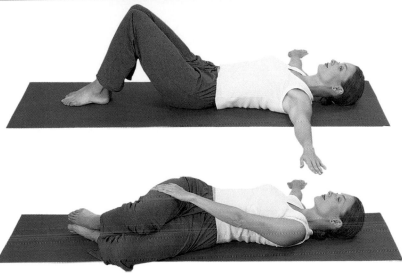

EXERCICE 5

l *Allongez-vous sur le dos, genoux pliés, bras en croix.*

2 *En conservant les genoux pliés, basculez-les lentement à gauche et tirez sur la jambe située sur le dessus avec votre main gauche afin de plaquer vos jambes le plus possible au sol. Comptez jusqu'à 5. Vous sentez un étirement dans le dos et la hanche. Revenez à la position de départ et répétez le mouvement de l'autre côté. Recommencez 10 fois, en changeant de côté à chaque fois.*

EXERCICE 6

l *Allongez-vous sur le ventre, le front posé sur une serviette roulée. Sans bouger le reste du corps, contractez les muscles des fesses, comme si vous vouliez aplatir votre bassin sur le sol. Comptez lentement jusqu'à 5 et relâchez. Recommencez 10 fois.*

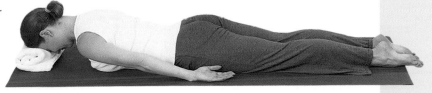

2 *En appuyant toujours votre bassin sur le sol, levez en même temps la jambe droite et le bras gauche. Contractez les abdominaux de manière à conserver l'équilibre. Reposez la jambe et le bras et recommencez de l'autre côté. Répétez le mouvement 20 fois, en changeant de côté à chaque fois.*

Conseils : effectuez ces exercices sur un tapis de sol ou un tapis assez épais. Essayez de faire à chaque fois les séries indiquées, mais arrêtez-vous en cas de douleur.

Douleurs cervicales

Qui n'a pas déjà dormi dans une mauvaise position, n'est pas resté trop longtemps assis devant un ordinateur, ou en train de tricoter ou de bricoler, souffrant par la suite de douleurs cervicales ou de raideurs dans les épaules ? S'il vous est arrivé de discuter des heures au téléphone, le combiné calé entre l'oreille et l'épaule, vous en avez sans doute payé le prix. Les analgésiques et anti-inflammatoires comme l'aspirine et l'ibuprofène peuvent apporter un soulagement, mais il existe d'autres moyens de calmer la douleur.

Qu'est-ce qui **ne va pas ?**

Les douleurs cervicales sont souvent consécutives à une mauvaise posture maintenue longtemps. Les douleurs à l'épaule peuvent être provoquées par une tendinite, inflammation des fibres (tendons) qui relient les muscles aux os. Autre cause possible : les bursites, qui sont des inflammations du sac (bourse) qui enveloppe l'articulation de l'épaule (voir p. 355). Les douleurs peuvent aussi provenir d'un autre endroit du corps (dans ce cas, elles irradient ou sont projetées vers les épaules). Un trouble abdominal peut être ressenti au niveau des épaules via les impulsions du nerf phrénique. Un problème pulmonaire peut générer une douleur aux épaules. Une blessure, l'arthrite, l'arthrose et la maladie de Lyme sont d'autres causes de douleur au cou et à l'épaule.

La chaleur pour soulager

- La chaleur aide à calmer la douleur, détend les muscles, réduit la raideur articulaire et accélère la guérison. Vous pouvez utiliser un **coussin chauffant** réglé au minimum, une **bouillotte**, ou une **poche longue** que vous pouvez **chauffer au micro-ondes** (vendue en pharmacie). Vous pouvez aussi simplement prendre une douche ou un bain chauds.
- La chaleur humide soulage les nuques raides et contractées. Confectionnez une **compresse** en imbibant une serviette d'eau chaude (non bouillante). Pliez-la et essorez-la bien. Dépliez-la et placez-la derrière votre cou et vos épaules. Couvrez la serviette mouillée d'une serviette sèche et laissez les deux en place pendant 10 minutes.
- Pour vous soulager rapidement et simplement, réglez un **séchoir à cheveux** à la température la plus chaude et faites souffler de l'air sur votre nuque (sans vous brûler).

Masser la zone douloureuse

- Avec votre pouce ou le bout de vos doigts, appliquez une **pression constante** à l'endroit douloureux de votre cou pendant 3 minutes. Ce geste simple devrait atténuer significativement la douleur.
- Un **massage** doux peut faire des miracles pour les douleurs au cou et aux épaules. Placez les doigts de votre main gauche sur le côté droit de votre cou, juste au-dessous de l'oreille, et massez les muscles vers le bas, en direction de la clavicule. Faites-le trois fois et répétez l'opération de l'autre côté. Pour renforcer l'effet apaisant, utilisez de l'huile de massage ou une lotion à laquelle vous aurez ajouté quelques gouttes d'**huile essentielle de lavande** ou de **géranium**.

Appliquer un onguent chauffant

- Appliquez un onguent chauffant, au **camphre**, par exemple. Ce type de produit irrite les terminaisons nerveuses et détourne l'attention du cerveau de la douleur. (*Attention* : n'employez pas ce type de produit avec une bouillotte ou des compresses chaudes.)

Mieux vaut prévenir que guérir

- Si vous avez l'habitude de dormir sur le ventre, ménagez votre cou en modifiant votre position de sommeil. **Dormez plutôt sur le dos** et utilisez un **oreiller ergonomique**, vendu dans les grands magasins, certaines pharmacies et sur les sites Internet de vente au détail de matériel médical. Vous devriez également envisager d'investir dans un nouveau matelas si le vôtre est vieux et affaissé.
- Choisissez **des sièges qui maintiennent bien le dos et la tête** et ne vous voûtez pas. Vous pouvez placer un coussin lombaire, une serviette roulée ou un petit oreiller derrière le bas de votre dos.
- Que vous soyez debout ou assis, maintenez dans le même alignement votre tête, vos épaules et vos hanches.
- Pour éviter les tensions cervicales **lorsque vous téléphonez**, tenez le combiné dans la main (ne le calez pas dans le creux du cou). Si vous téléphonez beaucoup, achetez un **casque** ou prenez l'habitude d'utiliser la fonction « **main libre** ».
- Chez les femmes à forte poitrine, le port d'un **soutien-gorge de sport** ou d'un modèle avec **armature** peut limiter les douleurs au cou et aux épaules. La poitrine est bien soutenue et, comme les bretelles sont plus larges que celles d'un soutien-gorge classique, le poids des seins est réparti de façon plus uniforme entre les épaules.
- Ne surchargez pas les sacs à bandoulière. Ils font peser un poids sur une épaule et déséquilibrent l'alignement du corps. Remplacez-les par un **sac à dos**, à condition d'utiliser les deux bretelles ou d'en acheter un à bretelle oblique.
- Si vous passez des heures devant un **ordinateur**, assurez-vous que votre écran est bien orienté et surélevé afin que vous n'ayez pas à pencher le cou ni à incliner la tête pour le voir.
- **Évitez les chaussures à talons hauts.** Elles contribuent indirectement aux douleurs cervicales en déviant l'alignement de la colonne vertébrale et obligent à déplacer le cou vers l'avant.
- **Portez une écharpe** quand le temps est froid et humide pour ne pas aggraver la raideur et les douleurs cervicales.
- Ne dormez pas **en plein courant d'air**.

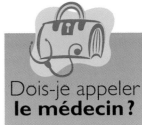

Dois-je appeler le médecin ?

Si les remèdes maison ne fonctionnent pas et que la douleur dure depuis plus de 3 jours, consultez votre médecin. Voyez-le également si la douleur vous empêche de lever le bras au-dessus de la tête ou si vous ne pouvez pas bouger l'épaule. Prenez un rendez-vous immédiat ou allez à l'urgence si la douleur à l'épaule ou au cou apparaît juste après une chute ou un accident. Demandez une prise en charge urgente si votre cou est à la fois douloureux et raide, si vous avez de la fièvre et mal à la tête, si vous ne supportez pas la lumière ou si vous présentez une éruption de points rouges ne s'effaçant pas à la pression (lorsque vous appuyez un verre dessus, par exemple). Ce sont des symptômes de la méningite.

LES GESTES QUI SOULAGENT
Douleurs aux épaules et au cou

ÉTIREMENT DES ÉPAULES. Le meilleur moyen d'éviter les douleurs
à l'épaule consiste à renforcer les muscles de cette région du corps.
Les exercices suivants peuvent être effectués en une séance.

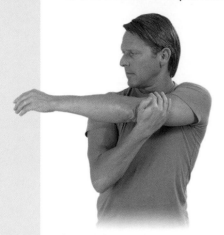

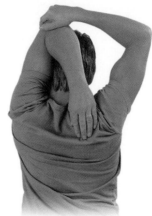

*Pour atténuer une douleur à l'épaule, prenez
une petite boîte de conserve dans une main.
Penchez-vous en avant en laissant pendre
le bras portant le poids. En gardant l'épaule
relâchée, tracez lentement le chiffre huit avec
la main tenant la boîte. Répétez 10 à 20 fois.
Arrêtez en cas de douleur.*

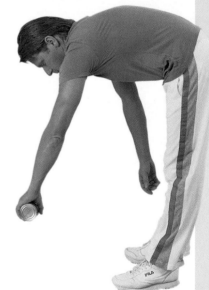

*Croisez le bras gauche devant le
corps. Utilisez la main droite pour
appuyer sur l'extérieur du biceps
et poussez le bras vers la clavicule.
Appuyez pendant 15 secondes,
puis relâchez pendant 15 secondes
et appuyez à nouveau. Répétez
l'exercice 5 fois, puis changez
de côté.*

*Levez le bras gauche et repliez-le
derrière la tête afin que la main
gauche touche l'omoplate droite.
Placez ensuite la main droite sur le
coude gauche et tirez celui-ci vers
la droite. Tenez la position pendant
15 secondes, relâchez pendant
15 secondes et répétez 5 fois.
Changez de côté.*

SOULAGER SON COU. Pour soulager des cervicales douloureuses,
effectuez ces deux étirements. Étirez-vous lentement et doucement,
sans aucun mouvement brusque qui pourrait
déchirer un muscle ou un ligament.

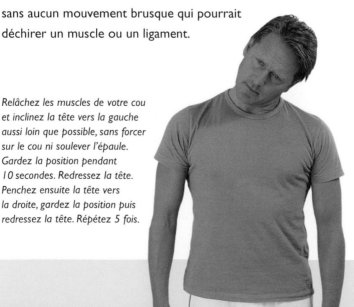

*Relâchez les muscles de votre cou
et inclinez la tête vers la gauche
aussi loin que possible, sans forcer
sur le cou ni soulever l'épaule.
Gardez la position pendant
10 secondes. Redressez la tête.
Penchez ensuite la tête vers
la droite, gardez la position puis
redressez la tête. Répétez 5 fois.*

*En gardant les épaules
relâchées, laissez
lentement tomber
la tête vers l'avant.
Tenez la position
pendant 10 secondes.
Répétez 5 fois.*

Échardes

Vous vous souvenez sans doute, lorsque vous étiez enfant, de votre mère ou de votre père cherchant à vous extraire une écharde du pied au moyen d'une aiguille, tandis que vous vous tortilliez sur votre chaise en gémissant. La douleur infligée par l'aiguille était certainement plus pénible que celle de l'écharde elle-même. Malheureusement, on n'a encore rien trouvé de mieux qu'une aiguille stérilisée et une pince à épiler pour extirper un corps étranger superficiel. Il existe toutefois quelques astuces pour rendre l'opération moins traumatisante.

Essayer le coup du ruban adhésif

• Si le corps étranger affleure la surface de la peau, essayez avec du **ruban adhésif** avant d'y aller à la pince à épiler et à l'aiguille. Mettez un bout de ruban gommé sur l'écharde ou le bout de verre et appuyez délicatement pour favoriser l'adhésion. Retirez ensuite le ruban et, avec un peu de chance, le corps étranger viendra avec. Cette méthode est surtout efficace si l'éclat est petit et peu enfoncé.

Ramener l'intrus à la surface

• Si le corps étranger s'est fiché au bout d'un doigt, remplissez une bouteille à goulot étroit d'**eau très chaude** jusqu'à 1 cm du bord. Placez la partie du doigt où se trouve l'écharde sur le goulot et appuyez légèrement. L'action combinée de l'étirement du tissu et de la chaleur attirera l'écharde vers la surface. Placez la bouteille sur un support stable pour qu'elle ne vacille pas.

• Autre solution : coupez un morceau de **pansement antiverrues** contenant de l'acide salicylique (vendu en pharmacie) et collez-le sur la zone où se trouve l'écharde. Changez le pansement environ toutes les 12 heures. Mettez un peu de vaseline autour pour protéger la peau et interrompez le traitement en cas d'irritation (ce qui peut arriver sur les zones sensibles, comme la pulpe des doigts). Si l'écharde n'affleure pas tout à fait, il y a quand même des chances qu'elle parvienne suffisamment près de la surface pour qu'on puisse, en insistant un peu, l'attraper à la pince sans avoir recours à l'aiguille.

Faire gonfler l'écharde

• S'il s'agit d'un **fragment de bois**, il suffit parfois de **le faire gonfler** pour qu'il parte de lui-même. Pour cela, laissez tremper la zone touchée pendant 10 à 15 minutes dans un bol d'eau chaude

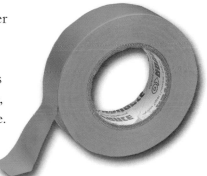

L'application de ruban adhésif peut suffire à faire sortir une écharde peu enfoncée.

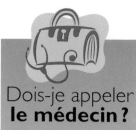

à laquelle vous aurez ajouté 1 c. à soupe de **bicarbonate de sodium**. Répétez l'opération deux fois par jour. Si l'écharde est petite, il se peut qu'elle ressorte complètement sous l'effet du gonflement. Si elle est plus grosse, elle affleurera et vous pourrez l'extirper au moyen d'une pince à épiler.

Maniement de la pince

- Si le corps étranger se trouve entièrement sous la peau, il faut utiliser une **aiguille à coudre** et une **pince à épiler**. Commencez par stériliser les deux en les passant à l'alcool à friction (l'extrémité des deux branches pour la pince à épiler) ou en les exposant quelques instants à la flamme d'une allumette ou d'un briquet (dans ce cas, laissez refroidir avant utilisation). Désinfectez également la peau avec un peu d'alcool ou de teinture d'iode.
- Avant de procéder à l'extraction, **appliquez un glaçon** sur la zone pendant quelques minutes afin de l'insensibiliser. Servez-vous de l'aiguille pour écarter la peau qui recouvre l'extrémité du fragment à extraire. Une fois celui-ci dégagé, saisissez-le avec la pince et tirez dessus. Aidez-vous d'une loupe si nécessaire.
- Vérifiez que tout le corps étranger a été extirpé. Si c'est le cas, nettoyez la zone à l'eau et au savon, séchez et **appliquez un pansement**. S'il reste des fragments, recommencez l'opération.

Petite cuisine

- L'application de **matière grasse** (vaseline, par exemple) sur la zone affectée a pour effet d'amollir et de lubrifier la peau, aidant ainsi le corps étranger à ressortir.
- Appliquez une noisette de savon ramolli sur l'écharde, recouvrez avec un pansement et laissez agir une nuit. Le lendemain, il se peut que l'écharde, ou le bout de verre, ressorte et puisse être retiré sans douleur. Vous pouvez faire la même chose avec du **bicarbonate de sodium** dilué dans juste ce qu'il faut d'eau pour faire une pâte.

La méthode du bûcheron

À l'époque où il fallait aller fendre son bois pour se chauffer, tout le monde avait des échardes plein les doigts. Pour les retirer, la méthode était simple. On appliquait sur la peau de la résine de pin chaude, on attendait qu'elle sèche, puis on la retirait en tirant dessus et les échardes venaient avec. Il n'y a pas de raison que cela ne marche plus — il vous faut simplement trouver de la résine ou un substitut (essayez avec du vernis à ongles ou un masque de peeling pour le visage).

Eczéma

Les spécialistes sont unanimes : le meilleur moyen de lutter contre l'eczéma reste de maintenir la peau bien hydratée. Pour cela, il faut limiter les contacts avec l'eau (ne pas prendre de douches ou de bains prolongés) et appliquer chaque jour une crème grasse et épaisse. Renoncez aux savons désodorisants et autres produits parfumés susceptibles d'aggraver l'eczéma. Et surtout, même si vous avez du mal à vous en empêcher, ne vous grattez pas !

Comment soulager les crises ?

- Pour atténuer les démangeaisons, trempez un débarbouillette dans du **lait glacé** et appliquez-la sur la zone irritée.
- Ajoutez des produits à base de **farine d'avoine** (Aveeno®, par exemple) à l'eau de votre bain pour soulager les démangeaisons.
- Limitez douches et bains à une dizaine de minutes. **Lavez-vous à l'eau tiède** (et non très chaude). L'eau chaude élimine le film protecteur qui maintient l'hydratation de la peau. Or la sécheresse cutanée aggrave l'eczéma. Ne prenez pas de bain tous les jours : préférez une douche rapide en utilisant un savon surgras ou un pain dermatologique.
- Après la douche ou le bain, appliquez systématiquement une **crème hydratante**, même si vous n'avez pas de plaques d'eczéma, pour préserver l'humidité de la peau et la protéger des substances irritantes. Demandez conseil à votre pharmacien. Les **crèmes à base d'urée ou d'acide lactique** sont généralement indiquées, et la vaseline est également efficace. Évitez les lotions parfumées, y compris pour bébés, susceptibles d'irriter la peau.

Régime et suppléments nutritionnels

- Mettez l'accent sur les aliments riches en **acides gras oméga-3** (saumon, maquereau, thon, graines de lin, noix, avocats, par exemple), qui contribuent à combattre les inflammations et les réactions allergiques, souvent présentes dans l'eczéma.
- Prenez des **suppléments d'huile d'onagre**, qui renferment des acides gras (dont l'acide gamma-linolénique), pendant 3 à 4 mois pour soulager les démangeaisons et limiter le recours à des crèmes à base de corticostéroïdes. La dose recommandée est de 500 mg trois fois par jour. Vous pouvez remplacer une des prises quotidiennes par la même quantité d'**huile de bourrache**.

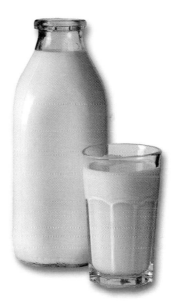

L'application de lait très froid atténue les démangeaisons.

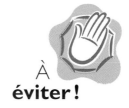

À éviter !

Les gels douche contiennent des agents tensioactifs ou des détergents qui détruisent le film lipidique qui protège la peau. Évitez d'utiliser ces gels si vous avez la peau sèche ou êtes atteint d'eczéma.

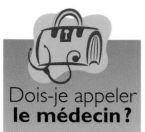

Dois-je appeler le médecin?

Si l'eczéma est intense, s'il se propage ou récidive fréquemment malgré les soins indiqués ici, consultez votre médecin. Appelez-le également au moindre signe d'infection – plaies et croûtes, suintement de pus, douleur vive, gonflement, fièvre.

- La **vitamine E** limite les démangeaisons et la sécheresse cutanée. Augmentez vos apports alimentaires en consommant plus de germes de blé, d'huiles végétales et de fruits oléagineux et prenez éventuellement des suppléments, à raison de 50 mg par jour. (*Attention :* si vous suivez un traitement anticoagulant, consultez votre médecin avant de prendre des suppléments de vitamine E.)
- Les carences en **vitamine A** peuvent être à l'origine d'une sécheresse cutanée. Les suppléments ne sont pas recommandés car cette vitamine peut être toxique à forte dose. Pour vous assurer des apports suffisants, mettez l'accent sur les aliments riches en vitamine A. Le foie, les poissons gras, les carottes, les légumes verts à feuilles, le jaune d'œuf, le beurre et la margarine, les produits laitiers et les fruits à chair jaune sont les principales sources de vitamine A.

Adopter la centella!

- En application locale, la **centella** (ou **gotu kola**) contribue à atténuer les démangeaisons cutanées. Utilisez une crème ou une teinture-mère (à diluer à raison de cinq doses d'eau pour une dose d'extrait). Vous pouvez aussi préparer des compresses de centella en imbibant une débarbouillette. Mettez 1 à 2 c. à thé de plante séchée dans 1 tasse d'eau très chaude pendant 10 minutes, puis filtrez.
- Si vous ne trouvez pas de centella, vous pouvez utiliser une crème à la **camomille**, à la **réglisse** ou à l'**hamamélis**, qui sont autant de substances naturelles aux vertus anti-inflammatoires.

La centella peut soulager les démangeaisons, comme celles qui sont dues à l'eczéma.

Comment ne pas se gratter?

Il est difficile d'empêcher un **enfant** de se gratter en cas de démangeaisons.

Des médicaments récents

En dehors des crèmes hydratantes, le traitement classique de l'eczéma consiste en l'application d'un antiseptique et d'une crème dermocorticoïde (à base de corticoïdes). Un traitement oral est parfois prescrit ponctuellement (corticoïdes, antibiotiques) et des séances d'exposition aux UV (ultraviolets) sont parfois bénéfiques. Les dermatologues disposent depuis peu d'un nouveau type de médicaments pour traiter l'eczéma (ou dermatite) atopique, offrant une alternative aux corticoïdes (néfastes à long terme). Le tacrolimus et le pimécrolimus sont des immunosuppresseurs à usage local (crèmes) qui, en neutralisant les réactions immunitaires de l'organisme, aident à réduire l'inflammation de la peau et les symptômes associés (rougeur, démangeaisons).

- Si la zone irritée est très accessible – poignet ou dos de la main, par exemple –, protégez-la avec un petit **pansement adhésif**.
- On peut se gratter en dormant. Si votre enfant se réveille avec la peau griffée, mettez-lui des gants en coton (ou des bas légers) pendant la nuit.
- **Coupez régulièrement les ongles** de votre enfant à ras pour limiter les lésions quand il se gratte.

Mieux vaut prévenir que guérir

- Nombre de spécialistes sont convaincus que l'eczéma est en grande partie dû à des **allergies alimentaires**, notamment chez les enfants de moins de 2 ans. Les aliments le plus souvent incriminés sont les œufs, le jus d'orange, le lait et les fruits secs chez les jeunes enfants, les produits laitiers, le blé, la levure, les œufs, les agrumes et les fruits secs chez les adultes. Essayez de bannir ces aliments pendant environ 1 mois, puis **réintroduisez-les un par un**, en attendant 3 jours à chaque fois pour voir si la peau réagit. Cette **stratégie d'élimination** peut donner des résultats probants, mais parlez-en à votre médecin avant de vous lancer.
- **Évitez les acariens, poussières et poils d'animaux** (voir aussi p. 46). Dépoussiérez régulièrement votre intérieur, surtout les chambres ; limitez les revêtements en tissu et la moquette ; interdisez l'accès des chambres aux animaux, lavez le linge de lit à 60 °C…
- L'hiver, **humidifiez l'air** des chambres à coucher à l'aide d'un humidificateur.
- **Si votre eczéma est localisé sur les bras ou les mains**, limitez les contacts avec l'eau et les produits détergents (utilisez au maximum le lave-vaisselle). Lorsque vous lavez à la main, portez des **gants en caoutchouc doublés** – s'ils ne sont pas doublés, enfilez-les par-dessus des gants en coton. Évitez tout contact avec le latex, une substance allergène qui peut aggraver l'eczéma.
- Pour le linge, choisissez un **détersif hypoallergénique** et réduisez au minimum les doses à chaque lavage. Renoncez aux adoucissants. À la fin du programme, lancez un rinçage supplémentaire afin d'éliminer toute trace de détersif.
- Avez-vous été en contact avec quoi que ce soit susceptible de provoquer une réaction allergique ? L'**eczéma de contact** peut provenir du nickel ou d'un autre métal contenu dans des bijoux ou une ceinture, du latex, d'un produit de beauté, d'un parfum ou d'un produit de nettoyage.

Qu'est-ce qui ne va pas ?

Il existe plusieurs formes d'eczéma, la plus courante étant la dermatite atopique (ou constitutionnelle). Héréditaire, cet eczéma se déclare avant l'âge de 5 ans, chez des enfants qui présentent un terrain allergique. Il resurgit régulièrement pendant l'enfance, et parfois à l'âge adulte. Des plaques rouges et squameuses, provoquant des démangeaisons, apparaissent sur le visage, les mains, les bras, le creux des genoux et d'autres endroits du corps. Elles sont parsemées de vésicules remplies de liquide, qui s'ouvrent et suintent. Au fil du temps, la peau peut s'épaissir aux endroits où la personne s'est beaucoup grattée. Les épidermes abîmés par l'eczéma et les irritations sont particulièrement sensibles aux infections bactériennes. La dermatite de contact allergique est un autre type d'eczéma, déclenché par le contact direct de la peau avec une substance externe, un détergent, un savon, un produit de beauté ou un métal. Au début, les lésions apparaissent à la zone de contact, mais elles peuvent s'étendre en cas de nouvelle exposition à l'allergène.

Entorse et périostite

Il suffit d'une légère irrégularité du sol et d'un moment d'inattention pour se tordre la cheville et se faire une entorse (lésion des ligaments). La périostite (inflammation du périoste, la membrane de l'os) est, quant à elle, plus fréquente chez les sportifs et touche surtout les tibias. Les coureurs sont particulièrement exposés, surtout lors des périodes d'intensification de l'entraînement. Dans un cas comme dans l'autre, le meilleur moyen pour soulager la douleur et diminuer l'enflure est d'appliquer de la glace et de prendre un analgésique de type ibuprofène ou aspirine. L'entorse comme la périostite exigent du repos.

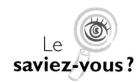

Le saviez-vous ?

Toute entorse provoque un affaiblissement des ligaments et peut donc fragiliser durablement l'articulation. Pensez à toujours bien vous échauffer avant de commencer l'entraînement. Si vous avez déjà eu une entorse à une cheville, protégez-la en portant un bandage compressif avec ou sans chevillère lorsque vous faites du sport.

Adopter la méthode GREC

● Qu'il s'agisse d'une entorse ou d'une périostite, les médecins préconisent tous la méthode **GREC** (glace, repos, élévation, compression). Surélevez l'articulation ou le membre blessés, appliquez de la glace pour calmer la douleur, puis mettez un bandage compressif pour limiter l'hématome. Si vous vous êtes foulé le poignet, maintenez-le en hauteur en mettant votre bras en écharpe.

● Le froid diminue l'enflure et soulage la douleur. En cas d'entorse, il permet également de prévenir l'accumulation de liquide dans les tissus. Utilisez un **sac dans lequel vous mettrez de la glace** ou un sachet de légumes surgelés (qui s'adaptera à la forme de l'articulation) enveloppé dans un linge humide (pour éviter tout risque de brûlure par le froid) et laissez agir pendant 20 minutes (maximum).

● En cas de périostite, utilisez plutôt un bloc de glace. Pour cela, mettez une petite **boîte en polystyrène remplie d'eau** au congélateur. Une fois l'eau gelée, déchirez le bord de la boîte et appliquez le bloc sur la zone endolorie. Déchirez la boîte à mesure que la glace fond. Si vous optez pour cette méthode, limitez la durée de l'application à 8 minutes et attendez que votre peau se soit bien réchauffée avant de recommencer.

● Même si la douleur n'est pas très intense, l'articulation blessée doit être mise au repos car le fait de la solliciter ne peut qu'aggraver la situation. Pour une entorse légère (stade 1), on recommande une **immobilisation complète de 2 jours** (pour les stades 2 et 3, un plâtre est souvent posé). L'application d'un bandage compressif permet en outre de limiter les mouvements, ce qui favorise la guérison des ligaments de l'articulation et empêche l'accumulation de liquide dans les tissus.

Périostite du tibia : faire des étirements

Les étirements effectués en mobilisant le pied peuvent soulager considérablement la douleur.

● Asseyez-vous ou allongez-vous et fléchissez légèrement vos jambes. **Pointez et fléchissez le pied** de la jambe qui vous fait mal, puis faites des cercles dans un sens et dans l'autre. La jambe elle-même reste immobile. Répétez dix fois chaque mouvement.

● Assis par terre, étendez la jambe souffrante devant vous en la maintenant légèrement fléchie. Passez une serviette enroulée derrière le haut de votre pied et, en tenant les deux bouts, **tirez lentement la pointe du pied vers vous**. Maintenez l'étirement pendant 15 à 30 secondes, puis relâchez. Répétez trois fois.

● Debout, placez vos **mains contre un mur**, à hauteur du visage. Avancez la jambe non blessée sans décoller le talon de la jambe blessée. Tournez légèrement le pied arrière vers l'intérieur, comme si vous aviez les pieds en dedans. Lentement, rapprochez votre poitrine du mur jusqu'à ce que vous ressentiez un étirement dans le mollet de la jambe arrière. Maintenez l'étirement pendant 15 à 30 secondes.

● Faites le même exercice, mais **en croisant la jambe** arrière derrière la jambe avant, de façon à déplacer le poids du corps sur le bord externe du pied. Maintenez l'étirement 15 à 30 secondes.

● En position debout, une main appuyée contre un mur pour l'équilibre, **fléchissez la jambe** blessée, attrapez le bout du pied et tirez les orteils pour étirer le devant de la jambe. Maintenez l'étirement 15 à 30 secondes. Répétez trois fois ce mouvement.

● Montez sur la pointe des pieds en vous tenant à une chaise pour rester en équilibre. Restez ainsi pendant 5 secondes, puis reposez les talons. Faites ce mouvement dix fois, puis refaites 2 séries de 10.

● **Marchez sur les talons** pendant 30 secondes, puis normalement pendant 30 autres secondes. Alternez ainsi quatre fois.

Soins spécifiques pour les entorses légères

● Après une entorse, les muscles qui entourent l'articulation sont ankylosés à la fois à cause de l'immobilisation et de la contusion. Alors que l'extension du pied, pointe tendue, est souvent douloureuse pendant plusieurs semaines, la flexion vers le haut (pied flexe) ne pose normalement aucun problème. Pour faire travailler la cheville après la période de repos, effectuez chaque jour l'exercice suivant : **fléchissez doucement votre pied**, orteils vers vous, puis ramenez-le en position neutre. Répétez plusieurs fois de suite.

Qu'est-ce qui ne va pas ?

La plupart des entorses (lésions des ligaments d'une articulation) concernent la cheville. On peut se faire une entorse en faisant du sport, mais il suffit de rater une marche en descendant les escaliers ou de mal négocier un trottoir pour se « tordre » le pied. En revanche, les périostites tibiales sont presque toujours liées à la pratique sportive. Elles touchent beaucoup les coureurs, les danseurs et les joueurs de soccer – en raison des vibrations continuelles du bas de la jambe. Durant l'entraînement, certains muscles se dilatent et exercent une pression sur l'espace compris entre le tibia et le péroné, les deux os qui s'étendent du genou jusqu'à la cheville. Cette pression entraîne une inflammation des membranes des os (périostes), mais aussi des tendons (tendinites), des muscles et des ligaments voisins, ce qui provoque une douleur.

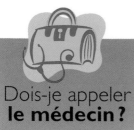

Dois-je appeler **le médecin ?**

En cas d'entorse, si la douleur est très intense, que la cheville gonfle beaucoup ou qu'un hématome apparaît, il est préférable de se rendre à l'urgence de l'hôpital le plus proche pour passer une radio et vérifier qu'il n'y a pas de fracture. Consultez un médecin si vous ne constatez pas d'amélioration nette dans les trois jours. Les périostites tibiales guérissent généralement d'elles-mêmes lorsqu'on arrête l'entraînement pendant quelques jours. Toutefois, si la jambe est toujours douloureuse après 2 à 3 semaines de repos sportif, il faut consulter un médecin car une fracture de fatigue ou un syndrome des loges est à craindre. Les fractures de fatigue sont de petites fissures osseuses à l'origine d'une douleur très localisée à l'intérieur de l'os. La zone concernée est alors tuméfiée et sensible au toucher. Le syndrome des loges se produit lorsque les muscles d'un membre inférieur sont comprimés à l'intérieur de leur membrane (ou loge). Un traitement chirurgical peut être nécessaire.

- Protégez l'articulation et limitez l'œdème par le port d'un **bandage tubulaire** élastique (vendu en pharmacie).
- Commencez à faire des **applications chaudes** 3 jours après l'accident. Plus tôt, cela risquerait d'aggraver le gonflement car la chaleur stimule localement la circulation. Vous pouvez tremper votre pied jusqu'au-dessus de la cheville dans une bassine d'eau chaude ou appliquer une bouillotte ou un coussin chauffant sur l'articulation.
- Prenez de la **broméline**, à raison de 500 mg trois fois par jour entre les repas. Cette enzyme, extraite de l'ananas, peut prévenir l'œdème, réduire l'inflammation et soulager la douleur. Elle peut aussi accélérer la guérison par son effet stimulant sur la circulation.

Mieux vaut prévenir que guérir

- Il est primordial d'**étirer les muscles des mollets** avant de commencer l'entraînement. Que vous couriez, que vous fassiez de la gymnastique ou un sport d'équipe, renseignez-vous auprès d'un conseiller sportif pour savoir quels sont les étirements les plus appropriés et faites-les au début et à la fin de chaque séance.
- Ne vous entraînez pas sur une surface dure, **qui génère des vibrations**. Courez sur l'herbe plutôt que sur l'asphalte. Si vous faites de l'aérobie chez vous et que votre sol est dur (carrelage, par exemple), utilisez un tapis en mousse pour diminuer les impacts.
- Achetez-vous des chaussures avec un bon amorti et un bon support plantaire. Si nécessaire, demandez conseil à un orthésiste au sujet des **supports plantaires** et des **talonnettes**.
- Achetez vos chaussures de sport dans un **magasin spécialisé**, où l'on vous aidera à trouver le modèle le plus adapté à votre conformation. Si votre cheville a tendance à tourner vers l'intérieur (mouvement appelé pronation) lorsque vous courez, vos tendons sont obligés de compenser et cela augmente le risque de périostite tibiale. Il vous faut donc des chaussures qui corrigent ce défaut.
- Les chaussures de sport ne sont pas polyvalentes : ne faites pas de squash avec des chaussures de course à pied. Le modèle doit être **adapté** à votre **conformation** et au **sport** que vous pratiquez.
- N'attendez pas que vos chaussures soient usées pour les changer. Si vous faites plus de 40 km par semaine, remplacez-les tous les 2 à 3 mois. Si vous courez moins que cela, contrôlez l'usure de vos semelles à peu près tous les 4 mois.
- Si vous avez les **pieds plats**, soyez attentif au soutien plantaire et à l'amorti de vos chaussures.

Énurésie

Les enfants ne mouillent pas leur lit intentionnellement, aussi est-il inutile de les punir chaque fois que vous découvrez les draps trempés le matin. Essayez plutôt de dédramatiser l'accident, tout en aidant l'enfant à prendre conscience du problème. Les conseils suivants vous aideront à affronter la situation.

Des mesures simples

- Demandez à l'enfant d'**aller aux toilettes juste avant de se coucher**. Cela ne l'empêchera pas forcément de mouiller son lit dans la nuit, mais il aura au moins vidé sa vessie avant de s'endormir.
- On conseille parfois aux parents d'éviter de donner à boire à leur enfant 1 heure avant le coucher, mais cette mesure est rarement efficace. En revanche, il est impératif de **supprimer les boissons renfermant de la caféine** (sodas au cola, par exemple), qui irrite la vessie et a un effet excitant.
- Assurez-vous que votre enfant ne présente pas une **intolérance au lait** (caséine et lactose, principalement). Ce problème est plutôt à l'origine d'insomnies, mais il joue parfois un rôle dans l'énurésie.
- Faites en sorte que les **heures de lever et de coucher soient régulières**, et évitez le manque de sommeil.
- Veillez à ce que les préparatifs du coucher se déroulent dans le **calme**. Les jeux actifs ou une émission de télévision animée peuvent favoriser l'énurésie. Lisez une histoire ou laissez l'enfant lire seul dans son lit.
- Si l'enfant a plus de 6 ans, envisagez d'acheter une **alarme stop-pipi**. Il s'agit d'un capteur d'humidité qui fonctionne sur pile et émet une sonnerie au contact des premières gouttes d'urine. L'alarme réveille l'enfant et le conditionne en lui faisant prendre conscience de son envie d'uriner avant qu'il ne vide complètement sa vessie. Ne vous découragez pas si l'alarme ne résout pas le problème au bout de 15 jours. Attendez 2 à 3 mois avant d'évaluer les résultats.

Limiter les dégâts

- **Placez une alèse sous les draps** (certains magasins proposent des lots d'alèses jetables) pour protéger le matelas. Cela vous aidera à traiter l'incident à sa juste mesure : un incident précisément,

Qu'est-ce qui ne va pas ?

La propreté nocturne est normalement acquise aux alentours de 3 ans, mais elle peut être plus tardive chez certains enfants sans qu'il y ait lieu de s'inquiéter. Ainsi, on ne parle d'énurésie que chez des enfants de plus de 5-6 ans. On estime que, à l'âge de 5 ans, 15 % des enfants mouillent leur lit. L'origine de ce problème n'est pas toujours identifiée et plusieurs facteurs peuvent intervenir, telles une production excessive d'urine la nuit liée à une mauvaise sécrétion nocturne d'hormone antidiurétique ou une faiblesse de la capacité de la vessie. La composante psychologique est souvent surestimée : l'anxiété est plus souvent la conséquence que la cause de l'énurésie. Des maladies ou des malformations peuvent également se manifester par ce type d'incontinence et, dans ce cas, les signes associés doivent être signalés au médecin afin d'établir un diagnostic.

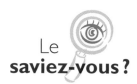

et non un drame. Vous dormirez certainement mieux si la perspective de refaire complètement le lit en pleine nuit ne vous stresse plus.

Aider l'enfant à se prendre en charge

- **Rassurez l'enfant tout en l'impliquant** dans les tâches liées à l'énurésie, comme mettre les draps sales dans la corbeille à linge, vous aider à refaire son lit ou préparer un nouveau pyjama. Expliquez-lui bien qu'il s'agit de le responsabiliser et non de le punir.
- Proposez à l'enfant de remplir un **agenda** sur lequel seront notées les nuits « sèches » et les nuits « humides » (avec un code ou des autocollants, par exemple). Récompensez-le après une ou plusieurs nuits sans incident.
- Des exercices, pratiqués pendant les mictions de jour, permettent de renforcer le muscle qui ferme la vessie et d'exercer son contrôle par le cerveau. Demandez à votre médecin de les expliquer à votre enfant.

Une aide médicamenteuse ?

Selon certaines études, une partie des enfants qui font pipi au lit ont un taux insuffisant d'hormone antidiurétique (ADH). Cette hormone limite la production d'urine par les reins. En cas de déficience, la vessie produit une quantité excessive d'urine pendant la nuit.

Si, au bout de 2 à 3 mois, les mesures décrites ici, notamment le stop-pipi (alarme sonore), se sont avérées inefficaces, le médecin pourra juger utile de prescrire un médicament renfermant une version synthétique de cette hormone, sous forme de comprimé ou de vaporisateur nasal à prendre avant le coucher.

Érythème fessier du nourrisson

La vue des fesses rouges et irritées d'un bébé peut remplir les parents d'un sentiment de culpabilité, en particulier si l'enfant pleure en raison de cet inconfort. Le meilleur traitement de l'érythème fessier consiste à laisser le nourrisson sans couche, ce que l'on peut faire dans un jardin ou sur le sol d'une cuisine, facilement lavable. Si ce n'est pas envisageable, changez la couche aussi souvent que possible. Vous pouvez également essayer de modifier la manière dont vous le nettoyez et utiliser un onguent adapté pour protéger ses fesses.

Nettoyer soigneusement

- Lorsque vous nettoyez les selles sur les fesses d'un bébé, faites-le aussi délicatement que possible, avec de l'**eau tiède savonneuse**, par exemple. Évitez les laits de toilette, susceptibles d'aggraver l'érythème.
- Si vous utilisez des **lingettes pour bébé** ou encore des **serviettes humides**, choisissez celles d'une marque estampillée « peaux sensibles » **qui ne contiennent pas d'alcool** ni de **parfum**.
- Achetez des **savons doux** sans produits parfumés et rincez soigneusement avant de sécher.
- Vous pouvez utiliser un nettoyant à base d'huile d'olive, nourrissant, non allergène et efficace. Vous en trouverez en pharmacie.
- Le séchage est important, mais il peut être douloureux. **Essuyez doucement la zone** avec un linge doux et propre (changez de serviette à chaque changement de couches), sans oublier les plis des cuisses, l'aine et le bas de l'abdomen. Tamponnez la zone, sans frotter.

Utiliser le séchoir à cheveux

- Si les fesses de votre bébé sont trop douloureuses pour que vous les séchiez avec une serviette après lui avoir donné le bain ou l'avoir changé, utilisez votre **séchoir à cheveux** en réglant la température au minimum (vérifiez qu'il n'est pas trop chaud). Tenez-le à 20 cm au moins de la peau en pratiquant un mouvement de va-et-vient permanent.

Aérer les fesses du bébé

- Lorsque vous avez enlevé la couche et que votre bébé est propre et sec, laissez-le **les fesses à l'air** pendant une dizaine de minutes.

Qu'est-ce qui ne va pas ?

Tous les parents savent qu'une couche humide ou sale peut être à l'origine d'un érythème rouge, parfois associé à des cloques, qui semble d'autant plus douloureux qu'il est situé sur une partie très sensible du corps. Cette irritation est due à la macération de la peau dans l'humidité des urines et des selles, ainsi qu'à l'ammoniaque, présente lorsque l'urine est en contact avec des bactéries issues des selles.

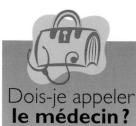

Tant qu'il ne se plaint pas, il peut rester sur le ventre, sur une serviette placée au-dessus d'une alèse. Laissez-le le plus longtemps possible sans couche.

Choisir une crème adaptée

- Utilisez un onguent à l'**oxyde de zinc** pour préserver la peau des irritations. Il présente des propriétés antiseptiques et forme une barrière de protection entre la peau et l'humidité qui irrite (n'utilisez pas de vaseline comme crème protectrice car elle empêchera la couche d'absorber l'urine).
- Si l'érythème est rouge foncé et présente un bord irrégulier entouré de petits points, consultez votre médecin. Il prescrira certainement une **crème antifongique**, éventuellement associée à un corticostéroïde léger pour réduire l'inflammation. Appliquez la crème sur la zone génitale, les fesses, l'aine (haut des cuisses) et sur tous les replis qui semblent enflammés.
- Pour préparer une crème polyvalente qui élimine l'érythème fessier provoqué par les champignons et l'ammoniaque de l'urine, mélangez en quantités égales une **crème fluide hypoallergénique pour bébé**, de la **crème antifongique**, de la **fécule de maïs** et de l'onguent à l'**oxyde de zinc**. Appliquez cette crème chaque fois que vous changez la couche de votre bébé.

Plonger le bébé dans un bain

- Un **bain** peut également atténuer l'inconfort de votre bébé. Plusieurs fois par jour, remplissez la baignoire de quelques centimètres d'**eau tiède**, puis laissez votre enfant s'asseoir et jouer pendant 5 à 10 minutes, évidemment sans vous éloigner. Entrez vous aussi dans le bain si votre enfant ne se tient pas encore seul.
- N'ajoutez aucun produit moussant ou autre à l'eau, pour ne pas irriter encore davantage les fesses douloureuses.

Mieux vaut prévenir que guérir

- Utilisez des **couches jetables de bonne qualité, ultra-absorbantes** – l'urine est drainée vers le centre de la couche, loin de la peau. Vous devrez malgré tout changer la couche dès que vous constatez qu'elle est sale, jusqu'à **dix fois par jour** si nécessaire tant que l'érythème est prononcé.
- **N'attachez pas les couches trop fermement.** Les couches trop serrées freinent la circulation de l'air et contribuent à l'irritation.

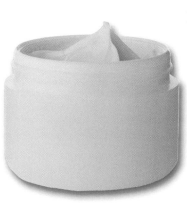

Après chaque change, appliquez une crème protectrice sur les fesses du nourrisson.

Pourrait-il s'agir d'une infection à levures ?

Si les fesses de votre bébé sont rouge foncé et parsemées de boutons roses de forme ronde, il s'agit peut-être d'un érythème avec infection à levures (candidose). Les couches humides sont des terrains favorables au développement de ces champignons microscopiques. Les infections à levures ne sont pas graves et se traitent facilement avec une crème antifongique prescrite par le médecin. Votre bébé peut en même temps souffrir de muguet (infection de la bouche par ces mêmes levures) et contaminer la mère lors de l'allaitement, surtout par le biais de crevasses. Consultez votre médecin afin qu'il vous prescrive à vous et à votre enfant un médicament antifongique adapté.

- Méfiez-vous des **talcs**, qui renferment des additifs susceptibles d'aggraver un érythème – voire de le provoquer plutôt que de le prévenir. De plus, le talc ne doit pas être inhalé par le nouveau-né car cela peut entraîner des problèmes respiratoires. Utilisez plutôt de la **fécule de maïs** (qui ne contient pas d'additifs irritants). Mélangez-la à une crème douce pour bébé et appliquez ce produit sur les fesses du nourrisson.
- Limitez les **jus de fruits acides** (jus d'orange notamment), qui peuvent accentuer l'irritation des fesses en acidifiant les selles.

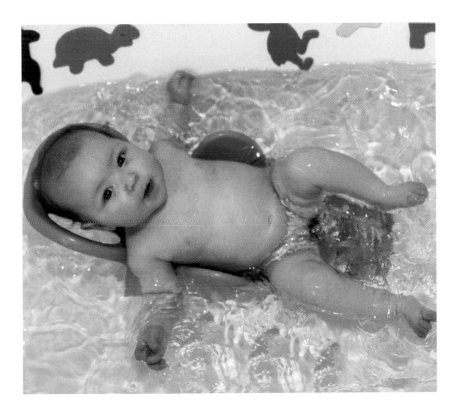

Après le bain, séchez soigneusement et délicatement les fesses du bébé. Si possible, attendez un peu avant de lui remettre une couche.

Estomac (brûlures d')

Les aigreurs ou brûlures d'estomac sont très désagréables et il est parfois difficile d'en déterminer la cause. Un repas trop copieux ou pris trop rapidement, la consommation de plats épicés ou d'aliments acides, comme le pamplemousse ou le jus d'orange… Les facteurs favorisant ce trouble varient d'une personne à l'autre. Pour commencer, vous pouvez demander à votre pharmacien un antiacide (Maalox®) ou un antisécrétoire gastrique (Zantac®, Pepcid Ac®). Mais, sur le long terme, le plus sûr moyen d'éviter les brûlures est de chercher à savoir ce qui les déclenche.

Qu'est-ce qui ne va pas?

La remontée de l'acide gastrique dans l'œsophage provoque une sensation de brûlure. L'œsophage se termine par un sphincter qui, en se fermant après le passage des aliments, empêche le contenu de l'estomac de refluer. Lorsque ce sphincter ne ferme pas hermétiquement, l'acide peut passer à travers l'orifice. On parle alors de reflux gastro-œsophagien. Les aigreurs d'estomac peuvent se produire après un repas copieux ou l'ingestion de certains aliments. La grossesse, le surpoids, le tabagisme et la hernie hiatale (remontée de la partie inférieure de l'œsophage et de la partie supérieure de l'estomac) font partie des facteurs de risque. Certains médicaments, comme l'aspirine, les antibiotiques, les antidépresseurs ou les sédatifs, peuvent avoir un effet aggravant.

Éteindre le feu

- Dès les premiers signes (renvois et sensation de chaleur dans le bas de l'œsophage), buvez un **grand verre d'eau** afin de repousser l'acide gastrique dans l'estomac.
- Préparez une tisane antireflux en ajoutant 1 c. à thé de **gingembre** fraîchement râpé à 1 tasse d'eau bouillante et laissez infuser 10 minutes. Utilisé depuis longtemps contre les nausées provoquées par le mal des transports, le gingembre entraîne un relâchement des muscles qui tapissent la muqueuse de l'œsophage, empêchant ainsi la progression de l'acide vers le haut en direction de la gorge.
- Pour lutter contre les aigreurs d'estomac, les phytothérapeutes recommandent aussi l'administration d'une **tisane digestive anisée**. Jetez 2 c. à thé de **graines d'anis, de carvi** ou **de fenouil** dans 1 tasse d'eau bouillante, laissez infuser 10 minutes, filtrez et buvez.
- Pour calmer la sensation de brûlure dans l'estomac et l'œsophage, la médecine ayurvédique préconise des tisanes à base de **cannelle** ou de **cardamome** concassée. Mettez 1 c. à thé de l'une ou l'autre de ces plantes, concassée ou pulvérisée, dans 1 tasse d'eau bouillante, laissez infuser, puis filtrez et buvez.

Revêtement protecteur

- La **racine de guimauve** est l'un des plus anciens remèdes connus contre les aigreurs d'estomac. Elle produit une substance mucilagineuse – gluante et amidonnée – qui forme une couche protectrice sur la muqueuse œsophagienne. Son utilisation est donc particulièrement recommandée en cas de sensation de brûlure émanant de l'estomac. Pour préparer un breuvage apaisant, ajoutez

1 c. à thé de racine de guimauve pulvérisée dans 1 tasse d'eau, mélangez. Buvez par petites gorgées à raison de 3 ou 4 tasses par jour.

- Le même résultat peut être obtenu avec de l'**écorce d'orme rouge**. Mélangez 1 c. à thé d'écorce pulvérisée dans 1 tasse d'eau bouillante et buvez. Répétez l'opération deux ou trois fois par jour.
- La **réglisse** sous sa forme déglycyrrhizinée (DGL) fournit également un mucilage apaisant. Les bonbons mous à mâcher sont préférables aux capsules car la réglisse est plus efficace lorsqu'elle peut se mêler à la salive. Prenez deux à quatre bonbons mous de 380 mg trois fois par jour, 30 minutes avant chacun des repas. Si vous avez du mal à en trouver, les capsules pourront quand même faire l'affaire (jusqu'à 1 g par jour). Certaines marques contiennent 250 mg de réglisse DGL. La posologie recommandée est alors de 2 à 4 capsules.

Jouer la neutralité

- La salive a pour effet de neutraliser l'acide gastrique. Aussi le fait de mâcher de la **gomme sans sucre** ou de sucer un bonbon acidulé peut-il avoir un effet bénéfique.
- Par son alcalinité, le **bicarbonate de sodium** neutralise l'acide gastrique. Mettez ½ c. à thé de poudre de bicarbonate et quelques gouttes de jus de citron dans ½ tasse d'eau chaude, mélangez et buvez. Le **citron** permet de dissiper une partie du gaz qui se forme lorsque le bicarbonate de sodium entre en contact avec l'acide gastrique.
- Le jus de certains légumes, tels que **carotte, concombre, radis** ou **betterave**, diminue l'acidité gastrique car il est alcalin. N'hésitez pas ajouter un peu de sel et de poivre pour en rehausser le goût. Si cela ne vous dit rien ou que la préparation vous paraît compliquée, grignotez le légume tel quel.

Mieux vaut prévenir que guérir

- Lorsqu'on est debout ou assis dos droit, la force de gravité empêche l'acide gastrique de remonter dans l'œsophage. Redressez-vous, **évitez de vous pencher vers l'avant après avoir mangé** et, surtout, **ne vous allongez pas** tout de suite après un repas.
- Si vous souffrez d'aigreurs nocturnes, soupez **2 à 3 heures avant de vous coucher**.

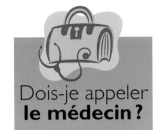

Dois-je appeler le médecin?

Lorsque les aigreurs d'estomac sont occasionnelles, il n'y a pas lieu de s'inquiéter. Si, en revanche, elles sont récurrentes, cela peut être le signe d'un reflux gastro-œsophagien pathologique, dégénérant parfois en ulcère ou en toux chronique due à une irritation de la gorge. Consultez votre médecin si vous souffrez d'aigreurs trois ou quatre fois par semaine pendant plusieurs semaines d'affilée, si vous respirez bruyamment, si vous êtes enroué, si vous avez du mal à déglutir ou si vous perdez du poids. Ces signes peuvent être évocateurs d'un cancer, surtout passé 40 ans. Les symptômes de reflux sévère peuvent être confondus avec ceux de l'infarctus du myocarde. S'ils surviennent après le repas et s'améliorent en buvant ou par la prise d'antiacides, il s'agit certainement d'aigreurs. Si, par contre, vous avez une sensation de réplétion (de plénitude), de resserrement ou d'oppression thoracique, une douleur au milieu de la poitrine, le souffle court, la tête qui tourne ou des sueurs froides, appelez immédiatement le 911 ou allez à l'urgence car il peut s'agir des prémisses d'un infarctus du myocarde.

• Vous pouvez aussi **surélever la tête de votre lit** de 10 à 15 cm en plaçant des blocs de bois ou des coussins sous le matelas. Le fait de dormir avec le buste redressé limite les remontées de suc gastrique.

• Essayez de **dormir sur le côté gauche**. Dans cette position, le contenu de l'estomac est éloigné du sphincter inférieur de l'œsophage, ce qui limite les risques de reflux.

• Faites des repas **moins copieux et plus fréquents** afin de réduire la sécrétion d'acide gastrique. Le fait de manger beaucoup en une fois peut favoriser l'ouverture intempestive du sphincter inférieur de l'œsophage, l'anneau musculaire qui sépare l'estomac de l'œsophage et empêche normalement l'acide gastrique de refluer.

• **Évitez les aliments très gras** car plus le repas est lourd à digérer, plus le risque d'aigreurs augmente.

• Si ce n'est pas déjà fait, **arrêtez de fumer**. Des études ont montré que la fumée du tabac favorise le relâchement du sphincter inférieur de l'œsophage. De ce point de vue, le tabagisme passif est presque aussi mauvais. Évitez donc aussi les lieux enfumés.

Aliments à éviter

Si vous êtes sujet aux aigreurs d'estomac, certains aliments doivent être évités ou consommés seulement de manière occasionnelle et en petites quantités.

Bière, vin et autres boissons alcoolisées Ils favorisent le relâchement du sphincter inférieur de l'œsophage, valve musculaire qui sépare l'estomac de la partie inférieure de l'œsophage.

Lait Il produit un effet apaisant lorsqu'on l'avale, mais les graisses, les protéines et le calcium qu'il contient stimulent la production d'acide gastrique.

Café, thé et colas Les boissons contenant de la caféine (ou de la théine) favorisent elles aussi le relâchement du sphincter inférieur de l'œsophage et peuvent en outre aggraver l'irritation de la muqueuse œsophagienne enflammée.

Chocolat au lait Il contient beaucoup de graisses et de caféine, substances notoirement connues pour déclencher les aigreurs.

Boissons gazeuses Les ballonnements produits par le gaz carbonique ont, sur le sphincter inférieur de l'œsophage, le même effet néfaste qu'un repas copieux.

Fritures et aliments gras Difficiles à digérer, ils ont tendance à séjourner longtemps dans l'estomac et stimulent ainsi la production d'acide gastrique.

Agrumes Ils sont acides – mais incomparablement moins que le suc gastrique lui-même. Leur consommation n'est donc pas forcément en cause.

Menthe poivrée et menthe verte Elles favorisent le relâchement du sphincter inférieur de l'œsophage, comme d'ailleurs la tomate.

Fatigue

La fatigue peut être le symptôme d'un grand nombre de maladies ou troubles, mais elle s'installe parfois sans raison particulière. Paralysante, décourageante, elle donne l'impression que l'on s'enlise, que l'on passe le plus clair de son temps à lutter contre elle. La vie défile et l'on n'arrive pas à suivre. Que faire lorsque toute la volonté du monde semble insuffisante pour remonter la pente ? De simples mesures d'hygiène de vie peuvent être très efficaces : modifier son régime alimentaire, mieux boire, faire du sport… Les suppléments nutritionnels peuvent aussi donner un coup de pouce, à moins que la solution ne réside dans une bonne dose de sommeil.

Petits coups de fouet

- Pour surmonter un accès de fatigue, versez **2 gouttes de menthol** (ou d'huile de menthe) sur un mouchoir en tissu ou en papier, portez-le à vos narines et respirez à pleins poumons.
- Prenez un **bain** additionné de 2 gouttes de **menthol** et de 4 gouttes d'**huile de romarin**, aux vertus revigorantes.
- **Allongez-vous sur le dos en surélevant les jambes** avec des oreillers. Mieux encore, allongez-vous sur un banc de gymnastique ou toute autre surface inclinable. En Inde, c'est ainsi que les yogis luttent contre la fatigue, en **stimulant l'irrigation sanguine du cerveau**, ce qui, dit-on, aide à rester alerte et éveillé.

Faire le plein d'énergie

- Prenez un **solide déjeuner**, mais prévoyez un dîner et un souper relativement légers, plus deux **collations**, une le matin et une l'après-midi, pour nourrir le cerveau en glucides. Ce rythme est préférable à deux repas copieux par jour pour maintenir l'équilibre de la glycémie (taux de sucre dans le sang) et ne pas enchaîner coups de barre et brusques élans d'énergie.
- Ne comptez pas sur les aliments sucrés pour vous donner un coup de fouet : ils provoquent une montée en flèche de la glycémie, qui retombe ensuite tout aussi brusquement. Préférez les **glucides complexes** (pâtes, pain complet, légumes…), qui vous aideront à stabiliser votre glycémie.
- **Réduisez votre consommation d'aliments gras** afin d'améliorer le fonctionnement des glandes surrénales, qui influencent votre métabolisme alimentaire. Limitez surtout les graisses saturées, souvent d'origine animale (viande, œufs, beurre).

Qu'est-ce qui ne va pas ?

Les médecins, qui voient défiler une multitude de patients se plaignant d'épuisement, qualifient la fatigue de mal du siècle. De nombreuses maladies mais aussi de mauvaises règles d'hygiène de vie peuvent expliquer la fatigue : manque de sommeil, alimentation déséquilibrée, fièvre, infections, anémie, abus d'alcool, hypothyroïdie, maladie cardiaque, cancer, diabète… – pour n'en citer que quelques-unes.

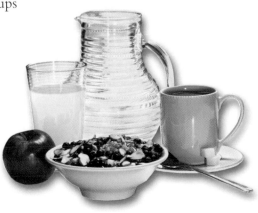

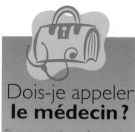

Si vous continuez à vous sentir épuisé après avoir mis en œuvre les suggestions présentées ici, prenez rendez-vous avec votre médecin, qui vous prescrira sans doute un bilan sanguin. Une grande fatigue peut révéler, entre autres, un problème de thyroïde, un état dépressif, un diabète, une carence vitaminique ou une anémie. Si la fatigue s'accompagne d'autres symptômes (douleurs abdominales, essoufflement, maux de tête…), indiquant qu'une maladie est sans doute en cause, faites-vous examiner sans attendre.

- Coupez une **pomme de terre** en rondelles, sans la peler, et laissez macérer dans de l'eau pendant une nuit. Le matin, buvez cette décoction tonique naturelle, riche en **potassium**. Votre organisme a besoin de ce minéral pour transmettre les impulsions nerveuses qui commandent les muscles.

- La fatigue peut être un signe de **carences** diverses. Le meilleur moyen d'y remédier est d'avoir une **alimentation variée et équilibrée**.

Remonter les réserves d'énergie

- Le **ginseng** est un remontant traditionnel, réputé pour combattre efficacement la fatigue. Vous avez le choix entre deux espèces. Pour le ginseng panax canadien, achetez une préparation à 2 ou 3 % au moins de ginsénosides et prenez entre 100 et 250 mg d'extrait une ou deux fois par jour. Pour le ginseng de Sibérie, choisissez une préparation titrée à 6-8 % au moins d'éleuthérosides et prenez une dose de 300 mg à 400 mg une ou deux fois par jour. Ce traitement naturel stimule le système nerveux et préserve l'organisme des effets du stress. (*Attention :* évitez le ginseng si vous souffrez d'hypertension.)

- Faites une cure de **magnésium**. Pendant 2 mois, prenez une dose de 150 mg par jour, de préférence sous forme de citrate de magnésium. Ce minéral participe à des centaines de réactions chimiques dans l'organisme, dont la transformation des nutriments en énergie. Chez certaines personnes, une petite carence en magnésium peut être à l'origine d'une grande fatigue.

- En stimulant la circulation du sang vers le cerveau, le **ginkgo biloba** rend plus alerte et plus dynamique. Prenez 15 gouttes de teinture-mère le matin.

- Envisagez un apport de **carnitine**, un acide aminé qui stimulerait l'activité des mitochondries, les composants cellulaires producteurs d'énergie. On le trouve dans certains aliments (viande rouge, notamment), mais les apports sont souvent insuffisants. Conformez-vous à la notice pour déterminer le dosage qui vous convient et connaître les éventuels effets indésirables (chez les épileptiques, par exemple). À défaut d'en trouver en magasin, vous obtiendrez facilement des suppléments de carnitine sur Internet.

- La **coenzyme Q10**, un composant cellulaire, aiderait aussi les mitochondries à produire de l'énergie. Prenez-en 50 mg deux fois par jour, pendant le déjeuner et le souper de façon à optimiser son assimilation. On en trouve aussi dans les huiles et les fruits secs.

Boire !

● Buvez de l'eau à longueur de journée, **au moins huit verres**. N'attendez pas d'avoir soif pour boire, car votre « signal de soif » n'est pas forcément bien réglé. Une déshydratation, même peu importante, peut engendrer une sensation de fatigue.

● **Évitez les boissons contenant de la caféine** (café, sodas caféinés…). Après un petit coup de fouet passager, elles peuvent aggraver la fatigue.

● Limitez votre consommation d'**alcool**. Il affaiblit le système nerveux central et est également responsable d'hypoglycémie.

Recharger les batteries

● Essayez de faire au moins **30 minutes de gymnastique tonique par jour**. L'effort physique permet non seulement de brûler des calories (les kilos superflus contribuent à la fatigue), mais aussi de se sentir plein d'énergie. En général, les personnes qui font régulièrement du sport ont moins de problèmes de sommeil.

● Mettez-vous au **yoga** ou au **taï chi** : ces formes d'exercice ont un effet relaxant mais aussi revigorant.

● Lorsque vous vous sentez apathique, faites **10 minutes d'exercice doux**. La fatigue va en général de pair avec une baisse d'adénosine diphosphate (ADP), un « messager » intracellulaire actif dans le métabolisme énergétique. En d'autres termes, vos batteries sont à plat. N'importe quelle activité permet de les recharger : chantez, respirez profondément, marchez ou étirez-vous.

Dormir pour rester éveillé

● **Levez-vous chaque jour à la même heure**, même la fin de semaine. Vous verrez que votre organisme assimilera vite les bienfaits d'un rythme de sommeil régulier.

● Couchez-vous plus tôt si vous avez besoin de rattraper du sommeil. À condition de vous lever toujours à la même heure, rien ne vous empêche de moduler la durée de votre sommeil.

● Renoncez aux longues siestes. Si vous somnolez plus d'une vingtaine de minutes, vous risquez de vous sentir encore plus fatigué dans l'après-midi.

Et pour faire bonne mesure !

● Prenez chaque jour un supplément multivitaminé afin d'apporter à votre organisme les éléments nutritifs essentiels.

Testé...

Manger des épinards une fois par jour aide à vaincre la fatigue. Regardez Popeye…

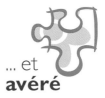

... et avéré

Cela ne peut pas faire de mal. Les épinards contiennent du potassium et sont riches en vitamines B, qui sont autant de sources d'énergie.

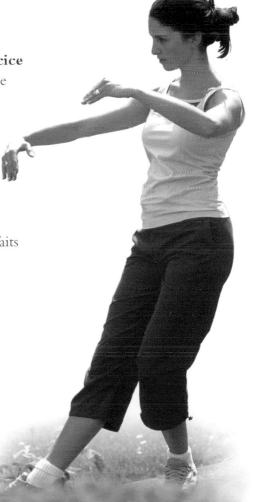

Fièvre

Si la fièvre est importante, prenez un médicament pour la faire baisser (acétaminophène ou ibuprofène, par exemple). Mais si elle est inférieure à 38,5 °C, pourquoi ne pas laisser le processus suivre son cours ? Si votre température monte, c'est pour une bonne raison. La fièvre est le signe que vos défenses immunitaires luttent contre les microbes responsables d'une infection. Si vous vous sentez mal et que vous voulez agir, vous pouvez vous rafraîchir grâce aux différents moyens proposés ici.

Qu'est-ce qui **ne va pas ?**

La fièvre est définie par une température supérieure à 37,5 °C. En général, elle signale que l'organisme est en train de combattre une infection. En luttant contre les microbes, les globules blancs produisent des protéines qui ont pour effet d'élever la température de l'organisme pour en faire un milieu hostile aux virus et bactéries.

Se rafraîchir

- **Prenez un bain d'eau tiède** – si vous êtes fiévreux, elle vous paraîtra bien fraîche. Mais ne vous plongez pas dans de l'eau froide pour faire tomber plus vite la température. Vous provoqueriez un effet inverse : en réaction au froid, les mécanismes de régulation de la température se mobilisent pour réduire les pertes de chaleur. N'appliquez pas systématiquement ce conseil chez l'enfant fiévreux (s'il ne se sent franchement pas bien, le bain risque de lui apporter plus d'inconfort que de bienfaits).
- Faites une **toilette rafraîchissante** : passez une éponge imbibée d'eau tiède aux endroits les plus chauds du corps, comme les aisselles et le visage, pour les rafraîchir par évaporation.
- Appliquez une débarbouillette imbibée d'eau froide sur le **front** et la **nuque**.

Prendre un bain tiède suffit parfois à faire baisser la fièvre.

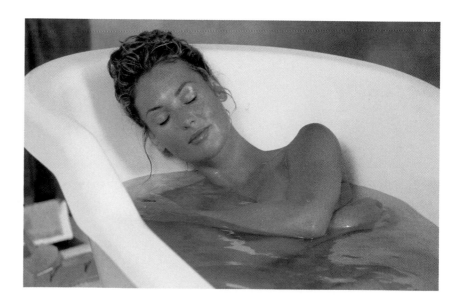

• Vous pouvez également vous **envelopper dans un drap humide**. Couvrez-vous ensuite d'une couverture ou d'une grande serviette de bain, puis allongez-vous pendant une quinzaine de minutes. Dégagez-vous lorsque la serviette mouillée commence à se réchauffer. Cette méthode traditionnelle est toutefois déconseillée chez les personnes âgées, les enfants, les femmes enceintes et les insuffisants cardiaques car elle est un peu brutale.

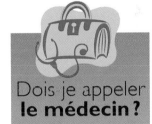

Les tisanes de fleurs de sureau sont indiquées contre la fièvre car elles font transpirer.

Transpirer

• Préparez une tisane d'**achillée millefeuille** pour favoriser la dilatation des pores de la peau, ainsi que la transpiration, un processus qui contribue à faire passer la fièvre. Faites infuser 1 c. à soupe de plante séchée dans 1 tasse d'eau bouillante pendant 10 minutes environ. Laissez refroidir un peu avant de filtrer. Vous commencerez à transpirer après en avoir bu une ou deux tasses.

• La **fleur de sureau** favorise la transpiration. Elle est recommandée si la fièvre est liée à un rhume ou à une grippe, car elle agit aussi contre l'excès de mucus. Versez 2 c. à thé de fleurs de sureau dans 1 tasse d'eau bouillante et laissez infuser 15 minutes, filtrez. Renouvelez trois fois par jour tant que la fièvre n'est pas tombée.

• Buvez une décoction de **gingembre**, un autre sudatoire. Versez ½ c. à thé de racine de gingembre hachée dans 1 tasse d'eau bouillante. Filtrez et buvez.

Combattre le feu par le feu

• Relevez vos plats de **poivre de Cayenne**, dont l'un des principes actifs est la capsaïcine, l'élément piquant que l'on retrouve dans le piment. Le poivre de Cayenne fait transpirer tout en stimulant la circulation.

Drainer le sang vers les pieds

• En drainant le sang vers les pieds, on stimule la circulation du sang, ce qui peut contribuer à soulager la fièvre. Pour cela, préparez un **bain de pieds à la moutarde**. Remplissez une bassine d'eau additionnée de moutarde à raison de 2 c. à thé de poudre de moutarde pour 1 litre d'eau.

Dois je appeler le médecin?

Appelez votre médecin si votre température atteint ou dépasse 39,5 °C, ou si une fièvre de plus de 38,5 °C dure depuis plus de 2 jours. Consultez systématiquement un médecin en cas de fièvre chez un bébé de moins de 6 mois. Voyez également un médecin dès le début si la fièvre est assortie d'un état de somnolence extrême, d'un souffle court, de brûlures urinaires, de traces rouges aux abords d'une blessure ou d'une sensibilité à la lumière. Contactez Info-santé si la fièvre s'accompagne d'une raideur de la nuque, de violents maux de tête ou d'une éruption de points rouges qui ne s'atténue pas même si vous appliquez un verre dessus.

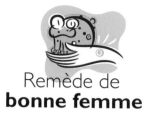

Remède de **bonne femme**

«Il faut nourrir un rhume et affamer une fièvre», dit le dicton. Oubliez ce mythe et ne vous privez surtout pas de nourriture quand vous avez justement besoin de toutes vos forces. Même si vous n'avez pas envie de manger, forcez-vous à absorber un peu de bouillon de poulet ou toute autre nourriture susceptible de favoriser la guérison.

Les agrumes et leur jus sont riches en vitamine C qui stimule l'immunité et aide à combattre les infections à l'origine de la fièvre.

S'hydrater

- La fièvre déshydrate. Lorsque vous avez de la température, buvez **huit à douze verres d'eau par jour** – ou au moins suffisamment pour éclaircir l'urine.
- Les boissons pour sportifs conviennent également, puisqu'elles remplacent non seulement les liquides perdus par déshydratation, mais aussi les sels minéraux.
- Ne vous privez pas non plus de **jus d'orange** ni d'autres jus de fruits riches en **vitamine C**, qui aident le système immunitaire à combattre l'infection.
- Les raisins frais hydratent aussi tout en flattant les papilles.

Quels médicaments donner à un enfant ?

En plus des mesures simples qui contribuent à limiter la fièvre (ne pas trop couvrir l'enfant, aérer la pièce, le faire boire le plus souvent possible), des médicaments dits antipyrétiques, dont la plupart sont en vente libre, peuvent être donnés si l'enfant supporte mal la fièvre (perte d'appétit, fatigue importante, inconfort, irritabilité, mal de tête…) ou si celle-ci dépasse 38,5 °C. L'acétaminophène est le médicament le plus utilisé ; l'ibuprofène est également courant, mais il doit être évité dans certains cas (dont la varicelle). L'aspirine est de moins en moins souvent préconisée et ne doit être prise qu'après avis médical. Ce médicament est déconseillé chez l'enfant en cas d'infection virale (varicelle, grippe, notamment) car il peut dans ce cas être à l'origine d'une affection rare mais grave, le syndrome de Reye.

Choisissez des préparations correspondant au poids de votre enfant, ne donnez qu'un type d'antipyrétique, respectez la posologie et les intervalles entre les prises.

Consultez un médecin si l'enfant présente des signes inquiétants ou si la fièvre persiste.

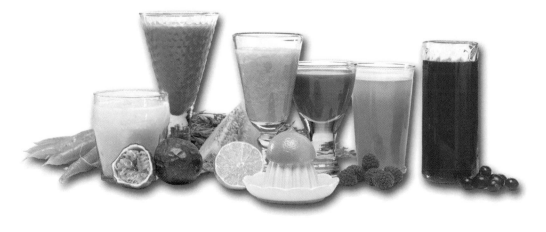

Flatulences et éructations

Il suffit d'évoquer le problème des gaz et des flatulences pour que les ricanements fusent, mais, lorsqu'on est soi-même sujet aux rots ou aux pets intempestifs et sonores, on n'a pas forcément envie d'en rire. Plutôt que d'avoir à vous précipiter dans la pièce d'à côté pour éviter de vous retrouver dans une situation embarrassante, limitez la quantité d'air présente dans votre appareil digestif (aérophagie) en renonçant aux aliments à risque (comme les flageolets ou les choux de Bruxelles), en mâchant du carvi ou autres graines carminatives (qui aident à l'expulsion des gaz) en fin de repas et en prenant des mesures susceptibles de favoriser la digestion.

Surveiller son alimentation

- Certains aliments, comme les **haricots secs**, le **chou**, le **chou-fleur**, le **chou de Bruxelles**, le **brocoli**, les **oignons**, le **son**, les **prunes** ou le **raisin** sont connus pour donner des gaz. Évitez-les si vos symptômes s'aggravent lorsque vous en mangez. Les œufs pourraient également figurer sur cette liste en raison du soufre contenu dans le jaune, qui donne aux gaz une odeur nauséabonde.
- Avant de faire cuire des haricots secs ou des lentilles, **faites-les tremper toute une nuit**. Le lendemain, jetez l'eau et faites bouillir les légumes dans de l'eau claire ou, plus efficace encore pour éviter les gaz, cuisez-les à la cocotte-minute.
- Évitez les bonbons et les gommes sans sucre contenant des **édulcorants** tels que le **sorbitol**, le **xylitol** ou le **mannitol**, qui sont difficiles à digérer. Une fois dans le côlon, ces substances sont dégradées par des bactéries dont l'activité produit des gaz.
- **Diminuez votre consommation de fructose**, sucre présent dans le miel, les fruits et les jus de fruits. Comme pour les édulcorants, le fructose reste dans le côlon, où sa dégradation par les bactéries de la flore intestinale donne lieu à des gaz. Restreignez plutôt le miel et les jus de fruits que les fruits eux-mêmes.
- Si vous souhaitez augmenter vos apports en **fibres**, faites-le progressivement. Les fibres sont excellentes pour la santé, mais une hausse brutale peut irriter l'intestin et donner des gaz.

Se pencher sur les produits laitiers

- Souffrez-vous d'intolérance au lactose ? Pour le savoir, **supprimez totalement les produits laitiers** pendant quelques jours et voyez si vos symptômes s'améliorent.

Qu'est-ce qui ne va pas ?

Le fait d'avoir des renvois signifie que de l'air s'est accumulé dans l'estomac (aérophagie) et que le corps s'en débarrasse. L'air que l'on ingère entre autres en mangeant ou en buvant doit être expulsé par le haut ou par le bas. Un adulte en bonne santé émet au moins dix gaz par jour. Ces flatulences sont constituées par l'air que nous avalons et par les gaz – comme le dioxyde de soufre – générés lors de la digestion des aliments. La constipation peut donner lieu à des flatulences accrues, de même que la prise de certains médicaments (antibiotiques, antiulcéreux, antidépresseur). Enfin, l'intolérance au lactose peut se manifester par des gaz, des ballonnements, des diarrhées et des douleurs intestinales.

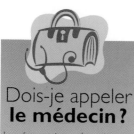

Dois-je appeler le médecin?

Les éructations chroniques sont souvent plutôt une mauvaise habitude que le signe d'une maladie. Voyez toutefois votre médecin si vous avez des rots irrépressibles et que cela vous gêne, si vous éprouvez une douleur dans la poitrine à chaque fois que vous rotez ou si vos éructations s'accompagnent de symptômes désagréables, tels que ballonnements ou aigreurs d'estomac. Consultez impérativement si vous constatez également une perte de poids inexpliquée ou un changement dans le rythme des passages à la selle.

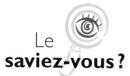

Le saviez-vous?

La sensation de ballonnement empire lorsqu'on est en avion. Cela tient au fait que la pression qui règne dans l'appareil est inférieure à la pression atmosphérique au sol. Or les lois de la physique veulent que lorsque la pression environnante baisse, les gaz à l'intérieur du corps se dilatent.

• **L'intolérance au lactose** est une incapacité à digérer le sucre (lactose) du lait, due à une insuffisance en lactase, l'enzyme intestinale indispensable à l'assimilation du lactose. Elle est à l'origine de flatulences, ballonnements, diarrhées et crampes intestinales, survenant après l'ingestion d'aliments contenant du lactose. En cas d'intolérance avérée, achetez de la lactase en pharmacie et mettez-en un peu dans votre lait avant de le boire. Vous pourrez sans doute consommer sans problème des fromages à pâte dure, comme le gruyère ou le gouda, et des yogourts, qui renferment moins de lactose. Mangez-les plutôt pendant les repas pour ralentir la digestion. Achetez des produits laitiers étiquetés « à faible teneur en lactose » ou rabattez-vous sur les substituts au soya.

Plantes digestives

• Le **gingembre** peut s'acheter sous plusieurs formes ; voyez celle qui vous fait le plus d'effet. Prenez une gélule de 100 mg deux ou trois fois par jour selon vos besoins ou bien 30 gouttes de teinture-mère avant chaque repas. Vous pouvez aussi mastiquer un morceau de racine fraîche (mais attention, c'est relevé !) ou bien terminer vos repas par une tisane digestive. Pour cela, mettez 1 c. à thé de gingembre fraîchement râpé dans 1 tasse d'eau bouillante et faites infuser pendant 5 minutes. Filtrez, laissez tiédir, et buvez par petites gorgées. En stimulant la digestion, cette infusion empêchera les aliments de séjourner trop longtemps dans l'intestin et d'y fermenter. On trouve également des tisanes de gingembre en infusettes sur le marché.

• La **menthe poivrée**, vendue en infusettes ou en vrac, favorise la digestion et diminue les gaz. Jetez 1 à 2 c. à thé de feuilles séchées dans 1 tasse d'eau bouillie et laissez infuser pendant 5 minutes, puis filtrez. Vous pouvez boire jusqu'à trois tasses par jour. (*Attention* : ne prenez pas de menthe poivrée si vous souffrez de reflux gastro-œsophagien ou d'aigreurs d'estomac.)

• Les **graines de fenouil**, dont le goût rappelle un peu celui de la réglisse, sont utilisées depuis des siècles pour diminuer les gaz et favoriser la digestion (certains restaurants indiens en offrent à leurs clients dans une petite coupelle en fin de repas). Les graines de **carvi**, d'**anis** et de **céleri** ont le même effet. En mastiquant ½ c. à thé de l'une de ces graines après le repas, vous éviterez les renvois et réduirez la fermentation gazeuse dans l'intestin. On les trouve dans la plupart des supermarchés.

• La **tisane de camomille**, remède très ancien contre les maux d'estomac, peut aussi aider à diminuer les éructations. On la trouve en infusettes sur le marché.

• La **tisane de cardamome** aide à digérer, ce qui a pour effet de limiter la production de gaz dans l'intestin. Mettez 1 c. à thé de cardamome dans 250 ml d'eau, portez à ébullition, puis laissez frémir pendant 10 minutes. Buvez chaud pendant les repas.

Faire le plein de « bonnes » bactéries

• Mangez chaque jour deux ou trois **yogourts** ou prenez des **suppléments d'acidophilus** (ou bifidobactéries) pour stimuler la régénération de la flore intestinale. Ou bien prenez 2 gélules de probiotiques trois fois par jour entre les repas. Ces suppléments favorisent le développement dans l'intestin de bactéries qui aident à contrôler les bactéries productrices de gaz.

Se recroqueviller ou marcher

• Si vous êtes pris de spasmes intestinaux, **isolez-vous** dans un endroit où vous pouvez vous allonger. Mettez-vous sur le dos et ramenez les genoux sur la poitrine ou bien agenouillez-vous tête en bas et fesses en l'air. Ces deux positions facilitent l'évacuation naturelle des gaz, ce qui a pour effet de soulager.

• La **marche** est un excellent moyen d'encourager la dispersion des gaz. À l'hôpital, marcher est la première chose que les médecins recommandent à leurs patients au sortir d'une opération pour relancer le fonctionnement normal des intestins.

L'alimentation n'est pas toujours responsable

L'accumulation de gaz n'est pas forcément liée à l'alimentation.

• Le fait d'avoir un **dentier mal fixé** peut entraîner des mouvements masticatoires anormaux qui favorisent l'ingestion d'air. Si vous portez un appareil dentaire, vérifiez son ajustement.

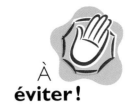

À éviter !

Les antiacides en vente libre qui contiennent du diméticone ont pour effet de fractionner les grosses bulles de gaz en bulles plus petites. Ces médicaments peuvent diminuer les éructations, mais ils ne réduisent pas la quantité de gaz présente dans les intestins. Ils n'ont donc aucun effet sur les flatulences.

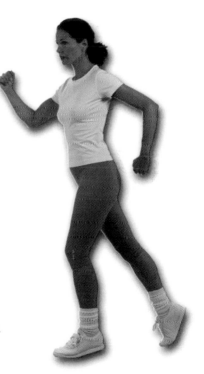

Le remède qui n'en est pas un

Certaines personnes pensent que le fait de roter permet d'avoir moins de gaz dans l'intestin et se forcent pour cela à avaler de l'air.

Non seulement ce raisonnement est faux, mais il y a de fortes chances que la quantité d'air expulsée lors du rot soit inférieure à la quantité d'air avalée pour provoquer les rots, et c'est alors le cercle vicieux : plus on a d'air, plus on rote, et plus on rote, plus on a d'air. L'ingestion d'air peut même devenir une habitude inconsciente… qu'il faut perdre.

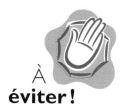

À éviter !

Longtemps préconisé contre les aigreurs d'estomac et les éructations, le bicarbonate de sodium dissous dans l'eau favorise en réalité les rots. Au contact de l'acide chlorhydrique de l'estomac, il produit du gaz carbonique – le même que celui qu'on trouve dans les boissons gazeuses.

- Le fait d'avoir le **nez bouché**, à cause d'un rhume ou d'une allergie, peut favoriser l'ingestion d'air.
- La prise de **suppléments calciques** à base de carbonate de calcium peut entraîner la formation de dioxyde de carbone dans l'estomac. Essayez plutôt le citrate de calcium.
- Les pressions exercées dans la **région épigastrique** par un vêtement trop serré à la taille peuvent provoquer des éructations. Les sous-vêtements très moulants peuvent également être en cause.

Mieux vaut prévenir que guérir

- Pour limiter la quantité d'air absorbée, ne buvez pas à la **paille**.
- **Supprimez les gommes à mâcher**, qui favorisent l'ingestion d'air.
- **Évitez les boissons gazeuses.** Avez-vous déjà ouvert une bouteille de limonade après l'avoir secouée ? Eh bien, il se passe la même chose dans l'estomac lorsqu'on avale une boisson à bulles.
- Les **vins mousseux** et la **bière** ont le même effet que les boissons gazeuses. Si vous ne voulez pas roter, abstenez-vous d'en boire.
- Lorsqu'on mange vite, on avale de l'air, qu'il faut ensuite évacuer. Si vous avez toujours fini avant tout le monde, c'est sans doute que vous mangez trop vite. Pour vous habituer à **manger lentement**, forcez-vous à reposer votre fourchette entre chaque bouchée.
- **Mâchez consciencieusement.** Le fait d'avaler les aliments à peine mastiqués favorise l'ingestion d'air. Par ailleurs, les gros morceaux sont plus longs à digérer, ce qui signifie qu'ils séjournent plus longtemps dans le tube digestif et ont donc tendance à fermenter sous l'action des bactéries.
- Mâchez **bouche fermée** pour avaler moins d'air. Pour la même raison, évitez de parler la bouche pleine.
- Laissez **refroidir** un peu les boissons chaudes. Lorsqu'on essaie de boire quelque chose de très chaud sans se brûler, on avale automatiquement de l'air.

Laissez les vannes fermées

Certains produits peuvent affaiblir le sphincter inférieur de l'œsophage, valve très importante qui, en se refermant après le passage des aliments, empêche normalement le contenu de l'estomac de remonter dans l'œsophage.

Si vous avez tendance aux renvois, mieux vaut donc les éviter si vous ne voulez pas que la situation empire. La menthe, le chocolat, les viandes grasses, les aliments frits et la caféine sont les principaux produits incriminés.

Furoncle

Il n'y a qu'une chose à faire en cas de furoncle : s'en débarrasser au plus vite. C'est possible, mais pas en le pressant sans précaution. Préférez l'association de chaleur et d'humidité pour l'amener à maturité avant de le percer avec une aiguille stérile, et soulager ainsi la douleur. Vous pouvez aussi tenter de l'assécher, afin d'accélérer la cicatrisation, sans avoir à le presser.

Laisser mûrir

● La **chaleur humide** favorise la maturation du furoncle et l'apparition de la tête blanche. Selon les croyances populaires, de nombreux ingrédients (dignes de figurer sur une liste d'épicerie), une fois chauffés, seraient efficaces : pain, lait, chou, figues, entre autres. Une simple débarbouillette suffira ! Trempez une **débarbouillette** propre (ou une serviette) dans de l'eau très chaude (la plus chaude que vous puissiez supporter sans vous brûler). Essorez-la et posez-la sur le furoncle pendant 30 minutes, en renouvelant l'eau. Faites-le plusieurs fois par jour.

● Vous pouvez remplacer l'eau chaude par une infusion de **thym** ou de **camomille**. Le thym contient un antiseptique naturel, le thymol, qui préviendra l'infection, tandis que le chamazulène, substance chimique de la camomille, possède des vertus anti-inflammatoires.

● Les compresses imbibées de teintures-mères de **calendula** (souci) et de **millepertuis** sont très efficaces également. Versez 1 c. à thé du produit choisi dans 1 tasse d'eau chaude et imbibez une compresse de gaze. Effectuez plusieurs applications par jour pour soulager la douleur et l'inflammation.

● Un **sachet de thé**, préalablement trempé dans de l'eau chaude, agira comme une compresse. Les tanins contenus dans le thé sont astringents (ils ont un effet asséchant) et possèdent des propriétés antibactériennes.

● Si vous voulez essayer un remède traditionnel, utilisez une grande **feuille de chou vert cuite** pour extraire le pus du furoncle. Faites bouillir la feuille de chou pendant 1 à 2 minutes. Laissez-la refroidir et enveloppez-la dans de la gaze. Fixez la gaze sur le furoncle à l'aide de ruban de chirurgien et laissez-la en place pendant 1 heure. Faites-le chaque jour en changeant la feuille de chou et la compresse.

● Si le furoncle est situé à un endroit difficile à atteindre, prenez un long **bain chaud**. Maintenez la température de l'eau aussi chaude que possible, sans vous brûler la peau.

Qu'est-ce qui ne va pas ?

Un furoncle est l'infection aiguë d'un follicule pileux (le « sac » qui entoure la base des poils). Il est généralement provoqué par une bactérie particulièrement virulente, le staphylocoque doré, et se caractérise par un renflement rouge et douloureux rempli de pus. Lorsque le furoncle est mûr, une pointe pustuleuse blanche ou jaune apparaît (le bourbillon). En général, il finit par éclater au bout de 2 semaines et se vide spontanément. C'est le début de la cicatrisation. Les furoncles surviennent plus volontiers dans les plis et parties moites du corps (cou, intérieur des bras, fesses, intérieur des cuisses), ainsi que dans les zones de frottement répété des vêtements contre la peau, mais ils peuvent aussi apparaître sur le visage.

Drainer le furoncle

Attendez que le furoncle soit «mûr» (une tête blanche ou jaunâtre apparaît) pour le presser. Ne le manipulez pas s'il présente des signes d'infection (rougeur ou stries autour du furoncle). Abstenez-vous également si vous n'êtes pas certain de pouvoir respecter les précautions décrites ici.

● Pour vider le furoncle, **stérilisez la pointe d'une aiguille** en la chauffant quelques secondes au-dessus d'une flamme jusqu'à ce qu'elle rougisse. **Tenez-la avec une pince à épiler** pour ne pas vous brûler.

● Lorsque l'aiguille a refroidi, **percez doucement la fine couche de peau recouvrant le furoncle**.

● Une fois que la tête a éclaté, placez dessus une **débarbouillette chaude** que vous aurez trempée dans une **solution d'eau salée** (obtenue en mélangeant 1 c. à thé de sel dans 1 tasse d'eau bouillante). Les 3 jours suivants, pendant que le liquide contenu à l'intérieur du furoncle s'écoule, renouvelez l'opération aussi souvent que possible.

● Chaque fois que vous retirez la débarbouillette, désinfectez la zone avec un **savon liquide antibactérien**, puis appliquez de la Bétadine® pour empêcher la propagation de l'infection.

Sécher et accélérer la cicatrisation

● Il suffit parfois d'assécher le furoncle pour qu'il disparaisse. Pour éliminer la bactérie à l'origine du furoncle (et l'assécher), appliquez deux fois par jour une crème contre l'acné à base de **peroxyde de benzoyle**.

● Utilisez de l'**huile essentielle d'arbre à thé** (melaleuca). Cet antiseptique naturel détruit les microbes et accélère la cicatrisation.

Mieux vaut prévenir que guérir

● Si vous êtes sujet aux furoncles, envisagez d'utiliser un **savon antibactérien** à base de Bétadine® ou un **gel antiseptique alcoolisé**.

● La chaleur et les frottements favorisent la prolifération des bactéries. Par conséquent, évitez de porter des sous-vêtements serrés, des pantalons moulants, des bandeaux ou tout vêtement qui frotte contre la peau et retient la transpiration. Préférez les **tenues confortables et amples**.

L'huile essentielle d'arbre à thé a des propriétés antibactériennes et cicatrisantes, utiles contre l'acné et les furoncles.

N'échangez pas vos vêtements avec une personne atteinte de furoncles, **les vêtements infectés étant contagieux** par simple contact. Pour la même raison, ne partagez pas débarbouillettes et serviettes de toilette. Si quelqu'un dans votre famille a un furoncle, lavez ses affaires à part, si possible à haute température (60 °C).

Les personnes en **surpoids** présentent un terrain favorable à l'apparition des furoncles, qui se développent plus facilement dans les plis où la peau est moite et exposée aux frottements. Perdre quelques kilos peut s'avérer une bonne solution.

Poudrez de **talc** les parties de votre corps exposées aux frottements pour limiter la transpiration et les frictions. (*Attention :* les femmes ne doivent pas utiliser de talc autour des parties génitales car ce produit serait susceptible d'augmenter le risque de cancer des ovaires.)

Les pressions sur la peau peuvent favoriser les furoncles, ce qui explique qu'ils apparaissent souvent au niveau des **fesses**. Si vous êtes assis au volant toute la journée, placez un **coussin garni de billes** sur votre siège pour laisser passer l'air.

Dois-je appeler **le médecin ?**

Si un furoncle apparaît sur votre visage, consultez un médecin car les bactéries risquent de pénétrer dans vos sinus (entraînant une sinusite), dans le sang (septicémie) et même le cerveau (abcès cérébral). En cas de furoncles multiples, voyez également un médecin car ces infections peuvent être le signe d'un diabète ou d'un dysfonctionnement immunitaire. Une consultation s'impose aussi lorsque des furoncles se forment sous les aisselles ou dans l'aine. À l'exception de ces situations, aucune attention particulière n'est requise tant que le furoncle ne mesure pas plus de 1 cm de large et ne provoque pas de signes d'infection : rougeur intense, frissons, fièvre ou gonflement sur une quelconque partie du corps.

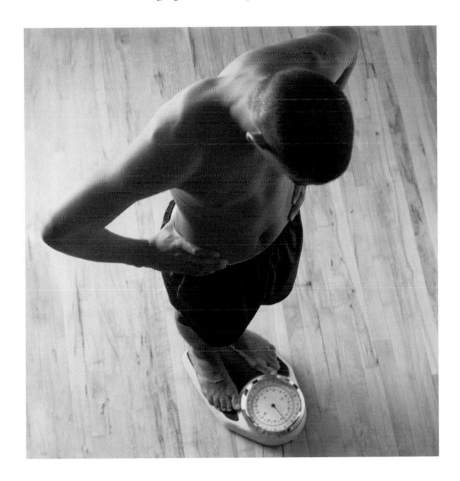

L'apparition de furoncles et d'autres infections cutanées est favorisée par l'humidité des plis de la peau. C'est une raison de plus pour surveiller son poids.

Gencives (problèmes de)

Pour soulager les gencives douloureuses, vous pouvez demander à votre pharmacien un gel spécifique à la benzocaïne, un anesthésique local. Vous pouvez aussi essayer l'un des gargarismes et des massages suggérés ci-dessous. Votre véritable ennemi, toutefois, reste la plaque dentaire. Pour éviter l'inflammation des gencives, voyez régulièrement votre dentiste et brossez-vous scrupuleusement les dents (choisissez une brosse souple et insistez sur la base des dents, à la zone d'insertion dans la gencive), sans oublier la soie dentaire.

Qu'est-ce qui **ne va pas ?**

Vos gencives sont enflées ? Elles saignent quand vous les brossez ? Vous souffrez probablement d'une gingivite, une inflammation de la gencive provoquée par l'accumulation de plaque dentaire, l'enduit composé de débris alimentaires et de bactéries qui se forme à la surface des dents. La plaque dentaire irrite les gencives. Si vous ne prenez pas soin de l'éliminer par un brossage et un nettoyage à la soie dentaire réguliers, elle se solidifie, laissant à la surface des dents un dépôt encore plus irritant, le tartre, que seul le dentiste peut éliminer. Non traitée, la gingivite peut évoluer en parodontite : le tartre érode le tissu gingival, il se forme alors des poches autour des dents, sièges d'infections bactériennes qui peuvent provoquer des abcès douloureux, une mauvaise haleine chronique, voire le déchaussement de dents.

Soulager la douleur

• Pour apaiser des gencives enflées et endolories, **rincez-vous la bouche** pendant 30 secondes avec de l'**eau salée** (1 c. à thé de sel dilué dans un verre d'eau chaude).

• Vous pouvez aussi essayer une eau de rinçage composée à parts égales de **peroxyde d'hydrogène** et d'eau chaude. Comme le sel, le peroxyde calme la douleur et tue les bactéries.

• Appliquez un **sachet de thé humide** sur la zone douloureuse. Le thé contient de l'acide tannique, un astringent puissant qui fait dégonfler les tissus et endigue les saignements. Il fait office de cataplasme styptique (qui resserre les tissus).

• Appliquez un **glaçon** enveloppé dans de la gaze **sur la joue au niveau de la zone endolorie**. Le froid fait dégonfler et a un effet anesthésiant.

• L'**essence de girofle** et le **gel gingival destiné aux bébés** qui font leurs dents peuvent aussi soulager en cas de crise aiguë.

• Badigeonnez vos gencives d'un peu de **bicarbonate de sodium** dilué dans l'eau. En quantité raisonnable, le bicarbonate tue les bactéries et neutralise les acides qu'elles sécrètent. (*Attention* : n'en mettez pas trop car le bicarbonate peut irriter les tissus fragiles de la gencive.)

• Appliquez un **gel de soin gingival** en effectuant un **léger massage des gencives**, deux ou trois fois par jour. Vous trouverez ces gels en pharmacie.

Masser pour soulager

• Que faites-vous quand vos muscles sont douloureux ? Vous les massez ! Faites de même avec vos gencives. **Saisissez la gencive entre le pouce et l'index**, et imprimez une série de petits pincements. En stimulant la circulation du sang dans les tissus endoloris et irrités, le massage favorise la guérison.

• Afin d'optimiser l'effet apaisant du massage, vous pouvez essayer le traitement recommandé par les médecins ayurvédiques : masser les gencives avec de l'**huile de noix de coco**.

• Vous pouvez aussi masser vos gencives à l'aide d'un **stimulateur gingival** en bois, vendu dans les pharmacies et certains grands magasins. Insérez la pointe entre deux dents et placez-la à angle droit par rapport à la gencive, massez doucement avec de petits mouvements circulaires, puis passez à l'interstice suivant.

• Achetez un **appareil à jet d'eau dentaire** (Water Pik®) pour masser les gencives et nettoyer les interstices que la brosse à dents ne peut atteindre. Autre investissement judicieux : la **brosse à dents électrique**, dont la petite tête se faufile dans les recoins inaccessibles de la bouche.

• Le **calendula** (souci), qui possède d'incontestables vertus thérapeutiques, soulage les gencives douloureuses en soignant l'inflammation. Frictionnez directement les gencives avec de la teinture de calendula.

Rinçages et gargarismes

• Utilisée en gargarisme, la **tisane de camomille** serait souveraine contre la gingivite. Versez 1 tasse d'eau chaude sur 3 c. à thé de camomille, faites infuser 10 minutes, filtrez et laissez refroidir. Vous pouvez préparer une grande quantité de tisane et la conserver au réfrigérateur.

• Les **rince-bouche** vendus en pharmacie sans ordonnance peuvent aussi soulager les gencives. Choisissez une marque contenant du chlorure de cétylpyridinium ou du bromure de domiphène, des ingrédients qui réduisent sensiblement la plaque dentaire. (*Attention* : la plupart des rince-bouche contiennent de l'alcool. Ne laissez pas le flacon à la portée des enfants et évitez un usage intense prolongé, qui accroîtrait les risques de cancer de la bouche.)

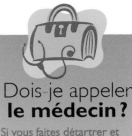

Dois je appeler le médecin ?

Si vous faites détartrer et examiner vos dents deux fois par an par un dentiste, les petites irritations gingivales ne requièrent pas de soins particuliers. Considérez-les comme un signal d'alarme et redoublez d'attention en vous brossant les dents et en les nettoyant à l'aide de la soie dentaire. Si vos gencives commencent à saigner, ou si vous constatez qu'elles changent d'aspect, prenez rendez-vous avec votre dentiste. Si vous avez très mal, demandez à le voir en urgence, surtout si vous avez de la fièvre et des ganglions enflés dans le cou. Vous avez peut-être un abcès qui exige des soins immédiats.

La camomille peut être utilisée sous forme de gargarisme pour soulager les gencives douloureuses.

Gorge (mal de)

Le mal de gorge peut être dû à une amygdalite (infection des amygdales), à une irritation liée au surmenage des cordes vocales ou à des facteurs extérieurs comme la poussière, la sécheresse de l'air et la fumée. Des analgésiques en vente libre, comme l'ibuprofène ou l'acétaminophène, peuvent soulager temporairement la douleur, mais les gargarismes et les infusions calment souvent plus rapidement l'irritation et la sensation de brûlure. Voici quelques combinaisons qui ont fait leurs preuves.

Qu'est-ce qui **ne va pas?**

Votre gorge est irritée et vous éprouvez une sensation de brûlure à chaque fois que vous avalez. Elle peut être rouge et parsemée de points blancs ou jaunes, auquel cas il s'agit d'une angine, qui peut être virale ou bactérienne. Lorsque l'infection est virale, la douleur s'installe généralement peu à peu et la température monte modérément. En revanche, en cas d'amygdalite streptococcique (due à une bactérie de la famille des streptocoques), le mal de gorge est plus brutal, la fièvre est plus élevée et les ganglions du cou peuvent être gonflés. Le mal de gorge peut aussi être dû à l'action irritante du tabac ou de l'air sec et chaud, à un écoulement rhino-pharyngé (lorsque le nez coule vers le dedans, durant le sommeil, par exemple) ou à une réaction allergique.

L'utilité des gargarismes

- Pour une amélioration rapide et durable, rien ne vaut un bon vieux gargarisme à l'**eau salée**. Le sel a des propriétés légèrement antiseptiques et favorise l'expectoration. Dissolvez ½ c. à thé de sel dans un verre d'eau chaude (le plus chaud que vous puissiez supporter), gargarisez-vous, puis recrachez. Répétez l'opération toutes les heures si cela vous fait du bien.
- Pour un gargarisme plus relevé, versez 10 à 20 gouttes de **tabasco** dans un verre d'eau. Le piment, utilisé pour la fabrication de cette sauce, renferme une substance appelée capsaïcine, qui agit notamment contre les virus. Une fois le gargarisme terminé, recrachez la solution, sous peine d'irritation gastrique.
- Pour calmer l'inflammation, vous pouvez aussi vous gargariser avec du **bicarbonate de sodium**. Il suffit pour cela de dissoudre ½ c. à thé de bicarbonate dans un verre d'eau.

Le pouvoir curatif du miel

- Le **miel** est utilisé depuis très longtemps contre les maux de gorge. Ses propriétés antibactériennes peuvent accélérer le processus de guérison. En outre, du fait de sa forte osmolarité, il capte l'eau hors des tissus enflammés, ce qui a pour effet de réduire le gonflement et l'inconfort. Faites fondre 2 à 3 c. à thé de miel dans 1 tasse d'eau chaude ou d'infusion.
- Un **jus de citron chaud au miel** peut lui aussi soulager les douleurs. Pressez la moitié d'un citron, versez le jus dans un verre, remplissez d'eau chaude et ajoutez 2 c. à thé de miel. Vous pouvez aussi y mettre 1 à 2 c. à soupe de cognac, de whisky, de bourbon ou de porto. Vous obtiendrez ainsi un grog apéritif et légèrement engourdissant.

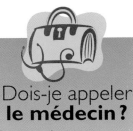

• Le **jus de cassis chaud** est également très recommandé contre les maux de gorge. Achetez un concentré de qualité supérieure dans un magasin de produits d'aliments naturels, diluez-le avec de l'eau chaude et buvez à petites gorgées.

Prendre des tisanes

• Le **marrube blanc** réduit le gonflement des tissus enflammés et fluidifie les sécrétions. Pour une tisane, jetez 2 c. à thé d'herbe séchée dans 1 tasse d'eau bouillante, laissez infuser pendant 10 minutes, puis filtrez.

• L'**orme rouge** contient un mucilage qui protège les muqueuses et soulage la douleur. Ajoutez 1 c. à thé de liber (écorce interne) dans 2 tasses d'eau bouillante, filtrez et buvez.

• La racine de **guimauve** *(Althaea officinalis)* contient elle aussi une substance mucilagineuse qui se dépose sur les muqueuses. Pour préparer une tisane, mettez 2 c. à thé de racine broyée et séchée dans 1 tasse d'eau bouillante, laissez infuser pendant 10 minutes, puis filtrez. Prenez-en trois à cinq tasses par jour.

Les suppléments qui aident

• Prenez 1000 mg de **vitamine C** trois fois par jour jusqu'à disparition de la douleur. Que vos maux de gorge soient dus à un simple refroidissement, à un virus grippal ou à une bactérie de type streptocoque, la vitamine C stimulera votre système immunitaire et vous aidera ainsi à lutter contre l'infection. En cas de diarrhées, diminuez les doses.

• Prenez 200 mg d'**échinacée** quatre fois par jour en gélules ou en comprimés. Du fait de ses propriétés antibactériennes et antivirales, cette plante accélère le processus de guérison. Achetez uniquement de l'échinacée standardisée (extrait contenant au moins 3,5 % d'échinacosides).

Dois-je appeler le médecin?

Les maux de gorge ne résistent généralement pas plus de 2 ou 3 jours aux remèdes courants. Voyez néanmoins votre médecin si le mal de gorge est très intense, si vous souffrez des oreilles, si votre fièvre est supérieure à 38 °C pendant plus de 48 heures, si les douleurs même légères persistent au-delà de 1 semaine. Il faut également consulter si vous éprouvez une grande difficulté à avaler votre salive ou à ouvrir la bouche, si vous êtes enroué depuis plus de 3 semaines ou s'il y a du sang dans vos crachats.

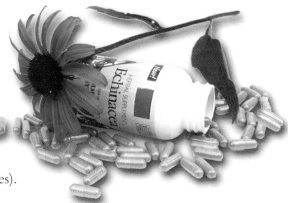

Peut-il s'agir d'un reflux gastro-œsophagien?

Bien que cela soit rare, les maux de gorge peuvent être provoqués par des remontées d'acide gastrique dans l'œsophage durant le sommeil. Le matin, on se réveille avec une sensation de brûlure dans la gorge qui peut faire penser à une amygdalite.

Pour éviter ce phénomène, surélevez la tête de votre lit avec des tasseaux en bois ou des coussins, par exemple. Il suffit souvent d'une surélévation d'une dizaine de centimètres pour que l'acide gastrique ne puisse pas parvenir jusqu'à la gorge et redescende dans l'estomac.

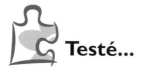

Testé...

Selon la croyance populaire, on peut chasser les maux de gorge en prenant pendant 3 jours 3 c. à soupe de miel, 3 c. à soupe de jus de citron et 3 c. à soupe de vinaigre rouge ou blanc trois fois par jour.

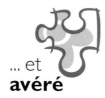

... et avéré

Indépendamment du côté folklorique que revêt la répétition du chiffre trois, il est de fait que les trois ingrédients de cette préparation proche du grog peuvent soulager les maux de gorge et aider à lutter contre l'infection.

- Pour combattre l'infection, vous pouvez aussi prendre 600 mg d'**ail** pulvérisé à raison de quatre gélules par jour. Pour ne pas risquer d'irriter l'estomac, préférez les gélules gastrorésistantes et prenez-les en mangeant.
- Prenez une pastille de **zinc** toutes les 3 à 4 heures jusqu'à ce que vos maux de gorge aient disparu, sans toutefois excéder 5 jours. Selon une étude, la prise de zinc en cas de maux de gorge d'origine virale aurait pour effet d'accélérer la guérison.

Mieux vaut prévenir que guérir

- En période de rhume ou de grippe, **lavez-vous les mains** le plus souvent possible et évitez de vous toucher les yeux, le nez et la bouche. Vous diminuerez ainsi le risque d'attraper des microbes.
- Pour éviter que vos muqueuses ne se dessèchent durant la nuit à cause du chauffage, installez un **humidificateur** dans votre chambre à coucher.
- À défaut d'humidificateur, vous pouvez tout simplement poser une **casserole d'eau** sur vos radiateurs. Bien que peu esthétique, cette dernière méthode est aussi efficace que les appareils proposés sur le marché.
- **Si vous fumez, arrêtez.** La fumée irrite considérablement la muqueuse de la gorge.
- Essayez de **respirer par le nez** plutôt que par la bouche. L'air ainsi inspiré s'humidifie naturellement.
- Si vous souffrez de maux de gorge chroniques, changez fréquemment de **brosse à dents**. Les bactéries de la bouche colonisent rapidement les soies et risquent de réinfecter votre cavité buccale si vous vous blessez la gencive lors du brossage.
- En période de rhume et de grippe, **stimulez votre système immunitaire** avec des vitamines et des plantes médicinales adaptées. Les suppléments qui viennent naturellement à l'esprit à cet égard sont les vitamines C et E, le zinc, le magnésium et des plantes immunostimulantes, comme l'hydrastis (hydraste du Canada) ou l'astragale. N'hésitez pas non plus à consommer davantage d'ail, de gingembre, de shiitake et de reishi – autant de plantes et de champignons bien connus pour leur effet stimulant sur le système immunitaire.

Goutte

Les accès de goutte prennent souvent au dépourvu. Ils se manifestent par une douleur soudaine dans l'articulation du gros orteil, surtout, mais également dans d'autres articulations (cheville, genou, poignet, doigts…). L'aspirine n'est pas du tout recommandée car, en ralentissant l'élimination d'acide urique, elle ne fait qu'aggraver la crise. En revanche, l'ibuprofène, qui est à la fois un analgésique et un anti-inflammatoire, peut soulager. Essayez également les conseils proposés ci-dessous pour atténuer la douleur. Et veillez à boire beaucoup d'eau afin de favoriser la dissolution des cristaux d'acide urique.

Lever la jambe et appliquer de la glace

• Pendant une crise aiguë, essayez, dans la mesure du possible, de ne pas rester debout et **maintenez l'articulation douloureuse surélevée.** Au plus fort d'une crise de goutte, de toute façon, le moindre contact sur l'articulation enflammée, ne serait-ce que celui d'un drap, est douloureux.

• Si vous le supportez, **appliquez un glaçon sur l'articulation** touchée pendant une vingtaine de minutes. Le froid apaise la douleur et fait dégonfler. Enveloppez le glaçon dans un linge pour protéger la peau. Renouvelez l'opération trois fois par jour pendant 2 ou 3 jours.

Des cerises contre la goutte

• La **cerise** est un remède vieux comme le monde contre la goutte. Elle renferme des flavonoïdes qui contribuent à neutraliser l'acide urique dans le sang et possède des propriétés anti-inflammatoires. Dès que l'accès de goutte s'annonce, consommez une ou deux poignées de cerises fraîches ou l'équivalent en bocaux. Les fraises et les framboises auraient des effets comparables, mais il vous faut en manger beaucoup plus pour parvenir au même résultat.

• Vous pouvez prendre de l'**extrait de pulpe de cerise**, en vente dans les magasins de produits naturels, à raison de 1 000 mg trois fois par jour après une crise aiguë, puis 1 000 mg par jour en dose d'entretien.

• Le **cassis** aurait également des vertus anti-inflammatoires actives contre la goutte. Faites infuser 5 à 12 g de feuilles séchées dans 250 ml d'eau bouillante durant 15 minutes. Prenez-en deux tasses par jour.

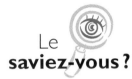

Le
saviez-vous ?

En Occident, 2 ou 3 hommes adultes sur 100 souffrent de la goutte, et environ la moitié d'entre eux sont obèses. La goutte est à peu près inexistante chez la femme, du moins avant la ménopause.

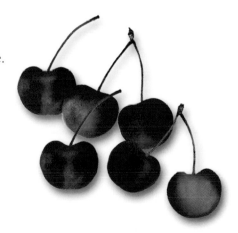

Les cerises, remède traditionnel contre la goutte.

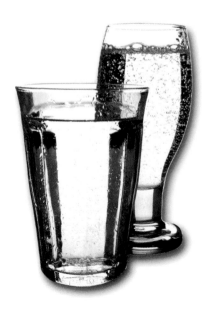

Les suppléments nutritionnels

● Une dose quotidienne d'**huile de poisson** peut soulager l'inflammation des articulations. Cette huile est riche en acide eicosapentaénoïque (EPA), un agent anti-inflammatoire puissant. La dose recommandée est de 600 mg par jour sous forme de gélule (voir p. 436 sur les interactions médicamenteuses). Prenez de l'huile de poisson et non de l'huile de foie de poisson, telle l'huile de foie de morue : le taux d'anti-inflammatoires serait correct, mais la quantité de vitamines A et D serait beaucoup trop importante.

● L'**huile de graines de lin** a des propriétés identiques, la dose recommandée étant de 1 à 3 g par jour (1 g équivaut à peu près à une cuillerée à soupe). Cette huile rancit vite et devient alors toxique (voir p. 388) : vérifiez la date de péremption et respectez les consignes de conservation. Ne prenez pas de gélules d'huile de graines de lin : il en faudrait plus d'une dizaine pour obtenir le même effet qu'une cuillerée à soupe d'huile.

● Afin d'apaiser l'inflammation, vous pouvez prendre des comprimés de **broméline**, une enzyme extraite des tiges d'ananas. Lisez attentivement l'étiquette avant d'en acheter pour vous assurer de la teneur en broméline du supplément. La dose habituelle en cas de crise de goutte aiguë est de 500 mg trois fois par jour avant les repas.

● Il semble que le **céleri** (frais ou sous forme de comprimés à l'extrait de graines de céleri) stimule l'élimination d'acide urique. La dose habituelle est de 2 à 4 comprimés par jour.

● Prônées depuis longtemps par les phytothérapeutes pour traiter les inflammations articulaires, les feuilles d'**ortie** contribuent également à réduire le taux d'acide urique. La dose habituellement recommandée est de 300 à 600 mg d'extrait sec par jour. Ce traitement ne doit pas être prolongé au-delà de 3 mois. (*Attention* : évitez l'ortie sous forme de teinture. Les teintures contiennent de l'alcool, qui aggrave la goutte.) Vous pouvez aussi utiliser l'ortie en **application locale**. Plongez un linge propre dans une infusion de feuilles d'ortie et appliquez-le sur l'articulation malade. Si vous voulez récolter vous-même cette herbe sauvage, couvrez-vous jambes et bras et mettez des gants pour vous protéger des piqûres.

Boire de l'eau, renoncer à la bière

● Buvez beaucoup d'eau – **au moins 2 litres par jour**. Les liquides favorisent l'élimination du surplus d'acide urique et réduisent le risque de formation de calculs rénaux, auxquels les malades de la goutte sont particulièrement exposés.

- **Évitez l'alcool** qui, semble-t-il, accroît la production d'acide urique et ralentit son élimination. La **bière** est particulièrement déconseillée car elle contient plus de purines que les autres boissons alcoolisées (les aliments riches en purines favorisent la production d'acide urique chez les personnes prédisposées).

Passer en revue sa pharmacie

- Si vous prenez des **diurétiques**, dans le cadre d'un traitement contre l'hypertension, par exemple, demandez à votre médecin de vous proposer une autre solution. En favorisant l'élimination des liquides, les diurétiques ont aussi pour effet de limiter la quantité d'acide urique évacuée avec l'urine. L'acide urique s'accumule dans l'organisme, et la goutte empire.
- La **niacine** (également appelée vitamine B_3 ou PP), parfois prescrite pour soigner le cholestérol, peut aussi déclencher des crises de goutte. Si votre médecin vous a recommandé de la niacine, demandez-lui un autre traitement.

Maigrir en douceur

- Le **surpoids** est un facteur de risque en matière de goutte. Renoncez à tout prix à jeûner ou à suivre un régime draconien, car les cellules de l'organisme réagiraient par une production accrue d'acide urique. Si vous êtes en surpoids, maigrissez doucement et raisonnablement, à raison de 1 kg par semaine au maximum.

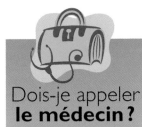

Dois-je appeler **le médecin ?**

Si c'est la première fois que vous ressentez des douleurs et que votre articulation est gonflée, consultez votre médecin. Le diagnostic peut être confirmé par un dosage sanguin de l'acide urique et par l'examen microscopique de liquide synovial prélevé sur l'articulation doulou-reuse à l'aide d'une fine aiguille – la présence de cristaux d'acide urique est typique de la goutte. Avant d'entamer un traitement, signalez au médecin les remèdes ou les suppléments nutritionnels que vous prenez déjà, et qui, peut-être, favorisent l'apparition de la goutte.

Les aliments à éviter...

Les aliments riches en protéines, ainsi que ceux qui contiennent des purines, peuvent accroître le taux d'acide urique chez les personnes prédisposées à la goutte. Si vous souffrez de goutte, évitez notamment : les jus et extraits de viande ; les abats (foie, rognons et ris) ; les coquillages (moules) ; les anchois, les sardines et les harengs ; le gibier ; les mets frits ; les glucides raffinés (farine de blé blanche) ; la farine d'avoine ; les aliments à base de levure (bière, pâtisseries) ; les champignons ; certains légumes comme l'asperge, les petits pois, les épinards et le chou-fleur.

Grossesse (petits maux de la)

Tout au long de la grossesse, de petits désagréments peuvent perturber la vie quotidienne et le bien-être de la future mère. Après les nausées des premiers mois (voir p. 263), peut-être ferez-vous l'expérience des brûlures d'estomac, du mal de dos, des vergetures, varices ou chevilles enflées. Pas d'inquiétude, après l'accouchement, tout ou presque devrait rentrer dans l'ordre. En attendant, voici quelques conseils qui vous aideront à aller mieux.

Qu'est-ce qui **ne va pas ?**

La grossesse peut s'accompagner de troubles, variables selon les femmes : nausées en raison des modifications hormonales ; mal de dos et fatigue à cause du poids supplémentaire ; brûlures d'estomac et renvois acides dus à la pression accrue de l'utérus sur l'estomac ; constipation et hémorroïdes. La rétention d'eau provoque un gonflement des jambes et/ou des chevilles — et parfois des fourmillements dans les doigts ou des douleurs aux poignets. Des varices peuvent aussi apparaître ou s'aggraver, ainsi que des vergetures sur le ventre ou les seins. Heureusement, ces petits maux sont sans conséquence sur votre santé comme sur celle du bébé.

Combattre la fatigue

- Faites **30 minutes de sieste** chaque jour. Dormez avec les jambes surélevées pour favoriser le retour veineux. Ne culpabilisez pas d'avoir besoin de repos : durant la grossesse, votre organisme est fortement sollicité. Si vous avez un jeune enfant, profitez de sa sieste pour vous reposer ; s'il ne dort pas, mettez-lui un film adapté à son âge et regardez-le en sa compagnie, les pieds surélevés.
- Faites un peu d'**exercice** tous les jours. Une activité physique douce comme la marche ou la natation vous donnera davantage d'énergie. Pratiquée régulièrement, elle facilitera en outre le travail au moment de l'accouchement.

Dégonfler les jambes lourdes

- Activez la circulation dans les pieds en alternant **bains d'eau chaude et froide**. L'eau chaude draine le sang vers les pieds et l'eau froide favorise le retour veineux. Remplissez deux grandes bassines — une d'eau raisonnablement chaude, l'autre d'eau froide. Immergez vos pieds dans l'eau chaude 3 minutes, puis dans l'eau froide 30 secondes. Alternez six fois et terminez par l'eau froide.
- Après le bain de pieds, **reposez-vous au moins 10 minutes**, les pieds surélevés.

Prévenir les brûlures d'estomac

- Au fur et à mesure de son développement, le bébé fait pression sur l'abdomen, tandis que le sphincter œsophagien (la valve entre l'estomac et l'œsophage) se détend sous l'effet des hormones de grossesse. La combinaison des deux favorise les **remontées acides dans l'œsophage**, à l'origine d'une sensation de brûlure.
- **Évitez les gros repas** et respectez un délai d'au moins 1 heure (de préférence 3) entre le souper et le coucher.

- Portez des vêtements **amples à la taille**.
- Évitez une **prise de poids excessive**.
- **Ne vous penchez pas trop souvent en avant.** Si vous devez ramasser un objet (ou porter un enfant), pliez les genoux et accroupissez-vous, le dos droit.
- Mangez des **amandes**. Les composés chimiques de l'amande renforcent le sphincter œsophagien, limitant ainsi les renvois acides. Attention toutefois à votre poids : avec 10 calories par unité, l'amande est très nutritive.
- Évitez les aliments qui détendent le sphincter œsophagien tels que : **café, agrumes, aliments frits, menthe, plats à base de tomate, alcool.**
- Si aucune de ces suggestions ne vous soulage, demandez conseil à votre médecin ; il vous prescrira peut-être un **antiacide**. Certains ne sont pas contre-indiqués pendant la grossesse, mais évitez tout abus, qui pourrait nuire à la santé du fœtus.

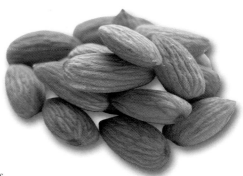

Manger quelques amandes chaque jour peut limiter les renvois acides après les repas.

Combattre le mal de dos

- **Évitez la station debout prolongée**, notamment pendant les derniers mois de grossesse. Au fur et à mesure de la croissance du bébé, les articulations de votre bassin s'assouplissent, provoquant des douleurs dorsales aggravées par la position debout.
- Si vous êtes malgré tout obligée de rester debout, veillez à **bien répartir le poids du corps** sur vos deux jambes. En vous déhanchant, vous imposeriez une pression latérale à votre colonne vertébrale au niveau des lombaires.
- En position assise, **tenez-vous droite** et calez vos reins contre le dossier de la chaise.
- Si vous travaillez à un bureau, surélevez légèrement vos pieds sur un **repose-pieds** ou un petit banc.

Apaiser le syndrome du canal carpien

- De nombreuses femmes souffrent de fourmillements ou d'engourdissement des doigts durant la grossesse. Ce phénomène est en partie lié à la rétention d'eau qui fait pression sur les nerfs du poignet.
- Pour limiter la gêne, **faites travailler vos bras et vos poignets** 5 minutes environ par heure (voir exercices p. 91).
- Si votre poignet est engourdi, surtout **ne le pliez pas** dans l'espoir d'apaiser la gêne : vous ne feriez qu'aggraver la situation.

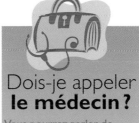

Dois-je appeler le médecin ?

Vous pourrez parler de vos problèmes lors des consultations régulières avec votre médecin. Consultez toutefois sans attendre si vous perdez du poids, si vous ne gardez aucun aliment solide ou liquide (risque de déshydratation) ou n'urinez plus normalement. De même, vous devez voir rapidement votre médecin en cas de maux de tête persistants, de vision double ou si vous avez l'impression que le bébé bouge moins que d'ordinaire, voire plus du tout.

Limiter l'apparition des vergetures

● Presque toutes les femmes enceintes ont des vergetures – ces stries d'un blanc nacré, parfois un peu pourprées, qui sillonnent la peau. Elles se localisent essentiellement sur l'abdomen et les seins, dont la peau se distend au fil de la grossesse. Les vergetures résultent de la rupture des fibres collagènes situées en profondeur dans le derme : inutile donc de dépenser des fortunes en soin pour l'épiderme. **Surveillez** par contre **votre poids** afin de limiter leur apparition. Heureusement, elles ont tendance à **s'atténuer avec le temps** et deviennent même parfois presque invisibles.

Prévenir les varices

● La formation de varices est liée à l'accroissement du volume sanguin nécessaire à l'alimentation du fœtus. Afin de limiter leur apparition, portez des **collants de contention** spécial maternité.
● Vous pouvez aussi appliquer des compresses froides sur vos jambes. Mélangez 6 gouttes d'huiles essentielles de **cyprès**, **citron** et **bergamote** dans 1 tasse d'**hamamélis** distillé. Laissez refroidir au moins 1 heure au réfrigérateur. Surélevez vos pieds, trempez une petite serviette dans le mélange et appliquez-la sur vos jambes 15 minutes. L'association de ces huiles contribue à rétracter les vaisseaux sanguins dilatés et donc à réduire le gonflement.

Combattre la constipation

Le brocoli est souvent recommandé pour lutter contre la constipation car il renferme des fibres et des composants laxatifs naturels.

● Les femmes enceintes sont prédisposées à la constipation pour des raisons hormonales. Veillez donc à consommer assez de **fibres**. Parmi les aliments riches en fibres, on peut citer les légumineuses, les céréales complètes, les pains complets ou au son, les légumes à feuillage vert, le brocoli et les fruits frais.
● N'oubliez pas de boire beaucoup (huit verres d'eau par jour, si possible).

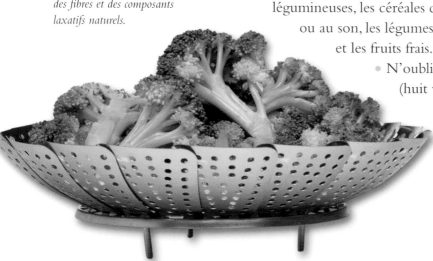

Haleine (mauvaise)

Voici quelques moyens rapides et simples pour remédier à ce désagrément qu'est l'halitose, l'appellation médicale de la mauvaise haleine. Si votre bouche renferme des bactéries à l'origine d'odeurs sulfurées, des mesures simples d'hygiène bucco-dentaire vous aideront certainement à les éliminer.

Quelques mesures d'urgence

- Les bactéries responsables de la mauvaise haleine prolifèrent dans un environnement sec. Aussi, **buvez de l'eau** régulièrement : elle emportera temporairement les bactéries nauséabondes et entretiendra la salive, dont le rôle est essentiel pour laver les papilles supérieures de la langue, dans lesquelles se logent les bactéries.

- Au cours d'un repas, ne dédaignez pas le brin de persil qui décore votre assiette : il est riche en chlorophylle, substance qui possède des propriétés antibactériennes et désodorisantes.

- Si possible, mangez une **orange**. Ce fruit renferme de l'acide citrique, qui stimule la production de salive, ce qui rafraîchira votre haleine.

- À défaut d'une orange, grignotez ce que vous avez à portée de main, en évitant évidemment l'ail, l'oignon ou le fromage ! Vous **renouvellerez ainsi votre salive**, qui emportera les bactéries à l'origine de l'odeur désagréable.

- Mâchez de la **gomme sans sucre**, en particulier après les repas, afin de stimuler la production de salive et de nettoyer vos dents.

- Les produits du marché destinés à rafraîchir l'haleine ont un effet désodorisant, mais ils sont rarement efficaces à long terme. Les solutions de rinçage (ou rince-bouche) à base de dioxyde de chlore (chlorhexidine) peuvent néanmoins contribuer à combattre les bactéries à l'origine des mauvaises odeurs. (*Attention :* n'en faites pas un usage excessif car l'utilisation prolongée de ces produits pourrait favoriser l'apparition de cancers de la bouche.)

- Déposez deux fois par jour 1 ou 2 gouttes d'**huile essentielle de menthe poivrée** sur votre langue (pas plus pour éviter des problèmes digestifs). Outre son parfum agréable, cette huile présente l'avantage d'être bactéricide.

Qu'est-ce qui **ne va pas ?**

Vous voyez vos interlocuteurs reculer lorsque vous leur parlez. Ou quelqu'un vous a dit franchement que vous aviez mauvaise haleine. Vous venez peut-être de manger de l'oignon, de l'ail ou du stilton... En réalité, ces aliments n'entraînent qu'une mauvaise haleine passagère. Bien d'autres facteurs plus chroniques peuvent être en cause : le tabagisme, une hygiène dentaire peu rigoureuse, une maladie des gencives, un abcès dentaire, une infection des sinus, notamment. Les médicaments qui entraînent un dessèchement de la bouche sont aussi à l'origine de mauvaise haleine et une consommation excessive de café pourrait également être impliquée.

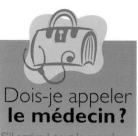

Dois-je appeler **le médecin ?**

S'il arrive à tout le monde d'avoir mauvaise haleine de temps à autre, une bonne hygiène bucco-dentaire évite en principe que ce désagrément ne devienne permanent. Si le problème persiste plusieurs jours malgré un brossage régulier, parlez-en à votre dentiste, qui s'assurera que vous ne souffrez pas de troubles dentaires à l'origine d'odeurs désagréables (maladie des gencives, carie, déchaussement dentaire…) et vous réorientera chez un confrère s'il pense qu'un problème non buccal (sinusite, infection respiratoire, problème gastrique…) peut être en cause. Une raison méconnue et pourtant fréquente de mauvaise haleine est l'accumulation de débris organiques dans un repli situé à la base des amygdales, le sinus piriforme. Demandez à votre ORL de vérifier l'état de ce repli. Voyez également un médecin en cas d'haleine sucrée ou fruitée, signe possible d'un excès de sucre dans le sang (diabète). Une haleine de poisson signale souvent une maladie génétique très rare, la triméthylaminurie.

• Frottez votre langue sur vos dents. Elle peut être couverte de bactéries qui provoquent la fermentation des protéines et dégagent des gaz malodorants. Ce geste permet de déloger les bactéries et de les éliminer ensuite avec la salive. Vous pouvez également utiliser le bord d'une cuillère pour vous racler la langue (y compris les côtés), sans trop l'enfoncer afin de ne pas provoquer de haut-le-cœur. Le plus simple est néanmoins d'effectuer ce geste chaque matin à l'aide d'un **gratte-langue** (vendu en pharmacie) ou de passer votre brosse à dents sur la partie supérieure de la langue, la face intérieure des joues, le palais et les gencives.

Les épices bénéfiques

Ces épices sont efficaces pour dissiper une mauvaise haleine, mais elles agissent relativement peu de temps. Malgré tout, n'en faites pas un usage abusif, car elles peuvent alors avoir divers effets secondaires.

• Les **clous de girofle** renferment de l'eugénol, un puissant antiseptique. Mettez-en un dans votre bouche et mordillez-le. L'huile essentielle qu'il renferme pouvant picoter la langue et l'intérieur de la bouche, il vaut mieux le faire bouger entre vos dents. Lorsqu'il est totalement écrasé, crachez-en les morceaux. N'utilisez ni l'huile essentielle ni la poudre de clous de girofle : elles sont trop concentrées et risqueraient de vous brûler les muqueuses.

• Mâchez des **graines de fenouil**, de **cardamome** ou d'**anis**, faciles à transporter dans une boîte. Ces graines masquent les mauvaises odeurs, et l'anis, dont le goût se rapproche de celui de la réglisse, favoriserait en plus l'élimination des bactéries.

• Sucez un **bâton de cannelle**. Comme les clous de girofle, cette épice est un antiseptique efficace.

Mieux vaut prévenir que guérir

• Utilisez des **appareils à jet d'eau dentaire** (Water Pik®) : ils pulvérisent de l'eau dans la bouche, qui emporte les bactéries. Suffisamment puissant, le jet permet d'atteindre des endroits inaccessibles avec une brosse à dents ou de la soie dentaire.

• **Brossez-vous les dents** au moins deux fois par jour, au mieux après chaque repas. Un brossage régulier freine la formation de la plaque dentaire sur les dents et les gencives. Si vous avez consommé des aliments corrosifs, comme des agrumes ou une boisson au cola, attendez 1 heure environ car un brossage immédiat risque de fragiliser l'émail de vos dents.

Petit test pour vérifier soi-même son haleine...

Pour être sûr que vous n'allez incommoder personne, effectuez ce petit test d'haleine : après vous être brossé les dents, utilisez une soie dentaire (non parfumée et non cirée) et vérifiez qu'elle ne sent pas mauvais. Vous pouvez faire de même avec un ruban de tissu que vous frotterez sur votre langue. Certains dentistes disposent d'un halitomètre, qui mesure (comme lors d'un alcootest) la quantité de sulfure d'hydrogène (malodorant) dégagée par l'haleine.

• Choisissez un **dentifrice contenant de l'huile essentielle d'arbre à thé** (melaleuca) en concentration inférieure à 0,2 % : c'est un désinfectant naturel. Vous en trouverez dans la plupart des magasins de produits naturels.

• Pour éliminer les bactéries de votre **brosse à dents**, placez-la dans un peu de peroxyde d'hydrogène. Rincez-la bien avant l'emploi. Changez-la tous les 2 à 3 mois, car au-delà, la désinfection n'est plus efficace.

• Si vous portez un **appareil dentaire**, il peut être responsable de votre mauvaise haleine. Sauf avis contraire du dentiste, faites-le tremper chaque nuit dans une solution antiseptique et rincez-le bien après.

• Ne sautez pas de repas. Lorsque l'on reste à jeun pendant une longue période, la bouche a tendance à se dessécher, ce qui favorise le maintien des bactéries. C'est ce qui se produit le matin au réveil.

• Outre les bactéries, d'autres facteurs peuvent entraîner une mauvaise haleine : la **cigarette**, l'**alcool**, l'**oignon**, l'**ail**, des **fromages forts**. Dans certains cas, le plus simple est encore de les supprimer !

• Des **médicaments** peuvent être à l'origine d'une mauvaise haleine car ils réduisent la production de salive et assèchent la bouche. C'est le cas des antihistaminiques, des antidépresseurs et de médicaments contre l'arthrite et l'hypertension. Le cas échéant, parlez-en à votre médecin.

À éviter !

Les bains de bouche vendus pour rafraîchir l'haleine contiennent souvent de l'alcool, qui a pour effet d'assécher la bouche et peut donc d'aggraver votre problème. Quant aux pastilles à la menthe, leur effet ne dure pas longtemps, d'autant que le sucre qu'elles renferment entretient les bactéries responsables de la mauvaise haleine. Les gommes à mâcher sans sucre sont préférables car elles favorisent la sécrétion de la salive.

Mâcher quelques graines de fenouil chasse instantanément les mauvaises odeurs buccales.

LES GARGARISMES

Les gargarismes sont des solutions, parfois médicamenteuses, que l'on utilise pour rincer la bouche et la gorge et que l'on recrache ensuite. Ils ne servent pas uniquement à rafraîchir l'haleine. Selon la substance active choisie, ils peuvent aider à éliminer des bactéries, apaiser un mal de gorge ou encore calmer des brûlures d'estomac.

Le gargarisme est une méthode de soins très ancienne. Ainsi, dans l'ayurvéda, la médecine indienne traditionnelle, les bains de bouche à base d'huile végétale sont censés améliorer le sommeil, stimuler les fonctions cérébrales, blanchir les dents et régénérer les gencives. Plus près de nous, les médecins estiment que des gargarismes antibactériens peuvent prévenir les maladies cardio-vasculaires. Il semble en effet que les bactéries à l'origine des gingivites puissent passer dans le sang et provoquer un durcissement des artères carotides (athérosclérose).

Les gargarismes permettent d'éliminer le mucus et les débris qui encombrent la bouche et la gorge. Les substances utilisées peuvent calmer une inflammation des muqueuses, apaiser des zones irritées par la sécheresse de l'air, la pollution ou une sollicitation excessive des cordes vocales (chanteurs, comédiens…).

La préparation d'un gargarisme est simple et rapide. Il suffit de faire bouillir de l'eau et d'y ajouter quelques éléments, dont vous disposez peut-être déjà chez vous.

Apaiser un mal de gorge

Rien ne vaut un jus de citron pour venir à bout d'un mal de gorge ! Son astringence (effet asséchant) réduit le gonflement de la muqueuse enflammée et crée un environnement acide, hostile aux virus et aux bactéries. Versez simplement 1 c. à thé de jus de citron dans 1 tasse d'eau chaude. L'eau salée est aussi efficace. Faites fondre ¼ c. à thé de sel dans 1 tasse d'eau chaude et ajoutez 1 c. à soupe de peroxyde d'hydrogène à 20 volumes pour tuer les bactéries.

Il existe de nombreux autres gargarismes contre le mal de gorge. En voici un qui a fait ses preuves : versez ½ tasse d'eau chaude sur 1 c. à thé de gingembre en poudre, ajoutez le jus d'un demi-citron et 1 c. à thé de miel. Le gingembre possède des propriétés anti-inflammatoires, tandis que le miel, léger antiseptique, adoucit la gorge. Il entre aussi dans la préparation suivante : portez à ébullition 10 g de feuilles de mûrier séchées dans 100 ml d'eau et laissez infuser 15 minutes. Filtrez, sucrez avec du miel et utilisez cette tisane en bain de bouche deux fois par jour. Riches en tanins, les feuilles de mûrier sont à la fois antiseptiques et antifongiques.

L'hydrastis est réputée pour ses propriétés antiseptiques. Les gargarismes (1½ c. à thé de teinture-mère d'hydrastis dans 250 ml d'eau chaude) aident à éliminer les bactéries tout en apaisant la gorge. Attention, certaines préparations à base d'hydrastis sont délivrées sur ordonnance. Très riche en chlorophylle, le jus d'herbe de blé peut atténuer un mal de gorge, mais aussi, semble-t-il, revitaliser les gencives et calmer certaines douleurs dentaires. Essayez de le conserver en bouche pendant environ 5 minutes.

Calmer les brûlures d'estomac

En cas de brûlures occasionnelles, essayez un gargarisme avec de l'eau salée (¼ c. à thé de sel dans 1 tasse d'eau chaude). Le sel apaise la sensation de brûlure et favorise la cicatrisation des muqueuses irritées. En revanche, si vous souffrez de brûlures d'estomac chroniques, mieux vaut consulter un médecin : cela peut être le signe d'un ulcère ou d'une hernie hiatale. Les reflux acides réguliers peuvent provoquer des lésions dans l'œsophage.

Désinfecter la bouche

La bouche renferme des millions de bactéries qui produisent des déchets susceptibles de dégager de mauvaises odeurs et d'accentuer la formation de la plaque dentaire, ce dépôt blanchâtre qui attaque l'émail des dents. Si vous avez l'impression qu'un brossage régulier est insuffisant, demandez à votre dentiste si vous pouvez effectuer un gargarisme quotidien avec une solution composée de moitié d'eau et de peroxyde d'hydrogène à 20 volumes. Pour un rinçage rapide de la bouche, préparez une tisane aux clous de girofle (1 ou 2 c. à thé de clous de girofle infusées quelques minutes dans 1 tasse d'eau chaude).

Éliminer les rhumes

Dès les premiers éternuements, faites un bain de bouche avec un peu de Tabasco dilué dans de l'eau. Pour les amateurs de sensations fortes, c'est le moyen le plus radical de se dégager les voies respiratoires ! Pour une solution plus douce, essayez l'échinacée. Versez 2 c. à thé de teinture-mère (1:5) dans 1 tasse d'eau et gargarisez-vous trois fois par jour. Cela apaisera votre gorge tout en renforçant vos défenses immunitaires.

Combattre la laryngite

Vous pouvez accélérer la guérison grâce à un gargarisme à base de myrrhe en ajoutant 10 à 15 gouttes de teinture-mère (1:5) à 30 ml d'eau. Très astringente et antiseptique, cette plante est idéale contre les inflammations. Six gargarismes par jour (certes peu agréables) vous apporteront un réel soulagement.

Le BA-ba du gargarisme

• Préparez une nouvelle solution à chaque fois. Mieux vaut jeter le surplus inutilisé plutôt que de le conserver dans un verre, où des bactéries peuvent proliférer.

• Prenez l'eau la plus chaude que vous puissiez supporter sans vous brûler. Un gargarisme à l'eau froide est inefficace.

• Surtout, n'avalez pas le gargarisme, recrachez au fur et à mesure.

Hématome et ecchymose

Pour soulager la douleur provoquée par un choc et accélérer la cicatrisation d'un hématome ou d'une ecchymose, procédez en plusieurs étapes. Commencez par limiter le saignement au niveau de la blessure avec de la glace, puis appliquez un bandage compressif pour circonscrire le saignement, mais sans faire de garrot. Dans un deuxième temps, l'application de chaleur stimulera la circulation et éliminera le sang accumulé sous la peau. S'il n'y a pas de plaie ouverte, vous pourrez aussi appliquer des onguents et des compresses à base de plantes pour favoriser la cicatrisation.

Qu'est-ce qui **ne va pas?**

Une ecchymose apparaît lorsque l'on se cogne suffisamment fort pour endommager les petits vaisseaux sanguins de la peau, les capillaires, ce qui provoque un saignement diffus dans les tissus. Un hématome traduit la présence d'une poche de sang au sein d'un tissu ou dans un espace (une articulation, par exemple). Dans les deux cas, la chair est enflée et prend une coloration noire violacée avant de virer au verdâtre, puis au jaune avec la dégradation de l'hémoglobine. En général, les ecchymoses et les hématomes bénins disparaissent au bout de 10 à 14 jours sans aucun traitement.

D'abord le froid

- Appliquez de la **glace** dès que possible. L'action du froid sur les vaisseaux sanguins autour de l'hématome limite la propagation du sang dans les tissus. Dans les pharmacies et les magasins de sport, vous trouverez des **poches souples remplies de gel**, spécifiquement conçues pour les blessures (les athlètes en conservent souvent une ou deux dans leur congélateur), mais un **sac de petits pois surgelés** enroulé dans une serviette (pour éviter la sensation de brûlure) fera très bien l'affaire. Vous pouvez aussi tremper une débarbouillette dans de l'eau glacée et la poser sur l'ecchymose pendant 10 minutes. Quel que soit le moyen utilisé, retirez-le après 10 minutes et attendez environ 20 minutes avant de le replacer pour ne pas brûler la peau.
- Si vous vous êtes blessé au bras ou à la jambe et si l'hématome est important, appliquez immédiatement un bandage compressif qui arrêtera l'hémorragie et limitera l'extension de l'hématome.
- Pour limiter le débit sanguin au niveau de la blessure, si l'hématome est important, allongez-vous et posez le membre touché sur un coussin, en position surélevée par rapport au cœur.

Puis la chaleur

- Après avoir refroidi l'hématome pendant 24 heures, **appliquez localement de la chaleur** pour stimuler la circulation et faciliter l'élimination du sang et des toxines accumulés au sein de la plaie (ne le faites jamais juste après la blessure car cela brûlerait les vaisseaux sanguins lésés). Des **bains chauds** peuvent suffire. Il existe aussi des **coussins chauffants électriques**, en vente dans les magasins de sport et les pharmacies, à utiliser pendant 15 à 20 minutes plusieurs fois par jour. Suivez bien les instructions fournies avec le produit.

• Vous pouvez aussi placer une **bouillotte** sur l'ecchymose. Certaines bouillottes, vendues en pharmacie ou sur Internet, peuvent se chauffer au micro-ondes.

• Une **compresse chaude de camphre** soulagera également la douleur. Le camphre contient des substances qui réduisent les gonflements et régénèrent les cellules. Préparez une solution à usage externe uniquement en versant un demi-litre d'eau bouillante sur 30 g de feuilles de camphre séchées ou 60 g de feuilles fraîches. Laissez macérer 10 minutes, puis filtrez. Imbibez une compresse de gaze ou une débarbouillette de solution et appliquez-la sur l'hématome pendant 1 heure. (*Attention* : ne pas utiliser en cas de plaie ouverte.)

• Appliquez du **vinaigre mélangé à de l'eau chaude**. Le vinaigre augmente le débit sanguin et favorise l'élimination de la poche de sang qui s'est formée avec l'ecchymose. L'**hamamélis** est également très efficace.

Les onguents cicatrisants

• On connaît depuis longtemps les vertus cicatrisantes de l'**arnica**. Cette plante renferme une substance qui réduit l'inflammation et les gonflements. Appliquez tous les jours sur l'hématome un onguent ou un gel à l'arnica.

• Saupoudrez la blessure de **persil frais haché**, puis appliquez une bande de compression. Selon certains spécialistes, le persil aurait un effet anti-inflammatoire, analgésique et cicatrisant.

• Massez le membre touché avec de l'**huile de millepertuis**. Le millepertuis est généralement vendu sous forme de gélules ou de tisane pour traiter la dépression légère, mais l'huile possède des propriétés cicatrisantes. Elle est riche en tanins, des substances astringentes qui favorisent la cicatrisation des tissus et freinent les hémorragies. Pour renforcer son action, commencez ce traitement juste après la contusion, à raison de trois massages par jour.

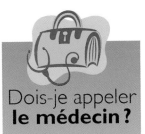

Dois-je appeler le médecin ?

Si des hématomes apparaissent mystérieusement sur votre corps alors que vous ne vous êtes pas blessé, consultez un médecin car ils peuvent être dus à une maladie plus sérieuse ou à la prise d'un médicament anticoagulant. Voyez également un médecin si vous avez pris un coup sur une articulation et qu'elle a enflé, si l'hématome ne s'est pas estompé au bout de 1 semaine, si la douleur persiste, s'il s'accompagne de fièvre ou si la contusion est située autour de l'œil ou sur le crâne.

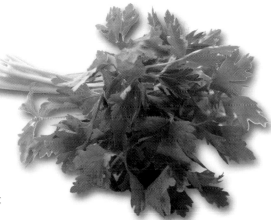

Comment confectionner une poche de glace ?

Si vous êtes sportif ou que vous vous cognez régulièrement, une poche de glace peut vous être utile.

Pour en avoir toujours une à disposition, remplissez un sac en plastique étanche de 2 tasses d'eau et de ⅓ tasse d'alcool. Refermez le sac et placez-le au congélateur.

La glace se forme en quelques heures. Conservez la poche verticalement, fermeture vers le haut, pour éviter les fuites.

Bien choisir ses analgésiques

Ne prenez pas d'aspirine si une ecchymose ou un hématome vient juste de se former, vous risqueriez d'aggraver la situation. L'aspirine fluidifie le sang, ce qui signifie qu'il s'écoulera plus facilement sous la peau et intensifiera la coloration bleue typique. Même chose pour l'ibuprofène.

Prenez plutôt de l'acétaminophène contre la douleur. Si vous vous faites souvent des bleus et que vous prenez de l'aspirine régulièrement (pour réduire le risque d'infarctus, par exemple), parlez-en à votre médecin mais n'arrêtez pas l'aspirine sans avis médical.

Les comprimés

- La **broméline**, une enzyme contenue dans la tige de l'ananas, scinde les protéines à l'origine de l'inflammation et de la douleur. Prenez 500 mg maximum de broméline par jour, entre les repas, jusqu'à ce que l'ecchymose se résorbe.
- Essayez l'**arnica** en granules homéopathiques. Dès l'apparition de l'hématome, prenez une dose toutes les 4 heures. Prenez quatre doses le premier jour, puis réduisez à deux ou trois doses par jour, au fur et à mesure que l'ecchymose s'estompe.

Mieux vaut prévenir que guérir

- Si vous vous faites souvent des bleus, il est possible que vous manquiez de **vitamine C**. Cette dernière augmente la résistance des parois capillaires, ce qui limite les hémorragies et la formation des ecchymoses. Pour un apport supplémentaire, mangez davantage de poivrons et d'agrumes ou prenez des suppléments vitaminés (pas plus de 1000 mg par jour maximum, en plusieurs doses).
- Augmentez votre apport en **flavonoïdes**, en mangeant plus de carottes, d'abricots et d'agrumes. Les flavonoïdes stimulent l'action de la vitamine C dans l'organisme. L'**extrait de pépins de raisin** est également une excellente source de flavonoïdes. Prenez-en 100 mg par jour au maximum.
- Les personnes sujettes aux hématomes présentent parfois un **déficit en vitamine K** (qui aide à la coagulation), que l'on trouve dans le chou frisé, le brocoli, les choux de Bruxelles et les légumes à feuilles vertes. Si vous choisissez la solution du complexe multivitaminique, prenez les comprimés au cours des repas pour favoriser leur absorption.

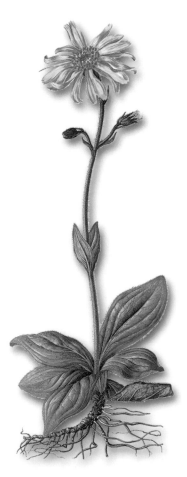

L'arnica, sous de multiples formes (crèmes, granules homéopathiques, infusions pour compresses…), soulage hématomes et ecchymoses.

Hémorroïdes

C'est un problème très courant, mais nombreux sont ceux qui n'osent pas en parler à leur médecin. On trouve en pharmacie des produits d'application locale contre les irritations, démangeaisons et saignements douloureux provoqués par les hémorroïdes. Mais attention, demandez conseil à votre pharmacien car certains de ces médicaments vendus sans ordonnance contiennent une substance anesthésiante qui apporte certes un soulagement immédiat, mais devient irritante en cas d'utilisation prolongée. Des soins et des remèdes traditionnels peuvent également vous aider, en complément des traitements pharmaceutiques.

La chaleur qui réconforte

- Prenez un **bain chaud** en position assise, les genoux relevés de façon à exposer au maximum la zone anale à la chaleur. Vous constaterez une nette diminution de la douleur. De plus, même si vous ne le sentez pas, l'eau chaude fait dégonfler les veines en stimulant la circulation du sang vers l'anus.
- Ajoutez une poignée de **sels d'Epsom** (ou sulfate de magnésium) à l'eau de votre bain pour favoriser la résorption des hémorroïdes. Mélangez longuement pour bien dissoudre les sels.
- Pour éviter de remplir une baignoire entière à chaque fois, achetez un **« bain de siège »** spécialement conçu pour tremper les fesses en position assise (en vente dans les magasins de fournitures médicales et dans les pharmacies). Comme il est beaucoup plus rapide et pratique de remplir une bassine qu'une baignoire entière, vous prendrez certainement plus de bains de siège si vous optez pour cette solution.
- Appliquez un **sachet de thé** humide et chaud sur les hémorroïdes externes – quand vous allez aux toilettes, par exemple. La chaleur soulage, tandis que l'acide tannique, l'un des principaux composants du thé, apaise la douleur et le gonflement, tout en favorisant la coagulation du sang pour endiguer les saignements.

Un coussin de glace

- Remplissez un sachet en plastique robuste de glaçons, enveloppez-le dans un tissu fin – une taie d'oreiller usagée, par exemple – et asseyez-vous dessus. Un **sac de petits pois congelés** (également enveloppé dans du tissu) convient aussi, d'autant qu'il épousera mieux les contours de votre anatomie que des glaçons. En résorbant

Qu'est-ce qui **ne va pas ?**

Les hémorroïdes sont des veines dilatées dans l'anus ou autour de l'anus qui provoquent une irritation, des démangeaisons, voire des saignements. Les hémorroïdes internes, les plus courantes, apparaissent à l'intérieur de l'anus. Elles saignent parfois, mais sont habituellement indolores. Ce sont les hémorroïdes externes qui sont douloureuses. La position assise prolongée, la grossesse, le surpoids et l'âge sont autant de facteurs favorisant l'apparition des hémorroïdes. La constipation, qui implique des efforts lors de la défécation, favorise et aggrave le problème.

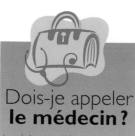

les vaisseaux dilatés, le froid apporte une amélioration sensible. Restez assis sur ce siège de glace pendant une vingtaine de minutes, et réitérez l'opération aussi souvent que vous le pouvez en observant une interruption d'au moins 10 minutes entre deux séances.

● L'**alternance du chaud et du froid** est aussi efficace contre la douleur – prenez un bain de siège entre chaque application de glace.

Ne pas gratter, badigeonner

● Plusieurs fois par jour, appliquez un **onguent à l'hamamélis** sur les hémorroïdes. Riche en tanin, l'hamamélis favorise la contraction des vaisseaux sanguins.

● Une application de **vaseline** peut aussi apaiser la zone douloureuse. D'ailleurs, la vaseline entre dans la composition de nombreux médicaments contre les hémorroïdes vendus sans ordonnance.

● La **vitamine E** liquide et l'**huile de germes de blé** sont réputées pour leur efficacité contre les hémorroïdes. Appliquez-en plusieurs fois par jour à l'aide d'une ouate imbibée.

● En vente dans certains magasins de produits naturels, les **baumes à la consoude** ou au **calendula** (souci) soulagent la douleur et favorisent la guérison.

● Cela peut surprendre, mais le **cataplasme de pommes de terre râpées** a un effet calmant et astringent sur les hémorroïdes.

S'allonger

● Une ou deux fois par jour, allongez-vous sur un canapé confortable en **surélevant les jambes**, et accordez-vous une petite pause pour vous décontracter. Cette position détendue permet de soulager le poids qui pèse sur la région anale, tout en stimulant la circulation sanguine dans cette zone. L'idéal est de maintenir la posture 30 minutes. Si vous êtes amené à rester assis ou debout pendant longtemps, veillez à changer régulièrement de position.

Des fibres, encore des fibres

La **constipation** est à la fois une cause d'hémorroïdes et un facteur aggravant. Il est donc important d'adopter une alimentation adaptée.

● Augmentez vos apports en fibres en privilégiant les céréales à grains entiers (avoine, son, blé), les fruits et légumes, l'avoine, les fruits secs, les légumineuses (fèves, lentilles, haricots blancs). En plus de son effet sur la constipation, un **régime riche en fibres** pourrait selon certaines études réduire sensiblement les symptômes des hémorroïdes (douleurs et saignements).

● Pour prévenir la constipation et accompagner les apports supplémentaires de fibres, vous devez boire au moins **huit grands verres d'eau par jour.** Vos urines doivent être pâles, et non jaune foncé. Choisissez si possible une eau minérale renfermant du magnésium.

L'exercice physique

● Si vous passez vos journées assis à votre poste de travail, vous avez besoin de mouvement. Accordez-vous environ 5 minutes de marche toutes les heures. **La position debout** soulage la pression rectale, responsable des hémorroïdes.

● **Évitez de soulever de lourdes charges,** car cela augmente la pression imposée à la région anale.

● Si vous faites de la gymnastique, évitez les exercices qui vous obligent à vous accroupir et à vous redresser successivement, car cela impose une forte pression au rectum. Jusqu'à la disparition des hémorroïdes, renoncez également aux exercices en position assise prolongée, comme la bicyclette.

La politique du trône

● L'arme absolue contre les hémorroïdes reste de limiter les contraintes au niveau anal. **Allez aux toilettes dès que vous en ressentez le besoin.** En vous retenant, vous risquez d'être constipé. Plus vous attendrez, plus vous devrez forcer quand vous irez à la selle, ce qui favorise l'apparition des hémorroïdes.

● Après une selle, essuyez-vous avec du **papier blanc, lisse et non parfumé**, que vous aurez au préalable **humidifié** sous un filet d'eau. Les papiers de toilette parfumés ou colorés contiennent des produits chimiques potentiellement irritants. Essuyez-vous correctement mais en douceur car un essuyage trop brutal peut aggraver les hémorroïdes.

● Après vous être essuyé, passez un mouchoir en papier enduit d'une **crème hydratante non parfumée** sur la région anale.

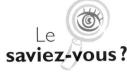

Le saviez-vous ?

Hippocrate, le grand médecin grec qui vécut voici 2 400 ans, savait déjà que les hémorroïdes n'étaient autres que les veines dilatées de l'anus. Mais il préconisait de les brûler au fer rouge !

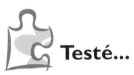

Testé...

L'onguent Vicks VapoRub®, utilisé comme décongestionnant au cours d'affections respiratoires banales, est un remède méconnu contre les hémorroïdes…

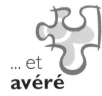

...et avéré

Certaines personnes constatent une disparition de leurs hémorroïdes externes après avoir appliqué cet onguent autour de l'anus. Attention cependant au risque d'irritation (sensation de brûlure) et à la toxicité potentielle du camphre (l'un de ses composants).

Hoquet

Le hoquet se déclare souvent aux pires moments – par exemple juste avant de faire une présentation au cours d'une réunion de travail. En public, il faut parfois user de techniques subtiles pour maîtriser son hoquet. On recommande souvent de boire un grand verre d'eau ou d'appuyer sur certains points. Si vous avez la possibilité de vous isoler quelques instants, vous pouvez tester les méthodes proposées ci-dessous ou en profiter pour… vous reposer. À vous de trouver la méthode qui vous convient le mieux.

Qu'est-ce qui **ne va pas ?**

Chose curieuse pour un phénomène aussi courant, personne ne sait quelle est la cause exacte du hoquet. Pourtant, tout le monde y est sujet, même les fœtus. Quelque chose pousse le diaphragme à se contracter de manière soudaine et involontaire, puis à se relâcher tout aussi soudainement en faisant un bruit parfois gênant. Certains aliments favorisent le déclenchement de ces spasmes, de même que le fait de boire trop d'alcool ou d'avaler de l'air, comme quand on prend une grande rasade de boisson gazeuse.

Mesures discrètes

● **Appuyez le plus fort possible dans la paume de l'une de vos mains** avec le pouce de l'autre main. Vous pouvez aussi pincer votre pouce gauche entre le pouce et l'index droits. En détournant l'attention, l'inconfort ainsi produit agit sur le système nerveux. Avantage : vous pouvez faire ça sous la table sans que personne ne vous voie.

● **Prenez une grande inspiration** et retenez votre respiration le plus longtemps possible (pendant au moins deux hoquets), bouche et nez fermés. L'accumulation de gaz carbonique dans les poumons favorise le relâchement du diaphragme.

● **Bouchez-vous les oreilles** pendant 20 à 30 secondes ou appuyez sur la zone souple située derrière les lobes, juste en dessous de la base du crâne. Ce geste envoie un signal de relâchement au nerf vague, qui innerve la région du diaphragme.

● Si personne ne vous regarde, **tirez la langue**. C'est ce que font les chanteurs et les acteurs pour stimuler leur glotte (espacement compris entre les deux cordes vocales). Ce geste provoque un ralentissement de la respiration qui a pour effet de calmer les spasmes responsables du hoquet.

● **Placez vos mains en coupe sur votre nez et votre bouche** tout en continuant à respirer normalement. L'augmentation de la teneur en gaz carbonique de l'air inspiré favorise le relâchement du diaphragme, ce qui a pour effet de soulager le hoquet.

Se concentrer sur un verre d'eau

● Buvez **neuf ou dix gorgées rapides** sans faire de pauses. Lorsqu'on avale ainsi une boisson, les contractions de l'œsophage prennent le dessus sur les spasmes du diaphragme.

- Buvez tout en vous **bouchant les oreilles** – pour cela, utilisez une paille. Cette méthode associe une déglutition régulière et un effet sur le diaphragme par l'intermédiaire du nerf vague.
- Mettez un papier mouchoir sur un verre rempli d'eau, puis **buvez à travers le papier**. L'effort imposé au diaphragme pour aspirer l'eau et la concentration requise contrecarrent les spasmes.
- Essayez aussi cette position inconfortable : mettez-vous au-dessus d'un évier et essayez de boire **en mettant vos lèvres sur le côté opposé du verre**, en vous penchant en avant.

Surprendre les papilles

- Versez 1 c. à thé de **sucre** ou de **miel** dilué avec un peu d'eau chaude dans le fond de votre gorge et avalez.
- Le fait de surprendre les papilles par quelque chose de très acide provoque un rictus et une contraction des lèvres susceptibles de faire passer le hoquet. Coupez une **tranche de citron** et sucez-la.
- Prenez 1 c. à thé de **vinaigre de cidre**. Si vos papilles parviennent à relever le défi, le hoquet passe quasi instantanément.

Se détendre

- La meilleure solution est parfois de se **relaxer**. Allongez-vous sur un lit, à plat ventre, tête tournée sur un côté et bras pendants. Prenez une grande inspiration, bloquez votre respiration pendant 10 à 15 secondes, puis expirez lentement. Répétez quatre ou cinq fois, puis restez allongé quelques minutes avant de vous relever.
- Vous pouvez aussi vous **asseoir dos droit contre un mur** et demander à un proche d'appuyer doucement avec le poing sur la zone souple située **juste au-dessous du sternum**. Prenez successivement quelques grandes inspirations, puis expirez à fond. C'est sur cette expiration que votre partenaire doit **appuyer, doucement mais fermement**, afin de favoriser l'expulsion de l'air.
- On dit qu'**embrasser longuement et avec fougue** fait passer le hoquet. Ça ne peut en tout cas pas faire de mal, du moment, bien sûr, qu'on choisit le bon partenaire.

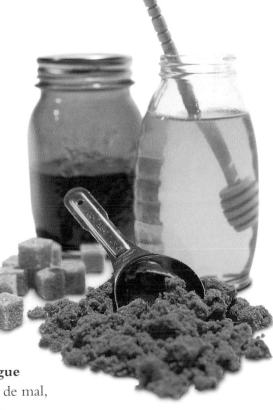

Il existe quantités de méthodes pour faire passer un hoquet. Si le classique verre d'eau ne marche pas, essayez d'avaler 1 c. à thé de sucre ou de miel dilué dans un peu d'eau chaude.

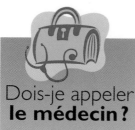

Solutions pour les enfants

• Si votre enfant est pris de hoquet, donnez-lui 1 c. à thé pleine de beurre d'arachide. Le fait d'avoir à faire des efforts pour se débarrasser des résidus qui collent sur la langue et entre les dents suspend momentanément les schémas masticatoires et respiratoires.

• Proposez-lui une bouchée de crème glacée. La **sensation de froid** dans la gorge, le fait d'avaler de manière régulière et la diversion provoquée par le plaisir favorisent le relâchement du diaphragme.

Mieux vaut prévenir que guérir

• **Évitez la bière** et les **boissons gazeuses**, surtout lorsqu'elles sont froides. Rien de tel en effet que l'action irritante du froid associée aux bulles pour déboussoler le diaphragme.

• **Mangez lentement.** Le fait de manger vite favorise l'ingestion d'air, ce qui peut provoquer des hoquets ou des renvois.

• Certains médicaments, comme le **diazépam** (Valium®), sont connus pour favoriser le hoquet. Si vous avez un doute quant à un traitement qu'on vous a prescrit, parlez-en à votre médecin afin qu'il vous donne éventuellement autre chose.

• **Chez le nourrisson**, le hoquet peut être le signe d'une **ingurgitation trop importante d'air** au moment du repas. Il faut donc faire comme pour les rots : tenez l'enfant contre votre épaule et **tapotez-lui le dos**. En favorisant l'expulsion de l'air, ce geste peut faire cesser le hoquet.

• Vérifiez aussi le débit de la tétine du biberon en versant un peu de lait dans l'évier. Le lait doit s'écouler goutte à goutte, d'abord assez rapidement, puis de plus en plus lentement, mais toujours selon un rythme régulier et décroissant. Un débit trop rapide ou trop lent peut favoriser le hoquet.

Hypertension artérielle

L'hypertension est un problème fréquent, surtout après 50 ans. Cependant, elle risque de passer longtemps inaperçue car, pendant des années, elle peut n'entraîner aucun symptôme. Elle a pourtant de graves conséquences à long terme. Faites régulièrement mesurer votre pression artérielle. En cas d'hypertension déjà diagnostiquée, il est important de suivre à la lettre les recommandations médicales. L'activité physique et le changement des habitudes alimentaires constituent la pierre angulaire du traitement. Même si des médicaments hypotenseurs vous ont été prescrits, vous ne pouvez pas faire l'économie d'une bonne hygiène de vie.

Traiter le problème par l'alimentation

• Des études américaines ont démontré l'efficacité de la méthode DASH (*Dietary Approach to Stop Hypertension*) pour abaisser la pression artérielle. Le principe est simple : manger **peu de produits riches en graisses saturées et beaucoup de fruits, légumes, céréales complètes et produits laitiers allégés**. Les effets d'un tel régime sur la pression peuvent commencer à se faire sentir dès la fin de la deuxième semaine.

• **Réduisez votre consommation de sel.** Le sel favorise la rétention d'eau, ce qui a pour effet de faire monter la pression, comme lorsqu'on rajoute de l'eau dans un ballon déjà plein. Dans une étude de suivi réalisée après la première étude DASH, il est apparu que la baisse de pression la plus spectaculaire est intervenue chez les sujets qui, parallèlement au régime DASH, avaient limité leur consommation journalière de sodium à 1,5 g, soit moins de 1 c. à thé de sel par jour.

• Saler avec parcimonie à la cuisson et ne pas mettre de salière sur la table est une bonne chose, mais il faut aussi se méfier du **sel « caché » dans les aliments industriels**, notamment les biscuits salés, les produits à base de viande, les soupes en boîte et les bouillons cubes. Avant d'acheter, **lisez attentivement l'étiquette** afin de connaître la teneur exacte du produit en sel ou en sodium. Privilégiez les soupes et les biscuits hyposodés et rincez soigneusement les aliments conservés dans la saumure.

• Limitez votre consommation de **charcuterie**, de **fruits de mer**, de **fromages salés**.

• Achetez du **pain sans sel** ou essayez de faire votre pain vous-même. Le goût est incomparable et la maison embaume.

Qu'est-ce qui ne va pas ?

Prendre la tension, c'est mesurer deux valeurs. La pression systolique (chiffre le plus élevé) est la pression qui s'exerce lorsque le cœur envoie le sang dans les artères. La pression diastolique est celle que l'on relève quand le cœur a relâché son effort. On parle d'hypertension lorsque la pression systolique est égale ou supérieure à 140 mm Hg (ou 14 cm Hg) et/ou lorsque la pression diastolique est égale ou supérieure à 90 mm Hg (ou 9 cm Hg). Cet état exerce une forte pression sur les parois artérielles. En l'absence de traitement, l'hypertension augmente à terme les risques d'infarctus du myocarde, d'accident vasculaire cérébral (AVC), de défaillance rénale et d'autres maladies graves.

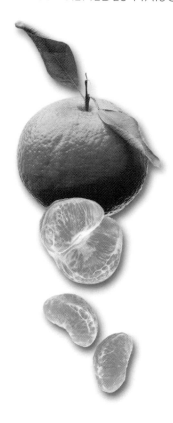

Autres mesures alimentaires

• Même si vous ne suivez pas un régime spécifique, vous constaterez une amélioration significative de votre état de santé si vous mangez beaucoup de **fruits** et de **légumes frais** – crus ou cuits. Santé Canada recommande de manger cinq à dix portions de légumes et de fruits par jour (consultez son site, www.hc-sc.gc.ca, pour avoir des conseils nutritionnels précis). Les fruits et les légumes sont d'excellentes sources de potassium, de magnésium et de fibres qui contribuent tous les trois à la bonne santé des artères.

• Plusieurs études ont montré que les **flocons d'avoine** étaient bénéfiques à deux titres : ils abaissent la pression artérielle et diminuent le taux de cholestérol total. Il semble que leurs bienfaits soient dus à la présence d'une forme de fibre soluble, appelée bêta-glucane. Prenez chaque matin un bol de flocons d'avoine.

• **Réduisez votre consommation d'alcool.** Les gros buveurs ont une tendance marquée à l'hypertension. Limitez-vous à un verre de vin par jour si vous êtes une femme, deux si vous êtes un homme.

Perdre du poids

• La surcharge pondérale oblige le cœur à travailler davantage pour propulser le sang dans les artères. C'est pourquoi la pression artérielle augmente avec le poids. Si vous êtes en surpoids, le fait **de perdre ne serait-ce que 5 kg** peut faire baisser vraiment votre pression.

Arrêter le tabac

• **Si vous fumez, mieux vaut arrêter immédiatement.** Certains des composés chimiques contenus dans la fumée du tabac abîment les vaisseaux sanguins et favorisent le durcissement des parois artérielles. La nicotine a en outre un effet constricteur sur les vaisseaux, ce qui aggrave encore l'hypertension.

Faire du sport

• Faites 30 minutes d'**activité cardiovasculaire** – course à pied, marche rapide, vélo ou natation – au moins trois fois par semaine. L'effort physique a généralement pour effet de faire temporairement augmenter la pression artérielle, mais la pratique régulière d'une activité cardiovasculaire aide à maintenir la pression artérielle au repos à un niveau acceptable. Par prudence, consultez un médecin avant de vous lancer dans un programme soutenu, surtout si vous avez cessé toute activité physique depuis un certain temps.

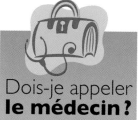

Dois-je appeler le médecin ?

Si vous souffrez d'hypertension avérée, consultez votre médecin en cas de maux de tête fréquents, de palpitations, d'essoufflement, de fatigue, de saignements de nez, d'impression de mouches volantes devant les yeux, de rougeurs au visage, de besoin accru d'uriner ou de bourdonnements d'oreille. Ces symptômes peuvent être le signe d'une pression artérielle mal équilibrée. Faites-vous également suivre régulièrement (contrôle de la pression et dépistage d'éventuelles complications).

Se détendre

• Pourquoi ne pas **prendre un animal de compagnie** ? Que ce soit un chien, que l'on promène, ou un chat, que l'on caresse, l'interaction avec les animaux contribue à abaisser la pression artérielle.

• **Apprenez à méditer.** Des études ont montré que la méditation – sans qu'il soit pour autant nécessaire de sacrifier à la mode New Age – agit positivement sur la pression artérielle. Cet effet serait dû à une diminution de la concentration en hormones de stress dans le sang. Pour commencer, choisissez un mot, ou une phrase simple, sur lequel vous concentrer. Fermez les yeux et relâchez tous vos muscles. Respirez lentement et de manière naturelle tout en répétant votre « mantra » sur chaque expiration. Ce faisant, essayez d'adopter une attitude passive. Ne cherchez pas à vous assurer que vous êtes suffisamment détendu ou que vous vous sentez bien. Concentrez-vous simplement sur votre mantra et votre respiration. Faites une séance de 10 à 20 minutes une ou deux fois par jour.

• Se livrer à un **passe-temps** absorbant, comme le jardinage, la musique ou la tapisserie, peut être tout aussi bénéfique que la méditation en ce qui concerne la pression artérielle.

Les suppléments nutritionnels

• **Prenez du magnésium.** Ce minéral favorise le relâchement des muscles lisses qui tapissent la paroi des vaisseaux sanguins, permettant ainsi aux artères de se dilater. Son action hypotensive est particulièrement marquée chez la femme enceinte (d'ailleurs, dans ce cas, ne prenez aucun supplément sans en avoir parlé auparavant avec votre médecin). Achetez-le sous la forme de citrate de magnésium ou de gluconate de magnésium, car il est ainsi moins agressif pour l'appareil digestif. Par ailleurs, si vous prenez du magnésium, pensez toujours à **prendre aussi du calcium** car un rapport déséquilibré entre ces

Le riz sauvage, riche en magnésium, est recommandé en cas d'hypertension.

Les nuisances sonores peuvent-elles être en cause ?

Chacun sait combien il est fatigant et stressant de conduire lorsqu'il y a beaucoup de circulation. Une étude réalisée sur 1700 volontaires par l'Institut Robert Koch de Berlin a montré que le simple bruit produit par la circulation pouvait provoquer une hausse significative de la pression artérielle. Selon cette étude, les personnes vivant au bord d'un grand axe de circulation ont un risque d'hypertension deux fois plus élevé que si elles habitaient dans une rue calme, surtout si elles dorment fenêtres ouvertes.

deux minéraux peut réduire les effets bénéfiques. La dose journalière recommandée en cas d'hypertension est de 400 mg de magnésium et de 1 000 mg de calcium. Pour une absorption optimale, laissez passer au moins 2 heures d'intervalle entre la prise de l'un et de l'autre.

● Prenez chaque jour 100 à 150 g d'**extrait d'aubépine standardisé** (contenant au moins 1,8 % de vitexine). L'aubépine est connue pour son action vasodilatatrice (dilatant les vaisseaux sanguins), sans doute liée à une interférence avec l'enzyme de conversion de l'angiotensine, qui a un effet contraire (elle resserre les vaisseaux). Cette enzyme est d'ailleurs la cible d'une famille d'antihypertenseurs, les inhibiteurs de l'enzyme de conversion. Si vous suivez déjà un traitement contre l'hypertension, consultez votre médecin avant de prendre une préparation à l'aubépine.

● Sans que l'on sache exactement pourquoi, l'**ail** contribue à abaisser la pression artérielle. Certains médecins recommandent de manger une gousse crue par jour, d'autres conseillent plutôt l'équivalent de 4 g d'ail frais sous forme d'extrait sec en poudre. Si vous optez pour cette dernière solution, préférez les gélules gastrorésistantes.

● Prenez des capsules d'**huile de poisson** afin d'augmenter vos apports en acides gras oméga-3. Les oméga-3 inhibent la production par l'organisme de substances vasoconstrictrices, les prostaglandines notamment, ce qui a pour effet de faciliter la circulation sanguine. Ces bonnes graisses sont présentes en grande quantité dans les poissons gras, comme le maquereau ou le saumon. Prenez deux capsules par jour, l'équivalent de 600 mg d'acide gras oméga-3 (voir p. 436 sur les interactions médicamenteuses).

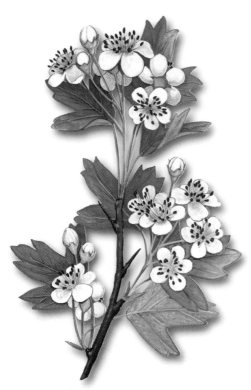

L'aubépine, remède contre l'hypertension artérielle.

Mesurez vous-même votre tension

Certaines personnes sont tellement nerveuses à la simple idée de voir leur médecin que leur pression artérielle augmente automatiquement. C'est ce qu'on appelle « l'effet sarrau ». Si vous êtes dans ce cas, votre médecin vous demandera peut-être de faire la mesure chez vous, au calme, pour se faire une idée plus précise de votre pression. Prenez votre tension plusieurs fois, à différents moments de la journée, et faites la moyenne. Cette mesure ne doit toutefois pas vous dispenser de faire des contrôles réguliers chez votre médecin.

Impuissance

De nombreux facteurs physiques et psychiques peuvent avoir une incidence sur la qualité des érections. Lorsque vous aurez vu votre médecin et que toute cause organique aura été écartée, votre impuissance (ou dysfonction érectile) devra être interprétée comme le signe d'un problème plus vaste appelant une approche globale. Dans un premier temps, commencez par faire de l'exercice et recherchez les facteurs psychologiques qui pourraient être en cause – tels qu'ennui ou anxiété éprouvés lors des rapports. Par ailleurs, certaines plantes sont connues pour leur effet stimulant sur la libido.

Attiser le feu par les plantes

• Prenez du **ginkgo biloba**. Cette plante médicinale stimule la circulation sanguine dans tout le corps, y compris le pénis. Vous pouvez prendre jusqu'à 240 mg d'extrait de ginkgo biloba (ou EGb) par jour en deux ou trois fois. Une amélioration devrait se produire dans les 4 à 6 semaines suivant le début du traitement.

• Essayez le **ginseng** (*Panax ginseng*). La racine de cette plante est utilisée depuis longtemps pour stimuler la vigueur masculine car elle augmente l'irrigation du pénis, diminue la fatigue et donne du tonus. Prenez 100 à 250 mg deux fois par jour. Commencez par la dose minimale et augmentez progressivement. (*Attention :* ne prenez pas de ginseng sans avis médical en cas d'hypertension artérielle, même équilibrée, si vous souffrez d'un trouble du rythme cardiaque ou si vous prenez des antidépresseurs de la classe des IMAO – inhibiteurs de la monoamine oxydase.)

Le ginkgo est recommandé chez les personnes qui ont des problèmes d'érection car il stimule la circulation sanguine.

Soutenir ses efforts

• Essayez le **zinc**, à raison de 15 à 30 mg par jour, 1 heure avant ou 2 heures après le repas. Ce minéral stimulerait la production de plusieurs hormones, dont la testostérone.

• Essayez la **vitamine C**. Elle a un effet bénéfique sur la souplesse des vaisseaux sanguins et faciliterait donc leur dilatation lors des afflux de sang. Prenez-en 500 mg deux fois par jour. Diminuez la dose en cas de diarrhée.

• Les acides **oméga-3** fournis par les **huiles de poisson** ou l'**huile de graines de lin** améliorent eux aussi la circulation du sang.

L'érection résulte de toute une chaîne d'événements. Le cerveau envoie des signaux aux organes génitaux, les vaisseaux sanguins se dilatent et le sang afflux dans la verge. Parallèlement, les veines par lesquelles le sang ressort de la verge se bloquent, ce qui entraîne la turgescence. On parle d'impuissance ou de dysfonction érectile lorsqu'un homme ne parvient pas à avoir ou à maintenir une érection. Ce phénomène est souvent dû à l'athérosclérose, au diabète ou à des problèmes d'ordre neurologique, mais la dépression ou l'alcoolisme sont également des facteurs à prendre en considération. Certains médicaments, antihypertenseurs ou antidépresseurs, notamment, peuvent aussi être en cause.

À long terme, ils peuvent faire baisser le taux de cholestérol total et prévenir le resserrement des vaisseaux sanguins, qui peut expliquer en partie les difficultés d'érection. Prenez chaque jour 2 c. à thé d'huile de poisson ou 1 c. à soupe d'huile de graines de lin (voir p. 388 et 436 sur les précautions à prendre et sur les interactions médicamenteuses).

- Prenez de l'**huile d'onagre**, à raison d'une capsule de 1 000 mg trois fois par jour. Cette huile est riche en acides gras essentiels, substances qui contribuent à la bonne santé des vaisseaux sanguins. Pour une meilleure absorption, prenez ce complément au cours des repas.

- L'**arginine** est un acide aminé qui, en stimulant la production d'oxyde nitrique dans les parois vasculaires, favorise la dilatation des vaisseaux, ce qui a pour effet d'accroître l'afflux de sang dans le pénis. Pour plus d'efficacité, prenez-la sous forme de L-arginine, à raison de 2 capsules de 750 mg deux fois par jour, entre les repas.

Faire de l'exercice

- La pratique d'une activité sportive aide à éviter l'excès de poids, améliore la circulation du sang (y compris dans les vaisseaux responsables de l'érection) et réduit le stress. Faites 30 minutes d'entraînement – course, marche rapide, natation – au moins trois fois par semaine. Consultez un médecin auparavant si vous avez plus de 40 ans et si vous avez arrêté le sport depuis longtemps.

Pédale douce

- **Si vous faites beaucoup de vélo, prenez garde.** Trop rouler ou avoir une selle mal adaptée peut endommager les nerfs et vaisseaux délicats du périnée (entre les organes génitaux et l'anus), qui participent au bon fonctionnement sexuel. Certains fabricants ont mis au point des selles en partie évidées pour limiter la compression, mais cela ne semble pas suffisant. Il faut que vos jambes ne se tendent jamais complètement, même lorsque la pédale atteint son point le plus bas. Cela permet d'éviter qu'une pression trop forte s'exerce sur l'entrejambe. Décollez les fesses au moins toutes les 10 minutes pour laisser le sang circuler dans les organes génitaux et pensez à vous mettre debout, pédales à la même hauteur, à chaque fois que vous passez sur une bosse, afin de ne pas traumatiser le périnée.

Arrêter de fumer

- La nicotine diminue l'élasticité des vaisseaux sanguins et réduit leur calibre, au détriment de la circulation. L'afflux de sang dans le pénis s'en trouve amoindri.
- La consommation de haschich ou de toute autre **drogue**, comme la cocaïne ou les amphétamines, entraîne une baisse des performances sexuelles.

Changer les habitudes au lit

- Si vos problèmes d'érection sont dus au stress ou aux affects plutôt qu'à quelque chose de proprement physique, il existe quantité de trucs pour vous aider à vous « remettre en selle ». Vous pouvez par exemple prendre plaisir à être ensemble au lit **sans vraiment faire l'amour**. Cela permet de diminuer la pression et d'apaiser l'angoisse de la performance. Contentez-vous, par exemple, de massages, de caresses et de gestes susceptibles de procurer du plaisir sans qu'il soit nécessaire d'avoir une érection.
- **Variez vos pratiques.** L'ennui généré par la routine peut empêcher l'érection. Essayez de nouvelles positions ou faites l'amour ailleurs que dans la chambre à coucher.
- **Faites l'amour le matin.** Le taux de testostérone est plus élevé après une nuit de sommeil, ce qui, normalement, devrait faciliter les choses. Sans compter qu'à la fin d'une journée de travail, la fatigue joue en votre défaveur.

Parler

- **Exprimez-vous** et dialoguez avec votre partenaire. Si vous restez dans le non-dit, la situation ne risque pas de s'arranger. Il est toujours préférable de parler. Ensemble, vous pourrez rechercher la cause du problème. Parfois, un simple malentendu ou le fait d'être préoccupé

Dois-je appeler le médecin ?

Si cela fait plus de 2 mois que vous n'avez pas eu d'érection ou si vous souffrez régulièrement de troubles érectiles, parlez-en à votre médecin. Peut-être jugera-t-il bon de vous prescrire un médicament inducteur d'érection (Viagra®, Cialis® ou Levitra®). Dans ce cas, il vous expliquera quels sont les bénéfices de ces traitements ainsi que leurs éventuels effets secondaires. En passant au crible vos traitements en cours, il constatera peut-être que l'un d'entre eux favorise la dysfonction érectile. Enfin, l'examen peut révéler une autre maladie, telle qu'un diabète ou des troubles circulatoires, à l'origine de vos problèmes d'érection.

Est-ce bien dans la tête que ça se passe ?

Le fait de savoir si vos problèmes d'érection sont d'origine psychique ou physiologique vous aidera à trouver une solution appropriée.

Les hommes ont normalement des érections la nuit et parfois le matin. S'il vous arrive d'en avoir au réveil, il y a des chances que la cause de votre impuissance soit plutôt d'ordre psychique.

Par contre, si la dysfonction est apparue progressivement et que vous souffrez en même temps d'autres troubles affectant la région génitale (difficultés à uriner ou engourdissement de la verge, par exemple), un problème organique est probablement en cause. Consultez votre médecin généraliste ou un urologue.

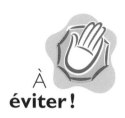

À éviter !

L'alcool aide à se laisser aller et attise le désir, mais il rend l'assouvissement de celui-ci plus difficile. L'érection est plus longue à venir et difficile à maintenir. C'est un cercle vicieux.

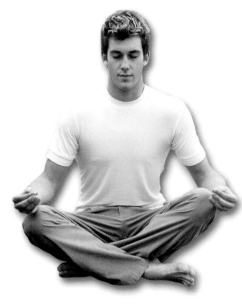

par des problèmes d'argent peut gêner l'accomplissement de l'acte sexuel. Parler vous permettra de savoir ce que pense votre partenaire et de multiplier par deux vos chances de trouver une solution.

• **Prenez les choses avec philosophie.** Le fait de penser de manière obsessionnelle à un problème ne peut qu'aggraver la situation. **Concentrez-vous un peu plus sur d'autres aspects de votre vie**, comme vos enfants ou les activités que vous aimez pratiquer.

Passer les traitements au crible

• Certains médicaments **antihypertenseurs** peuvent contribuer à la dysfonction érectile, notamment les inhibiteurs des canaux calciques et les bêtabloquants. Si vous prenez un médicament entrant dans l'une de ces catégories et que vous souffrez d'impuissance, demandez à votre médecin s'il ne peut pas vous prescrire autre chose, qui n'ait pas les mêmes effets secondaires.

• Les médicaments **digitaliques** servant à traiter les **maladies du cœur** peuvent avoir le même effet. Toutefois, il ne faut surtout pas arrêter un traitement en cours ou changer les doses sans en référer au médecin traitant.

• Les hommes qui prennent certains **antidépresseurs** font souvent état de problèmes d'érection. Les effets secondaires ne sont pas prédictibles, et il convient d'en parler à son médecin afin qu'il change éventuellement de molécule.

• Si vous prenez de la cimétidine dans le cadre d'un traitement antiulcéreux ou antireflux et que vous constatez parallèlement la survenue d'une dysfonction érectile, il faut en parler à votre médecin car il s'agit là d'un effet secondaire relativement fréquent.

Repos et relaxation

• Essayez de dormir au moins **6 à 8 heures** par nuit. La fatigue diminue notoirement l'aptitude à avoir une érection.

• **Réduisez votre niveau de stress.** L'anxiété et les pensées négatives ne sont pas propices à l'accomplissement de l'acte sexuel. L'anxiété favorise même la production par l'organisme d'adrénaline, qui inhibe les processus physiologiques conduisant à l'érection.

• Si vous avez du mal à décompresser, pratiquez une technique de **relaxation**, comme le **yoga** ou la **méditation**. Pour se détendre, il suffit parfois de faire quelques minutes de gymnastique respiratoire en ne pensant à rien d'autre.

Incontinence urinaire

L'incontinence urinaire (perte involontaire d'urines) est un problème répandu, qui touche plus souvent les femmes que les hommes. Elle peut être due à une instabilité de la vessie, qui se contracte trop facilement, ou encore à une faiblesse des muscles du périnée ou du sphincter qui maintient la vessie fermée. Elle peut être permanente, se manifester au moment d'une envie pressante d'uriner ou uniquement lors de contractions des muscles abdominaux (effort, éternuement, quinte de toux, éclat de rire). Des exercices de renforcement du plancher pelvien (exercices de Kegel) sont préconisés en cas de faiblesse du périnée.

Faire le criquet

- Si, tout d'un coup, vous avez une envie irrésistible d'uriner, asseyez-vous et **frottez votre tibia** gauche de haut en bas avec l'arrière de votre cheville droite (ou inversement) en exerçant une pression constante du début à la fin. Ce geste a pour effet d'inhiber les contractions vésicales par pression sur le dermatome L5, la bande de peau innervée par le nerf sensitif qui transmet le besoin d'uriner.

Entraîner le plancher pelvien

La **rééducation du périnée** est essentielle, surtout si l'on souffre d'incontinence à l'effort. Le gynécologue américain Arnold **Kegel** fut le premier à préconiser et à mettre au point des exercices visant à renforcer les muscles du plancher pelvien. Il s'agit tout simplement de contracter, puis relâcher le plancher pelvien plusieurs fois de suite afin de renforcer les muscles qui retiennent l'urine. Ces exercices peuvent tout à fait se combiner avec les techniques de **biofeedback** ou d'**électrostimulation**, qui aident à prendre conscience et à mieux sentir les contractions musculaires. Vous trouverez sur Internet les étapes de l'exercice Kegel.

- La meilleure façon de ressentir le groupe musculaire qui supporte la vessie est d'uriner normalement, puis d'**interrompre brusquement le jet** : les muscles qui se contractent alors sont ceux qu'il va falloir faire travailler (ce test a pour seul but d'aider à la localisation – ce n'est pas un exercice en tant que tel et il faut éviter de le faire trop souvent, car cela n'est pas bon pour la vessie).

- **Contractez les muscles de votre plancher pelvien** pendant 1 ou 2 secondes, puis relâchez la contraction. Recommencez ainsi dix fois de suite et répétez l'exercice trois à cinq fois par jour.

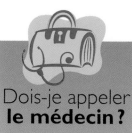

Comme tout se passe à l'intérieur du corps et que rien n'est perceptible de l'extérieur, vous pouvez faire ces exercices n'importe où, en faisant la queue, dans l'autobus, en regardant la télévision, etc.

• Lorsque les muscles de votre plancher pelvien seront plus puissants, vous pourrez passer à des contractions de 5 secondes, l'objectif étant d'atteindre progressivement 15 secondes.

• Si vous êtes pris d'une **envie de rire**, de **tousser**, d'**éternuer** ou tout autre acte susceptible de créer une pression sur la vessie, faites immédiatement l'**exercice de Kegel** afin d'éviter l'accident.

Apprendre à boire

• Si vous souffrez d'**incontinence par impériosité** (miction involontaire lors d'une envie d'uriner pressante), réduisez ou arrêtez votre consommation de **boissons contenant de la caféine** (ou de la théine). Outre son effet diurétique, la caféine peut provoquer des contractions de la vessie et déclencher une urgence mictionnelle. Ne prenez pas plus de 200 mg de caféine ou de théine par jour, soit un peu moins de deux tasses de café.

• **Évitez l'alcool.** Comme la caféine, l'alcool augmente la quantité d'urines produites par l'organisme. Limitez-vous à une bière, un verre de vin et un cocktail par jour.

• Ne vous privez pas de boire sous prétexte de produire moins d'urines. Vous risqueriez de vous déshydrater et augmenteriez votre risque de faire une infection urinaire ou d'avoir des calculs rénaux. Vous devez vous efforcer de boire chaque jour 2 litres d'eau.

Éviter tout ce qui irrite la vessie

• Arrêtez momentanément les **fraises**, la **rhubarbe** et les **épinards** et voyez si cela change quelque chose. Ces aliments contiennent beaucoup d'oxalate, substance qui a un effet irritant sur la vessie.

• Évitez les **édulcorants et colorants artificiels**, car ils peuvent eux aussi irriter la vessie.

S'imposer une routine

• Si vous souffrez d'incontinence par impériosité (envie pressante que l'on ne peut réprimer), prenez l'habitude d'**aller aux toilettes toutes les 3 heures**, même si vous n'avez pas envie d'uriner. Certaines personnes restent trop longtemps sans uriner et ne se rendent compte que leur vessie est pleine que lorsqu'il y a urgence. Le fait de s'imposer une routine permet d'éviter ce problème.

• Si vous ne pouvez pas rester 3 heures sans uriner, allez aux toilettes toutes les heures à heure fixe. Tous les 3 ou 4 jours, essayez de tenir quelques minutes de plus. En procédant ainsi, vous devriez finir par arriver à ne plus faire de pause pipi que toutes les 3 heures.

Rester un peu plus longtemps aux toilettes

• Lorsque vous êtes aux toilettes, **ne vous pressez pas** pour vider votre vessie. Si vous êtes une femme, restez assise jusqu'à ce que vous ayez l'impression qu'il n'y a plus d'urine, puis attendez encore un peu ou bien levez-vous et rasseyez-vous. La vessie se contracte alors spontanément à plusieurs reprises pour expulser l'urine résiduelle. Si vous êtes un homme et que vous avez l'habitude d'uriner debout, il suffit que vous restiez quelques instants de plus devant la cuvette tout en vous détendant pour que l'urine résiduelle soit automatiquement expulsée. Le fait de rester un peu plus longtemps aux toilettes pour **être sûr d'avoir bien vidé sa vessie** aide à éviter les accidents.

Incontinence féminine

• Si vous souffrez d'une incontinence d'effort modérée, vous pouvez employer un **tampon hygiénique superabsorbant**. La pression exercée sur l'urètre (le conduit qui permet l'écoulement de l'urine) aide celui-ci à rester fermé. Pour faciliter l'insertion dans le vagin, humidifiez le tampon avec de l'eau. Pensez à le retirer avant de vous coucher. Si les accidents se produisent surtout lorsque vous faites du sport, réservez l'usage du tampon pour vos séances d'entraînement.
• Autre solution à envisager : renforcer les muscles vaginaux au moyen de poids coniques que l'on insère dans le vagin et que l'on essaie de retenir. Vous avez le choix entre différentes charges (de 5 à 60 g, se présentant sous la forme d'une batterie de cônes ou d'un cône unique qu'on leste d'un ou plusieurs poids), le but étant d'augmenter peu à peu la charge à mesure que les muscles vaginaux et pelviens se renforcent (les cônes vaginaux sont généralement vendus en pharmacie et dans les magasins de fournitures médicales).
• Vous pouvez aussi vous procurer sur Internet un petit appareil de rééducation commercialisé sous le nom de **PelvicToner®**.

Faire du sport

• Le surpoids crée une pression sur la vessie. La pratique régulière d'une activité sportive vous aidera à **perdre vos kilos en trop** (à condition que vous fassiez aussi attention à votre alimentation).

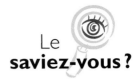

Le saviez-vous ?

Certains spécialistes proposent à leurs patients des injections de toxine botulique contre l'incontinence urinaire. Ce traitement, dont l'utilité est en passe d'être reconnue par le corps médical, agit en diminuant temporairement l'activité d'un muscle impliqué dans la vidange de la vessie, si bien que celle-ci ne peut plus se vider involontairement.

Indigestion (dyspepsie)

Voici quelques-uns des remèdes autrefois couramment employés pour soulager les maux d'estomac. Ils sont toujours de mise, mais quel que soit celui que vous choisirez, il vous faudra tout de même faire attention à ce que vous mangez, à la fois en qualité (aliments à éviter) et en quantité (repas légers). Soyez également attentif aux vêtements que vous portez : un pantalon ou une jupe trop serrés à la taille compriment l'abdomen, et favorisent la stagnation du bol alimentaire dans l'estomac.

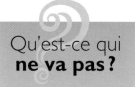

Qu'est-ce qui **ne va pas ?**

L'indigestion, également appelée dyspepsie, recouvre différents symptômes, tels que nausées, aigreurs d'estomac (remontées d'acide gastrique dans l'œsophage), ballonnements ou douleurs abdominales, témoignant d'un passage laborieux des aliments dans le tube digestif. Elle peut avoir différentes causes, dont les excès de table, les repas pris trop rapidement, la production excessive ou, au contraire, insuffisante d'acide gastrique.

Ancré dans la tradition

- Le **gingembre** est utilisé depuis longtemps pour traiter l'indigestion et les nausées. On ne connaît pas très bien son mode d'action, mais il est certain qu'il favorise la digestion et qu'il possède des propriétés antispasmodiques, ce qui en fait un remède appréciable en cas de crampes d'estomac. Le gingembre existe en gélules, faciles d'utilisation. Prenez deux gélules de 250 mg après le repas. Autrement, vous pouvez aussi le consommer confit, en dessert ou sous forme de tisane. Pour cela, jetez 1 c. à thé de racine fraîchement râpée dans 1 tasse d'eau bouillante, laissez infuser 10 minutes, puis filtrez.
- La **camomille** favorise la digestion et apaise les maux d'estomac. Pour cette indication, c'est en infusion qu'elle est le plus efficace. Vous la trouverez en infusettes dans toutes les grandes surfaces. Buvez-en deux ou trois tasses par jour, avant les repas.

De la menthe poivrée comme remontant

- L'**huile essentielle de menthe poivrée** atténue les spasmes intestinaux et diminue les ballonnements. Vous pouvez la prendre sous forme de capsules molles, de préférence gastrorésistantes. Prenez une ou deux capsules trois fois par jour. (*Attention* : si vous êtes sujet aux aigreurs d'estomac, la menthe n'est pas recommandée car elle peut aggraver les problèmes de reflux gastro-œsophagien ; évitez aussi de prendre de l'huile essentielle de menthe en même temps qu'un autre remède anti-indigestion. Enfin, si vous êtes sous cyclosporine – médicament prescrit contre la polyarthrite rhumatoïde et les rejets de greffes, notamment –, demandez conseil à votre médecin avant de prendre de l'huile essentielle de menthe.)

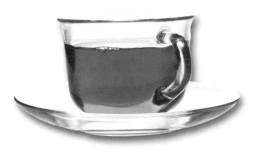

L'infusion de camomille soulage les maux d'estomac.

• À la place des capsules, vous pouvez terminer vos repas par une infusion de **menthe poivrée**. Ajoutez 1 c. à thé de feuilles séchées ou une infusette dans 1 tasse d'eau bouillante, laissez infuser 10 minutes, puis filtrez les feuilles.

Remèdes à mâcher

• Après un repas copieux ou épicé, mâchez, puis avalez 1 c. à thé de graines de **fenouil** ou de **carvi**. Ces graines contiennent des huiles essentielles qui atténuent les spasmes intestinaux, soulagent les nausées et diminuent les flatulences.

• Préparez une **infusion digestive**. Mélangez à parts égales des graines de **carvi**, de **fenouil** et d'**anis**. Jetez 1 c. à thé de ce mélange dans 250 ml d'eau bouillante, laissez infuser 2 à 3 minutes, puis filtrez. Buvez-en deux ou trois fois, avant les repas.

• Dans l'Antiquité, les Grecs utilisaient couramment la **réglisse** pour soulager les maux de ventre. Des études ont récemment montré que cette plante possède de nombreuses propriétés. Sa racine peut servir à traiter quantité de maux, des problèmes menstruels aux infections respiratoires en passant par les troubles digestifs. La forme déglycyrrhizinée (DGL) est recommandée pour ses effets bénéfiques sur le tube digestif, notamment en cas de digestion difficile. La réglisse contient une substance mucilagineuse qui forme un revêtement protecteur sur les muqueuses de l'œsophage et de l'estomac. On la trouve sous forme de capsules, mais elle est plus efficace lorsqu'elle peut se mêler à la salive. Les **gommes à mâcher** sont donc préférables. Prenez deux à quatre gommes de 380 mg trois fois par jour, 30 minutes avant chacun des repas. (*Attention :* ne prenez pas de réglisse brute – non déglycyrrhizinée – si vous souffrez d'hypertension car la glycyrrhizine peut, à terme, provoquer une hausse de la pression artérielle et est incompatible avec certains diurétiques prescrits aux hypertendus.)

Bicarbonate de sodium

• Diluez 1 c. à thé de **bicarbonate de sodium** dans un verre d'eau et buvez d'un trait. Cette solution neutralise l'acide gastrique et soulage les ballonnements douloureux. Il arrive toutefois que le bicarbonate de sodium produise du gaz dans l'estomac. Le cas échéant, ajoutez quelques gouttes de **citron** et voyez si cela est efficace. (*Attention :* ne prenez pas de bicarbonate de sodium si vous devez suivre un régime sans sel.)

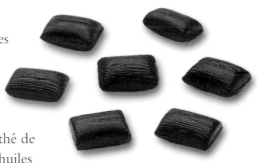

La réglisse, remède traditionnel contre les maux de ventre.

Dois-je appeler le médecin ?

Si, malgré tous vos efforts pour y remédier, vos troubles digestifs durent plus de 2 semaines, il est préférable de voir votre médecin. Appelez immédiatement les urgences si vous êtes pris de nausées accompagnées de sueurs ou d'une douleur dans la poitrine, car il peut s'agir de signes avant-coureurs d'un infarctus du myocarde. Les douleurs abdominales accompagnées de selles noires ou sanglantes sont également un symptôme à prendre très au sérieux. Les selles noires sont parfois dues à la prise de suppléments de fer ou bien à l'ingestion de certains aliments, mais ils peuvent aussi être le signe de saignements gastro-intestinaux. Enfin, consultez votre médecin si vous avez du mal à avaler.

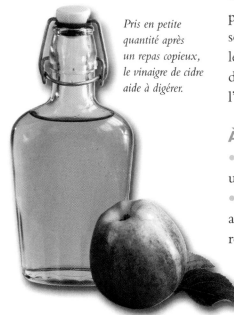

Pris en petite quantité après un repas copieux, le vinaigre de cidre aide à digérer.

Solution acide

● La dyspepsie (inconfort digestif) peut aussi être due à une production insuffisante d'acide par l'estomac. Dans ce cas, on ne souffre pas de brûlures, mais plutôt de douleurs, flatulences et gaz après les repas. Prenez 1 c. à thé de **vinaigre de cidre** dilué dans ½ verre d'eau. Cela vous aidera à digérer, surtout après un repas copieux. Si l'acidité vous rebute, ajoutez un peu de miel.

À boire par petites gorgées

● En cas d'indigestion, certaines personnes boivent tout simplement une **tasse d'eau chaude** et s'en trouvent bien.

● Il semble que le **soda au gingembre**, la **limonade** ou les sodas au **cola** éventés et bus à température ambiante aident à digérer. S'il reste des bulles, éliminez-les en remuant la boisson avec une cuillère.

Attention aux jus de fruits et aux produits laitiers

● Les jus de fruits contiennent du fructose, forme de sucre spécifique aux fruits, qui franchit le côlon sans avoir été digéré. Sa dégradation par les bactéries de l'intestin peut donner lieu à la formation de gaz, à l'origine de ballonnements et de flatulences. Pour éviter cet inconvénient, **ne buvez pas plus de 150 ml de jus de fruits** à la fois et mangez quelque chose en même temps.

● Si les produits laitiers vous donnent des gaz et des ballonnements, il se peut que vous présentiez une **intolérance au lactose**, sucre spécifique du lait. Pour le vérifier, voici un test simple : buvez deux verres de lait et voyez si cela déclenche les symptômes typiques. Si tel est le cas, achetez des produits sans lactose ou rabattez-vous sur le lait de soja. Si vous ne voulez pas renoncer au lait, achetez de la lactase liquide en pharmacie et mettez-en dans votre lait avant de le boire (cette enzyme réduit la teneur en lactose du lait).

Manger lentement et ne pas s'endormir l'estomac plein

● Mangez lentement et mâchez bien. L'étape de la **mastication** permet, par le broyage des aliments et l'apport de salive, d'initier la digestion. Sans cela, l'estomac subit une surcharge de travail et est obligé de produire beaucoup d'acide gastrique. En mangeant vite, on risque en outre d'avaler de l'air, ce qui favorise les ballonnements.

● Prenez votre souper **au moins 3 heures avant de vous coucher**. C'est lorsque l'on est debout et que l'on bouge que l'appareil digestif travaille le mieux, et non pas lorsque l'on dort.

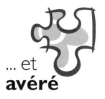

Testé...

Le fait de se frotter le ventre peut soulager en cas d'indigestion.

... et avéré

Se masser le bas de l'abdomen permet de pousser les gaz et les produits de la digestion vers les intestins et l'anus. Cela peut donc aider à diminuer les ballonnements et à vaincre la constipation.

Insomnie

Rester allongé dans le noir à écouter le tic-tac de la pendule sans parvenir à s'endormir peut être très éprouvant. Dites-vous cependant que cela arrive à beaucoup de monde. Mais que faire ? Compter les moutons ? Ça peut marcher, mais il y a mieux. Certaines méthodes simples, comme une tisane relaxante, un soupçon d'huile essentielle de lavande ou le fait de s'imposer des rituels le soir, peuvent aider à s'assoupir et à se sentir moins fatigué et irritable le lendemain.

Collations nocturnes

- Prenez une tranche de poitrine de **dinde** ou de **poulet** ou une **banane** avant de vous coucher. Ces aliments contiennent du tryptophane, acide aminé dont l'organisme se sert pour produire de la sérotonine. Or la sérotonine est une substance chimique cérébrale (un neuromédiateur ou neurotransmetteur) qui peut faciliter l'endormissement.

- Les glucides aident le tryptophane à pénétrer dans le cerveau. Prenez un verre de **lait chaud** sans le faire bouillir (le lait contient aussi du tryptophane) accompagné d'un biscuit ou agrémenté de 1 c. à thé de miel. L'ajout de 1 pincée de cannelle ne pourra pas faire de mal car la plante est légèrement sédative.

- **Évitez de beaucoup manger le soir.** Il faut 3 à 4 heures pour digérer un repas copieux et le fait de se coucher l'estomac plein peut empêcher de s'endormir.

- Les **aliments épicés**, même consommés en début de soirée, ne sont pas indiqués car les épices peuvent irriter l'estomac.

- Évitez également de consommer trop de **sucre** – surtout sous forme de chocolat, qui contient de la caféine – car cela peut donner un regain d'énergie peu propice à l'endormissement.

Recours aux plantes

- La **valériane** peut aider à s'endormir plus rapidement sans être confus le lendemain matin, comme avec certains somnifères. Elle a un effet apaisant car elle se lie aux mêmes récepteurs cérébraux que les tranquillisants de type Valium®. Du fait de son odeur nauséabonde, la plante ne se prête pas bien à l'infusion. Prenez plutôt ½ c. à thé ou 1 c. à thé d'extrait de racine de valériane ou 2 capsules de racine de valériane séchée 1 heure avant de vous coucher.

Qu'est-ce qui ne va pas ?

L'insomnie peut prendre trois formes : difficultés à s'endormir (on se tourne et on se retourne sans arrêt dans son lit) ; éveils nocturnes (on s'endort normalement, mais on se réveille à plusieurs reprises durant la nuit) ; et insomnie matinale (on se réveille bien avant l'heure prévue et l'on ne parvient pas à se rendormir). Quelle que soit la forme d'insomnie dont on souffre, le manque de sommeil fait qu'on se sent confus et irritable le lendemain. Les causes les plus courantes d'insomnie sont le stress et la dépression, mais les troubles du sommeil peuvent aussi être dus à des douleurs ou à une maladie, ainsi qu'à de nombreux médicaments. Un souper copieux, l'alcool, la caféine ou la théine sont des causes classiques de mauvais sommeil, comme le fait de dormir dans un environnement auquel on n'est pas habitué.

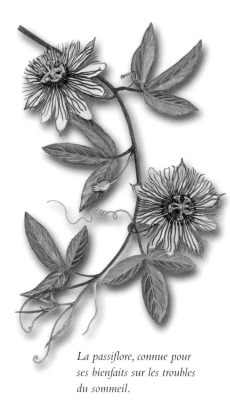

La passiflore, connue pour ses bienfaits sur les troubles du sommeil.

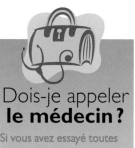

Dois-je appeler le médecin?

Si vous avez essayé toutes les méthodes et que rien n'y fait, parlez-en à votre médecin. Cela est particulièrement important si le manque de sommeil a des répercussions sérieuses sur votre vie quotidienne (familiale ou professionnelle) ou vous met en danger (somnolence au volant, par exemple). En cas d'insomnies sévères, le médecin pourra juger nécessaire de vous adresser à une clinique du sommeil pour observation.

• Prenez une tisane de **passiflore**. Jetez 1 c. à thé de feuilles séchées dans 1 tasse d'eau bouillante, laissez infuser 5 à 10 minutes, puis filtrez et buvez juste avant de vous coucher. La passiflore est très utilisée en phytothérapie pour ses propriétés légèrement sédatives.

• Vous pouvez aussi prendre un supplément qui contienne à la fois de la **passiflore** et de la **valériane**. Les somnifères naturels reposent généralement sur l'association de plusieurs plantes, dont le houblon. Quelle que soit la formule, conformez-vous à la notice d'utilisation.

Parfumer les nuits

• La **lavande** est réputée pour ses propriétés légèrement tranquillisantes. Avant de poser la tête sur l'oreiller, diluez 5 gouttes d'huile essentielle de lavande dans 10 ml d'huile végétale et tamponnez-vous les tempes et le front. Le parfum aromatique devrait vous aider à vous assoupir. Vous pouvez aussi utiliser l'huile essentielle de lavande en diffusion atmosphérique ou en vaporisation pour parfumer votre chambre à coucher. Ou bien placez un sachet de lavande séchée à côté de votre oreiller.

• Versez et étalez 1 goutte d'**huile essentielle de jasmin** sur chacun de vos poignets avant de vous coucher. Une étude américaine a montré que les personnes qui passent la nuit dans une chambre sentant le jasmin ont un sommeil plus calme que celles qui dorment dans une atmosphère exempte d'odeurs. L'effet serait même plus marqué qu'avec la lavande.

• Prenez un **bain** aromatique apaisant avant de vous coucher. Pour cela, versez dans l'eau 5 gouttes d'**huile essentielle de lavande** et 3 gouttes d'**huile essentielle de ylang-ylang** et restez un moment dans le bain.

S'imposer une routine stricte

• **Réveillez-vous tous les jours à la même heure**, quelle que soit l'heure à laquelle vous vous êtes couché. La fin de semaine, ne faites pas la grasse matinée. Le fait d'adopter des rythmes réguliers, surtout pour les horaires de lever, peut améliorer l'état du sommeil.

• Chaque matin, **faites une promenade**. Le plus important n'est pas de marcher longtemps, c'est de prendre l'air. La lumière naturelle signale à votre corps encore engourdi qu'il est temps de s'activer. En réglant votre horloge interne sur la lumière naturelle du jour, vous dormirez mieux durant la nuit.

• Aussi fatigué que vous soyez, **essayez de ne pas faire de sieste**. Les personnes qui ne souffrent pas d'insomnies peuvent tirer profit d'une sieste en début d'après-midi, mais si vous n'avez pas un très bon sommeil, le fait de dormir dans la journée peut perturber votre horloge interne. Si vous ne pouvez vraiment pas résister à l'envie de dormir, faites un somme de 30 minutes, pas plus.

Autosuggestion et diversion

• Une fois dans votre lit, imaginez que vos pieds deviennent lourds et insensibles. Sentez comme ils s'enfoncent dans le matelas. Faites ensuite la même chose avec les mollets, puis remontez ainsi progressivement jusqu'à la tête. À la fin, tout votre corps doit être pesant et relâché. L'idée est de **se laisser aller** par étapes successives.

• Si, après cet exercice de relaxation, vous n'êtes toujours pas endormi, **comptez les moutons**. Le fait d'occuper le cerveau avec quelque chose d'aussi répétitif et ennuyeux que le comptage d'un troupeau de moutons a pour effet d'engourdir l'esprit, qui est alors plus disposé à l'assoupissement. Toute activité de dénombrement portant sur des objets identiques aura le même effet.

• Si vous préférez les berceuses, mettez une **musique calmante et relaxante** afin de vous assoupir plus facilement.

• Si vous n'arrivez vraiment pas à trouver le sommeil, **ne restez pas dans votre lit à vous ronger les sangs**. Cela ne fera que rendre l'endormissement plus difficile. Levez-vous, quittez la chambre et prenez un livre ou un tricot, faites un casse-tête ou regardez la télévision. Veillez toutefois à ne pas choisir une activité trop captivante, car cela risquerait d'accentuer l'état de veille.

Préparer la chambre pour le repos

• Si vous n'arrêtez pas de vous tourner et de vous retourner, voyez s'il n'y a pas un problème de couchage. Vous pouvez, par exemple, faire l'achat d'un **oreiller ergonomique** ou cale-nuque, conçu pour les personnes qui souffrent de douleurs ou de tensions cervicales.

• **Placez votre réveil** de manière que vous ne puissiez pas le voir de votre lit. Si vous regardez l'heure lorsque vous vous réveillez dans la nuit – il est très difficile de résister à la tentation –, vous allez forcément commencer à stresser à l'idée de la journée qui vous attend. Chez les grands insomniaques, il suffit d'un coup d'œil sur le réveil pour déclencher le cercle vicieux de l'anxiété.

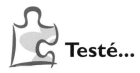

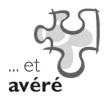

Testé...

Un oreiller rempli de houblon peut aider à s'endormir.

... et avéré

Les cônes de houblon, utilisés dans la fabrication de la bière, libèrent dans l'air une substance légèrement sédative. Pour confectionner vous-même votre oreiller, cousez ensemble deux carrés de tissus de 30 cm sur 30 cm en laissant un côté ouvert. Remplissez de cônes de houblon séchés et cousez le quatrième côté. Placez l'oreiller à proximité de votre tête de manière à bénéficier de ses effluves.

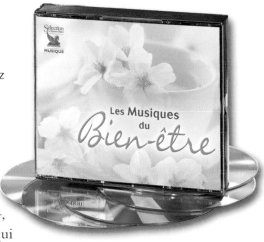

• **Éteignez le chauffage** (ou réglez-le sur le minimum) avant de vous coucher. On dort généralement mieux dans une pièce plutôt fraîche (15 à 17 °C), car le lit paraît alors plus douillet.

• Si vous dormez à deux dans le même lit, envisagez l'achat d'un **lit plus large** afin d'avoir suffisamment de place pour ne pas risquer de vous gêner. Certains matelas sont conçus de manière que les mouvements de l'un ne puissent être perçus par l'autre. Sinon, essayez de dormir dans des lits séparés (faites comprendre à votre partenaire que c'est pour des raisons pratiques et non pas par choix délibéré).

Lire les notices des médicaments

• Sachez que certains **analgésiques**, comme l'Excedrine®, contiennent de la **caféine**, connue pour son effet stimulant.

• Lisez aussi attentivement la notice des **décongestionnants** et des **antirhumes**. En plus de la caféine, certains renferment des substances qui stimulent le système nerveux, ce qui complique l'endormissement. Demandez une préparation qui puisse être prise le soir.

Choses à ne pas faire

• **Évitez le sport** dans les 4 heures qui précèdent le coucher – l'effort physique a un effet stimulant. Entraînez-vous plutôt le matin ou en sortant du travail. En revanche, vous pouvez faire du **yoga** – certaines postures relaxantes sont même indiquées pour se préparer au sommeil.

• Évitez les **boissons contenant de la caféine** ou de la théine, surtout dans les 4 heures précédant le coucher. Bien que la sensibilité aux excitants soit très variable d'un individu à l'autre, l'effet stimulant est réel et peut agir longtemps.

• **Évitez aussi l'alcool** le soir. Bien qu'un petit verre de whisky puisse faciliter l'endormissement, l'effet est de courte durée et on risque de se réveiller plusieurs fois au milieu de la nuit.

• Si vous **fumez** dans les 4 heures qui précèdent le coucher, sachez que la nicotine stimule le système nerveux central, ce qui rend l'endormissement difficile et favorise les réveils en cours de nuit.

Intestin (maladies inflammatoires de l')

Les médecins traitent généralement les maladies inflammatoires de l'intestin (colites ulcéreuses et maladie de Crohn essentiellement) par l'administration de corticoïdes puissants et d'autres médicaments spécifiques. Ces traitements peuvent être d'une grande utilité, notamment durant les crises, mais il existe aussi des moyens simples et dénués d'effets secondaires pour réduire la sévérité des symptômes. Le choix d'aliments qui n'agressent pas l'intestin est essentiel ; des suppléments vitaminiques et des plantes sédatives peuvent également être bénéfiques, de même que toutes les techniques qui apprennent à lutter contre le stress.

Régénérer la flore intestinale

• Favorisez le développement et le renouvellement des micro-organismes utiles dans votre intestin. Pour cela, vous pouvez prendre un **probiotique**, supplément nutritionnel renfermant des bonnes bactéries, vendu sans ordonnance. Lorsqu'on est en bonne santé, le côlon est peuplé de bactéries utiles (telles que *Lactobacillus acidophilus* ou *Bifidobacterium bifidum*), qui empêchent les bactéries nuisibles de proliférer. Lorsque ces bactéries, les bonnes, sont détruites – souvent après la prise d'antibiotiques –, les autres bactéries et les levures peuvent proliférer dans l'intestin et provoquer une inflammation. Prenez 2 capsules de probiotique trois fois par jour entre les repas ou bien mangez deux ou trois **yogourts** par jour ou du **lait fermenté**.

Soigner l'alimentation

• Privilégiez les aliments peu agressifs – **carottes cuites, riz blanc, compote de pomme**, par exemple. Si vous souffrez de diarrhées et de douleurs abdominales, le fait de manger épicé ne peut qu'aggraver la situation.

• **Réduisez les graisses.** Les aliments frits, les viandes grasses et autres sources de graisses peuvent provoquer des spasmes intestinaux, qui, à leur tour, risquent d'exacerber la diarrhée.

• **Mangez moins de fibres** durant les crises. Bien que bons pour la santé, les aliments riches en fibres, comme le son, les céréales complètes ou le brocoli, augmentent le risque de ballonnements douloureux durant les poussées inflammatoires. Une fois la crise passée, vous pouvez revenir à une alimentation normalement riche en fibres.

Qu'est-ce qui ne va pas ?

Le terme de maladies inflammatoires de l'intestin recouvre différentes affections dont les deux plus courantes sont la colite ulcéreuse (ou rectocolite hémorragique), qui se caractérise par des ulcérations de la muqueuse du côlon et du rectum, et la maladie de Crohn, qui peut s'étendre à l'intestin grêle, à l'estomac, à l'œsophage et à la bouche. Les symptômes sont les mêmes dans les deux cas, à savoir diarrhées, douleurs abdominales et selles muco-sanglantes. Les maladies inflammatoires de l'intestin évoluent par poussées entrecoupées de rémission pouvant parfois durer plusieurs années.

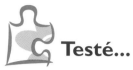

Testé...

On conseille souvent aux personnes atteintes de maladies inflammatoires de l'intestin de manger des pelures d'oignon.

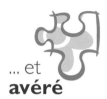

...et avéré

Les pelures d'oignon contiennent de la quercétine, un antihistaminique naturel qui inhibe les réactions de type allergique auxquelles sont prédisposées les personnes qui souffrent d'inflammations intestinales. Lorsque vous préparez une soupe, mettez l'oignon entier dans la cocotte et retirez les pelures uniquement en fin de cuisson, lorsqu'elles auront livré leur quercétine. Si vous n'aimez pas l'oignon, vous trouverez des suppléments de quercétine en pharmacie. Conformez-vous à la notice d'utilisation.

● Beaucoup de personnes atteintes de la **maladie de Crohn** sont incapables de digérer le lactose, sucre spécifique du lait et des produits laitiers. Si vous vous sentez ballonné, **évitez le lait** et tous les produits laitiers pendant quelques jours. Si les symptômes disparaissent, il se peut que vous présentiez une intolérance au lactose. Dans ce cas, consommez uniquement des produits laitiers sans lactose ou prenez de la lactase (enzyme nécessaire à la digestion du lait) sous forme de comprimé ou de liquide à mélanger au lait.

● Prenez chaque jour un **complexe multivitamines et multiminéraux** afin de compenser les pertes en nutriments dues aux diarrhées persistantes.

Noter ce que l'on mange

● Tenez un **journal alimentaire**. Notez tout ce que vous mangez entre le lever et le coucher (y compris les collations et en-cas), vos réactions et la sévérité des symptômes. À la fin du mois, étudiez votre journal afin de vous faire une idée de votre degré de tolérance vis-à-vis des fibres alimentaires et des aliments susceptibles de poser problème, comme les produits laitiers. Par recoupements, vous pourrez aussi vous rendre compte s'il y a des aliments en particulier qui ne vous réussissent pas.

Lutter contre le stress pour mieux digérer

● Les période de crises inflammatoires peuvent être déclenchées par le stress. Dans ce cas, essayez de vous relaxer chaque jour en choisissant la technique qui vous convient le mieux – **yoga, méditation, gymnastique respiratoire, visualisation**… Vous pouvez, par exemple, rester assis dans un endroit tranquille pendant une vingtaine de minutes et visualiser une lumière bleue bienfaisante en train de descendre lentement le long de votre tube digestif en éteignant le « feu » sur son passage. Imaginez que cette lumière bleue laisse derrière elle un tissu complètement régénéré.

Remèdes naturels

● Contre l'inflammation intestinale, la médecine populaire préconise le **jus de chou**, dont l'action s'explique par sa teneur élevée en acide aminé L-glutamine. Si le jus ne vous tente pas plus que cela, rien ne vous empêche de prendre des comprimés de

L-glutamine (à raison de 500 mg par jour). Cet acide aminé favorise la guérison des ulcérations de l'intestin.

- Du fait de son action anti-inflammatoire, l'**extrait de réglisse DGL** (réglisse déglycyrrhizinée) peut aider à soulager les symptômes de maladie inflammatoire de l'intestin. Mâchez deux bonbons mous (380 mg) trois fois par jour entre les repas à chaque fois que vous avez une crise. Évitez les bonbons à la réglisse car la plupart ne contiennent que des arômes, et quand bien même ils renfermeraient vraiment de la réglisse, il s'agirait à coup sûr de réglisse non déglycyrrhizinée, qui peut faire monter la pression artérielle.

De l'huile sur le « feu »

- Les acides gras oméga-3 sont indispensables pour bien digérer. Afin d'augmenter vos apports journaliers, prenez 1 c. à soupe d'**huile de graines de lin** (voir p. 388), mélangée à la salade (cette huile se conserve peu de temps : achetez-la par petites quantités et conservez-la au réfrigérateur après ouverture).

- Vous pouvez aussi prendre 2 c. à thé d'**huile de poisson** (qui vous apporteront 2 g d'acides gras oméga-3). Selon une étude italienne, l'huile de poisson réduirait la fréquence des poussées inflammatoires chez les personnes atteintes de la maladie de Crohn. (*Attention* : ne prenez pas d'huile de poisson si vous êtes sous anticoagulants ; voir aussi p. 436 sur les interactions médicamenteuses.)

Les tisanes

- Du fait de leurs propriétés antispasmodiques, la **menthe poivrée** et la **camomille** ont pour effet de calmer les spasmes et de soulager les douleurs abdominales causées par les ballonnements. Pour une tisane, jetez 1 c. à thé d'herbe séchée dans 1 tasse d'eau bouillante et laissez infuser pendant 10 minutes. Filtrez, puis buvez. Si vous êtes sujet aux aigreurs d'estomac, choisissez la camomille plutôt que la menthe.

- La **guimauve** produit elle aussi un effet apaisant car elle contient un mucilage qui forme une couche protectrice sur les muqueuses du tube digestif. Pour une tisane, mettez 1 à 2 c. à thé d'herbe séchée dans 1 tasse d'eau bouillante. Laissez infuser pendant 10 à 15 minutes, puis filtrez et buvez.

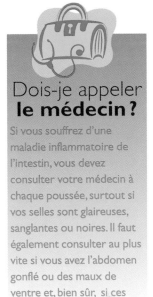

Dois-je appeler le médecin ?

Si vous souffrez d'une maladie inflammatoire de l'intestin, vous devez consulter votre médecin à chaque poussée, surtout si vos selles sont glaireuses, sanglantes ou noires. Il faut également consulter au plus vite si vous avez l'abdomen gonflé ou des maux de ventre et, bien sûr, si ces symptômes s'accompagnent d'une fièvre supérieure à 38 °C.

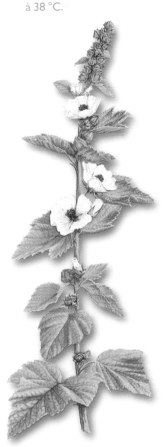

La guimauve calme l'inflammation des muqueuses intestinales.

LES TISANES

Les infusions de plantes sont la solution idéale pour qui souhaite bénéficier des bienfaits de la phytothérapie sans avoir à prendre de gélules ou de comprimés. La plupart des tisanes ont peu ou pas d'effets secondaires – demandez néanmoins un avis médical si vous êtes enceinte, si vous êtes sous traitement ou si vous présentez des symptômes gênants durant plusieurs jours.

Beaucoup de tisanes ont l'avantage d'avoir naturellement très bon goût (pour les autres, vous pouvez ajouter du miel ou un zeste de citron). Autre atout : les infusions sont faciles à préparer. Il suffit de verser un peu d'eau bouillante sur la plante fraîche ou séchée. Voici quelques recettes à base de plantes séchées. Si vous préférez utiliser des plantes fraîches, triplez la dose indiquée.

Infusion digestive et antispasmodique

La cardamome associée à trois autres épices a pour effet de calmer les spasmes et de soulager les ballonnements douloureux, surtout après un repas copieux. Prenez cette tisane aromatique dès les premiers signes de gêne ou – mieux encore – 15 minutes avant le repas. Elle convient également très bien aux enfants en cas de maux de ventre.

Préparation *Mettez dans une tasse à mesurer ¼ c. à thé de cardamome, ½ c. à thé de graines de fenouil concassées, ½ c. à thé de graines de carvi concassées et 1 c. à thé bien pleine de gingembre frais râpé. Remplissez la tasse d'eau bouillante et laissez infuser pendant 10 minutes. Vous pouvez aussi ajouter un bâton de cannelle.*

Décoction contre les troubles de la ménopause

Si vous souhaitez atténuer les symptômes de la ménopause sans avoir à recourir à un traitement hormonal substitutif, misez sur l'actée à grappes. Prise en infusion, cette plante amère calme les bouffées de chaleur et d'autres troubles liés à la ménopause. Si vous souhaitez prendre de l'actée à grappes sur le long terme, parlez-en à votre médecin.

Préparation *Versez la racine pulvérisée dans une casserole d'eau froide à raison de ½ c. à thé par tasse, portez à ébullition, laissez bouillir pendant 30 minutes, puis filtrez. Prenez 2 c. à soupe toutes les 2 à 3 heures. Pour atténuer l'amertume, vous pouvez ajouter du miel et du citron.*

Tisane du soir

En cas d'insomnie occasionnelle, mieux vaut prendre une tisane à la camomille ou à la lavande qu'un somnifère. L'infusion peut être bue plusieurs fois par jour ou seulement au moment du coucher.

Préparation *Mélangez 60 g de fleurs de camomille, 60 g de feuilles de mélisse, 30 g de fleurs de lavande, 30 g de feuilles de menthe poivrée, 30 g de pétales de rose et 1 pincée de noix muscade. Mettez 2 c. à thé de ce mélange dans 1 tasse et remplissez d'eau bouillante. Laissez infuser 5 minutes, puis filtrez et buvez.*

Contre les refroidissements

Boire une infusion bien chaude est la première chose qui vient à l'esprit lorsqu'il s'agit de combattre le rhume. On recommande l'hysope contre la toux, le marrube blanc contre la toux avec congestion des voies respiratoires et la guimauve contre les maux de gorge.

Préparation *Comptez 2 c. à thé d'hysope pulvérisée ou de marrube blanc séché par tasse. Ajoutez du miel au besoin. Pour la guimauve, ajoutez 2 c. à thé de racine broyée et séchée. Laissez bouillir 15 minutes, puis filtrez.*

Infusion antinauséeuse

L'efficacité du gingembre est telle que certains cancérologues le préconisent pour apaiser les nausées dues aux chimiothérapies.

Préparation *Jetez 2 c. à thé de gingembre séché et pulvérisé ou de gingembre frais râpé dans 1 tasse d'eau bouillante et laissez infuser 10 minutes. Cette tisane est plus efficace pour prévenir les nausées que pour les arrêter.*

Les vertus de l'ortie

Chez les hommes souffrant d'hypertrophie de la prostate, la tisane d'ortie pourrait freiner le développement du tissu prostatique. En raison de ses propriétés diurétiques, l'ortie peut avoir un effet équilibrant sur la pression artérielle et diminuer la rétention d'eau liée au syndrome prémenstruel. Enfin, l'infusion d'ortie peut atténuer les effets du rhume des foins.

Préparation *Jetez 2 c. à thé de feuilles séchées dans 1 tasse d'eau bouillante et laissez infuser 10 minutes. Buvez-en une ou deux tasses par jour.*

Remède polyvalent

Durant la Seconde Guerre mondiale, les pilotes de la RAF (la Royal Air Force britannique) étaient connus pour leur consommation de confiture de bleuets. On disait en effet que cette petite baie était capable d'améliorer la vue. On sait depuis que le bleuet renferme des anthocyanosides, des substances bénéfiques pour les yeux. L'infusion de bleuets séchés, aux vertus astringentes, est indiquée contre la diarrhée (emportez-en lors de vos vacances à l'étranger). Elle renforce les veines (ce qui est utile en cas de varices) et peut aider à équilibrer la glycémie.

Préparation *Faites infuser 1 c. à thé de bleuets séchés et moulus dans 1 tasse d'eau bouillante pendant 15 minutes. Buvez-en jusqu'à quatre tasses par jour.*

Les bienfaits du thé

Des études montrent que la consommation de thé à raison de deux ou trois tasses par jour aide à prévenir et à combattre nombre de maux courants. Le thé vert, obtenu par infusion des feuilles séchées de l'arbuste *Camellia sinensis*, semble plus efficace que le thé noir, issu de la même plante mais préparé selon un processus de fermentation. Le thé stimule l'immunité, fait baisser le cholestérol total, combat les caries dentaires et aiderait même à prévenir le cancer grâce à sa richesse en flavonoïdes, de puissants antioxydants (voir aussi *Thé*, p. 423).

Intoxication alimentaire

Nausées, vomissements, diarrhées et douleurs dans l'estomac et le bas-ventre sont autant de symptômes d'une intoxication alimentaire. Cette forme de gastro-entérite est due à l'ingestion de nourriture ou de boissons souillées par des micro-organismes, notamment des bactéries et les toxines qu'elles produisent. Voici quelques précieux conseils pour vous aider à surmonter une intoxication alimentaire – et éviter que cette mésaventure ne se reproduise !

Qu'est-ce qui ne va pas ?

Vous avez absorbé un aliment responsable d'une intoxication alimentaire. Les symptômes peuvent apparaître dans le temps de la digestion, c'est-à-dire très vite après le repas, ou à distance, jusqu'à 18 heures environ après l'ingestion de l'aliment. Vous vous sentez mal, vous avez des frissons et des douleurs dans le ventre (mais pas de fièvre). Vous n'avez qu'une envie : vous coucher. Les aliments en cause sont variables : morceau de poulet grillé au barbecue légèrement rosé, hamburger tiède acheté à un stand, sandwich œuf mayonnaise pris chez le traiteur, coquillages, légumes pleins d'eau (l'eau est un nid à bactéries)…

Réhydrater l'organisme

● La diarrhée et les vomissements déshydratent l'organisme. Les enfants, les personnes fragiles et/ou âgées sont particulièrement exposés. **Buvez beaucoup d'eau.** Si vous craignez de vomir ce que vous ingérez, buvez par petites gorgées.

● **Compensez la déperdition de sucres et de sels minéraux** due à la diarrhée, surtout si vous êtes incapable de manger. La boisson suivante devrait vous aider : mélangez deux oranges pressées, ½ c. à thé de sel et 2 c. à thé de miel, puis diluez dans de l'eau pour obtenir 500 ml de liquide. Essayez de boire un verre de ce mélange toutes les demi-heures, par petites gorgées, jusqu'à la disparition des symptômes.

● Vous pouvez également acheter des **boissons de réhydratation**, vendues sans ordonnance en pharmacie, comme le Gastrolite®.

● Essayez les **boissons chaudes** – vous les supporterez peut-être mieux que les liquides froids.

● Buvez des **tisanes** à la **camomille**, au **thym**, au **gingembre**, à la **menthe** ou au **fenouil**. Ces herbes aux vertus apaisantes et légèrement antiseptiques limitent les crampes d'estomac.

Soins externes

● Prenez un **bain chaud aux huiles essentielles**. Ajoutez 3 gouttes d'essence de **géranium**, 3 gouttes d'essence de **gingembre** et 2 gouttes d'essence de **menthe** à l'eau de votre bain. Plongez-vous dans l'eau pendant une vingtaine de minutes en ajoutant de l'eau chaude de temps à autre pour maintenir la température du bain.

● **Massez-vous le ventre avec des huiles apaisantes** – ou demandez à un proche de le faire. Mélangez 3 gouttes d'huile essentielle d'**arbre à thé** (melaleuca) à 2 gouttes d'huile essentielle de **menthe**, de **géranium**, de **bois de santal** ; ajoutez 5 c. à soupe d'une huile de base neutre, comme l'huile d'amandes douces. Versez ce mélange dans un verre et faites-le chauffer au bain-marie pour le porter à environ 37 °C. Massez-vous l'abdomen avec cette huile, en décrivant des cercles dans le sens des aiguilles d'une montre d'un geste à la fois doux et ferme aussi longtemps que cela vous soulage.

Trouver les points de digitopuncture

● Le **point d'acupression qui soulage la diarrhée** se trouve sur la jambe, à huit doigts du bas de la rotule et à un doigt du tibia vers l'extérieur du corps. Imprimez une pression (pas trop forte) du pouce sur ce point pendant environ 2 minutes sur chaque jambe.

● Le **point des nausées et vomissements** se trouve sur les avant-bras, entre les tendons, à deux pouces au-dessus du pli interne du poignet. C'est aussi cette région que stimulent les bracelets d'acupression utilisés contre le mal des transports.

Les miracles du gingembre

● Le gingembre est souverain **contre les nausées et les vomissements**. Essayez de mâcher un morceau de racine de gingembre frais (piquant !) ou de gingembre cristallisé. Vous pouvez aussi boire de la tisane au gingembre, vendue en sachet, ou prendre des gélules – 100 à 200 mg d'extrait par jour, à absorber pendant les repas.

Un pansement pour les intestins

● Préparez un mélange pour panser les parois intestinales : diluez 1 c. à soupe de **marante** (arrow-root) dans un peu d'eau de façon à obtenir une pâte souple, puis ajoutez 500 ml d'eau bouillante en remuant à mesure que le mélange s'épaissit. Aromatisez avec du miel ou du jus de citron. Buvez ce mélange à intervalles réguliers au cours de la journée pour reconstituer les parois des intestins.

Retour à la normale

● Dès que vous vous sentez mieux, absorbez un aliment solide qui panse les parois intestinales sans les irriter. Le **riz blanc** bouilli est idéal, y compris l'**eau de cuisson du riz**, facile à digérer. Le **jus de carotte** est également recommandé.

● Si vous supportez le riz, essayez d'autres aliments tout aussi doux, comme un **bouillon clair de poulet** (voir p. 67), un **yogourt sans matières grasses**, des **rôties** sans beurre et de la **compote de**

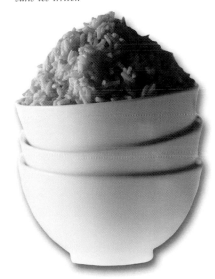

Le riz est l'aliment idéal après une intoxication alimentaire car il panse les parois intestinales sans les irriter.

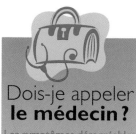

Dois-je appeler **le médecin ?**

Les symptômes désagréables de l'intoxication alimentaire – vomissements, diarrhées ou vertiges – doivent disparaître au bout de 1 ou 2 jours. Chez les bébés et les personnes âgées, une intoxication alimentaire peut avoir des conséquences graves et il faut consulter un médecin dès l'apparition des premiers symptômes. Sinon, aucun traitement médical n'est nécessaire, sauf si vous vomissez tous les liquides que vous tentez d'absorber pendant plus de 12 heures, si la diarrhée persiste plus de 3-4 jours, si vous remarquez du sang dans les selles ou encore si vous éprouvez des difficultés à avaler ou à respirer.

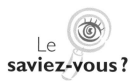

Le **saviez-vous ?**

Les œufs fêlés peuvent contenir des salmonelles, une bactérie à l'origine d'intoxications alimentaires potentiellement graves. Ne les utilisez pas et jetez-les sans vous poser de questions.

pommes. Achetez une compote pour enfants sans additifs si vous vous sentez trop faible pour la préparer vous-même.

• Pendant les jours qui suivent, mangez des **yogourts** et des **laits fermentés** pour reconstituer la flore intestinale.

Mieux vaut prévenir que guérir

• Pour prévenir les intoxications alimentaires à la maison, la propreté reste le maître mot. Observez une **hygiène** personnelle rigoureuse, et veillez à choisir, conserver et manipuler les aliments avec soin.

• **Lavez-vous bien les mains** au savon à chaque fois que vous sortez des toilettes, que vous vous apprêtez à cuisiner ou à manger. Soyez attentif en manipulant les **volailles crues** ; lavez-vous les mains avant de toucher tout autre aliment, surtout ceux qui seront consommés crus. Veillez à la propreté de vos ongles, l'idéal étant de les couper court. Attachez vos cheveux quand vous cuisinez.

• **Nettoyez** les **plans de travail** de votre cuisine, le **réfrigérateur**, le **congélateur** et les **planches à découper**. Pensez aussi à laver votre ouvre-boîte après usage.

• Réservez une **planche à découper** à la viande et à la volaille.

• Tenez les **animaux domestiques** à l'écart des aliments et des plans de travail de la cuisine.

• **Désinfectez vos éponges** et **brosses** au moins deux fois par semaine en les plongeant dans de l'eau additionnée d'eau de Javel. Changez vos torchons tous les jours.

• **Faites décongeler vos aliments au réfrigérateur** et non sur un plan de travail. Ne recongelez jamais un produit décongelé. Si vous faites décongeler de la viande (ou de la volaille) au four à micro-ondes, cuisinez-la dans la foulée.

• Ne consommez de la **viande crue** que si vous êtes sûr de sa fraîcheur et du mode de conservation. Mangez-la le jour de l'achat.

• **Conservez les aliments crus** dans un récipient fermé, en bas du réfrigérateur. N'entreposez pas viandes cuites et crues côte à côte.

• Conservez toutes les denrées périssables à **5 °C maximum**.

• **Rincez bien** les fruits et les légumes avant de les consommer.

• **Jetez les aliments** dont la date limite de conservation est dépassée, qui dégagent une **odeur suspecte** ou qui présentent des **traces de moisissures**. Soyez surtout attentif avec le poulet et le poisson. Jetez les **boîtes de conserve** cabossées ou celles dont le couvercle semble bombé.

(Voir aussi *Diarrhées*, p. 140, et *Nausée*, p. 261.)

Jambes sans repos (syndrome des)

Ce syndrome, également appelé « impatiences nocturnes des membres inférieurs », est des plus intrigants. Pourquoi, alors que tout notre corps ne demande qu'à se détendre, nos jambes nous incitent-elles à bouger? Pourquoi ces sensations indescriptibles de fourmillements et de secousses nerveuses sous la peau au seuil de l'endormissement? Comme ce syndrome semble être lié – tout au moins en partie – à certaines carences en minéraux, il peut être utile d'essayer des suppléments adaptés. Quelques rituels au moment du coucher vous aideront peut-être aussi à apaiser ces jambes en perpétuelle agitation.

Suppléments et alimentation

- Prenez chaque jour 800 mg de **calcium** et 400 mg de **magnésium** (on recommande parfois de commencer par des doses plus faibles, 500 mg de calcium et 250 mg de magnésium, par exemple – mais, de manière générale, il importe de respecter une proportion de 2 pour 1), plus 800 mg de **potassium**. Une carence en un de ces minéraux peut favoriser les impatiences.
- Buvez une eau minérale à forte teneur en **magnésium**. La quantité optimale se situe autour de 100 mg par litre.
- Augmentez vos apports d'**acide folique** (ou vitamine B$_9$). Il permet le renouvellement des globules rouges, ce qui favorise l'oxygénation de l'organisme. Le bénéfice peut être important car le syndrome des jambes sans repos est associé à une baisse de l'oxygène sanguin. Parmi les sources d'acide folique, citons les légumes verts, les légumineuses, les céréales complètes et le jus d'orange. La plupart des produits multivitaminés contiennent de l'acide folique.
- Consommez des **aliments riches en fer**. C'est un composant majeur de la myoglobine, une protéine qui stocke l'oxygène dans les muscles. En cas d'apport déficitaire, la myoglobine ne peut emmagasiner assez d'oxygène, ce qui peut provoquer d'éventuels problèmes musculaires. Le foie, le boudin noir, la viande et le poisson sont d'excellentes sources de fer. Les légumes secs, les légumes à feuilles vert foncé et les fruits secs en renferment également.

Étirements et massages

- En cas de besoin impérieux de bouger, **massez vos jambes ou étirez-les sur toute leur longueur**. Vous pouvez aussi pointer les orteils. Ces mouvements volontaires envoient des signaux au cerveau

Qu'est-ce qui ne va pas?

L'appellation de ce syndrome est assez évocatrice de ce que ressentent les personnes qui en souffrent. Avant l'endormissement, en position allongée, une sensation d'inconfort se manifeste dans les jambes, avec des fourmillements et soubresauts incontrôlables. Le plus souvent, le seul moyen d'y mettre un terme est de bouger les jambes, voire de se lever. Ce trouble est plus fréquent chez les personnes âgées, les femmes enceintes, les personnes diabétiques ou souffrant de douleurs lombaires. Ses causes ne sont pas connues, mais une carence en magnésium est une constante des groupes à risque. Ce syndrome peut également être favorisé par la consommation de sucre, de caféine et d'alcool, ainsi que la prise de certains médicaments.

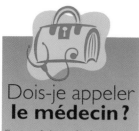

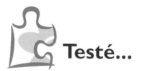

Testé...

Certains sodas peuvent soulager les symptômes.

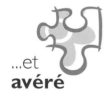

...et avéré

Chez certaines personnes, les boissons à base de quinine (limonades, sodas amers comme le Schweppes) ont un effet positif sur le syndrome des jambes sans repos.

qui peuvent « court-circuiter » les fourmillements désagréables. Mais cessez immédiatement les étirements en cas de crampe, symptôme d'une carence en magnésium que l'étirement ne pourra soulager.

• Asseyez-vous au bord du lit et pratiquez un **massage vigoureux des mollets** afin de stimuler les muscles en profondeur.

• Si ces gestes n'apportent aucun apaisement, levez-vous et **marchez** quelques instants. Faites de longs pas et fléchissez les jambes pour étirer les muscles.

Avant le coucher

• Prenez un **bain raisonnablement chaud** avant de vous coucher.

• Refroidir les jambes peut également être efficace. Enveloppez-les de **compresses bien froides** juste avant le coucher.

• **Alternez** les deux : plongez les jambes 2 minutes dans un bain chaud, puis appliquez des compresses froides pendant 1 minute. Répétez l'opération plusieurs fois avant le coucher.

Relaxation musculaire

• Allongé dans votre lit, pratiquez le rituel apaisant de la **relaxation musculaire progressive**. Respirez profondément quelques minutes, puis contractez les muscles de vos pieds. Tenez quelques secondes, puis relâchez. Tendez ensuite les muscles des mollets, tenez et relâchez. Procédez de même avec les cuisses et remontez peu à peu jusqu'au cou et aux muscles du visage.

Essayer l'homéopathie

• Les homéopathes recommandent *Causticum* 4 CH ou *Rhus toxicodendron* 4 CH pour soulager le syndrome des jambes sans repos. Prenez trois granules trois fois par jour et voyez si ces remèdes sont efficaces au bout d'une quinzaine de jours.

• *Tarentula hispanica* 4 CH est également indiquée au même rythme pour calmer l'agitation et l'excitation du système nerveux.

Mieux vaut prévenir que guérir

• Le soir, **évitez les boissons alcoolisées ou contenant de la caféine**, qui stimulent les muscles et les nerfs des jambes.

• Des études ont montré que ce trouble était plus fréquent chez les fumeurs. Une raison de plus pour **arrêter la cigarette**.

• **Évitez les médicaments contre le rhume et la sinusite**, qui peuvent aggraver les symptômes.

Laryngite

Si vous souffrez d'une laryngite (inflammation du larynx), la meilleure façon de retrouver votre voix est de vous abstenir de parler pour reposer vos cordes vocales – et même de murmurer (c'est surprenant, mais un chuchotement fatigue tout autant les cordes vocales qu'un cri). Et pendant cette trêve vocale, essayez un ou plusieurs de ces remèdes apaisants.

Ne pas se racler la gorge

- **Résistez à l'envie de tousser** ou de vous éclaircir la voix car cela peut abîmer les cordes vocales. Chassez l'envie en absorbant de petites quantités d'eau ou en avalant tout simplement votre salive.

Tapisser la gorge

- Buvez au moins **six à huit verres d'eau tiède** ou à peine chaude (jamais bouillante) par jour. Les liquides hydratent le larynx, ce qui est essentiel pour soigner la laryngite.
- D'autres liquides tièdes à chauds, comme le **bouillon de poulet**, peuvent aussi contribuer à soulager la gêne.
- Les phytothérapeutes conseillent des infusions de **marrube blanc** et de **bouillon-blanc**. Le marrube blanc est utilisé dans la fabrication de pastilles contre la toux. Le bouillon-blanc contient un mucilage gélatineux qui apaise les tissus irrités. Pour préparer l'une ou l'autre de ces infusions, ajoutez 1 à 2 c. à thé de plante séchée à 1 tasse d'eau bouillante, laissez infuser 10 minutes, filtrez et buvez-en une à trois tasses par jour.
- Essayez cet ancien remède de bonne femme : buvez 2 c. à thé de **jus d'oignon** suivies de 1 c. à thé de **miel** pour en faire passer le goût. À répéter toutes les 3 heures. Si vous n'avez pas de presse-fruits, écrasez une moitié d'oignon entre deux assiettes et récoltez le jus ainsi extrait.
- Mélangez 1 c. à soupe de **miel** à du **jus de citron** avec 1 pincée de **poivre de Cayenne**. Dégustez le breuvage à petites gorgées. Répétez autant de fois que nécessaire.

Chauffer le larynx

- **Inhalez la vapeur** d'un bol d'eau chaude pendant 5 minutes, deux à quatre fois par jour. Placez une serviette sur votre tête de manière à former une sorte de tente au-dessus du bol, puis respirez

Qu'est-ce qui **ne va pas ?**

Vous avez mal à la gorge et ne pouvez plus parler, votre voix est enrouée, sourde, trop aiguë ou trop grave ? Vous souffrez d'une laryngite, c'est-à-dire d'une inflammation du larynx, la partie de la trachée qui abrite vos cordes vocales. Normalement, les cordes vocales s'ouvrent et se ferment lorsque vous parlez. Lorsqu'elles enflent, elles vibrent différemment et produisent une voix enrouée. Les laryngites peuvent être consécutives à un surmenage vocal, chez les chanteurs ou les enseignants notamment, à une infection (amygdalite, rhume, sinusite, bronchite), à l'exposition à des irritants (poussière, fumée, tabac) ou à des brûlures gastriques.

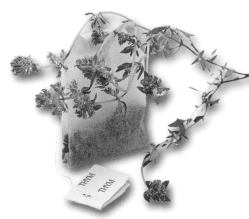

Pour apaiser la gorge, appliquez dessus une compresse imbibée d'infusion de thym chaude.

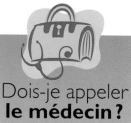

Dois-je appeler le médecin ?

En général, ce type de laryngite ne présente aucune gravité et l'on récupère sa voix en quelques jours. Consultez un médecin si vous êtes encore enroué après 4 ou 5 jours afin de déterminer l'origine de cet enrouement persistant. Appelez également votre médecin si vous crachez du sang ou si votre respiration est sifflante. Et consultez immédiatement si votre laryngite s'accompagne d'une douleur telle que vous avez du mal à avaler votre salive. La partie supérieure du larynx est peut-être enflée au point de bloquer en partie les voies respiratoires, ce qui peut naturellement s'avérer très dangereux.

profondément. La vapeur humidifie la gorge et accélère la guérison. Mettez le bol sur une surface bien stable et ne vous penchez pas trop près de l'eau pour éviter de vous brûler.

- Pour une inhalation plus efficace, ajoutez quatre à six gouttes d'huiles essentielles antiseptiques et anti-inflammatoires – **lavande, bois de santal**, **camomille**… – à l'eau chaude.
- Préparez une **compresse chaude** avec de l'infusion de **bouillon-blanc**, de **sauge**, de **thym** ou d'**hysope**. Appliquez la compresse sur votre gorge, puis enroulez une serviette sèche autour de votre cou afin de conserver la chaleur.

Mieux vaut prévenir que guérir

- **Respirez par le nez.** Les voies nasales sont des humidificateurs naturels alors que la respiration par la bouche expose le larynx à l'air sec et froid.
- Placez un **humidificateur** dans votre chambre à coucher ou un bol d'eau sur le radiateur. Le larynx est tapissé d'une muqueuse qui doit rester humide pour repousser les irritants.
- **Lorsque vous prenez l'avion**, mâchez de la **gomme** ou sucez des **pastilles**. L'air pressurisé est extrêmement sec, ce qui favorise l'irritation du larynx. En gardant la bouche fermée et en salivant, vous maintenez l'humidité du larynx.
- Autre astuce **pendant un vol** : placez régulièrement **un linge ou un mouchoir humides sur votre nez** et votre bouche pour humidifier l'air que vous respirez.
- Vérifiez auprès de votre médecin que votre enrouement n'est pas lié à un **traitement** en cours. Certains médicaments prescrits contre l'**hypertension**, les troubles de la **thyroïde** ou les manifestations allergiques (**antihistaminiques**) peuvent assécher la gorge.
- **Arrêtez de fumer.** C'est l'un des principaux facteurs de sécheresse de la gorge. Évitez également les lieux enfumés.

Attention

Chez l'enfant de moins de 5 ans, les laryngites, fréquentes, sont potentiellement plus graves que chez l'adulte car elles peuvent entraîner une gêne respiratoire importante. Consultez d'urgence un médecin si votre enfant respire bruyamment, s'il a du mal à inspirer, si sa voix est rauque et/ou enrouée.

Lèvres gercées

Nos lèvres, exposées au soleil, au vent et à d'autres irritants, sont dépourvues de glandes sébacées qui leur permettraient de rester douces et hydratées. Elles ne contiennent pas non plus de mélanine, le pigment cutané qui amorce le bronzage et nous protège du soleil. Il n'est donc pas étonnant qu'elles prennent parfois l'aspect parcheminé et craquelé du vieux cuir. Si vous souhaitez conserver des lèvres agréables à regarder et à embrasser, offrez-leur de quoi se défendre.

Sortir le baume à lèvres

- Avant de sortir, appliquez un onguent à la **cire d'abeilles**, 100 % naturelle, disponible en pharmacie.
- Pour soulager les lèvres gercées, certaines personnes ne jurent que par le **beurre de cacao** (qui soigne aussi les mains abîmées). Appliquez quatre ou cinq fois par jour, davantage si vos lèvres sont très sèches.
- Des remèdes maison pratiques : l'**huile d'olive** et la **graisse végétale**, qui adoucissent et hydratent les lèvres gercées.
- Si vous avez des gélules de **vitamine E** sous la main, percez-en une et appliquez l'huile qu'elle contient sur vos lèvres.
- La **vaseline** est un peu passée de mode, mais efficace.

Hydrater l'extérieur par l'intérieur

- Buvez **huit verres d'eau** par jour – voire davantage. Si cela ne soigne pas la sécheresse, cela l'empêche de s'aggraver.

Mieux vaut prévenir que guérir

- Appliquez un **baume** doté d'un **facteur de protection solaire (SPF) 15 au minimum** avant de vous exposer au soleil. Comme

Qu'est-ce qui ne va pas ?

Vos lèvres sont sèches, irritées et craquelées. Elles vous font mal ou vous démangent. L'air sec et froid de l'hiver, les coups de soleil, les réactions allergiques, la fièvre ou le simple fait de s'humecter les lèvres constituent autant de facteurs provoquant l'apparition de gerçures.

Débarrassez-vous des levures !

Si vous avez des traces blanchâtres dans la bouche et si les commissures de vos lèvres sont craquelées ou gercées, vous souffrez peut-être d'une candidose buccale (ou muguet) due à un excès de champignons microscopiques appelés levures. Pour y remédier, utilisez un gel antifongique disponible sans ordonnance. Si vous portez des prothèses dentaires, nettoyez-les soigneusement et fréquemment car elles peuvent favoriser l'apparition de levures. Les bébés peuvent aussi être affectés, notamment par le biais des tétines, qui doivent par conséquent être souvent stérilisées.

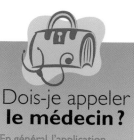

Dois-je appeler **le médecin ?**

En général, l'application régulière d'un baume à lèvres suffit à traiter la gerçure. Toutefois, si l'état de vos lèvres ne s'améliore pas au bout de 2 à 3 semaines, consultez votre médecin. Faites de même si elles sont souvent craquelées : vous souffrez peut-être d'une candidose buccale (ou muguet). Une sensibilité allergique aux composants d'un dentifrice, d'un rouge à lèvres ou d'un baume à lèvres peut aussi provoquer une sécheresse. Il arrive, mais rarement, que des lèvres continuellement rouges, sèches ou squameuses soient le signe d'un état précancéreux.

le reste du corps, les lèvres ont besoin d'être protégées de ses rayons. (*Attention :* cessez les applications si vos lèvres deviennent rouges et irritées. Certaines personnes sont en effet allergiques aux baumes contenant un écran solaire.)

- Un **rouge à lèvres** de bonne qualité et de teinte sombre contribue à protéger les lèvres du soleil et à les hydrater.

- Si l'air est très sec chez vous, prévenez l'apparition des gerçures en plaçant un **humidificateur** dans votre chambre à coucher pendant la nuit.

- Essayez de consommer plus d'aliments riches en **vitamines B** : viande, poisson, céréales complètes, noix, légumes à feuilles vertes. Chez certaines personnes, une carence en vitamines B favorise les gerçures.

- **Évitez de vous humecter les lèvres.** La salive hydrate provisoirement, mais elle s'évapore rapidement, ce qui assèche encore davantage les lèvres. De plus, elle contient des enzymes digestives qui déshydratent les tissus.

- N'utilisez pas de baumes au **phénol** ou au **camphre**. Ces antiseptiques exercent un effet très asséchant.

- **N'appliquez pas de baume parfumé sur les lèvres d'un enfant.** Il ne résistera pas à l'envie de le lécher, ce qui aggrave les gerçures.

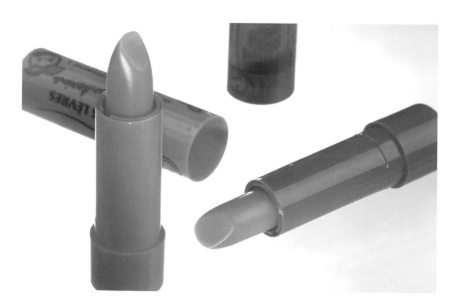

Hydratez vos lèvres plusieurs fois par jour avec un bâton spécifique si elles sont sèches et gercées, surtout au soleil et par grand froid.

Mâchoire (problèmes de)

De nombreux enfants, et même des adultes, grincent des dents pendant leur sommeil. Ce phénomène, appelé bruxisme, peut être à l'origine de maux de tête, d'une douleur faciale au réveil et, à terme, d'une usure des dents. Si vous avez mal en mastiquant ou en bâillant, voire en articulant vigoureusement, vous souffrez probablement d'un trouble de l'articulation temporo-maxillaire (entre la mâchoire inférieure et l'os temporal). Les antidouleurs vendus sans ordonnance peuvent certes vous soulager, mais ils ne résoudront pas pour autant le problème de fond. Pour cela, il faut consulter votre dentiste. En attendant, voici quelques mesures utiles.

GRINCEMENT DES DENTS

Aborder le sommeil détendu

- **Évitez tout ce qui favorise le stress** avant le coucher. La fin de soirée est le pire moment pour payer vos factures, regarder un film violent ou discuter de soucis de famille. Si vous êtes préoccupé, notez rapidement sur un papier ce que vous devez faire le lendemain. Ensuite, prenez un **bain chaud** pour vous détendre.
- Dans le bain – ou même au lit –, enveloppez votre mâchoire dans un tissu trempé dans de l'eau chaude. La chaleur détend les muscles.
- Effectuez une **relaxation musculaire progressive** avant de vous endormir (les tensions favorisent les grincements de dents). Couché dans votre lit, contractez puis relâchez les muscles des pieds. Faites de même avec les mollets, les cuisses, etc., en remontant jusqu'à la tête. Lorsque vous arrivez aux muscles du cou et des mâchoires, vous devez vous sentir aussi mou qu'une poupée de chiffon.
- **Évitez de manger dans l'heure qui précède le coucher.** La digestion pendant le sommeil incite à grincer des dents.

Surveiller ce que l'on boit

- **Limitez votre consommation d'alcool** ou, mieux, abstenez-vous de boire, surtout le soir. L'absorption d'alcool le soir favoriserait le grincement des dents pendant la nuit.

Protéger ses dents

- Demandez à votre dentiste de vous confectionner un **protège-dents** sur mesure (dont le coût sera à votre charge) et portez-le la nuit : le matériau caoutchouteux absorbe la pression, limitant ainsi

Qu'est-ce qui ne va pas ?

Le grincement de dents, ou bruxisme, est une manie, un tic nerveux favorisé par les tensions et les émotions. On réagit à des situations stressantes de la journée en serrant et en frottant les dents la nuit sans même en avoir conscience. Or les dents ne doivent pas être en contact : elles s'effleurent lorsque nous mâchons et avalons, mais elles sont normalement disjointes le reste du temps. Un grincement permanent a des répercussions au niveau des dents elles-mêmes (usure, fêlures), mais aussi des muscles du visage et des articulations, dont l'articulation temporo-maxillaire (ATM).

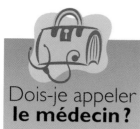

l'usure liée au frottement. Les modèles destinés aux sportifs (boxeurs, joueurs de rugby…) et vendus dans les magasins de sport ne sont pas parfaitement adaptés à cet usage et ne tiennent pas en place durant le sommeil.

Ménager ses mâchoires

• Pendant la journée, faites un effort conscient pour **détendre vos mâchoires et ne pas rapprocher vos dents**. Laissez reposer votre langue entre les dents du haut et celles du bas – c'est une manière rapide de s'assurer qu'on desserre bien les dents. En perdant l'habitude de grincer des dents dans la journée, vous le ferez moins la nuit.

DOULEURS DANS L'ARTICULATION DE LA MÂCHOIRE

Essayer le froid et le chaud

• Lorsque vous sentez une douleur brusque et aiguë dans l'articulation de la mâchoire, soulagez-la grâce à des **compresses froides**. Le froid anesthésie les nerfs et endort les messages de douleur envoyés au cerveau. Enveloppez deux compresses glacées dans deux linges et pressez-les de part et d'autre de votre visage pendant environ 10 minutes (ne prolongez pas au-delà de 20 minutes pour ne pas provoquer d'engelures superficielles). Répétez toutes les 2 heures si nécessaire.

• Si vous ressentez une douleur plutôt sourde et régulière, c'est la **chaleur** qu'il faut rechercher pour augmenter la circulation sanguine dans la zone concernée et détendre les muscles maxillaires. Utilisez des compresses chaudes ou deux linges trempés dans de l'eau tiède à chaude et pressez-les contre votre visage pendant 20 minutes environ (s'il s'agit de linges, passez-les sous l'eau chaude toutes les 2-3 minutes pour les garder à température).

Au rayon nourriture

• **Renoncez à la gomme à mâcher.** À chaque fois que vous mâchez, vous sollicitez les muscles des mâchoires et vous imposez un exercice épuisant à vos articulations temporo-maxillaires.

• Lorsque la douleur et les craquements s'accentuent, évitez les **aliments croquants**, comme les pommes ou les carottes, ou qui se mâchent longtemps, pour ne pas surmener vos mâchoires. Préférez les soupes, pâtes et autres aliments faciles à avaler.

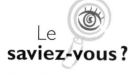

Le **saviez-vous ?**

- Ne prenez pas de bouchées trop importantes. Coupez les aliments en **petits morceaux** afin de ne pas trop solliciter vos mâchoires.

Massage maxillaire

- **Massez les zones autour des mâchoires** pour soulager les tensions musculaires et stimuler le flux sanguin. Plusieurs fois par jour, ouvrez la bouche, puis frottez les muscles situés près des oreilles et sur les mâchoires. Placez vos index sur les zones douloureuses et tracez des cercles en exerçant une légère pression jusqu'à ce que le muscle se détende. Fermez la bouche et recommencez le massage.
- Avec votre index propre, cherchez à **sentir les muscles endoloris à l'intérieur de la bouche.** En appuyant fermement avec votre doigt, massez un côté, puis l'autre, en vous rapprochant le plus possible de l'articulation.
- Massez **les muscles situés de part et d'autre du cou.** Ils ne contrôlent pas directement les mâchoires, mais vous contribuerez ainsi à diminuer la tension, qui est l'une des causes de la douleur.

De bonnes postures

- Si vous passez une grande partie de la journée assis, il est important de **vous redresser,** de ne pas vous laisser aller vers l'avant. Votre dos doit être correctement maintenu par la chaise. Veillez à ce que votre visage soit dans l'alignement du corps. Quand vous êtes penché vers l'avant, vous imposez une tension à votre cou, qui peut favoriser les douleurs maxillaires.
- Si vous devez saisir des textes à l'ordinateur, utilisez un **lutrin** pour éviter de vous tordre le cou ou de vous pencher en avant.
- Si vous passez beaucoup de temps au téléphone tout en vous servant de vos mains pour d'autres tâches, équipez-vous d'un **dispositif mains libres** ou mettez en fonction le **haut-parleur.** En calant le combiné entre l'épaule et la joue, vous imposez une importante tension au cou et à la mâchoire.
- **Dormez sur le dos ou le côté.** Si vous vous couchez sur le ventre, avec la tête tournée d'un côté, le désalignement crée une fatigue cervicale qui se répercute sur la mâchoire.
- Si vous portez un gros sac ou une sacoche à l'épaule, **allégez votre charge.** Le poids déséquilibre la colonne vertébrale, ce qui peut contribuer indirectement à la douleur maxillaire. Si vous avez impérativement besoin de transporter une grande quantité d'affaires,

---

Qu'est-ce qui ne va pas?

Deux charnières – les articulations temporo-maxillaires (ATM) – relient la mâchoire aux os du visage. Ces structures sont entourées de muscles et de ligaments. Lors d'un dysfonctionnement de l'articulation temporo-maxillaire, ces muscles se tendent et s'enflamment. Les symptômes sont des douleurs dans les articulations, un bruit de claquement ou de craquement lorsque l'on mobilise la mâchoire (pour manger, articuler, bâiller…), des maux de tête et des douleurs dans le cou et les épaules. Le stress, la mastication excessive (gommes, aliments difficiles à mâcher), la crispation des mâchoires et le grincement des dents sont susceptibles de déclencher la douleur. L'arthrose de la mâchoire et les traumatismes (coup reçu à la mâchoire) sont d'autres causes possibles.

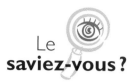
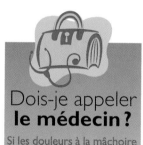

achetez un sac à dos et utilisez les deux bretelles et la ceinture, qui permet de répartir le poids sur les hanches ; sinon, changez régulièrement votre sac d'épaule.

Bâillements : le piège !

● Si vous voyez quelqu'un bâiller, résistez à la tentation de l'imiter. Dans ces circonstances, il est très difficile de réprimer l'envie, mais c'est pourtant ce que vous devez faire : un **bâillement important provoquera inévitablement des douleurs**. Si vous ne parvenez pas à le retenir, essayez de ne pas trop ouvrir la bouche.

Se détendre

● Apprenez à détendre les muscles du visage et du cou.
● Faites 20 à 30 minutes d'**exercice** trois ou quatre fois par semaine. Non seulement l'activité physique diminue le stress, mais elle aide le corps à produire des endorphines, qui sont des **hormones** antidouleur naturelles.

CONSEILS POUR CES DEUX PROBLÈMES

Les grincements de dents peuvent également provoquer une douleur maxillaire. En résolvant un problème, vous apportez aussi une solution au second.

De mauvaises habitudes à perdre

● **Évitez les boissons à base de caféine.** La consommation de café, thé ou boissons gazeuses à base de caféine favorise le grincement des dents. La caféine peut également augmenter la tension musculaire, y compris dans les mâchoires.
● **Ne vous rongez pas les ongles et ne mordillez pas votre stylo.** Lorsque vous faites fonctionner vos mâchoires pendant la journée, le processus se poursuit souvent la nuit. Essayez plutôt de trouver une autre manière de vous défouler – en manipulant des billes de relaxation ou en malmenant un trombone, par exemple.

Des suppléments minéraux

● Prenez du **calcium** et du **magnésium**. Ces minéraux contribuent à détendre les mâchoires. Comptez 500 mg de calcium et 250 mg de magnésium chaque jour. L'idéal est de les consommer en poudre (les comprimés sont moins solubles), mélangés à une boisson acide (jus d'orange ou de pamplemousse, par exemple).

Mal des transports

Nous sommes nombreux à être incommodés en avion, en voiture ou en bateau. Et, s'il est possible de prévenir le mal des transports, il est plus difficile de le soulager ensuite. Par conséquent, si vous savez que vous allez partir en voyage, prenez des mesures pour parer à ce désagrément avant qu'il ne débute. Les effets pénibles du mal des transports sont souvent aggravés par l'anxiété – pourquoi ne pas pratiquer un peu de yoga ou recourir à une autre technique de relaxation pour garder votre corps et votre esprit sereins ?

Choisir une bonne place

● Si vous êtes un passager adulte voyageant en **voiture**, asseyez-vous **à l'avant** ou, mieux encore, **prenez le volant**. Il est très rare qu'un conducteur soit sujet au mal des transports. Quant aux enfants, ils doivent toujours être assis à l'arrière dans un siège adapté à leur poids.

● Si vous prenez l'**avion**, demandez au personnel du comptoir d'enregistrement de vous allouer un **siège sur l'aile** et **près d'un hublot**, où le mouvement est moindre. Expliquez vos raisons, cela devrait vous assurer leur pleine coopération.

● Sur un **bateau**, choisissez une **place au centre**, où les effets de la houle se font moins sentir.

● Dans un **train**, ne vous asseyez **pas dans le sens contraire de la marche**.

Humer l'air frais

● Si vous êtes incommodé en voiture, le fait d'ouvrir la fenêtre peut vous soulager. Après avoir demandé leur accord aux autres passagers, **laissez entrer l'air frais**. Si vous êtes sur un bateau, **montez sur le pont** – qu'il pleuve ou qu'il vente, sans toutefois déroger aux règles de sécurité – afin d'échapper au confinement de la cabine. En avion, utilisez le **ventilateur individuel** situé au-dessus de votre tête. L'air est peut-être moins frais, mais il vous fera du bien.

Mettre fin aux tourments de l'oreille interne

● **Regardez droit devant vous** en ayant les yeux fixés sur la route si vous voyagez en voiture, sur l'horizon si vous voyagez en bateau.

● Ne bougez pas trop la **tête** pour réduire les stimulations visuelles.

● **Ne lisez pas** et ne faites aucune activité qui implique de se concentrer sur des objets proches, comme suivre une carte routière.

Qu'est-ce qui ne va pas ?

Le mal des transports résulte d'un « décalage » entre les informations sensorielles transmises par les yeux et celles transmises par les oreilles. C'est la raison pour laquelle le malaise peut s'aggraver lorsqu'on lit : les yeux envoient un message d'immobilité, tandis que le labyrinthe de l'oreille interne (l'organe de l'équilibre) et les récepteurs articulaires ressentent le mouvement. Cette contradiction peut provoquer des nausées et des vomissements, et, dans les cas les plus graves, des sueurs et des maux de tête. Le mal des transports est plus fréquent chez les enfants, dont le mécanisme d'équilibre est plus sensible que celui des adultes. Le fait de se concentrer sur le paysage apporte un soulagement car les yeux et les oreilles perçoivent alors la même information.

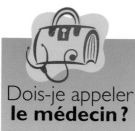

Dois-je appeler **le médecin ?**

Quoique désagréable, le mal des transports n'est pas une maladie. En revanche, il peut dissimuler une véritable affection. S'il s'accompagne de fièvre ou d'un mal de tête intense, ou si vous vous sentez pris de vertiges ou d'étourdissements, parlez-en à votre médecin. Prenez également rendez-vous si les symptômes ne disparaissent pas après 24 heures. Consultez immédiatement si vous souffrez de douleurs abdominales ou thoraciques.

Ne pas en parler
- Si votre enfant est sujet au mal des transports, ne le stressez pas davantage en évoquant le sujet avant ou pendant le trajet.

Ne pas voyager l'estomac plein
- **Ne faites pas de grand repas** avant de voyager : avoir l'estomac plein ne fait qu'empirer les choses.
- Surtout, évitez les **aliments frits et gras**. Ils aggravent les nausées, probablement parce qu'ils sont plus difficiles à digérer.

Éviter les odeurs fortes et désagréables
- La nausée du mal des transports est aggravée par certaines odeurs. Si vous prenez le traversier ou que vous allez embarquer sur un vol, éloignez-vous des personnes qui **fument** (il est désormais interdit de fumer sur toutes les lignes aériennes, donc vous n'aurez pas ce problème une fois à bord). Et si vous vous apprêtez à affronter une traversée agitée, trouvez un siège **loin des comptoirs de vente de nourriture** – et de leurs odeurs de cuisine – ou, mieux encore, installez-vous sur le pont.

Profiter des bienfaits des épices
- Prenez du **gingembre** 2 heures avant le voyage et toutes les 4 heures après. Son action est presque instantanée et il ne provoque aucun des effets secondaires – somnolence ou troubles de la vision – des antinauséeux classiques. Comptez 100 à 200 mg d'extrait standard sous forme de gélules. Vous pouvez également mâcher du gingembre frais, boire une infusion au gingembre ou de l'eau tiède additionnée de quelques gouttes de teinture-mère. Vous pouvez même déguster du gingembre confit au sucre ou grignoter des biscuits au gingembre.

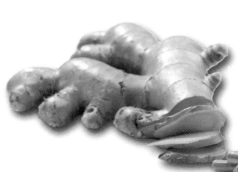

Le gingembre, un excellent remède contre les nausées.

Remèdes homéopathiques
- *Cocculus* apaise tous les symptômes du mal des transports.
- *Tabacum* est conseillé lorsque le moindre mouvement donne mal au cœur ou provoque des vomissements – surtout en cas de sueurs et de pâleur.
- *Colubrina* est indiqué lorsque des bouffées de chaleur accompagnent les nausées.

Pour ces trois remèdes, prenez trois granules 5 CH avant le départ, puis aussi souvent que nécessaire pendant le voyage.

De l'utilité réelle des bracelets de voyage

● Essayez les **bracelets d'acupression**, spécialement conçus pour les personnes sujettes au mal de voiture, de bateau ou d'avion. Disponibles dans certaines pharmacies, sur Internet et par correspondance, ils exercent une pression constante sur les points correspondant aux nausées.

● Si vous n'en trouvez pas, **exercez une pression avec votre doigt**. Retournez votre bras, l'avant-bras vers le haut. Le point se situe à deux largeurs de pouce de la pliure du poignet, au centre des ligaments. Exercez une pression avec le pouce en comptant lentement jusqu'à 10. Répétez trois à cinq fois ou jusqu'à ce que la sensation de nausée diminue.

Passer à la pharmacie

● Si toutes ces mesures ont échoué lors de précédents voyages et que vous souhaitez vous assurer un trajet sans histoire, achetez un **médicament vendu sans ordonnance** (demandez conseil à votre pharmacien), à prendre avant de partir. Lisez la notice pour savoir combien de temps à l'avance vous devez avaler les comprimés.

● Il existe des **remèdes adaptés aux enfants**, souvent à base d'antihistaminiques à effet sédatif (ils peuvent induire une somnolence). Disponibles sous forme de sirop, ces médicaments sont généralement destinés aux plus de 3 ou 4 ans. Les tout-petits (moins de 2 ans) souffrent rarement du mal des transports. Si pourtant c'est le cas du vôtre, demandez conseil à votre médecin.

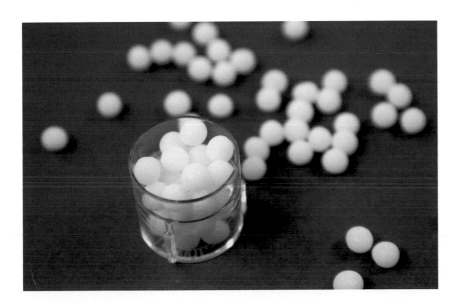

Il existe de nombreux remèdes homéopathiques contre les nausées. Faciles à prendre et dénués d'effets secondaires, ils conviennent bien aux enfants.

L'ACUPRESSION

Savez-vous qu'il est possible de calmer une rage de dents rien qu'en pinçant la peau située entre le pouce et l'index ou de s'endormir plus vite en appuyant son index au milieu du front, entre les sourcils ? Les professionnels de l'acupression utilisent ces techniques depuis 5 000 ans. Ces gestes, que vous pouvez pratiquer vous-même, s'apparentent à l'acupuncture, mais sans aiguille.

Pour pratiquer l'acupression, vous n'avez besoin d'aucun matériel : il suffit de faire pression du bout des doigts sur certains points spécifiques de votre corps. Lorsque vous appuyez sur ces points, vous rééquilibrez ou débloquez votre qi (prononcez «tchi»), une forme d'énergie irriguant les canaux qui traversent le corps. C'est l'explication fournie par les praticiens de la médecine chinoise traditionnelle.

On ne sait pas précisément comment fonctionne l'acupression, mais des études récentes suggèrent que ces canaux énergétiques existent véritablement et que la pression des doigts provoque la sécrétion par le corps d'analgésiques naturels appelés endorphines. Ces substances apaisent les tensions musculaires et améliorent la circulation sanguine tout en déclenchant une sensation de bien-être.

L'acupression ne peut se substituer à une prise en charge médicale, ni garantir un soulagement instantané. Voici cependant quelques-unes de ses applications.

Combattre les nausées
Quand vous avez l'estomac retourné, vous souhaitez être soulagé rapidement. Dès les premiers signes de nausée, appuyez fermement sur l'intérieur de votre poignet, entre les deux gros tendons, à environ deux largeurs de pouce de la pliure du poignet. Maintenez la pression jusqu'à ce que vous vous sentiez mieux.

Si vous envisagez un long voyage en voiture ou en bateau et que vous souffrez du mal des transports, vous pouvez vous munir de bracelets d'acupression, en vente dans certaines pharmacies, dans les magasins de produits naturels, sur Internet et dans les zones d'embarquement portuaire. Ces bandes élastiques sont munies d'un bouton qui appuie automatiquement sur le point de pression antinausée des poignets.

L'acupression est si efficace que certains chirurgiens l'utilisent même pour calmer les nausées provoquées par l'anesthésie.

Soulager le mal de dos
Quand on souffre du dos, on a le réflexe de prendre des analgésiques pour se soulager. Or des doses trop fréquentes de ces médicaments (y compris ceux vendus sans ordonnance) peuvent avoir des effets secondaires.

Essayez l'acupression : cette méthode sans risque est efficace chez de nombreuses personnes, donc pourquoi ne pas la tenter ? Appuyez sur les replis de peau situés derrière chaque genou en vous allongeant sur le dos, les genoux repliés et les pieds à plat sur le sol. Ensuite, relevez vos pieds et balancez doucement vos jambes d'avant en arrière pendant 1 à 2 minutes.

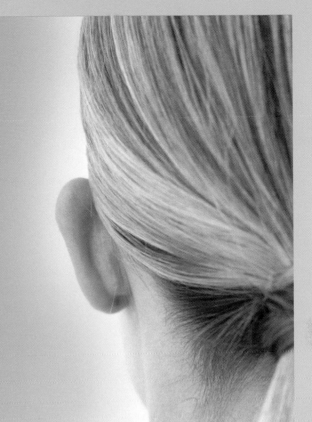

Calmer les douleurs dues au travail répétitif

Si vous passez beaucoup de temps à écrire, à travailler sur une caisse de magasin ou un clavier, il y a de fortes probabilités que vous souffriez de douleurs et de picotements dans les poignets, les mains et les coudes. L'acupression peut soulager partiellement la douleur.

• **Douleur au coude** : pliez le bras afin que votre paume soit face à votre poitrine, puis exercez une pression sur votre coude pendant 1 à 2 minutes.

• **Douleur à la main** : appuyez sur la peau du dos de votre main, entre le pouce et l'index.

• **Douleur au poignet** : appuyez au centre de la pliure, au dos de votre poignet.

Lutter contre le rhume

L'acupression agit de deux manières : elle stimule le système immunitaire et contribue à éliminer la congestion. Appuyez derrière chaque épaule (une à la fois) sur les zones molles du haut du dos. Le point à viser se situe entre la colonne vertébrale et l'extrémité de l'omoplate ; il permet de stimuler la résistance naturelle à l'infection.

Pour soulager la congestion nasale, appuyez sur le coin intérieur de chaque œil (juste à côté de l'arête du nez) et ensuite à l'endroit où les narines rejoignent la lèvre supérieure. Cette technique d'acupression contribue également à soulager les démangeaisons et brûlures oculaires.

Apaiser les maux de tête

Lorsqu'un mal de tête survient, on a tendance à se frotter le contour des yeux. C'est effectivement l'un des points d'acupression capables d'apaiser la tension à l'origine des céphalées. Pour obtenir un soulagement maximal, appuyez (pas trop fort, sous peine d'aggraver la douleur) sur un point situé à environ 1 cm au-dessus de chaque sourcil, dans l'alignement de la pupille. Ensuite, exercez une pression sous la pommette, dans l'alignement de la pupille. Appuyez vers le haut sur le creux situé au bas de la pommette.

Le degré de pression

Quelle pression doit-on appliquer pour stimuler les points d'acupression ? Assez forte pour provoquer une douleur modérée, mais pas davantage. La sensation doit être plus soutenue que celle d'une forte pression mais sans provoquer de douleur franche.

Demandez conseil à votre médecin avant d'essayer l'acupression si vous êtes sujet aux ecchymoses, si vous avez des problèmes orthopédiques, si vous prenez des fluidifiants sanguins, si vous souffrez d'ostéoporose ou si vous êtes enceinte.

Mémoire (problèmes de)

Vous souvenez-vous du titre du dernier film que vous avez vu ? Vous demandez-vous souvent si vous avez bien pris vos médicaments quotidiens ? Avez-vous des difficultés à vous souvenir d'un nom, à retrouver des objets de tous les jours ? Si ces oublis ne sont pas forcément le signe d'alarme d'un problème grave, ils provoquent souvent une certaine frustration. Grâce à des remèdes simples, vous pouvez dès à présent aiguiser votre mémoire.

Qu'est-ce qui ne va pas ?

Les oublis occasionnels – ne pas se rappeler où l'on a mis ses clés et ses lunettes, oublier des noms de personnes – peuvent être déconcertants, mais sont un phénomène courant avec l'âge. Lorsqu'on vieillit, des changements interviennent dans la manière dont le cerveau stocke les informations, ce qui peut altérer la capacité à se souvenir des faits. Certaines maladies, dont les troubles de la thyroïde, sont également susceptibles d'affecter la mémoire, tout comme les médicaments (antihypertenseurs, anxiolytiques…). La maladie d'Alzheimer se traduit par des pertes de mémoire et d'autres signes beaucoup plus importants et graves que les banals trous de mémoire.

Des huiles essentielles pour stimuler l'éveil

● Achetez de l'huile essentielle de **romarin** ou de **basilic** dans un magasin de produits naturels. Selon des tests effectués sur les ondes cérébrales, l'inhalation de l'une ou l'autre de ces senteurs augmente la production des ondes cérébrales bêta, associées à l'éveil et à l'attention. Mettez une touche d'huile dans vos cheveux, sur vos poignets ou sur un vêtement (un endroit facile à sentir) ou bien remplissez un diffuseur et laissez l'odeur envahir la pièce.

Un allié : le café

● Les **boissons à base de caféine** stimulent provisoirement les capacités de concentration. De plus, des chercheurs de la faculté de médecine de Lisbonne, au Portugal, ont constaté que les personnes âgées qui buvaient trois ou quatre tasses de café par jour avaient moins de pertes de mémoire que celles qui n'en consommaient qu'une tasse ou moins par jour. Attention, toutefois, car l'excès de café peut générer de nombreux désagréments.

Oxygéner le cerveau

● Prenez 120 mg de **ginkgo biloba** par jour. Cette plante stimule l'irrigation sanguine du cerveau, améliorant ainsi l'oxygénation des cellules cérébrales. En Allemagne, où une commission gouvernementale effectue de fréquents rapports sur l'efficacité des médicaments naturels, le ginkgo est souvent prescrit pour prévenir aussi bien les pertes de mémoire que l'infarctus du myocarde. Si vous êtes en parfaite santé, vous n'en sentirez probablement pas les effets. Mais si votre cerveau est moins bien irrigué, cela peut vous aider.

● Une autre manière d'entretenir l'irrigation du cerveau est de **bouger**. Les activités les plus adaptées sont celles qui améliorent l'oxygénation comme la marche et le vélo.

Stabiliser la glycémie

● Des études ont révélé qu'il existait un lien entre une légère **intolérance au glucose** et les **pertes de mémoire liées à l'âge**. La nourriture, convertie en glucose, est le principal carburant des organes, dont le cerveau. C'est l'insuline, sécrétée par le pancréas, qui permet au glucose de quitter le sang pour approvisionner nos cellules. L'intolérance au glucose survient lorsque l'insuline devient moins efficace ou bien insuffisante, ce qui fait que le glucose passe moins bien du flux sanguin aux cellules. Cet état, qui peut annoncer un futur **diabète de type 2**, aurait des répercussions sur la mémoire à court terme. Comment limiter le risque ? Faites des **repas réguliers et variés**, en favorisant les **céréales complètes** et les **légumes** riches en fibres pour régulariser le taux de glucose sanguin (glycémie) tout en maintenant un poids normal.

● Visez les bonnes graisses – celles contenues dans les **huiles végétales**, les **noix**, les **graines**, les **avocats** et le **poisson**. Elles contribuent à stabiliser votre glycémie sans boucher vos artères.

● Faites du sport. La **pratique régulière d'une activité physique** est une autre façon de prévenir les problèmes de glycémie.

Optimiser son régime alimentaire

● Le cerveau est composé à 85 % d'eau. Vous devez boire **au moins huit grands verres d'eau par jour**. La déshydratation est source de fatigue, ce qui peut se répercuter sur la mémoire.

● Veillez à inclure suffisamment de **vitamines B** dans votre régime alimentaire : vitamines B_6 et B_{12}, niacine (vitamine B_3 ou PP) et thiamine (vitamine B_1), surtout. Bénéfiques pour les tissus cérébraux, ces vitamines aident aussi l'organisme à transformer la nourriture en énergie mentale. Les bananes, les pois chiches et la dinde sont riches en vitamine B_6. Les céréales complètes et la viande sont de bonnes sources de vitamines B en général. Les noix et les légumineuses, le blé et les céréales enrichies du déjeuner sont également recommandés.

● **Diminuez** les aliments riches en **graisses saturées**, qui favorisent l'athérosclérose et donc une mauvaise irrigation des organes. Les acides gras trans sont tout aussi nocifs que les graisses saturées. On en trouve dans la margarine et dans nombre de produits industriels tels que les biscuits, les croustilles et autres en-cas.

● Mangez du **poisson** deux ou trois fois par semaine. Les poissons gras comme le saumon, le maquereau, le hareng, la sardine (fraîche

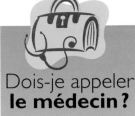

Dois-je appeler **le médecin ?**

Il est très difficile pour une personne de mesurer la gravité de ses problèmes de mémoire. Prenez rendez-vous avec votre médecin si vous avez l'impression que vos oublis se sont vraiment aggravés au cours des 6 derniers mois. Consultez rapidement si vous avez du mal à vous rappeler les choses que vous avez l'habitude de faire ou si vous ne vous souvenez plus d'un trajet bien connu. Informez également votre médecin si vous éprouvez des difficultés à effectuer des activités qui se déroulent selon des instructions progressives, une recette de cuisine, par exemple.

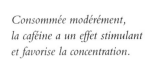

Consommée modérément, la caféine a un effet stimulant et favorise la concentration.

ou en conserve) et le thon frais (et non en conserve) contiennent des **acides gras oméga-3**. On sait aujourd'hui que ces graisses polyinsaturées sont bonnes pour le cœur car elles contribuent à fluidifier le sang et à prévenir l'obstruction des artères. Elles sont bénéfiques au cerveau pour les mêmes raisons.

Prendre une assurance supplémentaire

- Prenez un **complexe de multivitamines** chaque jour. Vérifiez qu'il contient 100 % des apports journaliers nécessaires à un adulte en acide folique et en vitamine B_{12}, difficiles à obtenir avec un régime alimentaire classique. Des déficits, même légers, peuvent provoquer un déclin des facultés mentales.

Gymnastique mentale

Essayez ces exercices pour stimuler votre cerveau et aider votre mémoire.

Créer de nouveaux circuits cérébraux

Si vous souhaitez développer de nouveaux circuits cérébraux, utilisez votre « mauvaise » main pour effectuer, plusieurs fois par jour, une tâche quotidienne. Par exemple, si vous vous brossez les dents avec la main droite, faites-le avec la main gauche. Si vous remontez la fermeture Éclair de votre pantalon avec la main gauche, servez-vous de la droite. Le cerveau « sait » que vous utilisez la mauvaise main grâce aux informations sensorielles et motrices qu'il reçoit de cette dernière. C'est cette confusion qui stimule l'apparition de nouveaux circuits cérébraux, car le cerveau lutte pour maîtriser une nouvelle tâche. Contentez-vous de gestes simples... ne le faites pas lorsque vous manipulez une perceuse électrique, par exemple.

Aider le processus de mémorisation

Si vous essayez de vous rappeler quelque chose, faites intervenir un élément mnémonique — une phrase, une formule ou un vers qui vous aidera à la retrouver. Beaucoup de gens, par exemple, se souviennent de l'ordre des planètes du système solaire (de la plus proche du Soleil à la plus éloignée) avec une phrase du type « Mon Vieux Théâtre

Me Joue Souvent Une Nouvelle Pièce » pour Mercure, Vénus, Terre, Mars, Jupiter, Saturne, Uranus, Neptune et Pluton.

Vous pouvez recourir à la même astuce pour mémoriser des listes. Si vous devez passer à la bibliothèque, à la poste et au nettoyeur, mémorisez les initiales BPN. Pour une liste de courses qui comprend de la confiture, des pommes, du miel, du lait et du fromage, pourquoi pas « conpomilaifro ». Vous pouvez aussi bien sûr faire une liste par écrit…

Travailler, tout simplement

Entraînez chaque jour votre mémoire en faisant des exercices simples : retenez le nom des provinces canadiennes ou de leurs capitales, le texte d'une chanson, un poème, les dix numéros de téléphone que vous utilisez le plus, les premières phrases de vos dix romans préférés…

Fixez-vous un délai (2 jours, par exemple) et travaillez à différents moments de la journée : lisez la liste ou le texte le soir et voyez ce dont vous vous souvenez le lendemain matin, répétez dans les transports en commun ou en prenant votre douche…

Une fois ces informations mémorisées, vérifiez de temps à autre que vous les maîtrisez toujours et fixez-vous un nouvel objectif.

Écouter de la musique

● Les chercheurs ont constaté que la musique **améliorait les capacités de concentration** – on parle même d'« effet Mozart » pour qualifier les bienfaits de la musique sur l'esprit. D'autres styles musicaux conviennent tout aussi bien, d'autant que plus le rythme est rapide, plus le cerveau serait stimulé.

Faire travailler le cerveau

● Mettez-vous à un **instrument de musique** – batterie ou piano, peu importe ! Cet apprentissage développera vos capacités motrices tout en affinant vos facultés d'analyse et de concentration.

● Veillez à **rester mentalement actif**. Une étude américaine a été réalisée sur une communauté de 678 religieuses dont l'âge moyen était de 85 ans. En suivant ces femmes sur plusieurs années, les chercheurs ont constaté que le taux de maladie d'Alzheimer était plus bas chez elles que dans la population générale, mais aussi que la plupart d'entre elles étaient instruites et conservaient une vie intellectuelle riche. L'activité imposée au cerveau favoriserait donc le maintien des capacités intellectuelles. Les **mots croisés**, l'**apprentissage d'une langue étrangère** ou le **Scrabble** sont autant de moyens d'exercer votre esprit.

Se détendre

● Essayez de **réduire votre stress**. Un niveau élevé d'hormones de stress peut affecter l'hippocampe, la région du cerveau qui contrôle la mémoire. Inutile de vous mettre aux mantras ou à la méditation – il suffit de vous consacrer à des activités simples et conviviales.

● Essayez le **ginseng de Sibérie**, qui aide à protéger le corps des effets du stress et, dit-on, renforce la vivacité mentale. Prenez 10 à 20 gouttes de teinture-mère dans de l'eau trois fois par jour après les repas. Ne prolongez pas la cure au-delà de 1 mois, faites une pause de 2 mois pour laisser votre corps se reposer et reprenez si vous avez constaté une amélioration.

Faire comme les éléphants !

● La **centella**, ou hydrocotyle indien, une herbe appréciée des éléphants, est utilisée depuis longtemps pour accroître l'acuité mentale. Des études ont mis en évidence ses qualités pour stimuler la mémoire. Prenez de l'extrait standardisé de 200 mg trois fois par jour.

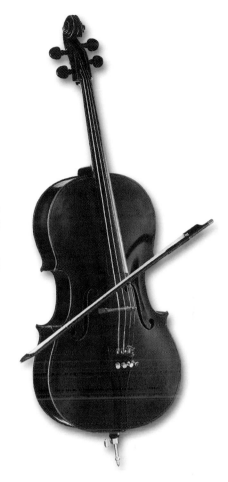

Le maintien d'une vie intellectuelle riche, la curiosité et l'apprentissage sont essentiels pour bien vieillir. S'initier à un instrument de musique à l'âge adulte est un beau défi.

Ménopause

Certaines femmes traversent la ménopause sans désagréments ou presque. Pour les autres, cette période est marquée par des symptômes plus ou moins pénibles – sautes d'humeur, bouffées de chaleur, sueurs nocturnes… Les traitements hormonaux de substitution sont souvent efficaces, mais ils ne conviennent pas à toutes les femmes et peuvent comporter des risques supérieurs aux bienfaits escomptés. D'autres approches peuvent être recommandées, qui reposent essentiellement sur la nutrition, la phytothérapie et l'exercice physique. Souvenez-vous aussi que la ménopause n'est pas une maladie et qu'elle ne dure qu'un temps.

Qu'est-ce qui **ne va pas ?**

Une femme a atteint la ménopause lorsqu'elle n'a pas eu ses menstruations pendant 6 mois consécutifs. Toutefois, au cours des années précédentes, durant la période que l'on appelle péri- ou préménopause, les ovaires produisent moins d'œstrogènes et de progestérone (hormones sexuelles), et l'ovulation (libération mensuelle d'un ovule) devient irrégulière. Ces changements hormonaux, qui se produisent aux alentours de la cinquantaine, peuvent donner lieu à des symptômes plus ou moins pénibles : bouffées de chaleur et sueurs nocturnes, sécheresse vaginale, sautes d'humeur ou état dépressif léger, problèmes de sommeil. Les menstruations peuvent être abondantes ou, au contraire, très faibles.

Dire « oui » au soya et aux hormones naturelles

Respectez les doses recommandées ici, car un excès d'hormones est susceptible d'avoir plus d'effets indésirables que positifs. Le mieux est d'en parler à son médecin ou à un phytothérapeute qui saura vous conseiller précisément en fonction de vos troubles.

- Consommez du **tofu**. Le tofu (à base de soya) est riche en phyto-œstrogènes – des composés dotés de propriétés équivalentes à celles des œstrogènes (dont la sécrétion est progressivement interrompue à la ménopause). Certains types de phyto-œstrogènes, les **isoflavones**, que l'on trouve dans les produits au soya, soulageraient les bouffées de chaleur et la sécheresse vaginale. La quantité recommandée est de 60 mg par jour, obtenus en consommant 200 mg de tofu.
- Un supplément quotidien de 50 g d'**isoflavones** peut répondre à vos besoins si vous n'aimez pas le tofu. Choisissez un produit qui contient de la génistéine et de la daidzéine.
- Les **graines de lin** sont une autre source de phyto-œstrogènes. Passez-en une petite quantité au moulin à épices ou à café et ajoutez une à deux cuillerées de cette poudre à vos céréales ou yogourts.

Soulager bouffées de chaleur et sueurs nocturnes

- L'**actée à grappes noires** ou cimicifuga (*Cimicifuga racemosa*) aiderait à contrôler les bouffées de chaleur et les sueurs nocturnes. Elle agit en diminuant les niveaux d'hormone lutéinisante (LH), cette dernière ayant pour effet de dilater les vaisseaux sanguins et donc de diffuser la chaleur vers la peau. Chez certaines femmes, la plante est également efficace contre la sécheresse vaginale, l'irritabilité et les accès de dépression propres à cette période.

Demandez conseil à votre médecin avant de vous lancer dans ce traitement. La posologie recommandée est de 1 ml de teinture-mère deux à quatre fois par jour. Pour en améliorer le goût, mélangez la teinture à ½ verre de jus de fruits. Pour une efficacité maximale, faites une cure de 6 semaines, puis observez une pause de 4 semaines avant d'entamer un nouveau cycle de 6 semaines/4 semaines si vous avez constaté une amélioration.

- Pour alléger les sueurs nocturnes, prenez 3 à 15 gouttes de teinture-mère de **sauge** trois fois par jour dans ½ verre d'eau ou de thé. Le nom du genre de cette plante, *Salvia*, vient du latin *salvere* (guérir), et l'extrait de feuilles de sauge est utilisé pour traiter plus de 60 problèmes de santé différents. La sauge possède des qualités astringentes qui contribuent à résorber une transpiration excessive en un ou deux jours.

- Chez certaines femmes, la prise de **vitamine E** permet de soulager les bouffées de chaleur et les sueurs nocturnes, mais aussi les sautes d'humeur et la sécheresse vaginale. La dose conseillée est de 250 mg deux fois par jour. Toutefois, parlez-en à votre médecin avant de commencer le traitement, en particulier si vous souffrez de diabète, si vous êtes sujette aux ecchymoses ou si vous faites de l'hypertension artérielle.

- Pour rester au frais, portez des vêtements légers en **fibres naturelles**.

- Pour apaiser les bouffées de chaleur, munissez-vous d'un petit ventilateur portatif à piles ou, plus simple, d'un éventail.

- Certaines femmes ont constaté qu'un **bain tiède** d'une vingtaine de minutes le matin les préservait des bouffées de chaleur tout au long de la journée.

- Si vous êtes sujette à des bouffées de chaleur, **évitez l'alcool, le café, la nourriture épicée**, qui peuvent déclencher ce phénomène. Si les **boissons** très **chaudes** ont le même effet, abstenez-vous.

Remuer

- Faites plus d'**exercice** du type marche, vélo ou natation jusqu'à atteindre au moins **20 minutes par jour**. Outre un bénéfice en termes de perte de poids et de fermeté de la silhouette, l'activité physique quotidienne soulagerait les bouffées de chaleur et les sueurs nocturnes. Elle contribue également à améliorer l'humeur et le sommeil. Les exercices sur les articulations portantes comme la marche et le jogging renforcent en outre l'ossature.

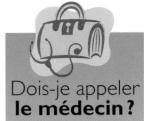

Dois-je appeler le médecin ?

La ménopause n'est évidemment pas une maladie. C'est une étape de la vie. Certaines femmes n'éprouvent aucun symptôme, mais la plupart en ont, dont l'intensité varie, des plus légers désagréments aux troubles franchement inconfortables. Si vous observez des changements dans votre cycle — menstruations irrégulières, flux inhabituel —, consultez votre gynécologue pour vérifier qu'ils sont liés à la ménopause et non à un problème médical. En cas de problème urinaire, consultez également car une infection urinaire (cystite) est peut-être en cause, surtout chez les femmes sujettes à la sécheresse vaginale. Voyez également votre médecin si vous avez des saignements vaginaux entre les règles.

Les isoflavones, que l'on trouve surtout dans le soja, peuvent atténuer certains symptômes de la ménopause. Ils existent sous forme de suppléments.

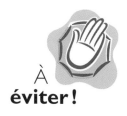

À éviter !

Certaines femmes ont recours à des crèmes ou des suppositoires de progestérone pour soulager les symptômes de la ménopause. Discutez-en avec votre gynécologue avant d'adopter ces produits car un excès de progestérone peut augmenter le risque de cancer du sein.

Mettre un peu de poivre dans sa vie

● Les baies du **gattilier** accroissent les niveaux de progestérone, qui diminuent pendant la ménopause, et limitent les saignements parfois très abondants en période de périménopause. La dose conseillée est de 100 mg d'extrait (titré à 0,5 % d'agnuside) mais, pour plus de sécurité, un avis médical est recommandé. Soyez patiente : les effets ne se font parfois sentir qu'au bout de 3 mois environ.

Contre l'ostéoporose

L'ostéoporose est une diminution de la masse (contenu minéral) osseuse qui expose les os à un risque élevé de fracture. Chez les femmes ménopausées, son apparition ou son aggravation est directement liée à la baisse du taux d'œstrogènes.

● Pour prévenir la perte osseuse, veillez à consommer assez de **protéines**. Une petite portion de poulet, de viande ou de poisson au dîner ou au souper suffit pour répondre aux besoins quotidiens.

● Prenez chaque jour un supplément de 600 mg de **calcium** (vital pour la santé des os), de 10 µg de **vitamine D** (qui assure l'absorption du calcium et des minéraux) et de 300 mg de **magnésium** (qui participe au métabolisme de la vitamine D). Les produits laitiers allégés en matières grasses sont de bonnes sources de calcium : un verre de lait écrémé, par exemple, en fournit 300 mg.

De l'utilité des lubrifiants

● La **sécheresse vaginale**, conséquence de la baisse des niveaux d'œstrogènes, ne peut que décourager une femme d'avoir des rapports sexuels. Essayez un **lubrifiant à base d'eau**. Évitez ceux à base d'huile comme la vaseline, moins efficaces et susceptibles d'augmenter l'irritation en cas d'application fréquente. Précisons aussi que la vaseline est incompatible avec l'usage de préservatifs en latex.

Nettoyer le foie

Si vous êtes sous hormonothérapie de substitution (HTS), le **chardon-Marie** (ou artichaut sauvage) peut aider le foie à évacuer les produits secondaires des hormones synthétiques. Prenez 200 mg trois fois par jour entre les repas pendant 6 à 8 semaines, puis passez à 280 mg par jour répartis en plusieurs prises.

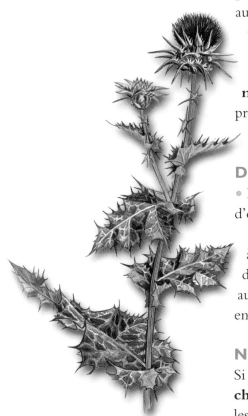

Chardon-Marie.

Nausée

Les médecins s'accordent à dire qu'il ne faut pas essayer de se faire vomir lorsque l'on ressent des nausées. Si le vomissement survient naturellement, ne l'entravez pas : cela vous soulagera et vous débarrassera d'une éventuelle substance toxique. En cas de nausée légère, utilisez des médicaments antinausée pour apaiser votre estomac.

Infusions pour estomacs délicats

● L'un des remèdes les plus anciens et sans doute les plus efficaces est le **gingembre**, qui calme à la fois les nausées et le mal des transports. Buvez une tasse d'infusion au gingembre chaude. Vous pouvez acheter des sachets à infuser ou préparer vous-même une infusion plus forte. Pour ce faire, pelez un morceau de gingembre, puis hachez ou râpez la partie jaunâtre du rhizome pour en obtenir une pleine cuillerée à thé. Videz celle-ci dans une tasse, ajoutez de l'eau bouillante, couvrez avec une soucoupe et laissez infuser pendant 10 minutes. Vous pouvez boire l'infusion encore chaude ou attendre qu'elle refroidisse un peu. Vous pouvez également manger quelques biscuits au gingembre ou un morceau de gingembre confit.

● Après le gingembre vient la **menthe poivrée**, qui a un effet apaisant sur les parois de l'estomac. Il existe de nombreuses marques d'infusion à la menthe poivrée, vendue en sachets ou en vrac. Buvez-en une tasse dès que vous vous sentez nauséeux.

Avaler quelque chose de sucré

● Le sucre concentré peut apaiser un estomac « retourné ». Nous vous recommandons le **sirop de cola** (utilisé pour préparer soi-même des boissons gazeuses), que l'on trouve dans certaines pharmacies.

● Une cuillerée de **mélasse** ou de **miel** aura les mêmes effets que le sucre concentré ou le sirop de cola.

● Préparez un **sirop antinausée** maison. Versez ½ tasse de sucre blanc et ¼ tasse d'eau dans une casserole, faites chauffer à feu moyen et remuez constamment jusqu'à l'obtention d'un sirop translucide. Laissez-le refroidir à température ambiante et prenez-en une à deux cuillerées à soupe selon les besoins.

● Buvez du **soda au cola** à température ambiante. Auparavant, faites partir les bulles en agitant doucement la bouteille (ouverte)

Qu'est-ce qui ne va pas ?

Les nausées surviennent lorsque le centre de la nausée et du vomissement, situé dans le tronc cérébral, est activé. Elles peuvent être provoquées par le mal des transports, la grossesse et les grippes intestinales (ou gastro-entérites). C'est parfois une réaction naturelle de l'organisme à l'absorption d'un aliment nocif dont le corps veut se débarrasser (intoxication alimentaire). Une commotion cérébrale, une crise cardiaque, certains cancers et la chimiothérapie peuvent également déclencher des nausées, tout comme l'abus d'alcool ou l'anxiété.

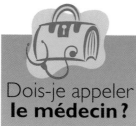

Dois-je appeler **le médecin?**

Si vous vous sentez nauséeux depuis plusieurs jours, informez-en votre médecin. Consultez-le impérativement si vous vomissez abondamment, si le vomi présente des traces de sang, si vous êtes incapable de garder de la nourriture ou des liquides depuis 24 heures. Les infarctus s'accompagnent parfois de nausées : il faut donc immédiatement appeler le 911 si votre nausée est associée à une douleur aiguë et soudaine dans la poitrine. De même, appelez le 911 ou l'ambulance si vous vomissez après un choc à la tête. Voyez également votre médecin si vous pensez que vos nausées peuvent être dues à un médicament.

ou le verre, ou en mélangeant le liquide avec une cuillère. Certaines personnes ne jurent que par le **7-Up®** ou le **soda au gingembre** sans bulles, également bus à température ambiante. À vous de voir ce qui vous réussit le mieux.

Rester tranquille

- Lorsque vous êtes nauséeux, **allongez-vous et restez sans bouger**. Les mouvements troublent le centre de l'équilibre, situé dans l'oreille interne, ce qui peut aggraver la sensation de malaise et provoquer le vomissement. Placez une débarbouillette fraîche sur votre front et concentrez-vous sur votre respiration pour éviter de penser à votre estomac.

Appuyer sur le point antinausée

- Essayez ce geste d'**acupression** : placez votre pouce droit à l'intérieur de votre avant-bras gauche, à environ deux largeurs de pouce de l'articulation de votre poignet. Appuyez fermement pendant 1 minute environ, puis rapprochez un peu votre pouce du poignet et appuyez à nouveau 1 minute. Répétez l'opération sur l'autre avant-bras.

Calmer les nausées avec des glucides

- Si vous avez faim (malgré les nausées) et que vous pensez pouvoir supporter des aliments, mangez du **pain grillé** ou quelques **biscuits secs**, qui sont riches en glucides. À mesure que votre estomac commence à se remettre, ajoutez quelques protéines maigres comme du blanc de poulet (sans la peau). Attendez de vous sentir beaucoup mieux pour consommer des aliments contenant des graisses.

Voir également *Intoxication alimentaire* (p. 232), *Mal des transports* (p. 245) et *Nausées de la grossesse* (p. 259).

Prévenez la déshydratation

Si les nausées conduisent au vomissement, vous pouvez perdre une grande quantité de sels minéraux et de liquides. Pour vous rétablir et éviter une déshydratation, vous devez renouveler ces stocks. Vous pouvez acheter des solutions de réhydratation en pharmacie ou en préparer vous-même en dissolvant 8 c. à thé rases de sucre et 1 c. à thé de sel dans 1 litre d'eau.

Buvez d'abord de petites gorgées, puis augmentez les quantités à mesure que votre estomac s'apaise. Certaines boissons énergétiques sont également efficaces.

Nausées de la grossesse

Vous accueillez probablement avec joie l'idée qu'une nouvelle vie grandit en vous… Mais l'état nauséeux dans lequel vous vous trouvez, surtout le matin, gâche un peu votre plaisir et vous rend irritable. Rassurez-vous, il existe des méthodes sans risque pour apaiser cette sensation désagréable et se sentir mieux. Pendant la grossesse, les remèdes à base de plantes exigent les mêmes précautions que les médicaments classiques : consultez donc votre médecin avant tout traitement.

Apaiser l'estomac

- Contre les nausées matinales, rien ne vaut une tasse d'**infusion de gingembre**. Cette plante épicée est également utilisée contre le mal des transports. Pour préparer l'infusion, utilisez du gingembre en sachet, disponible dans les magasins de produits naturels, plus ½ c. à thé de racine de gingembre râpée dans 1 tasse d'eau très chaude. Laissez infuser 5 minutes, filtrez et dégustez.
- Les infusions à la **camomille**, la **mélisse** (ou **citronnelle**) et la **menthe poivrée** sont également connues pour réduire les nausées. Comptez 1 à 2 c. à thé de plante séchée pour 1 tasse d'eau chaude. Toutefois, évitez la menthe poivrée en cas de brûlures d'estomac.
- Préparez-vous une tasse d'**infusion de feuilles de framboisier**. Cette plante contribue à apaiser les nausées matinales. Certaines femmes en consomment surtout dans les dernières semaines de la grossesse pour faciliter le travail, car elle exerce un effet tonifiant sur l'utérus. Comptez 1 à 2 c. à thé pour 1 tasse d'eau chaude. N'en buvez pas plus d'une tasse par jour dans les 3 premiers mois (et évitez les gélules de feuilles de framboisier). On dit parfois qu'il faut éviter ces infusions au début de la grossesse, car elles favoriseraient les fausses couches chez certaines femmes. Il n'existe aucune preuve scientifique d'effets indésirables, mais, pour ne pas prendre de risques, mieux vaut consulter votre médecin.
- Buvez du **soda au gingembre** dégazéifié (pour éviter d'être ballonnée) et non glacé. Même si les sodas que vous trouvez sur le marché renferment très peu d'éléments actifs, ils peuvent parfois soulager les nausées.
- Mâchez des **graines d'anis** ou de **fenouil**, réputées bénéfiques pour les maux d'estomac.

Qu'est-ce qui ne va pas ?

Qu'une femme enceinte soit quotidiennement en proie à des nausées ne surprend personne. Pour autant, nous ne pouvons l'expliquer avec précision. Selon les médecins, ces nausées souvent matinales — mais pas exclusivement — sont la conséquence d'une augmentation des niveaux d'œstrogènes, d'une légère déshydratation ou de la faible glycémie (taux de glucose sanguin) caractérisant les premières semaines de la grossesse. Le stress, les voyages, certains aliments, les vitamines prescrites durant la grossesse et certaines odeurs sont autant de facteurs susceptibles d'aggraver le phénomène.

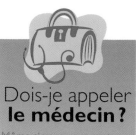

Dois-je appeler le médecin ?

Même si vous vous sentez extrêmement mal, les nausées matinales ne doivent vous inquiéter que si vous ne gardez absolument aucune nourriture solide ou liquide et que vous commencez à perdre du poids. Contactez votre médecin si les nausées ou vomissements perdurent après 4 mois et que les remèdes maison n'ont aucun effet. Appelez-le immédiatement si vous vomissez du sang ou une matière foncée semblable à du marc de café, si vous avez perdu plus de 1 kg ou si vos vomissements sont prolongés et violents, car ils peuvent alors être source de déshydratation et de malnutrition.

Les bienfaits de la vitamine B$_6$

• Selon des études, les femmes enceintes qui prennent 25 mg de vitamine B$_6$ trois fois par jour (soit un total quotidien de 75 mg) pendant 3 jours voient diminuer les nausées et vomissements associés à la grossesse. Signalons toutefois que la limite maximale recommandée est de 10 mg par jour et que, comme pour toutes les vitamines, il est indispensable de prendre un avis médical au préalable.

La force du poignet

• Essayez les **bracelets d'acupression** conçus pour les personnes qui souffrent du mal des transports. Disponibles en pharmacie, sur Internet et par correspondance, ils appliquent une pression constante sur les points correspondant aux nausées.

• Si vous n'en trouvez pas, **exercez une pression avec votre doigt**. Retournez votre bras, l'avant-bras vers le haut. Le point se situe à deux largeurs de pouce de la pliure du poignet, pile au centre des ligaments. Exercez une pression avec le pouce en comptant lentement jusqu'à 10. Répétez trois à cinq fois ou jusqu'à ce que la sensation de nausée diminue.

Noyer la nausée

• L'**eau** est un bon remède contre les nausées. Les femmes qui boivent un verre d'eau toutes les heures sont beaucoup moins sujettes à ce malaise. Votre urine doit être très claire. Si elle est foncée ou si elle dégage une odeur très forte, c'est que vous ne buvez pas suffisamment.

• Si vous ne parvenez pas à garder quoi que ce soit, autorisez-vous un **sorbet aux fruits**. Cela vous permettra de remplacer les sucres que vous perdez en vomissant, tout en vous assurant une certaine hydratation.

Essayer la cure d'agrumes

• Reniflez une tranche de **citron**. Certaines femmes enceintes affirment que cela les aide à soulager leurs nausées matinales.

• Buvez de l'eau additionnée de citron ou toute autre **boisson à base de citron**.

• Râpez un peu de zeste de **pamplemousse**, d'**orange** ou de **mandarine** et ajoutez-le à votre thé. Veillez cependant à bien laver le fruit avant.

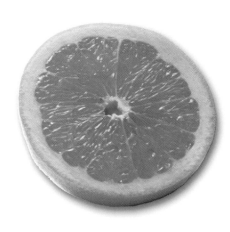

Les nausées matinales seraient-elles de bon augure ?

Selon une croyance traditionnelle, avoir des nausées matinales est bon signe. Les nausées matinales seraient effectivement associées à un nombre moins élevé de fausses couches, mais aussi à un moindre risque d'accouchement prématuré, de poids de naissance faible et de mort périnatale (entre la 28e semaine de grossesse et les 8 premiers jours de vie). Donc, même si vous vous sentez très mal, voyez les choses de manière positive : cette sensation pénible ne dure qu'un temps !

Ne pas rester l'estomac vide

- Le matin, prévenez les nausées en mangeant quelque chose avant de vous lever. Placez par exemple un paquet de **biscottes** près de votre lit et grignotez-en une ou deux au réveil.
- Prenez plusieurs **petites collations** au cours de la journée. Vous supporterez mieux de modestes portions qu'un grand repas. D'ailleurs, vous aurez peut-être envie de grignoter dans la journée. Faites-le, sans exagérer sur les quantités. Une grappe de raisins, une pomme, quelques noix ou un morceau de fromage font parfaitement l'affaire.
- **Prenez vos vitamines prénatales en mangeant quelque chose** pour mieux les garder : une biscotte ou un bout de pain, par exemple.
- Évitez les **aliments frits et gras**, qui ont tendance à provoquer et à aggraver les nausées.

Fuir les mauvaises odeurs

- Les nausées matinales sont souvent déclenchées par des odeurs. Si vous souffrez de vomissements le matin, essayez de rester dans des **pièces bien ventilées** qui ne conservent pas les odeurs de cuisine ou de cigarette. Vous serez peut-être également incommodé par l'haleine de votre entourage, susceptible de déclencher des nausées. Sachez que cette sensibilité s'estompe souvent entre la 12e et la 14e semaine de grossesse.

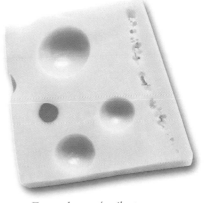

En cas de nausées, il est conseillé de faire des repas légers et de compléter par des collations : fruits, fromage, yogourt, par exemple.

Nez (saignement de)

Saigner du nez est à la fois embarrassant, lorsque l'écoulement nous surprend à un moment inopportun, et effrayant, car une petite hémorragie peut sembler très importante lorsqu'elle imbibe mouchoir après mouchoir. Ne cédez pas à la panique. On peut généralement arrêter un saignement de nez en quelques minutes. Voici quelques méthodes efficaces.

Qu'est-ce qui ne va pas ?

La plupart des saignements de nez (épistaxis en langage médical) surviennent sans raison apparente chez des personnes qui y sont sujettes. Mais un coup ou une microlésion (lorsqu'on se cure le nez) sont fréquemment en cause, de même que, chez les jeunes enfants, la présence d'un corps étranger (perle, par exemple) enfoncé dans une narine. Quelle qu'en soit la cause, le saignement est provoqué par la rupture des vaisseaux sanguins de l'intérieur du nez. L'irritation de la paroi interne, zone très sensible, due à la chaleur sèche ou à l'air conditionné, est un facteur favorisant. L'athérosclérose (durcissement des artères) et la prise de certains médicaments (aspirine, anti-inflammatoires comme l'ibuprofène, fluidifiants sanguins tels que la warfarine) prédisposent également aux saignements de nez.

Pincer et panser

- La façon le plus simple d'arrêter un saignement de nez est le pincement. Asseyez-vous droit, la tête légèrement basculée vers l'avant (pour empêcher le sang de couler dans votre gorge). D'abord, expulsez délicatement tout caillot qui pourrait empêcher un vaisseau de se colmater. **Pincez ensuite les ailes du nez** et appuyez assez fermement vers votre visage. Maintenez cette position pendant 10 minutes. Si le saignement ne cesse pas, pincez à nouveau pendant 10 minutes. En général, cela fonctionne.
- Si vous saignez toujours, vous pouvez essayer d'appliquer un **morceau de gaze roulé dans le nez** et pincer pendant 15 à 20 minutes supplémentaires. Si le saignement s'arrête, laissez la compresse en place pendant 2 heures. S'il perdure, consultez un médecin : vous avez peut-être besoin d'un pansement effectué par un professionnel ou d'une cautérisation (électrocoagulation).
- Un peu de **jus de citron ou d'huile essentielle de lavande** appliqués en tamponnant sur la zone du saignement, si vous parvenez à l'identifier (souvent au niveau du septum, le cartilage du milieu), peut s'avérer efficace.
- Appliquez un **sachet de glace** (entouré d'un tissu) ou une compresse froide imbibée d'eau d'**hamamélis** à l'extérieur du nez, le long de la narine qui saigne. Le froid rétracte les vaisseaux sanguins du nez, ce qui ralentit l'écoulement.

Des boutons et du papier brun ?

Voici deux remèdes à l'ancienne, dont l'efficacité n'est cependant pas démontrée.

- Saupoudrez de **sel** un petit carré de **papier brun**, et calez-le entre les gencives et la lèvre supérieure, juste au-dessous du nez.
- Placez une **pièce** ou un petit **bouton** plat sous la narine concernée, et maintenez-le jusqu'à l'arrêt du saignement.

Mieux vaut prévenir que guérir

- Si vous saignez souvent du nez sans raison particulière, maintenez vos muqueuses humides en buvant **huit grands verres d'eau par jour.** Vous êtes correctement hydraté si vos urines sont claires et non foncées.

- En hiver, limitez les effets desséchants du chauffage en humidifiant l'air : utilisez un **humidificateur** ou faites sécher du linge sur les radiateurs.

- Nettoyez l'intérieur de vos narines avec de la **vaseline** ou hydratez-les abondamment au moyen d'un **vaporisateur nasal salin** (si vous n'en avez pas, diluez 1 c. à thé de sel dans 500 ml d'eau bouillante et laissez refroidir). Faites-le notamment avant de prendre l'avion, après un rhume ou une sinusite, ou si le climat est très sec.

- **Attention à la prise d'aspirine.** L'aspirine peut entraver la coagulation, ce qui n'est pas une bonne chose si vous saignez souvent du nez. N'arrêtez pas vos prises quotidiennes d'aspirine si elles vous ont été prescrites par votre médecin pour fluidifier le sang, mais demandez-lui conseil.

- Si vous souffrez d'une **allergie nasale** (rhume des foins, notamment), traitez-la rapidement. Entre l'irritation constante provoquée par les allergènes et l'inflammation causée par le mouchage, les membranes nasales sont mises à rude épreuve.

- Si vous saignez souvent du nez, consommez des aliments riches en **vitamine C** (oranges, pamplemousses, kiwis, légumes verts, notamment) ou prenez des suppléments de vitamine C (jusqu'à 1 000 mg par jour). Cette vitamine aide à renforcer les parois capillaires et entre dans la composition du collagène, substance qui protège et hydrate les parois des narines. Parallèlement à la vitamine C, prenez 500 mg par jour de suppléments contenant des **bioflavonoïdes,** comme le pycnogénol (extrait d'écorce de pin maritime) ou les proanthocyanidines (extraits de pépins de raisin), qui contribuent à renforcer la solidité des capillaires. Demandez un avis médical avant de prendre ces suppléments.

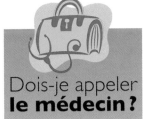

Dois-je appeler **le médecin ?**

Consultez votre médecin si vous saignez souvent du nez sans raison apparente. Toutes les personnes souffrant d'hypertension ou d'athérosclérose doivent prévenir leur médecin si le saignement dure plus de 10 minutes. Une prise en charge médicale immédiate est nécessaire si le saignement résulte d'un coup à la tête, en particulier si le sang semble très fluide et aqueux (cela pourrait indiquer la présence de liquide céphalorachidien). Rendez-vous également aux urgences si le saignement ne cesse pas dans les 30 minutes et que vous vous sentez faible ou proche du malaise.

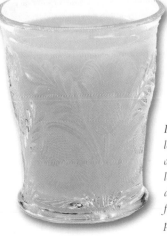

Pour préserver le maximum de vitamine C, les jus d'orange doivent être bus fraîchement pressés.

Oculaire (fatigue)

Très courante, la fatigue oculaire se manifeste par une gêne, des maux de tête et des troubles de la vision. Ce surmenage est bien souvent la conséquence de longues heures passées devant un écran d'ordinateur ou de télévision. Certaines précautions peuvent atténuer ce type de problème. Saisissez toutes les occasions qui se présentent pour vous reposer les yeux. Réglez l'écran de votre ordinateur et modifiez vos habitudes de travail pour limiter les efforts qui leur sont imposés.

Qu'est-ce qui ne va pas ?

La sensation de fatigue oculaire est liée à plusieurs phénomènes. Elle peut être purement visuelle (flou, dédoublement d'images) et résulter d'une attention soutenue et prolongée. Elle peut être mécanique et liée à un assèchement des yeux (fréquent lorsque l'on travaille sur écran) provoquant irritation et picotements. Enfin, elle peut apparaître chez les personnes souffrant d'un trouble visuel non corrigé, astigmatisme (vision imprécise de loin comme de près), hypermétropie (gêne à la vision de près liée à une anomalie de la réfraction oculaire) ou presbytie (vision floue liée à une diminution du pouvoir d'accommodation de l'œil).

Repos, détente et clins d'œil

• Lorsque vous effectuez un travail exigeant une concentration intense, marquez **une pause toutes les 20 minutes environ**. Fixez du regard un plan éloigné – une affiche sur le mur d'en face ou le paysage par la fenêtre – pendant au moins 30 secondes. Vous constaterez que la mise au point sur un objet différent repose les yeux.

• Lorsque vous restez concentré longtemps sur un écran de télévision ou d'ordinateur, pensez à **cligner des yeux à intervalles rapprochés** et réguliers – environ toutes les 10 secondes. Le clignement permet de réhydrater la pupille et de détendre les muscles oculaires.

• **Fermez régulièrement les yeux** pendant quelques secondes : cela procure un soulagement sensible et immédiat.

Le chaud et le froid

• Voici une autre méthode pour détendre les muscles des yeux : frottez vigoureusement vos mains l'une contre l'autre pour les réchauffer (ou passez-les sous l'eau très chaude), puis **posez doucement les paumes sur vos yeux** fermés pendant quelques secondes.

• Imbibez une **débarbouillette d'eau fraîche**, essorez-la et posez-la sur vos yeux fermés pendant 5 minutes pour soulager les tensions.

• **Du concombre pour rafraîchir les paupières** : allongez-vous sur le dos avec une rondelle sur chaque œil fermé. Restez 2 à 3 minutes immobile puis remplacez les premières rondelles par d'autres, plus fraîches.

Les larmes aux yeux

● Si la tension ophtalmique est due à une sécheresse des yeux, utilisez des **larmes artificielles**, disponibles en pharmacie.

Régler l'écran

● **Augmentez le contraste de votre écran** pour améliorer la netteté des textes.

● Ajustez la hauteur de votre siège de façon à ce que votre regard s'incline légèrement vers le bas pour regarder l'écran ; inclinez ensuite l'écran pour l'amener face à vos yeux.

● Vérifiez la distance entre l'écran et vos yeux : elle doit être d'au moins 50 cm.

● Fermez les rideaux ou les stores afin d'**éviter les reflets**.

● **Dépoussiérez votre écran** régulièrement pour optimiser la netteté de l'image.

● **Si vous êtes myope**, essayez de lire votre écran sans lunettes afin de soulager vos yeux.

● **Augmentez la taille des caractères** pour limiter les efforts de mise au point ou utilisez la fonction « zoom » pour agrandir l'image.

Garder les yeux à l'ombre

● Portez des **lunettes de soleil** lorsque vous sortez en plein soleil, même l'hiver. Cela vous évitera de trop solliciter vos yeux (clignements). Les verres jaunes, ambre, orange et marron sont les plus efficaces. Ils filtrent les rayons du spectre proches du bleu, ceux qui nous font cligner de l'œil.

Soigner l'éclairage !

● Veillez à bien régler la luminosité de la pièce où vous vous installez pour lire. Choisissez de préférence une **lampe de lecture orientable**, qui permet de diriger le faisceau directement sur la page. En règle générale, mieux vaut une ampoule de faible puissance sur une lampe de lecture réglable qu'une ampoule plus forte sur une lampe de table. Une ampoule de 40 à 60 W suffit pour assurer un bon éclairage de lecture.

● Évitez d'allumer une lampe de lecture seule dans une pièce plongée dans l'obscurité. **Prévoyez d'autres sources de lumière.** Un contraste trop fort entre l'éclairage de lecture et le reste de la pièce oblige les pupilles à se rétrécir et à s'agrandir en permanence pour s'adapter à la différence de luminosité.

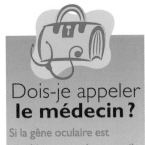

Dois-je appeler le médecin ?

Si la gêne oculaire est régulière et que les conseils suggérés ici n'apportent aucun soulagement, prenez rendez-vous avec un ophtalmologiste. Faites de même si votre vue baisse ou si vous devenez sensible à la lumière. En outre, si vous êtes sujet aux vertiges et s'il vous arrive soudain de voir double, et que ces troubles ne passent pas lorsque vous vous reposez les yeux, consultez votre médecin sans attendre.

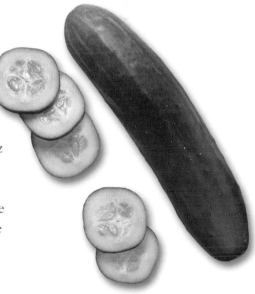

Appliquer une rondelle de concombre quelques minutes sur chaque paupière peut suffire à faire passer une simple fatigue oculaire.

Lunettes et tensions cervicales

Les personnes portant des lunettes à double foyer et qui travaillent sur écran peuvent souffrir de tensions dans le cou. En effet, la lentille de lecture se trouvant dans la partie inférieure du verre, il faut relever la tête à chaque fois pour consulter l'écran.

Si tel est votre cas, demandez à votre optométriste de vous prescrire une seconde paire de lunettes vous procurant une vision nette à 50 cm, de façon à pouvoir lire l'écran sans solliciter les muscles du cou.

- Évitez de lire ou de travailler avec un éclairage au néon : la lumière instable du néon ne fait qu'ajouter à la fatigue oculaire. Le meilleur éclairage reste celui des **ampoules ordinaires** à incandescence ; vous pouvez également essayer les ampoules imitant la lumière naturelle.

Lunettes de dépannage

- La **presbytie** est relativement fréquente après la quarantaine. C'est une difficulté à voir de près : on a du mal à enfiler un fil dans le chas d'une aiguille ou à lire des instructions de préparation sur un paquet alimentaire. Si vous vous sentez concerné mais que vous avez encore une bonne vue de loin et que vos deux yeux présentent les mêmes symptômes, vous pouvez essayer les **lunettes de dépannage**, en vente libre en pharmacie et chez certains opticiens.
- De façon générale, faites vérifier votre vue régulièrement chez un optométriste.

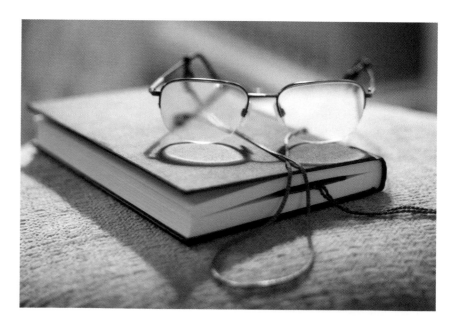

Faites régulièrement vérifier votre vue car un trouble de la vision non corrigé ou des lunettes inadaptées sont à l'origine d'une fatigue oculaire et de maux de tête.

Odeurs corporelles

Pour remédier aux odeurs corporelles, il convient d'attaquer le problème à la racine. Si les antisudorifiques (qui bloquent les glandes sudoripares) et les déodorants (qui neutralisent ou masquent les odeurs) ne produisent pas l'effet escompté ou si vous préférez des méthodes plus naturelles, il existe une multitude de solutions pour sentir bon. La lutte contre les odeurs corporelles commence sous la douche et se poursuit tout au long de la journée.

Le bon produit

- Optez pour un **savon déodorant** à base d'**huile essentielle d'arbre à thé** (melaleuca) ou un **savon bactéricide** vendu en supermarché. Ces produits contiennent des substances dont l'action se prolonge après la douche. Ils peuvent cependant assécher la peau, auquel cas leur utilisation doit être restreinte aux parties du corps qui contiennent le plus de glandes sudoripares apocrines, comme les aisselles et la région de l'aine (haut des cuisses, régions anale et génitale). Alternez le savon bactéricide avec un autre savon pour ne pas détruire la flore bactérienne bénéfique de la peau.
- Les **nettoyants antibactériens** comme pHisoHex®, en vente libre dans les pharmacies, sont très efficaces. Comme ils peuvent assécher la peau, servez-vous-en uniquement pour les aisselles et l'aine. Prélevez un peu de produit, nettoyez les zones ciblées, rincez bien et finissez de vous doucher avec un savon ordinaire.

Au-delà du déodorant

- **Essuyez vos aisselles avec un coton imbibé de vinaigre** pendant la journée pour limiter le nombre de bactéries responsables des odeurs désagréables. N'utilisez pas de vinaigre juste après une épilation des aisselles car l'odeur ne vous quitterait plus de la journée.
- Parfumez-vous avec de l'**eau florale d'hamamélis**, directement sur le corps ou avec un coton imbibé, aussi souvent que vous le souhaitez. Cette eau rafraîchissante dégage une odeur agréable et possède des propriétés asséchantes et déodorantes.
- Saupoudrez les zones où la transpiration est abondante de **bicarbonate de sodium** ou de **fécule de maïs**. Ces produits absorbent l'humidité et le bicarbonate détruit également les bactéries responsables des mauvaises odeurs.

Qu'est-ce qui ne va pas ?

Il existe deux types de glandes sudoripares (les glandes qui sécrètent la sueur). Les glandes eccrines produisent une transpiration à l'odeur neutre qui a un effet rafraîchissant sur le corps en s'évaporant. Situées essentiellement dans les aisselles et la région de l'aine, les glandes apocrines sécrètent une substance odorante appréciée des bactéries, et c'est la combinaison des deux (glandes/bactéries) qui provoque de fortes odeurs. Le stress, l'ovulation chez la femme, l'excitation sexuelle et la colère peuvent entraîner une suractivité des glandes apocrines. Par ailleurs, le corps produit des odeurs particulières sous l'effet de certaines maladies ou de médicaments tel le bupropion, un antidépresseur également prescrit pour le sevrage tabagique.

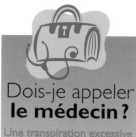

Dois-je appeler **le médecin ?**

Une transpiration excessive peut être le signe d'une maladie – hyperthyroïdie, diabète, dysfonctionnement du contrôle de la transpiration, par exemple. Si vous estimez que vous transpirez plus que d'habitude ou qu'un problème médical est peut-être à l'origine de ces odeurs corporelles, n'hésitez pas à voir un médecin. Si vous suivez un traitement médical susceptible de provoquer une transpiration excessive, parlez-en à votre médecin afin de voir s'il peut le modifier.

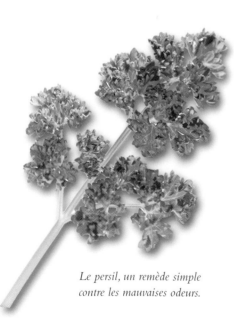

Le persil, un remède simple contre les mauvaises odeurs.

- **Épilez-vous régulièrement les aisselles.** Les poils augmentent les odeurs car ils retiennent la sueur et les bactéries.
- Changez de chemise (ou de tee-shirt) chaque jour, voire deux fois par jour en été s'il fait très chaud.

Les solutions naturelles

Tous les produits mentionnés ci-dessous peuvent être utilisés sous les aisselles, mais pas sur l'aine.

- Appliquez de l'**huile essentielle d'arbre à thé** (melaleuca) si elle ne vous irrite pas (faites un essai sur le poignet). Elle détruit les bactéries et dégage une odeur assez neutre.
- Les **huiles essentielles** de **lavande**, de **pin** et de **menthe poivrée** sont efficaces contre les bactéries. Commencez sur une petite partie du corps pour vérifier l'absence de réaction allergique.
- La **sauge**, une herbe aromatique très utilisée en cuisine, élimine les bactéries et régule la transpiration. Vous trouverez de l'huile diluée dans les magasins de produits naturels. Vous pouvez aussi infuser des feuilles de sauge, fraîches ou séchées, et conserver ce déodorant maison dans une bouteille au réfrigérateur. Lavez-vous les mains après avoir touché des feuilles de sauge.
- Les agrumes, citrons par exemple, modifient le pH de la peau en le rendant plus acide. Toutes les bactéries, dont celles responsables des mauvaises odeurs, craignent les environnements acides. Appliquez du **jus de citron** sur les parties de votre corps qui transpirent beaucoup et tamponnez doucement la peau pour la sécher.

Des légumes verts pour sentir bon

- Faites une cure d'**épinards**, de **bettes** ou de **chou frisé**. Tous les légumes à feuilles vertes sont riches en **chlorophylle**, laquelle a de puissants effets déodorants sur le corps.
- Prenez des **comprimés de chlorophylle**. Il existe de nombreux produits à base de plantes comme les laminaires, l'orge et les algues spirulines. Lisez la notice pour le dosage.
- Mastiquez des brins de **persil**, une herbe réputée pour ses vertus antiodorantes, ou préparez une infusion de persil en faisant macérer 1 c. à thé de persil frais haché dans 1 tasse d'eau bouillante pendant 5 minutes. Laissez refroidir avant de boire.
- Les infusions de **tilleul** stimulent l'exsudation des déchets de l'organisme, ce qui agit sur l'odeur de la transpiration. Leur arôme délicat rappelle celui du thé au jasmin.

ŒIl (sécheresse et irritation de l')

La sécheresse oculaire provoque une irritation, des rougeurs et des démangeaisons. La sensibilité est telle qu'une minuscule poussière coincée sous une paupière fait l'effet d'une brûlure. Du chlore des piscines à l'effet asséchant du froid sec, en passant par le port prolongé de lentilles ou la prise de certains médicaments, les facteurs en cause sont nombreux. Heureusement, ces désagréments se règlent en général assez facilement.

Hydrater les yeux

- Achetez un **humidificateur d'air** et placez-le dans la pièce où vous séjournez le plus souvent – le salon pendant la journée et la chambre à coucher la nuit, par exemple.
- Si vos yeux sont rouges et irrités, utilisez des **larmes artificielles**, liquides ou en gel. Les gels durent plus longtemps, mais ils peuvent brouiller temporairement la vue. Demandez conseil à votre pharmacien pour déterminer la consistance qui vous convient le mieux. Choisissez un produit sans conservateur et lisez bien la notice avant usage.

Pour soulager les démangeaisons

- Imbibez une **débarbouillette d'eau très froide** et posez-la sur vos yeux fermés aussi longtemps qu'il le faudra pour soulager les démangeaisons. Ces compresses sont particulièrement efficaces en cas de rougeurs et de démangeaisons d'origine allergique. Le froid resserre les vaisseaux sanguins, tandis que le linge humide empêche l'œil de se dessécher.
- Plongez deux **sachets de thé** dans de l'eau fraîche et appliquez un sachet sur chaque œil fermé pendant 15 minutes. Qu'importe la qualité du thé, c'est la fraîcheur et l'humidité qui soulagent – pas l'intérieur du sachet.

Une poussière dans l'œil?

- **Pour ôter une particule gênante dans l'œil**, tirez doucement sur les cils afin de soulever la paupière et faites tourner votre œil. Si vous ne produisez pas suffisamment de larmes pour entraîner la poussière, ajoutez un **collyre** stérile (larmes artificielles).
- Si la manœuvre n'a pas suffi ou si vous n'osez pas la tenter, essayez un simple **rinçage des yeux**. Lavez-vous et rincez-vous les mains,

Qu'est-ce qui ne va pas?

Les larmes humidifient en permanence les yeux et leur permettent de garder souplesse et transparence. Elles jouent aussi un rôle protecteur en chassant les poussières et autres particules qui se logent à la surface de l'œil. En l'absence de larmes, les yeux s'irritent et rougissent. Les larmes se raréfiant avec l'âge, les personnes âgées sont donc particulièrement sujettes à ces irritations parfois appelées kérato-conjonctivites sèches. Des allergies peuvent également provoquer rougeurs et démangeaisons dans les yeux, tout comme l'exposition à l'air froid et à la fumée de cigarette.

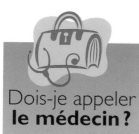

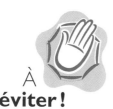

recueillez un peu d'eau dans le creux des mains jointes, puis plongez-y vos yeux fermés. Ouvrez les yeux sous l'eau pour évacuer la poussière.

● **Si vous portez des lentilles de contact** et qu'une poussière s'est introduite dans votre œil, ôtez la lentille et nettoyez-la avec les produits habituels. Examinez-la pour vérifier que la particule a disparu. S'il reste encore une impureté, nettoyez de nouveau avant de remettre la lentille.

Mieux vaut prévenir que guérir

● **Dormez plus longtemps !** Le manque de sommeil provoque une dilatation des vaisseaux sanguins, qui peut se manifester par des rougeurs et une sécheresse ophtalmiques.

● Mangez une **banane** par jour. Les bananes sont riches en potassium, qui aide à maintenir un bon équilibre hydrique dans les cellules.

● Consommez des aliments riches en **acides gras oméga-3** (poissons gras, graines de lin, noix, huile de colza), qui aident à assurer une bonne lubrification des yeux et améliorent l'état du film lacrymal.

● Si vous avez souvent les yeux secs, passez au crible les **médicaments** que vous prenez régulièrement. Les antihistaminiques, les antidépresseurs, les tranquillisants et les antihypertenseurs sont souvent responsables de sécheresse ophtalmique.

● **Protégez vos yeux** dès que vous entreprenez un travail qui soulève beaucoup de poussière — nettoyer une cour, dépoussiérer des meubles, par exemple.

● Portez des **lunettes hermétiques pour nager en eau chlorée**.

● Au soleil, **protégez vos yeux des rayons UV** avec des lunettes de soleil. Elles peuvent aussi les préserver en cas de grand vent.

● Les **cosmétiques** sont souvent responsables d'irritations ophtalmiques — choisissez des marques **hypoallergéniques**. Si vous appliquez une crème ou un onguent sur les paupières, faites un test pour être sûr qu'il ne vous irrite pas les yeux.

● Évitez la **fumée de cigarette**, très irritante pour les yeux.

Ongle incarné

Avoir une parfaite maîtrise de la pédicurie n'est peut-être pas une priorité pour beaucoup d'entre nous, mais, face à un ongle incarné, on se prend soudain à regretter de ne pas mieux s'y entendre. Pourtant, de tous les petits bobos de la vie courante, l'incarnation de l'ongle est l'un des plus faciles à éviter. Lorsqu'un ongle incarné commence à faire mal, on est prêt à tout pour que la douleur cesse. Voici quelques conseils pour éviter d'en arriver à l'intervention chirurgicale.

Prendre des bains de pied

- Remplissez une grande bassine d'**eau chaude** jusqu'à mi-hauteur. Ajoutez plusieurs cuillerées à soupe de **sel de table** et mélangez jusqu'à complète dissolution. Mettez votre pied dans l'eau et laissez-le tremper pendant 15 à 20 minutes. L'eau chaude amollit la peau autour de l'ongle incarné, tandis que le sel aide à combattre l'infection et à réduire la tuméfaction du tissu. Répétez l'opération tous les jours.

Insérer une gaze

- Après le bain de pied, retirez le sel avec de l'**eau chaude savonneuse**, rincez et séchez votre pied.
- Glissez un petit morceau de **gaze** ou d'**ouate** roulé entre le bord latéral de l'ongle et la chair tendre dans laquelle il s'enfonce. Pour vous aider, plongez un **cure-dent** propre dans de l'alcool à friction et servez-vous-en pour pousser délicatement le morceau de gaze sous le bord de l'ongle. Le fait de relever le bord incurvé et de le faire reposer sur la gaze allège la douleur et peut corriger la pousse de l'ongle.
- Versez quelques gouttes de produit antiseptique afin de prévenir l'infection et changez la gaze tous les jours.

Hygiène des pieds

- Changez de **bas** tous les jours. Veillez à ce que vos pieds soient toujours le plus propres possible pour réduire le risque d'infection.
- Lorsque vous prenez un bain ou une douche, pensez à bien frotter vos pieds avec une débarbouillette imprégnée de savon. Après vous être soigneusement séché, appliquez un **onguent antiseptique** sur l'orteil affecté.

Qu'est-ce qui ne va pas ?

L'ongle incarné touche surtout le gros orteil. À mesure que l'ongle pousse, les coins et les bords latéraux pénètrent dans la chair. La partie lésée rougit, devient douloureuse et a tendance à s'infecter. L'incarnation peut être due à une mauvaise conformation, mais, très souvent, des facteurs extérieurs sont en cause, comme le port de chaussures ou de bas trop serrés ou bien une coupe de l'ongle inadéquate. Les personnes présentant une déformation du pied ou des orteils (oignon ou hallux valgus, par exemple) sont facilement sujettes aux ongles incarnés.

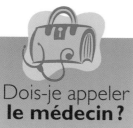

Doigts de pied en éventail

- À la maison et par temps chaud, portez des **chaussures ouvertes au bout** (sandales, par exemple). Le port de chaussures serrées ne peut qu'aggraver la situation car l'ongle, comprimé, s'enfonce encore plus dans la chair.
- En hiver, portez des **chaussures larges** afin que vos orteils ne soient pas serrés les uns contre les autres. Il n'y a rien de pire en cas d'ongle incarné que des chaussures pointues.

Mieux vaut prévenir que guérir

- **Avant de vous couper les ongles**, trempez vos pieds pendant quelques minutes dans une bassine d'eau chaude fin de **ramollir l'ongle**. Coupez vos ongles au carré, en laissant toujours de la marge de part et d'autre. **Limez légèrement les coins** – juste assez pour qu'ils n'accrochent pas et ne puissent pas vous blesser. Cette règle vaut bien sûr pour tous les ongles, mais particulièrement pour celui du gros orteil car c'est lui qui s'incarne le plus facilement.
- **Ne vous triturez pas les ongles.** Vous risqueriez d'abîmer les coins et favoriseriez ainsi l'incarnation.
- Pour être sûr de toujours avoir des chaussures adaptées, **faites mesurer votre pied** à chaque nouvel achat. Nos pieds s'allongent et s'élargissent avec l'âge et des souliers qui nous allaient jadis peuvent aujourd'hui mettre nos orteils au supplice.
- **Achetez vos chaussures en fin d'après-midi**, car les pieds gonflent durant la journée. Si vous les achetez le matin, vous risquez d'avoir des surprises les jours suivants.
- Lacez correctement vos chaussures. Il faut éviter que le pied glisse à l'intérieur et que le gros orteil aille buter contre le bout renforcé. Pour cela, **les lacets doivent être bien serrés**, surtout au niveau de la partie supérieure du métatarse (mais pas au point que cela soit inconfortable).
- Des **bas** ou des **collants trop serrés** peuvent aussi altérer les ongles, même si la chaussure est large et confortable. Choisissez-en qui **ne compriment pas les orteils**.

Ongles (santé des)

Certaines personnes prennent grand soin de leurs ongles, tandis que d'autres n'y prêtent aucune attention. Que vous ayez ou non l'âme d'une manucure, vous serez intéressé par nos conseils sur la fragilité, la décoloration, les stries ou les infections fongiques qui enlaidissent les ongles des doigts ou des orteils. Voici comment leur redonner santé grâce à une meilleure alimentation, des suppléments sélectionnés et des produits antifongiques.

Infections fongiques (dues à des champignons)

• Pour combattre les champignons tenaces qui affectent les ongles (souvent identiques à ceux responsables du pied d'athlète), utilisez de l'**huile essentielle d'arbre à thé** (melaleuca). Une étude comparative a montré que cet antiseptique puissant était aussi efficace qu'un médicament local antifongique vendu sur ordonnance (le clotrimazole). Une ou deux fois par jour, appliquez une ou deux gouttes sur l'ongle décoloré, de préférence après le bain ou la douche, lorsque la peau est assouplie.

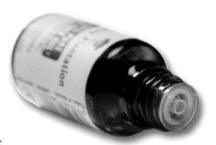

L'huile essentielle d'arbre à thé a des propriétés antifongiques.

• Vous pouvez également utiliser une **poudre antifongique** (Tinactin®, par exemple) qui absorbe l'humidité et limite le développement des champignons. Si besoin, mettez-en aussi dans vos bas.

• Si vos pieds transpirent et sont humides, enfilez une **paire de bas secs** dès que vous rentrez chez vous. Si vous travaillez dans un bureau, emportez une paire de bas propres, en particulier pendant les chaudes journées d'été, afin d'en changer dans la journée.

• **Ne repoussez pas vos cuticules** (petites peaux formant un bourrelet à la base de l'ongle). En faisant cela, vous éliminez la barrière protectrice de vos ongles, et les champignons ou bactéries se développent plus facilement.

Comment consolider des ongles fragiles

• Prenez 300 µg de **biotine** (également appelée vitamine B$_8$ ou H), trois fois par jour au moment des repas. Autrefois, on apprenait aux vétérinaires que cette vitamine renforçait les sabots des chevaux, or les sabots sont principalement constitués de kératine, comme les ongles. Si vos ongles sont fragiles ou cassants, la biotine contribuera à les consolider et à les épaissir. Comme elle n'agit pas instantanément, vous devrez suivre ce traitement pendant au moins 6 mois avant de

Qu'est-ce qui ne va pas ?

En cas d'infection fongique — en général au gros orteil —, l'ongle s'épaissit, se décolore et devient friable. Des ongles secs, cassants et qui se dédoublent peuvent être un signe de carence nutritionnelle, un effet du vieillissement ou encore de contacts répétés avec des produits chimiques (ménagers ou professionnels). Certaines maladies cutanées peuvent toucher les ongles, notamment le psoriasis (qui peut provoquer un épaississement et un piquetage des ongles).

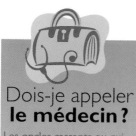

constater une amélioration notable. L'orge, les noix, le riz et le soja sont riches en biotine.

- Buvez une tasse par jour d'infusion à la **prêle** ou à l'**ortie**. Ces plantes présentent une teneur élevée en silicate et autres minéraux dont les ongles ont besoin pour pousser. Vous les trouverez en sachets pour infusions dans les magasins de produits naturels.

Que manger pour avoir de beaux ongles ?

- Si vos ongles sont cassants ou s'effritent, essayez de consommer davantage d'acides gras essentiels, présents dans les **poissons gras** (maquereau, sardine et saumon), les **graines de lin** ou l'**huile de graines de lin** (voir p. 388). Si vous ne mangez pas beaucoup de poisson, prenez 1 c. à soupe d'huile de graines de lin par jour (utilisez-la comme huile d'assaisonnement des salades) ou saupoudrez vos céréales ou d'autres aliments de graines de lin moulues.
- L'**huile d'onagre** est une autre source d'acide gras essentiels. Prenez-en 1 000 mg trois fois par jour, au moment des repas.
- Si vos ongles présentent des taches blanches, vous souffrez peut-être d'une carence en **zinc**. Augmentez vos apports alimentaires en mangeant du bœuf, du porc, du foie, de la volaille, des œufs et des fruits de mer. On trouve également ce minéral dans le fromage, les haricots, les noix et les germes de blé.

Hydrater et protéger

- Si vos ongles sont secs et cassants, enduisez-les de **vaseline** ou d'une crème hydratante épaisse pour empêcher le dessèchement.
- Portez des **gants en caoutchouc** à chaque fois que vous faites la vaisselle (ou d'autres tâches ménagères qui dessèchent les mains).
- Les dissolvants contenant de l'acétone ou du formaldéhyde abîment les ongles. Utilisez des **dissolvants à base d'acétate**.

Les faux ongles favorisent le développement des champignons

Pour les femmes aux ongles fragiles, mous ou cassants, les faux ongles semblent être la solution idéale.

Néanmoins, si vous êtes sujette aux mycoses (infections fongiques), renoncez-y : les faux ongles sont collés sur les vrais et l'interstice qui les sépare crée un terrain favorable au développement des champignons microscopiques à l'origine de mycoses. Pire encore, cette zone peut favoriser la survenue d'infections bactériennes douloureuses.

Oreille (douleurs de l')

Les oreilles sont particulièrement sensibles et les douleurs y sont très vivement ressenties. Elles sont généralement dues à des infections, mais d'autres causes sont possibles. Des mesures simples, comme l'application de chaud ou de froid pour soulager ou encore les gargarismes, qui favorisent le drainage des mucus et la dilatation des trompes d'Eustache, peuvent être appliquées sans danger. En revanche, faites établir un diagnostic précis avant de vous mettre des gouttes dans les oreilles.

Le chaud et le froid

• Allongé sur le côté, posez une **bouillotte** remplie d'eau bien chaude ou un **coussin chauffant** sur l'oreille. Vous pouvez aussi utiliser une serviette imbibée d'eau chaude. La chaleur soulage en stimulant la circulation vers l'oreille et en diminuant la pression.

• Le **séchoir à cheveux** constitue une autre source de chaleur. Réglez la chaleur au minimum et maintenez l'appareil à 15-20 cm du pavillon en dirigeant le flux d'air vers l'intérieur de l'oreille.

• Pour limiter l'inflammation dans une oreille déjà douloureuse, essayez l'astuce suivante et voyez si elle vous soulage : enfilez des bas en coton **très froids** (après les avoir fait tremper dans de l'eau glacée et les avoir essorés) tout en appliquant simultanément une compresse chaude et humide sur l'oreille douloureuse.

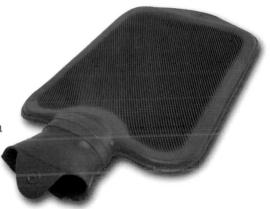

L'application de chaleur sur l'oreille, par le biais d'une bouillotte, peut soulager temporairement la douleur.

Drainer, assécher

• Offrez-vous un chili bien épicé ou une soupe bien relevée. En fluidifiant le mucus, les **épices** facilitent le drainage de l'oreille et soulagent la pression.

• **Buvez beaucoup d'eau.** Les muscles sollicités lorsque vous avalez provoquent l'ouverture des trompes d'Eustache, ce qui favorise le drainage des oreilles. Le fait de **bâiller** ou de mâcher de la **gomme** produit le même effet.

• Faites des **gargarismes à l'eau salée** pour stimuler la circulation sanguine vers les trompes d'Eustache et limiter leur obstruction.

• Essayez l'extrait d'**échinacée**, qui donne de bons résultats lorsque la douleur résulte d'une infection des voies aériennes supérieures (rhino-pharyngite, notamment). Mélangez 5 gouttes de teinture-mère dans un peu d'eau et buvez cette dose deux fois par jour jusqu'à disparition des symptômes.

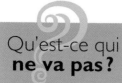

Qu'est-ce qui **ne va pas?**

La douleur est généralement causée par une infection de l'oreille moyenne (espace situé derrière le tympan). La trompe d'Eustache, canal qui relie l'oreille moyenne à l'arrière de la gorge, permet de drainer les liquides de l'oreille et d'ajuster la pression interne à la pression extérieure de l'atmosphère. À l'occasion d'une infection, des virus ou bactéries présents dans le nez et la gorge peuvent se propager à l'oreille moyenne et provoquer une accumulation de liquide dans les trompes d'Eustache, à l'origine de la douleur. On parle alors d'otite moyenne aiguë. Lorsque l'épanchement de liquide est permanent, on parle d'otite séreuse. En altitude et dans l'eau, le changement brusque de pression atmosphérique peut aussi déclencher des douleurs. Les otites externes sont des infections ou inflammations de la peau qui tapisse le conduit auditif externe. Elles peuvent être dues à une bactérie ou à un champignon microscopique et se transmettent souvent à la piscine. Si vous avez des démangeaisons et ressentez une douleur en appuyant sur le cartilage qui recouvre l'ouverture du conduit auditif, vous souffrez sans doute d'une otite externe.

• La nuit, surélevez légèrement la tête à l'aide d'un oreiller supplémentaire afin de favoriser le drainage de l'oreille et de soulager la pression.

De l'ail contre les infections

• Mangez une ou deux **gousses d'ail crues** par jour pour aider à combattre virus et bactéries. Les courageux peuvent croquer à belles dents à même les gousses ; les autres préféreront un mélange d'ail pilé et d'huile d'olive sur une tartine.

• Si vous avez des difficultés à digérer l'ail cru, remplacez-le par une **capsule d'ail** à chaque repas.

Des gouttes pour les oreilles

Attention : ne mettez pas de gouttes auriculaires si la douleur est importante, s'il existe une perte d'audition partielle, en cas de fièvre et, surtout, en cas d'écoulement de pus, signe d'une éventuelle perforation du tympan.

• Faites chauffer 1 c. à thé d'huile pour bébé, d'huile minérale ou d'huile d'olive au-dessus d'une casserole d'eau bouillante pendant une minute, vérifiez la température sur votre poignet et introduisez quelques gouttes d'**huile chaude** dans l'oreille pour soulager la douleur.

• Préparez votre propre **antiseptique** : pressez une gousse d'**ail** et mélangez-en quelques gouttes à 1 c. à thé d'**huile d'olive**. Instillez ce mélange dans l'oreille pour combattre l'infection.

Éliminer les bouchons d'oreille

Lorsque l'oreille produit trop de **cire** (ou **cérumen**), ou si vous avez poussé la cire à l'intérieur du conduit en voulant le nettoyer, un bouchon risque de se former au fond de l'oreille. Il peut être à l'origine de douleurs, sifflements, perte partielle d'audition et problèmes d'équilibre. Pour enlever facilement un bouchon d'oreille, procédez en deux temps : introduisez tout d'abord un fluide qui amollira la cire, puis rincez pour extraire le bouchon.

• **Avant de vous coucher**, déversez le contenu d'un compte-gouttes d'**huile d'olive tiède à chaude** dans l'oreille. Laissez ce fluide amollissant couler au fond du conduit, puis **bouchez l'oreille à l'aide d'un peu d'ouate** pour éviter de salir l'oreiller. Réitérez l'opération trois ou quatre jours de suite.

• Une fois ramollie, la cire devrait partir d'elle-même. **Massez doucement l'arrière du lobe de l'oreille pour la détacher**, puis **tirez sur le lobe tout en ouvrant et fermant la bouche.** Vous pourrez alors récupérer le bouchon sans risquer de le repousser. Pour cela, utilisez une pince à épiler (en étant très prudent) ou un coton-tige en effectuant un mouvement circulaire pour faciliter la prise.

Comment nettoyer les oreilles ?

• Lorsque vous faites votre toilette, nettoyez les volutes et les replis de l'oreille externe.

• Injectez de l'eau tiède (environ 35 °C) dans le conduit auditif à l'aide d'une **grosse seringue sans aiguille, d'une poire en caoutchouc** ou de la douchette de votre douche. Une partie du cérumen sera expulsée avec l'eau tiède.

• **N'introduisez pas de savon dans les oreilles,** surtout chez les bébés, car il agrège le mucus.

• **N'introduisez jamais de coton-tige** ou de sonde à l'intérieur de l'oreille, sauf si vous voulez extraire un bouchon après l'avoir ramolli avec de l'huile (voir ci-dessus). Vous ne feriez qu'enfoncer la cire encore plus profondément. Vous risquez, en outre, de percer le tympan ou d'égratigner le conduit auditif.

• **Si vous portez un appareil auditif,** essuyez-le chaque soir avec un mouchoir en papier afin d'éliminer toute trace de cire et éviter ainsi qu'elle ne s'accumule.

• **Si vous avez beaucoup de poils dans les oreilles,** ce qui est souvent le cas chez les hommes d'un certain âge, n'hésitez pas à les couper à l'aide d'une **tondeuse** à piles prévue à cet effet, afin que la cire ne colle pas aux poils à l'ouverture du conduit auditif.

Mieux vaut prévenir que guérir

• Lorsque vous êtes enrhumé, **mouchez-vous doucement.** En forçant trop, vous risquez de transmettre les bactéries des sinus vers l'oreille moyenne et de déclencher une infection.

• Des otites à répétition peuvent être dues à **une allergie ou à une intolérance alimentaires.** Ce sont en général les produits laitiers, le blé, le maïs, les arachides et les oranges qui sont incriminés. Essayez de bannir ces aliments de votre alimentation pendant quelques semaines et voyez si vous constatez une amélioration. Réintroduisez-les ensuite un à un ; dès que les **démangeaisons** réapparaissent, éliminez définitivement de votre régime le dernier aliment réintroduit.

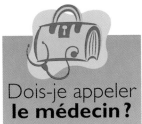

Dois-je appeler le médecin ?

Consultez votre médecin si la douleur est importante et irradie à l'arrière du crâne, si elle dure plus de quelques jours ou si elle s'accompagne de fièvre. Prenez également rendez-vous en cas d'écoulement de liquide, de vertiges, d'étourdissements, de douleurs en mâchant, de baisse d'audition. Une douleur subite et intense, suivie d'un certain soulagement, peut indiquer une rupture de tympan. Celle-ci peut aussi se manifester par un écoulement de liquide (parfois avec des traces de sang), une perception assourdie des sons, une sensation de vertige et des sifflements. Si vous constatez ces symptômes, consultez votre médecin avant d'appliquer les soins proposés ici. Si votre oreille est obstruée par un bouchon et que vous n'avez pas réussi à la déboucher vous-même, parlez-en à votre médecin. Il pourra vous conseiller des gouttes ou ôter lui-même le cérumen.

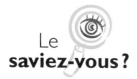

Le saviez-vous ?

Plusieurs études ont montré que l'allaitement avait un effet protecteur grâce à l'immunité transmise par la mère : les bébés nourris au sein auraient deux à trois fois moins d'otites que les autres.

- Mâchez de la **gomme sans sucre au xylitol**, un édulcorant tiré de l'écorce de bouleau que l'on trouve aussi dans les fraises et les prunes. Selon les résultats d'une étude, les enfants ayant mâché deux gommes au xylitol cinq fois par jour pendant 2 mois présentaient 40 % d'otites en moins que les autres. Le xylitol empêcherait les micro-organismes qui se forment à l'arrière de la bouche d'atteindre l'oreille et de provoquer des otites.

- **À la piscine**, portez des boules Quiès en cire ou des **bouchons d'oreille** en mousse synthétique, qui s'adaptent à l'intérieur du conduit auditif. On peut aussi les faire faire sur mesure chez un audioprothésiste (il en coûte environ 80 $).

- Après la douche ou en sortant de l'eau, **séchez vos oreilles avec un séchoir à cheveux**. Réglez la chaleur au minimum et dirigez l'air chaud vers l'intérieur de l'oreille pendant une trentaine de secondes, en maintenant l'appareil à au moins 30 cm du lobe.

- **N'essayez pas d'éliminer toute la cire de vos oreilles.** En quantité normale, elle gaine le conduit auditif, ce qui protège l'oreille interne de l'humidité.

- Évitez d'être exposé à des **bruits** forts. Si vous travaillez dans un milieu bruyant, portez une protection, en vente dans les quincailleries.

À la piscine, les bouchons d'oreille limitent les infiltrations d'eau à l'origine d'infections diverses.

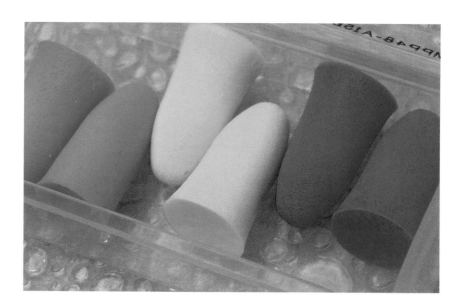

Orgelet

Le plus difficile, lorsqu'on a un orgelet, est sans doute de résister à l'envie de se frotter la paupière. C'est là une réaction naturelle, mais on a beau frotter, la sensation d'avoir quelque chose dans l'œil persiste et la bactérie qui infecte le follicule touché risque, à force, de contaminer les follicules voisins. Appliquez plutôt des compresses chaudes et humides et lisez ces quelques conseils pour prendre soin de vos paupières et prévenir d'éventuelles récidives.

Les bienfaits de la chaleur

- Appliquez sur l'œil une **compresse chaude** quatre fois par jour pendant 3 ou 4 jours, en laissant agir à chaque fois 10 à 15 minutes. Faites couler de l'eau chaude sur un linge propre ou une compresse de gaze, fermez l'œil et appliquez contre la paupière. Une fois votre œil habitué à la chaleur, humidifiez à nouveau la compresse avec de l'eau à chaque fois un peu plus chaude. La chaleur aidera l'orgelet à mûrir et il percera plus vite. La compresse usagée doit être jetée ; s'il s'agit d'un linge, lavez-le à haute température pour ne pas risquer de réinfecter votre œil avec la même bactérie.
- Pour combattre l'infection, trempez la compresse dans une infusion de fleurs de **calendula** (souci). Mettez 2 c. à thé de fleurs séchées dans le fond d'un bol, ajoutez 2 tasses d'eau bouillante et laissez infuser pendant 20 minutes, puis filtrez.
- L'application de chaleur peut se faire d'une autre façon. **Faites bouillir un œuf** jusqu'à ce qu'il soit dur, puis enveloppez le dans un linge propre. Maintenez l'œuf chaud sur le bord de votre paupière. La chaleur dure plus longtemps qu'avec une compresse.
- Vous pouvez faire la même chose avec une **pomme de terre chaude**. Passez une pomme de terre au micro-ondes, coupez-la en deux, enveloppez l'une des deux moitiés dans un linge et, après l'avoir testée sur le poignet afin de ne pas vous brûler, appliquez-la sur votre œil. Comme la pomme de terre reste longtemps chaude, installez-vous confortablement dans votre canapé et profitez-en pour vous relaxer.

Déclarez la guerre aux bactéries

- Pour stimuler votre système immunitaire et l'aider à combattre les bactéries responsables de l'infection, prenez 200 mg d'**échinacée** trois ou quatre fois par jour jusqu'à ce que l'orgelet ait disparu.

Qu'est-ce qui ne va pas ?

L'orgelet est un bouton douloureux situé sur le bord de la paupière. Il apparaît lorsque le follicule d'un cil, qui contient du sébum, se bouche et s'infecte, la bactérie le plus souvent en cause étant le staphylocoque. Outre la douleur, la présence d'un orgelet peut occasionner des larmoiements et une sensation de poussière dans l'œil. Normalement, en l'espace de quelques jours, l'orgelet grossit, se remplit de pus, perce et guérit. Une fois l'infection passée, il peut disparaître complètement ou bien laisser un petit kyste rempli de liquide. Dans ce dernier cas, un traitement médical est nécessaire.

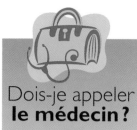

Dois-je appeler le médecin ?

Bien que douloureux et gênants, les orgelets sont généralement sans danger. Il faut néanmoins voir un médecin s'il y a des saignements, si le bouton grossit rapidement ou si vous ne constatez aucune amélioration au bout de 2 jours. Il peut alors s'agir d'une infection oculaire plus sérieuse.

• Mangez chaque jour une gousse d'**ail** fraîche. Abstraction faite des problèmes d'haleine, c'est l'un des meilleurs remèdes antibactériens qui soit. L'ail étant plus efficace cru, râpez-le sur des salades ou mélangez-le à un assaisonnement.

Mieux vaut prévenir que guérir

• Si vous êtes sujet aux orgelets, vous avez intérêt à nettoyer vos paupières chaque soir afin d'éviter l'obstruction des follicules. Vous pouvez utiliser **un shampooing pour bébé** dilué dans 10 fois son volume d'**eau chaude**. Versez un peu de cette solution sur un tampon d'ouate et passez-le sur vos paupières fermées. Le tampon ne doit servir que pour un seul œil et un seul passage. Jetez-le ensuite.

• Tous les deux ou trois jours, appliquez une **compresse chaude** sur vos paupières afin d'empêcher l'obstruction des glandes sébacées.

• Prenez chaque jour 1 c. à soupe ou bien 2 capsules d'**huile de graines de lin**. Cela peut aider à prévenir l'obstruction des follicules. L'huile de graines de lin (voir p. 388) peut servir à assaisonner des salades ou des crudités ; ne la faites pas cuire, car la chaleur détruit une partie de ses constituants utiles.

• **Pour éviter de contaminer les autres membres de la famille** – ou de vous réinfecter –, **lavez-vous souvent les mains**, évitez de vous frotter les yeux, ne partagez pas vos **serviettes**, débarbouillettes et produits de **maquillage** et changez régulièrement de serviette et de taie d'oreiller.

• Veillez à avoir un apport suffisant en **vitamine A** – la prédisposition aux orgelets pourrait être un signe de carence en vitamine A. Mangez des œufs, surtout le jaune, du beurre, des abats, des légumes jaunes, orange, rouges ou vert foncé. Ces aliments contiennent du bêta-carotène, substance que l'organisme convertit en vitamine A.

Lorsque l'orgelet n'en est pas un

Le chalazion est un nodule dû à l'obstruction d'une glande située dans la paupière. Dans les premiers jours, le bouton ressemble à s'y méprendre à un orgelet, mais il grossit davantage et dure plus longtemps. Il se distingue de l'orgelet par sa situation, un peu en retrait du bord de la paupière, et par sa transformation possible en une bosse dure et indolore. Les chalazions cèdent généralement à l'application répétée de compresses chaudes, qui ramollissent et drainent le sébum épaissi. Toutefois, si le chalazion persiste plusieurs semaines, il est préférable de voir un médecin, qui prescrira une crème à base de corticostéroïdes ou d'antibiotiques. Si ces traitements locaux ne suffisent pas, une correction chirurgicale peut être nécessaire pour enlever le nodule.

Palpitations

Le cœur bat régulièrement, autour de quatre-vingts fois par minute au repos chez un adulte en bonne santé. La sensation que le cœur s'emballe et perd son rythme régulier peut être très perturbante, mais il existe des moyens de maîtriser et d'apaiser ce symptôme dès son apparition. La relaxation et la prise de suppléments réputés bénéfiques pour le cœur peuvent avoir un rôle préventif. Dans la plupart des cas, les palpitations ne sont pas graves, mais il est important de voir son médecin pour rechercher une cause éventuelle ou les facteurs qui les déclenchent (médicaments, par exemple).

Calmer les pulsations

- Dès que vous constatez une irrégularité dans votre rythme cardiaque, asseyez-vous confortablement. Respirez lentement et profondément, en laissant votre ventre se gonfler à chaque inspiration. Si vous vous concentrez sur votre **respiration, lente et régulière**, votre rythme cardiaque devrait revenir rapidement à la normale.
- Si les palpitations continuent, effectuez la **manœuvre de Valsalva** (du nom d'un anatomiste italien du XVIIIe siècle, Antonio Maria Valsalva). Pincez votre nez, fermez la bouche et forcez-vous à expirer. Comme c'est impossible, puisque le nez et la bouche sont fermés, vous vous contracterez comme lors d'une évacuation intestinale. Cette épreuve respiratoire a pour effet d'élever la pression aérienne dans le thorax et de déclencher un réflexe vagal (du nerf pneumogastrique), ce qui ralentit la fréquence cardiaque.
- **Toussez énergiquement.** La toux peut avoir le même effet que la manœuvre de Valsalva, et suffit parfois pour régulariser le rythme cardiaque.
- Vous pouvez également **gonfler un ballon**, comme le font certains chanteurs pour calmer les palpitations dues au trac.

Soulager par l'eau froide

- Buvez quelques **gorgées d'eau froide**. Cette mesure simple peut calmer les palpitations sans que l'on sache précisément pourquoi – au moment où l'eau est avalée, l'œsophage exercerait une brève pression sur le cœur, restaurant ainsi le rythme cardiaque.
- Sinon, **aspergez-vous** le visage d'eau très froide. Ce choc peut s'avérer suffisant.

Qu'est-ce qui ne va pas?

Des impulsions électriques constantes font battre le cœur avec une telle régularité qu'on ne le remarque même pas. On parle de palpitations lorsque les battements cardiaques sont ressentis, c'est-à-dire perçus comme une sensation de pulsations fortes, rapides ou irrégulières dans la poitrine. Les palpitations sont parfois le signe d'un problème cardiaque mais, dans la plupart des cas, elles sont provoquées par la fatigue, le stress ou un abus de stimulants (caféine, par exemple). Certains médicaments peuvent également être en cause.

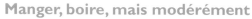

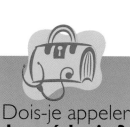

Manger, boire, mais modérément

- Mangez beaucoup de poisson. Le **saumon**, le **maquereau** et la **sardine**, des poissons gras, renferment des taux particulièrement élevés d'acides gras **oméga-3**, bénéfiques pour le cœur.
- **Évitez de manger trop** au cours d'un même repas. En obligeant votre corps à digérer une grande quantité de nourriture, vous détournez une partie du sang destiné au cœur au profit de l'appareil digestif, ce qui peut provoquer des palpitations.
- **Diminuez votre consommation d'alcool, de café et de tabac.** Chez certaines personnes, les boissons excitantes (café, thé, boissons au cola) sont susceptibles de déclencher des palpitations. L'abus d'alcool et le tabagisme, tout comme les substituts à la nicotine, sont également une cause fréquente – et parfois même le chocolat.

Réduire le stress et dormir suffisamment

- Le stress et la peur sont des causes fréquentes de palpitations. L'accélération du rythme cardiaque peut être une réaction de l'organisme à un niveau de stress ou d'anxiété trop important. **Essayez de vous décontracter**, de détendre votre esprit, en consacrant chaque jour 30 minutes à la relaxation, par le biais du yoga, de la méditation ou autre.
- Apaisez votre esprit grâce à l'aromathérapie. Mettez quelques gouttes d'**huile essentielle de lavande**, aux vertus relaxantes, sur un mouchoir, et inhalez ce délicieux parfum. Vous pouvez aussi vous frictionner la poitrine avec deux gouttes d'**huile d'orange amère** ou en ajouter un peu à l'eau du bain.
- **Dormez au moins 7 heures** par nuit. La fatigue peut aussi déclencher une irrégularité du rythme cardiaque.

S'échauffer et bouger

- Effectuez au moins 30 minutes d'**exercice physique** trois ou quatre fois par semaine. La marche, la course et le tennis sont d'excellentes activités. Mais ne cherchez pas la compétition, l'amélioration de vos records ou la victoire face à un adversaire, car cela ne ferait qu'accroître votre stress. Pratiquez à un rythme qui vous permette de poursuivre une conversation sans effort.
- **Échauffez-vous** pendant 10 minutes avant chaque séance de sport et pensez à vous étirer à la fin pendant 10 minutes pour récupérer.

Dois-je appeler le médecin ?

À moins que vous n'ayez des antécédents de maladie cardiaque ou des signes associés inquiétants ou bien que vos palpitations soient fréquentes (plus d'une fois par semaine), il n'y a généralement pas matière à consulter un médecin. Prenez rendez-vous si les palpitations s'accompagnent d'une sensation d'étourdissement ou de vertige ou si vous présentez des signes d'hyperthyroïdie (perte de poids, sensation de chaleur excessive, tremblements des extrémités, fatigue). Appelez le 911 ou une ambulance si les palpitations s'accompagnent d'une sensation d'oppression dans la poitrine, avec nausée et transpiration. Ce sont des symptômes d'infarctus.

Réguler son rythme

• De nombreuses personnes souffrant d'une irrégularité du rythme cardiaque présentent un faible taux de **magnésium**. Dans ce cas, optez pour des aliments riches en magnésium, comme les céréales complètes, les légumineuses, les légumes à feuilles vert foncé et les fruits de mer. Si vous souhaitez utiliser des suppléments de magnésium, prenez-en 300 mg par jour. (*Attention :* le magnésium est contre-indiqué en cas de maladie rénale ; voir aussi p. 436.)

• Prenez de la **coenzyme Q10**. Cette substance naturelle, vendue sous forme de comprimés, aide à maintenir un rythme cardiaque régulier. Prenez-en 50 mg deux fois par jour, au moment des repas. Il peut s'écouler 2 mois avant que vous ne commenciez à en constater les effets.

• Si vous ne mangez pas beaucoup de poisson, prenez de 2 à 3 g par jour d'**huile de poisson**, riche en acides gras **oméga-3** bénéfiques pour le cœur.

• La **taurine** est un acide aminé qui permet de maîtriser les impulsions électriques irrégulières du cœur. Prenez-en 2 g par jour. Vous en trouverez dans les pharmacies ou les magasins de produits naturels.

Vérifier ses médicaments

• De nombreux médicaments peuvent provoquer des palpitations. **Lisez impérativement la notice**, qui peut mentionner qu'il ne faut pas prendre le médicament en cas de maladie cardiaque ou d'hypertension ou donner un avertissement spécifique concernant ses effets secondaires sur le rythme cardiaque. Faites particulièrement attention aux médicaments en vente libre contre le rhume, qui contiennent des décongestionnants, comme la pseudoéphédrine, susceptibles de donner des palpitations.

• Certains **bronchodilatateurs** destinés aux asthmatiques peuvent accroître le risque de palpitations. C'est également le cas des **antihistaminiques**, tels que la loratadine (Claritin®). Si nécessaire, demandez à votre médecin de changer de médicament.

• Évitez tout produit de régime ou supplément nutritionnel contenant de l'**éphédra** (également appelé **ma huang**). Les préparations à base d'éphédra peuvent nettement accroître le risque d'irrégularité du rythme cardiaque ou de palpitations, avec des conséquences graves, parfois mortelles.

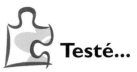

Testé...

De nombreuses personnes affirment que le fait de diminuer la consommation de sucreries aide à prévenir les palpitations.

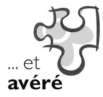

... et avéré

Tout aliment provoquant des fluctuations brutales du taux de sucre sanguin peut favoriser les palpitations. Si vous consommez beaucoup d'aliments sucrés et que vous souffrez de palpitations, essayez d'en manger moins. Vous constaterez peut-être que les palpitations diminuent ou cessent totalement.

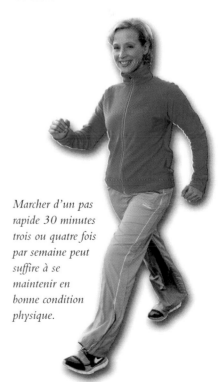

Marcher d'un pas rapide 30 minutes trois ou quatre fois par semaine peut suffire à se maintenir en bonne condition physique.

Peau grasse

Voyons le bon côté des choses : en général, les peaux grasses vieillissent mieux et présentent moins de rides que les peaux normales ou sèches. Toutefois, elles nécessitent plus d'attention car il faut éliminer chaque jour les cellules mortes, les impuretés et l'excès de sébum, en veillant à ne pas frotter trop fort afin de ne pas provoquer d'irritation. Paradoxalement, un nettoyage excessif et l'usage de produits détergents conduiraient votre peau à produire encore davantage de sébum.

Qu'est-ce qui ne va pas ?

Si vous avez la peau grasse, vos glandes sébacées produisent une trop grande quantité de sébum. Cette substance cireuse protège la peau contre les microbes et maintient la souplesse de l'épiderme, mais une sécrétion excessive donne à la peau un aspect gras et peut favoriser l'acné. Les facteurs génétiques jouent un rôle important (les bruns tendent à fabriquer davantage de sébum que les blonds, par exemple), mais d'autres éléments interviennent, comme le stress et les modifications de l'activité hormonale. Les femmes enceintes et celles qui prennent la pilule sont plus susceptibles de présenter des problèmes de peau grasse.

Garder une peau propre

• **Lavez votre visage à l'eau tiède**, qui dissout le sébum plus efficacement que l'eau froide.

• Choisissez un **nettoyant adapté**. Vous pouvez utiliser un savon ou une lotion, mais évitez les crèmes et savons crémeux, qui font luire la peau. Les produits Neutrogena® sont parfaitement efficaces, mais vous pouvez aussi utiliser des nettoyants spécifiques pour peaux grasses (ils sont parfois plus chers).

• Si vous souffrez de **poussées d'acné**, choisissez un nettoyant formulé spécialement contre l'acné **(pains dermatologiques sans savon)** pour freiner le développement des bactéries en cause.

• Utilisez un nettoyant liquide pour le visage qui contient des **acides alpha-hydroxylés (AHA)**, à base d'acides citrique, lactique ou glycolique. Les AHA, souvent appelés **acides de fruits**, agissent à plusieurs niveaux : ils contribuent à éliminer les cellules mortes, réduisent la sécrétion de sébum et combattent l'infection.

Fabriquer une lotion astringente

• Après vous être lavé le visage, imbibez un tampon d'ouate d'une eau florale à l'**hamamélis** et tamponnez-le sur votre peau. Effectuez l'opération deux fois par jour pendant 2 à 3 semaines, puis une fois par jour. L'hamamélis contient des tanins qui, par leur effet astringent, resserrent les pores de la peau à mesure qu'ils sèchent.

• L'**achillée**, la **sauge** et la **menthe poivrée** ont également des propriétés astringentes. Pour fabriquer une eau florale maison qui améliorera l'aspect d'une peau grasse, versez 1 c. à soupe de l'une de ces plantes (fraîche ou sèche) dans 1 tasse d'eau chaude. Laissez infuser pendant 30 minutes. Filtrez le liquide et laissez-le refroidir avant de le tamponner sur votre visage. Vous pouvez conserver le reste trois jours à température ambiante ou cinq jours au réfrigérateur.

• L'**hysope**, plante apparentée à la menthe, est également un excellent astringent naturel. Versez 1 c. à soupe de plante fraîche ou séchée dans 250 ml d'eau. Laissez frémir doucement pendant 10 minutes et filtrez. Laissez le mélange refroidir. Après avoir nettoyé votre peau en profondeur, appliquez cette lotion astringente avec un disque d'ouate.

• L'association d'**eau de lavande** et d'**huile essentielle de néroli** (issue des fleurs d'oranger) agit comme un nettoyant et un astringent, tout en laissant la peau agréablement parfumée. Versez de l'eau de lavande dans un petit vaporisateur et ajoutez une goutte d'huile de néroli. Vaporisez le mélange sur votre peau plusieurs fois par jour.

Se masser le visage

• Une poudre fine permet d'absorber le sébum et de débarrasser l'épiderme des cellules mortes qui bouchent les pores. Broyez et passez au tamis 2 c. à thé d'**avoine sèche**, puis humidifiez-les avec de l'eau d'**hamamélis** pour former une pâte. En utilisant le bout de vos doigts, faites pénétrer cette pâte dans votre peau par un massage délicat, puis rincez à l'eau tiède.

Appliquer un masque facial antisébum

• Les **masques à l'argile** réduisent la brillance, tonifient la peau et éliminent les impuretés. On en trouve dans la plupart des pharmacies. Vous pouvez aussi en confectionner vous-même en utilisant de l'argile pour le visage (vendue dans les magasins de produits naturels et sur Internet) et de l'eau florale d'**hamamélis**. N'utilisez pas d'argile de potier ; elle n'aura pas le même effet. Malaxez 1 c. à soupe d'hamamélis et 1 c. à thé d'argile pour le visage jusqu'à l'obtention d'un mélange homogène. Si vous le souhaitez, ajoutez 2 gouttes d'huile de **cyprès** et 2 gouttes d'huile de **citron** pour parfumer le masque et renforcer son action régulatrice sur la production des glandes sébacées. Appliquez ce masque en évitant le contour des yeux, installez-vous confortablement et détendez-vous. Laissez en place pendant 10 minutes ou jusqu'à ce que l'argile soit sèche, puis rincez.

• Les **masques au blanc d'œuf** sont réputés pour raffermir la peau et absorber le sébum. Mélangez 1 c. à thé de **miel** et un blanc d'œuf,

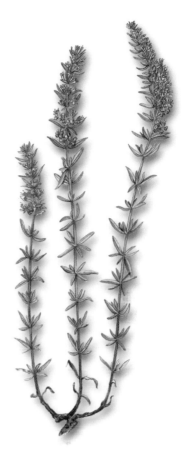

Les lotions à base d'hysope contribuent à resserrer les pores de la peau et donc à limiter la production de sébum.

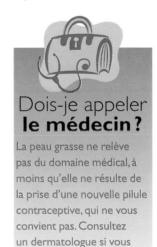

Dois-je appeler le médecin ?

La peau grasse ne relève pas du domaine médical, à moins qu'elle ne résulte de la prise d'une nouvelle pilule contraceptive, qui ne vous convient pas. Consultez un dermatologue si vous avez des poussées d'acné afin qu'il vous prescrive un traitement local ou général (voir p. 30).

remuez bien, puis ajoutez juste assez de farine pour former une pâte. Appliquez ce masque sur votre visage, en évitant le contour des yeux. Laissez sécher pendant 10 minutes environ, puis rincez à l'eau tiède.

- Certaines Indonésiennes utilisent des **mangues** pour confectionner un **masque** facial destiné à assécher et tonifier la peau. Écrasez une mangue jusqu'à l'obtention d'une bouillie, faites-la pénétrer dans votre peau par massage, laissez sécher quelques minutes, puis rincez. Ce soin contribue à déboucher les pores.

- Préparez un **masque antisébum** à base de **pomme**, de **jus de citron** et de plantes astringentes. Pelez une pomme, coupez-la en morceaux que vous mettrez dans une poêle. Couvrez d'eau et laissez frémir jusqu'à ce que les morceaux soient tendres. Écrasez-les, puis ajoutez 1 c. à thé de jus de citron et 1 c. à thé de **sauge**, de **lavande** ou de **menthe poivrée** séchées. Appliquez ce mélange sur votre visage, laissez reposer pendant 5 minutes, puis rincez à l'eau tiède.

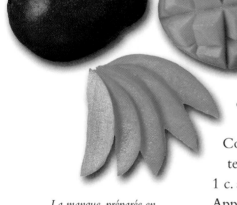

La mangue, préparée en masque, nettoie l'épiderme et élimine la brillance des peaux grasses.

Éliminer la brillance

- Au cours de la journée, appliquez sur votre visage une **poudre libre**, qui absorbe l'excès de sébum. N'utilisez pas de poudres compactes car elles contiennent de l'huile susceptible de faire ressortir les imperfections ou d'aggraver une acné existante.

- Achetez des **lingettes à l'alcool** pour peaux grasses. Elles sont souvent vendues en paquets adaptés à la taille d'un sac à main ou pliées dans des sachets individuels. Gardez-en à portée de main : vous pourrez les utiliser à chaque fois que vous en avez besoin. L'alcool élimine le sébum, et donne un aspect mat au visage.

Mieux vaut prévenir que guérir

- Prenez 1 c. à soupe d'**huile de graines de lin** par jour. Cela peut vous sembler étrange d'ajouter de l'huile à votre régime alimentaire, mais il y a une bonne raison à cela. L'huile de graines de lin (voir p. 388) est riche en acides gras essentiels, dont on a démontré qu'ils permettaient d'améliorer de nombreux problèmes cutanés, notamment la peau grasse. Stockez-la au réfrigérateur car elle se détériore lorsqu'elle est exposée à la lumière ou à la chaleur.

Peau sèche

La couche supérieure de l'épiderme assure une fonction autohydratante, mais il arrive qu'elle ne parvienne pas à subvenir à tous les besoins de la peau. Un excès de douches ou de bains, l'usage de produits irritants (savons, cosmétiques…), l'exposition solaire, un air sec, la pollution… tous ces facteurs et d'autres contribuent à assécher la peau. L'usage quotidien de crèmes ou de lotions hydratantes permet de limiter la déshydratation et de rééquilibrer la peau. Vous pouvez également essayer les mesures proposées ici.

Un exfoliant pour adoucir la peau

● Offrez à votre épiderme un **bain de lait**. L'acide lactique élimine les cellules mortes et aide l'épiderme à retenir l'eau. Trempez une débarbouillette dans du lait froid et appliquez-la sur les parties du corps qui vous paraissent particulièrement sèches ou irritées. Attendez 5 minutes, puis rincez doucement, afin de laisser un film d'acide lactique sur la peau.

● Si vous avez la peau rêche, versez 2 tasses de **sel d'Epsom** (ou sulfate de magnésium) dans une baignoire d'eau chaude et plongez dans ce bain pendant quelques minutes. Pour optimiser l'effet adoucissant, vous pouvez ajouter des **algues séchées** à l'eau. Au sortir du bain, tant que la peau est encore humide, profitez-en pour exfolier les zones particulièrement rêches en les **frictionnant** avec du sel d'Epsom. Vous constaterez une amélioration surprenante.

● Appliquez un **gel d'aloe vera** pour accélérer la régénération de l'épiderme. L'aloe vera contient des acides qui éliminent les cellules mortes. Pour obtenir le produit frais, il suffit de couper une feuille à la base et de la fendre à l'aide d'un couteau, puis d'extraire le suc avec une cuillère.

● Utilisez un hydratant aux **acides de fruits** (acides alpha-hydroxylés, **AHA**) ou une lotion à l'**urée** afin d'éliminer les cellules mortes là où la peau pèle et d'adoucir l'épiderme.

Hydrater la peau !

● Utilisez des **crèmes ou des lotions hydratantes** (une pour le visage, une pour le corps) qui conviennent à votre type de peau et appliquez-les chaque jour. Ces produits agissent plus en aidant l'épiderme à conserver son humidité qu'en apportant de l'eau.

Qu'est-ce qui **ne va pas ?**

Les glandes sébacées du derme produisent en permanence une sécrétion grasse appelée sébum, qui assure l'hydratation et la souplesse de l'épiderme. L'hiver, l'air est plus sec (à l'extérieur comme à l'intérieur, à cause du chauffage) : la peau pèle, s'irrite, craquelle et devient rêche. Plus exposés, les mains (qui produisent très peu de sébum) et le visage sont les parties les plus sensibles à la sécheresse.

L'aloe vera élimine les cellules mortes de la peau et raffermit l'épiderme.

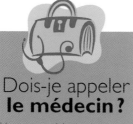

Dois-je appeler le médecin ?

Voyez un médecin si vous avez encore la peau très sèche après 2 semaines de soins hydratants intenses. Consultez également en cas d'éruption assortie de démangeaisons ou de symptômes infectieux (rougeur, croûte ou suintement). Il arrive que le dessèchement de la peau soit le signe d'un trouble ou d'une maladie : diabète, hypothyroïdie, maladie de peau, carence alimentaire, par exemple.

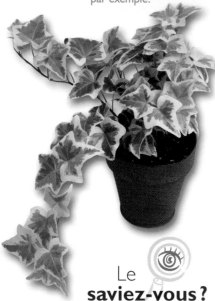

Le saviez-vous ?

Les plantes vertes contribuent à prévenir la sécheresse cutanée. Elles humidifient l'air à la fois par photosynthèse (les feuilles dégagent de la vapeur) et par évaporation de la terre, à condition que celle-ci soit régulièrement arrosée.

• Écrasez la pulpe d'un **avocat** bien mûr et appliquez ce **masque** sur votre visage. Les graisses de l'avocat ont une action émolliente. La chair contient également de la vitamine E, excellente pour la peau.

• Plusieurs produits de consommation courante peuvent aider à retenir les éléments hydratants de l'épiderme : la **lanoline** (graisse extraite de la laine du mouton, mais allergène), la **vaseline**, l'**huile d'arachide** ou de **paraffine**, et même la **margarine** – à utiliser avec modération pour éviter la sensation de peau grasse.

Changer de savon

• Si vous utilisez un **savon désodorisant**, jetez-le ! Ce type de produit contient des parfums irritants qui dessèchent la peau.

• Choisissez plutôt un **savon crème** ou savon surgras renfermant des graisses ou des huiles ajoutées à la fin du processus de fabrication qui laissent un film protecteur sur la peau.

• Testez des **nettoyants doux**, qui présentent un pH (taux d'acidité) proche de celui de la peau et nettoient sans dessécher.

• En général, les savons liquides sont plus doux pour la peau. Choisissez un produit estampillé « hydratant », et utilisez-le aussi bien pour le corps que pour les mains dans la journée.

Douches rapides et bains express

• Ne restez **jamais plus de 15 minutes** dans la baignoire ou sous la douche. Lavez-vous avec de l'**eau chaude, mais pas brûlante**. L'eau trop chaude a tendance à dissoudre le film lipidique protecteur de l'épiderme.

• Ajoutez un **émollient** (produit qui amollit et adoucit la peau) à l'eau de votre bain, qui laissera un film gras régulier sur votre corps.

• Prenez votre douche ou votre bain de préférence le soir, de sorte que le film gras qui protège la peau se régénère pendant la nuit.

Humidifier l'atmosphère

• L'hiver, assurez-vous que l'air de votre habitation est suffisamment humide. Placez un bol rempli d'eau au coin de la cheminée, suspendez des **réservoirs d'eau aux radiateurs**, laissez la porte de la salle de bains ouverte quand vous prenez un bain ou une douche et placez un **humidificateur** près de votre lit, sans oublier de fermer la porte de votre chambre la nuit, lorsqu'il est en marche.

• Sachez que la chaleur dégagée par les cheminées et les poêles à bois est extrêmement desséchante.

Un hydratant maison

Concoctez vous-même un hydratant pour la peau. Mélangez 1 c. à thé de cire d'abeille blanche et 2 c. à soupe de lanoline. Ajoutez 3 c. à soupe d'huile d'olive, 1 c. à soupe de gel d'aloe vera et 2 c. à soupe d'eau de rose (en vente dans la plupart des pharmacies).
Faites chauffer dans une casserole au bain-marie. Laissez refroidir.

Manger, boire et faire le plein d'eau !

- Veillez à boire suffisamment, **2 litres chaque jour** environ, pour apporter à l'organisme les liquides dont il a besoin, y compris pour entretenir la peau. Les tisanes et les jus de fruits comptent, mais pas les boissons alcoolisées, ni celles contenant de la caféine, dont l'action diurétique conduit à uriner plus fréquemment, autrement dit à éliminer de précieux fluides corporels.

- Consommez des **poissons gras** (maquereau, sardine, hareng ou saumon) deux ou trois fois par semaine au moins. Riches en **acides gras oméga-3**, ils contribuent à renforcer les membranes des cellules épidermiques.

- Les **noix**, les **avocats** et les **graines de lin** renferment également des acides gras oméga-3. Incorporez chaque jour 1 à 2 c. à soupe de graines de lin broyées à vos céréales, soupes ou sauces de salade.

Vitamines et sels minéraux

- Certaines vitamines, de même que divers minéraux, contribuent à entretenir une peau saine. Choisissez un supplément nutritionnel contenant le plus possible de nutriments bénéfiques pour la peau – **vitamines A, B$_2$** (ou riboflavine), **B$_6$, B$_9$** (ou acide folique), **C et E**, sélénium et zinc, notamment.

L'avocat écrasé en purée et appliqué comme un masque est particulièrement recommandé en cas de peau sèche car il adoucit et assouplit la peau.

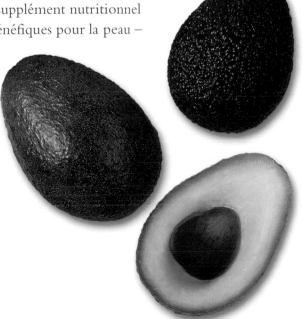

LES REMÈDES DE LA MER

Les océans abritent des centaines de milliers d'espèces végétales et animales, dont le potentiel thérapeutique n'est exploré que depuis quelques dizaines d'années. Plantes et animaux marins entrent déjà dans la fabrication de nombreux médicaments, tandis qu'une foule de produits pharmaceutiques d'origine marine sont à l'étude – un traitement anticancéreux conçu à partir d'œufs d'étoile de mer, un écran solaire puissant provenant d'une espèce de méduse, un médicament contre l'ostéoporose dérivé du corail, et bien d'autres encore.

Les huiles de poisson

Vous savez certainement qu'un régime riche en poissons gras (sardine, maquereau, saumon, thon) réduit le risque de maladies cardio-vasculaires en limitant la coagulation du sang, responsable de la formation de caillots sanguins et, vraisemblablement, en agissant sur les taux de lipides sanguins (cholestérol et triglycérides) et sur la pression artérielle. Cela été prouvé à maintes reprises à l'issue d'études cliniques menées par des chercheurs qui avaient relevé un taux d'infarctus du myocarde et de maladies artérielles particulièrement bas chez les habitants du Groenland, qui se nourrissent surtout de poissons à teneur élevée en acides gras oméga-3.

D'autres effets bénéfiques ont ensuite été mis en avant, le principal étant l'action anti-inflammatoire, employée pour soulager des troubles inflammatoires tels le psoriasis, le lupus, l'eczéma, la polyarthrite rhumatoïde et la maladie de Crohn. Si vous n'aimez pas le goût du poisson, ne vous privez pas de ses bienfaits pour autant : prenez des gélules d'huile de poisson (pour plus d'informations, voir p. 388).

La richesse des algues

Les algues ne servent pas seulement à envelopper les sushis et à soigner les curistes. Elles offrent un excellent apport en protéines et en fibres alimentaires, et renferment jusqu'à vingt fois plus de vitamines et de sels minéraux que les légumes traditionnels.

Contrairement aux plantes terrestres, les algues sont riches en vitamine B_{12}, laquelle peut faire défaut chez les personnes qui consomment peu ou pas d'aliments d'origine animale. C'est donc un légume intéressant pour les végétariens stricts.

Les algues pourraient avoir des propriétés anticancéreuses. Le nori, par exemple, est riche en bêta-carotène (précurseur de la vitamine A). Comme tous les antioxydants, ce nutriment est susceptible de neutraliser les molécules nocives que sont les radicaux libres avant qu'ils ne provoquent des dégâts sur l'ADN des cellules. Des chercheurs travaillent sur le lien possible entre la consommation d'algues au Japon et la faible incidence des cancers dans ce pays.

Coup de pouce aux thyroïdes paresseuses

Tout comme le cancer, l'obésité est beaucoup plus rare au Japon que dans la plupart des pays occidentaux. Selon certaines théories, ce sont les algues, omniprésentes dans la cuisine traditionnelle japonaise, qui contribueraient à stimuler le métabolisme.

Les processus métaboliques sont en partie contrôlés par les hormones sécrétées par la glande thyroïde. Or une carence en iode peut être responsable d'une insuffisance thyroïdienne (hypothyroïdie), à l'origine d'une fatigue, d'une sécheresse cutanée, d'une prise de poids…

Dans les pays développés, la majorité de la population consomme assez d'iode grâce au sel de table iodé. Toutefois, si votre médecin vous conseille d'augmenter votre consommation d'iode – pour stimuler une thyroïde paresseuse, par exemple –, vous pouvez essayer d'intégrer les algues à votre régime alimentaire.

Du sel de mer pour une peau saine

Voici des millénaires que les hommes se baignent dans les eaux salées de la mer Morte pour soigner leurs maladies de peau. Si les eaux de la mer Morte ne font pas forcément de miracles, il est certain que les bains dans l'eau salée sont très efficaces pour hydrater les peaux sèches et abîmées. Si vous avez simplement la peau sèche, les gommages au sel donnent d'excellents résultats. Mélangez 1 tasse de sel de mer à de la glycérine (vendue en pharmacie) en quantité suffisante pour amalgamer le sel. Après la douche, frictionnez-en la peau encore mouillée, à main nue ou à l'aide d'une éponge végétale. Rincez et séchez. Vous serez surpris de la douceur de votre peau.

Des algues à déguster

Les algues sont au goût du jour ! Elles s'achètent fraîches ou lyophilisées, auquel cas il suffit de les laisser tremper dans l'eau avant utilisation. Vous en trouverez dans les épiceries asiatiques et les boutiques d'aliments naturels.

Dulse

En Irlande, on prépare des galettes à partir de cette algue rouge. Des morceaux de dulse sont mélangés à de la purée de pommes de terre, on forme ensuite des galettes que l'on fait frire. Il existe aussi de la tapenade de dulse, sorte de crème d'algues utilisée pour tartiner les rôties ou agrémenter salades, poissons ou crustacés.

Varech

Hachés, ces rubans bruns viennent relever les soupes. Lyophilisé, le varech (ou goémon) se saupoudre sur les aliments, comme un condiment.

Laitue de mer

On peut la consommer réduite en purée et mélangée à des flocons d'avoine, en galettes que l'on fait frire pour le déjeuner ou en accompagnement de poisson. Elle peut aussi agrémenter des salades, des potages, des sauces ou se cuisiner en papillote.

Nori

Vendue en feuilles séchées, cette algue japonaise sert à envelopper les gâteaux de riz ou les sushis. Découpée en lamelles, elle décore et aromatise les soupes.

Wakame

Cette algue japonaise, aujourd'hui cultivée sur la côte atlantique, est surtout utilisée pour aromatiser les potages. En lamelles, elle peut aussi agrémenter ragoûts, poêlées ou salades.

La plupart des algues sont riches en sel. Si vous devez le limiter, laissez-les tremper avant de les consommer et n'en abusez pas.

Pellicules

Vos épaules sont sans cesse constellées de taches blanches ? À chaque coup de peigne, vous constatez la présence de ces petites squames inesthétiques ? Si les pellicules ne constituent pas un grave problème de santé, elles se révèlent pour le moins embarrassantes. Pour les maîtriser, commencez par utiliser un shampooing adapté. Vous pouvez aussi concocter un rinçage maison qui combattra les champignons microscopiques (levures) responsables de la plupart des problèmes de pellicules et contribuera à apaiser d'éventuelles démangeaisons.

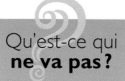

Qu'est-ce qui **ne va pas ?**

Nous perdons en permanence des couches externes de cellules mortes. Lorsque ces cellules cutanées se détachent trop vite du cuir chevelu, elles forment des flocons blancs visibles, les pellicules. Il existe plusieurs causes, souvent associées : une hyperactivité des glandes sébacées, une dermatite séborrhéique (maladie de peau caractérisée par des squames et des rougeurs), la prolifération d'un champignon microscopique de type levure *(Pityrosporum orbiculare)*, qui se développe surtout sur les peaux grasses. Certains facteurs semblent aggraver l'état du cuir chevelu : le stress, le froid, l'emploi de shampooings trop forts, par exemple.

Première arme : le shampooing

Les shampooings recommandés ici peuvent être irritants pour les muqueuses : évitez tout contact avec les yeux.

- Choisissez un shampooing à base de **sulfure de sélénium**, de **zinc pyrithione** ou de **goudron**. Les deux premiers ingrédients freinent la multiplication des cellules du cuir chevelu. Les formules au goudron retardent la croissance cellulaire. Ces produits sont plus efficaces que ceux à l'acide salicylique ou au soufre, qui ne font que ramollir les squames pour les faire partir à l'eau.

- Si vos pellicules résistent à un shampooing antipelliculaire de base, essayez-en un au **kétoconazole**. Cet agent antifongique permet d'éliminer les squames de façon durable.

- Si votre shampooing antipelliculaire cesse d'être efficace au bout de quelques mois, c'est probablement parce que votre cuir chevelu s'est adapté à l'ingrédient actif et qu'il commence à l'ignorer. Passez à un shampooing contenant un **principe actif différent**, quitte à en changer à nouveau après quelques mois.

- Laissez le shampooing agir pendant **5 à 10 minutes** avant de vous rincer la tête. Si vos pellicules sont tenaces, recouvrez vos cheveux d'un bonnet de douche après avoir fait pénétrer le shampooing et laissez agir pendant 30 minutes environ.

Deuxième arme : le rinçage

Les solutions de rinçage doivent elles-mêmes être rincées à l'eau après quelques dizaines de minutes de contact avec le cuir chevelu.

- Préparez une solution de rinçage avec de l'**hydrastis**. Cette plante contient de la berbérine, dotée de propriétés antibactériennes et antifongiques. Versez 1 tasse d'eau bouillante sur 2 c. à thé de racine émincée. Faites macérer, filtrez et laissez refroidir. **Imbibez une compresse** avec cette solution et passez-la sur votre cuir chevelu après le shampooing (ou à un autre moment). Si vous ne trouvez pas de racine d'hydrastis, ajoutez quelques gouttes de teinture-mère d'hydrastis à un peu de shampooing.

• Essayez une solution de rinçage odorante au **romarin** pour éliminer les bactéries et les champignons. Versez 1 tasse d'eau bouillante sur 1 c. à thé de romarin haché. Laissez infuser quelques minutes avant de filtrer. Utilisez cette infusion en rinçage une fois par jour. En cas d'irritation, changez de remède.

• Autre alternative : une solution de rinçage aux feuilles de **laurier**. Ajoutez une poignée de feuilles de laurier écrasées à 1 litre d'eau frémissante. Couvrez et laissez infuser 20 minutes. Filtrez, laissez refroidir, appliquez sur le cuir chevelu et rincez au bout de 1 heure.

• Le **vinaigre de cidre**, qui élimine divers champignons et bactéries, est un remède maison fréquemment conseillé contre les pellicules. Mélangez une part d'eau avec une part de vinaigre de cidre de pomme. Utilisez en rinçage après le shampooing.

Essayer l'arbre à thé

• L'**huile essentielle d'arbre à thé** (melaleuca) possède de puissantes vertus antifongiques. Diluez 7 gouttes dans 1 c. à soupe d'huile porteuse (huile d'olive ou de pépins de raisin) et appliquez sur le cuir chevelu. Laissez agir une nuit. Autre possibilité : ajoutez quelques gouttes à votre shampooing habituel. Il existe également des shampooings à l'huile d'arbre à thé.

Du lait fermenté dans les cheveux

• Ce n'est pas esthétique, mais cela peut marcher : étalez du **yogourt à l'acidophilus** sur votre cuir chevelu et laissez agir 30 minutes avant de rincer. Ces « bonnes » bactéries aident à éliminer la levure – les ferments lactiques sont des remèdes traditionnels contre les mycoses (infections provoquées par des champignons microscopiques, dont les levures).

Éviter de se gratter

• Les pellicules peuvent causer des démangeaisons dans le cuir chevelu. **Résistez à la tentation de vous gratter**, y compris avec un peigne ou une brosse, car vous ne feriez qu'aggraver la situation en provoquant des lésions de grattage.

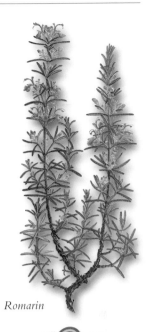

Romarin

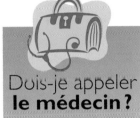

Dois-je appeler **le médecin ?**

Les mesures simples décrites ici sont généralement efficaces : attendez 2 semaines pour le vérifier, et consultez votre médecin ou un dermatologue si vous n'observez aucune amélioration ou si vous souffrez d'importantes démangeaisons accompagnées de rougeurs et d'irritations du cuir chevelu. Un avis médical est également nécessaire si d'épaisses croûtes jaunes et squameuses ou si des plaques rouges apparaissent sur le cuir chevelu, la nuque et d'autres zones pileuses du corps. Ces symptômes peuvent révéler une dermatite séborrhéique, qui exige un traitement dermatologique.

Pied d'athlète

Cette infection fongique (provoquée par des champignons microscopiques) ne concerne pas uniquement les athlètes. Elle s'attrape très facilement dans les piscines, les vestiaires de gyms, les douches communes, etc. Il est très difficile de s'en débarrasser. Prenez toujours soin de bien vous sécher les pieds, notamment entre les orteils. Vous trouverez ici quelques conseils pour apaiser les démangeaisons provoquées par cette infection, ainsi que quelques mesures de prévention.

Qu'est-ce qui ne va pas ?

Le pied d'athlète, ou *tinea pedis* (teigne du pied), est une mycose cutanée, c'est-à-dire une infection de la peau provoquée par un champignon. Les principaux symptômes sont des démangeaisons, des rougeurs, l'apparition de crevasses et le détachement de petites peaux. Le champignon peut se propager à l'ensemble du pied (les côtés et la plante des pieds surtout), ainsi qu'aux ongles, qui s'épaississent, se décolorent et deviennent friables. Dans les cas les plus aigus, des ampoules purulentes peuvent apparaître. Les champignons proliférant dans les endroits chauds et humides, les pieds, enfermés dans des bas et des chaussures moites, constituent donc un terrain propice.

Commencer par des bains de pieds

• Vous pouvez acheter une **solution antiseptique** en pharmacie ou, simplement, plonger vos pieds 5 à 10 minutes dans de l'**eau salée** (2 c. à thé de sel pour 500 ml d'eau). Faites-le chaque jour jusqu'à cicatrisation complète des lésions dues au champignon.

• Les tannins du **thé**, légèrement astringents, conviennent à merveille pour assécher la peau. Faites infuser 5 sachets de thé dans 1 litre d'eau bouillante pendant 5 minutes. Laissez tiédir et baignez vos pieds pendant une trentaine de minutes.

• Ajoutez 1 pincée de **moutarde en poudre** à l'eau d'un bain de pieds. La moutarde aide à assécher les champignons. Trempez vos pieds pendant environ 30 minutes.

Traiter rapidement l'infection

• Certains médicaments **fongicides** sont en vente libre, d'autres nécessitent une ordonnance. Choisissez un onguent ou une poudre contenant du miconazole (du type Micatin®, Monista®, Tinactin®) ou du clotrimazole (sur ordonnance). Appliquez le produit jusqu'à pénétration complète sur la zone touchée (en débordant un peu) deux ou trois fois par jour. N'arrêtez surtout pas le traitement lorsque les symptômes commencent à diminuer. Il faut au contraire le poursuivre pendant au moins 2 semaines pour être sûr d'avoir totalement éliminé le champignon.

• Le **bicarbonate de sodium** peut apaiser les démangeaisons et la sensation de brûlure. Ajoutez de l'eau à 1 c. à soupe de bicarbonate de sodium pour former une pâte épaisse. Appliquez-la en frottant sur la peau, puis rincez et séchez bien. Pour adoucir la peau, passez ensuite un peu de **fécule de maïs**.

• Voici quelques suggestions de produits, parfois étonnants, à appliquer localement : **alcool, vinaigre de cidre, poudre d'ail, laque pour les cheveux, miel**. Les résultats sont variables selon les cas, et la meilleure façon de savoir s'ils sont efficaces sur vous consiste à les essayer. Choisissez-en un que vous appliquerez trois ou quatre fois par jour et poursuivez en cas d'amélioration.

• Les yogourts et autres produits laitiers à base de **ferments lactiques** (*Lactobacillus acidophilus*, par exemple) sont efficaces contre les mycoses. Appliquez un peu de yogourt nature ou un lait fermenté sur la zone infectée, laissez sécher et rincez.

• Pour accélérer la cicatrisation des lésions, **marchez pieds nus** le plus souvent possible (pas sur des sols mouillés toutefois, pour éviter de transmettre le champignon).

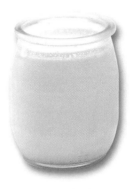

Les yogourts et les laits fermentés, riches en ferments lactiques, aident à lutter contre les mycoses, y compris en application locale.

Essayer les plantes

• L'**huile essentielle d'arbre à thé** (melaleuca) est un antiseptique naturel, qui peut freiner le développement des champignons et accélérer la cicatrisation. Mélangez à parts égales huile essentielle d'arbre à thé et huile d'olive et massez les zones touchées deux fois par jour. L'huile d'olive adoucit la peau durcie par la mycose, ce qui facilite la pénétration de l'huile d'arbre à thé.

• Vous pouvez aussi mélanger l'huile d'arbre à thé avec du **gel d'aloe vera**, autre émollient. Dans ce cas, mélangez 3 doses d'huile d'arbre à thé pour 1 dose d'aloe vera et appliquez deux fois par jour. Poursuivez ce traitement 6 à 8 semaines.

• La **lavande** possède également des propriétés antifongiques. Versez 3 gouttes d'huile essentielle de lavande dans 1 c. à thé d'une huile neutre (une huile végétale convient parfaitement) et massez la peau chaque jour.

• Le **calendula** (souci) est utilisé depuis des siècles pour soigner les blessures et infections de la peau. Il aurait des propriétés à la fois antifongiques et anti-inflammatoires. Appliquez un onguent cicatrisant au calendula sur les pieds, surtout entre les orteils.

Mieux vaut prévenir que guérir

• Après la toilette, **essuyez vos pieds** avec soin. Utilisez éventuellement un séchoir à cheveux pour être sûr de bien sécher la peau entre les orteils.

• Pour que vos doigts de pied restent secs, mettez du **talc dans vos bas ou sur vos pieds** (il absorbera la transpiration).

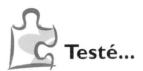

Testé...

Certaines personnes affirment s'être débarrassées du pied d'athlète grâce à leur propre salive.

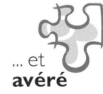

... et avéré

La salive des animaux posséderait des propriétés antifongiques et antibactériennes. Chez les chiennes, la salive permet de neutraliser les bactéries responsables d'infections sur les chiots. La salive humaine renferme des histatines, des molécules dotées de propriétés antifongiques (contre le genre *Candida*).

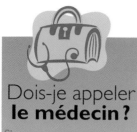

Dois-je appeler le médecin ?

Si vous commencez un traitement antifongique, poursuivez-le au moins 3 semaines avant d'espérer des résultats. Si les symptômes sont importants, n'hésitez pas à consulter un médecin. Non traitée, une mycose peut provoquer des crevasses susceptibles de laisser pénétrer des bactéries. Consultez rapidement si la peau est très rouge, sensible au toucher ou purulente. Un gonflement du pied ou de la jambe accompagné de fièvre ou des stries rouges entourant la zone infectée doivent également vous alarmer. Enfin, les personnes diabétiques doivent consulter un médecin dès les premiers signes car, chez elles, une mycose peut rapidement évoluer en plaie chronique infectante.

• Portez des **bas en coton**. Les fibres naturelles absorbent mieux l'humidité. Si vous transpirez beaucoup, n'hésitez pas à changer de chaussettes dans la journée afin de toujours conserver les pieds au sec.

• **Lavez vos bas et collants à haute température** (60 °C) pour vous débarrasser totalement des champignons.

• Préférez des **chaussures en toile ou en cuir**, qui laissent les pieds respirer. Évitez surtout le plastique et le caoutchouc, qui retiennent l'humidité et favorisent la transpiration.

• Si possible, **ne portez pas les mêmes chaussures 2 jours d'affilée**, de manière à ce qu'elles aient le temps de sécher. Si vous transpirez beaucoup, changez de chaussures en cours de journée.

• **Traitez l'intérieur de vos chaussures avec un antifongique.** Pour éliminer les champignons, passez un chiffon imprégné de désinfectant à l'intérieur dès que vous les enlevez ou utilisez un produit en atomiseur.

• Portez des **sandales** dans les endroits où il faut retirer ses chaussures (salles de gym, vestiaires, abords des piscines).

• Si les ongles de vos orteils sont épais, jaunes et cassants, vous souffrez sans doute d'une **mycose des ongles**, qui peut gagner la peau. Traitez-la impérativement pour éviter qu'elle ne prolifère. Faites-vous conseiller par le pharmacien ou consultez un médecin ou un dermatologue.

Ne laissez pas le champignon proliférer

Le champignon à l'origine du pied d'athlète peut s'étendre à d'autres endroits du corps. Pour éviter cela, lavez-vous soigneusement les mains après tout traitement des pieds. Pour vous habiller, mettez vos bas (en fibres naturelles) en premier, afin de ne pas passer vos sous-vêtements sur vos pieds nus.

Si vous portez des collants, enfilez d'abord une paire de bas, puis vos sous-vêtements, retirez les bas et mettez votre collant. Cela peut paraître fastidieux, voire ridicule, mais ceux qui ont des mycoses à répétition savent à quel point ces infections sont récidivantes et longues à soigner.

Pieds douloureux

Si vous avez mal aux pieds, c'est peut-être pour une raison précise : mycose (pied d'athlète), cor, durillon ou ongle incarné. En revanche, si la gêne que vous éprouvez est simplement due à la fatigue ou à des chaussures inadaptées, vous trouverez ici des conseils simples à mettre en œuvre. Les bains de pieds dans l'eau chaude ou froide, avec ou sans extraits de plantes, ainsi que les massages tonifiants devraient suffire à soulager vos pieds martyrisés.

Bains de pieds et huiles essentielles

- Remplissez une **bassine d'eau froide** et une autre d'**eau chaude** – aussi chaude que possible. Installez-vous sur une chaise confortable et plongez vos pieds dans l'eau froide. Au bout de 5 minutes, retirez-les pour les tremper dans l'eau chaude, puis réitérez l'opération plusieurs fois. Ces **changements de température** stimulent la circulation en dilatant, puis en resserrant les vaisseaux sanguins.
- Bichonnez vos pieds avec des huiles essentielles. Remplissez une cuvette d'eau chaude, ajoutez 2 gouttes d'essence de **menthe**, 4 gouttes d'essence d'**eucalyptus** et 4 gouttes d'essence de **romarin**. Laissez tremper vos pieds pendant 10 minutes.
- Si vous n'avez pas d'huiles essentielles sous la main, préparez un **thé à la menthe** très fort et versez-le dans l'eau.
- Plongez vos pieds dans une bassine d'eau chaude additionnée de 15 g de **teinture d'arnica**. En stimulant la circulation, ce mélange soulage instantanément la douleur.

Les miracles du massage

- Achetez des **rouleaux conçus pour masser la plante des pieds**. Si vous n'en trouvez pas, faites rouler une **balle** de tennis, une balle de golf ou un **rouleau à pâtisserie** sous la plante de votre pied pendant quelques minutes.
- Préparez une huile de massage stimulante pour soulager vos pieds : mélangez 3 gouttes d'huile essentielle de **girofle**, un stimulant léger pour la circulation, à 3 c. à soupe d'huile de sésame. Massez vos pieds douloureux en faisant longuement pénétrer l'huile. Autre recette d'huile de massage : mélangez 3 gouttes d'essence de **lavande**, 1 goutte d'essence de **camomille**, 1 goutte d'essence de **géranium** et 2 c. à thé d'huile d'olive.

Qu'est-ce qui **ne va pas ?**

Nous passons jusqu'à 80 % de notre temps d'éveil debout sur nos pieds. Chaque jour, un adulte fait en moyenne de 8 000 à 10 000 pas. Dans ces conditions, rien d'étonnant à ce que, de temps à autre, nos pieds s'endolorissent, surtout si les chaussures ne sont pas adaptées à leur forme. Ces douleurs peuvent aussi être la conséquence d'une arthrite, d'une mauvaise circulation sanguine ou d'un diabète.

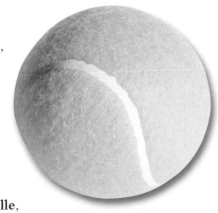

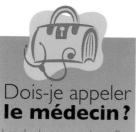

Dois-je appeler le médecin ?

Les douleurs occasionnelles n'ont rien d'inquiétant. Consultez un médecin si vous éprouvez des difficultés pour marcher dès le matin au saut du lit ou si la zone douloureuse est enflée ou très pâle. Vous souffrez peut-être d'une fracture, d'une tendinite ou de la compression d'un nerf. Le cas échéant, votre médecin vous dirigera vers un podologue ou un chirurgien orthopédique spécialisé. Si vous éprouvez une sensation de brûlure dans les pieds, signalez-le à votre généraliste car cela peut être un signe de diabète ou de maladie de la thyroïde. Si vous êtes déjà diabétique, voyez votre médecin si une coupure, une plaie ou un hématome ne commencent pas à cicatriser ou à se résorber au bout de 24 heures.

Coup de pouce aux pieds plats ou creux

• Si vous avez les pieds plats ou creux, garnissez vos chaussures de **semelles orthopédiques** pour avoir moins mal. Elles doivent être confectionnées sur mesure pour s'adapter à vos chaussures – faites examiner vos pieds par un orthésiste.

Gymnastique des pieds

• Placez des **crayons** sur le sol et **ramassez-les avec les orteils**. Ce petit exercice aide à calmer la douleur.

• Passez un **élastique** fort autour des cinq orteils. Écartez-les, tenez 5 secondes, puis relâchez. Répétez cet exercice dix fois afin de détendre le pied s'il est resté longtemps engoncé dans une chaussure.

Soigner les talons

• Si vous avez mal aux talons, notamment le matin, c'est peut-être que vous souffrez de **fasciite plantaire**, une inflammation de l'épaisse membrane (le fascia plantaire) qui relie le talon à la base des orteils. Pour soulager la douleur, **étirez le tendon d'Achille**. Placez-vous à environ 1 m d'un mur, posez les mains sur ce mur et avancez la jambe droite, genou plié. Maintenez la jambe gauche tendue, talon au sol, de façon à étirer le talon et la voûte plantaire gauches. Tenez cette position pendant 10 secondes, changez de jambe et répétez l'exercice.

• Appliquez un **glaçon sur le talon douloureux** pendant une dizaine de minutes trois fois par jour.

• Achetez une **talonnière** dans une pharmacie. Glissée dans la chaussure, elle enveloppe le talon et le protège des chocs.

Mieux vaut prévenir que guérir

• Si vous êtes appelé à rester debout pendant plusieurs heures – vous tenez un stand à une fête, par exemple –, placez un **tapis de mousse sous vos pieds**.

• Portez des **chaussures de sport** le plus souvent possible, même si vous n'avez pas l'intention de courir. Elles soutiennent la voûte plantaire et amortissent les chocs. Si vous n'aimez pas les chaussures de sport, choisissez au moins des chaussures à **semelles épaisses**.

• Achetez vos chaussures l'après-midi, **au moment où vos pieds sont gonflés**. Si vous avez l'habitude de porter des semelles amovibles, n'oubliez pas de les emporter pour les glisser dans les chaussures neuves avant l'essayage.

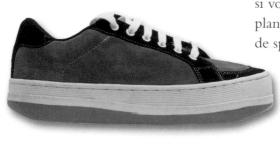

Pieds malodorants

Votre entourage se bouche le nez à chaque fois que vous ôtez vos chaussures ? Il existe une foule de remèdes et de mesures simples pour venir à bout de la transpiration, neutraliser les odeurs et éviter que vos pieds sentent… les pieds. Commencez par changer de bas deux fois par jour et par appliquer un déodorant sur vos pieds après les avoir lavés.

Un déodorant pour les pieds

- Le **déodorant que vous utilisez pour les aisselles** convient aussi pour neutraliser les odeurs de transpiration des pieds. Vaporisez ou appliquez avant d'enfiler vos bas et vos chaussures.
- Lavez-vous chaque jour les pieds à l'eau chaude avec un **savon déodorant** ou **antibactérien**.

Un peu d'air chaud

- Après un bain ou une douche, **séchez vos pieds à l'aide d'un séchoir à cheveux** réglé au minimum. Ce traitement s'adresse avant tout aux personnes souffrant du pied d'athlète (voir p. 294) ou d'une mycose des ongles, puisqu'il contribue à prévenir les infections et à réduire l'humidité.

Laisser tremper, parfumer !

- Essayez les **bains de pieds au thé noir**. Laissez infuser deux sachets de thé dans 500 ml d'eau pendant 15 minutes. Ôtez les sachets et diluez le thé dans 2 litres d'eau, puis plongez-y les pieds pendant 30 minutes. L'acide tannique du thé noir tue les bactéries et referme les pores, limitant ainsi la transpiration.
- Préparez un **bain de pieds antiodeurs** en versant 1 tasse de **vinaigre** dans une bassine d'eau chaude. Pour combattre encore plus efficacement les odeurs, ajoutez quelques gouttes d'huile essentielle de **thym**. Celle-ci contient un antiseptique puissant qui élimine les bactéries responsables des odeurs désagréables. Trempez vos pieds pendant 15 à 20 minutes et renouvelez l'opération tous les jours pendant 1 semaine. (*Attention :* n'appliquez pas ce traitement en cas de plaie ouverte ou de lésion de la peau.)
- Si vous ne trouvez pas d'essence de thym, sachez que certains **rince-bouche** en contiennent. Ajoutez-en une giclée à votre bain. (*Attention :* là encore, abstenez-vous en cas de lésions de la peau.)

Qu'est-ce qui ne va pas ?

Vos pieds hébergent des millions de bactéries qui prolifèrent dans la transpiration, parmi les cellules mortes de la peau. Ce sont les substances sécrétées par ces bactéries qui provoquent les mauvaises odeurs. Dès que vous enfermez vos pieds dans une paire de chaussures, ils exsudent une transpiration qui fournit aux bactéries un milieu favorable. Une mycose non traitée (pied d'athlète, par exemple) peut aussi être responsable d'odeurs désagréables. Les personnes diabétiques ou cardiaques, ainsi que les personnes âgées en général, sont particulièrement sujettes aux infections fongiques et aux mauvaises odeurs dues à une circulation sanguine déficiente.

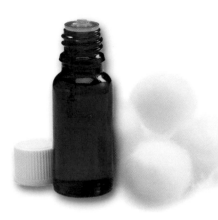

L'huile essentielle de lavande, qui s'utilise diluée, laisse une odeur fraîche et agréable.

Frictionner avec une huile parfumée

• L'huile essentielle de **lavande** contribue à éliminer les bactéries tout en dégageant une odeur agréable. Le soir, avant de vous coucher, frictionnez et massez vos pieds avec quelques gouttes diluées dans de l'huile d'olive, puis enfilez une paire de bas pour la nuit. (*Attention* : assurez-vous que votre épiderme ne réagit pas à cette huile essentielle en appliquant au préalable une petite touche sur un coin de peau.)

Des bains de pieds aux sels d'Epsom

• Dans un seau ou une bassine, diluez 2 tasses de **sels d'Epsom** (sulfate de magnésium) dans 4 litres d'eau chaude. Plongez-y les pieds pendant 15 minutes deux fois par jour. Les sels astringents limitent la transpiration et tuent les bactéries.

Offrir aux pieds un traitement contre l'acné

• Appliquez du **peroxyde de benzoyle** en gel sur la plante des pieds (un traitement antiacnéique vendu sans ordonnance en pharmacie). Ce soin peut agir contre les bactéries de la transpiration tout comme il élimine celles responsables de l'acné.

Poudrer les pieds

• Saupoudrez vos pieds de **talc** ou de poudre pour les pieds avant d'enfiler vos bas et vos chaussures. La poudre absorbe la transpiration responsable des mauvaises odeurs.

• Le **bicarbonate de sodium**, qui neutralise les odeurs, et la **fécule de maïs**, qui absorbe l'humidité, sont aussi efficaces.

Se changer pour sentir bon

• Changez de bas au moins une fois par jour – de préférence deux ou trois fois.

• **Portez en alternance au moins deux paires de chaussures.** Placez la paire que vous venez d'ôter dans un endroit aéré pendant 24 heures.

• Choisissez si possible des chaussures pourvues d'un maillage sur les côtés ou des sandales qui **laissent respirer le pied**. De même, vos pieds respireront mieux si vous portez des bas en fil ou en coton au lieu d'un mélange synthétique.

• Essayez de marcher le plus souvent possible pieds nus chez vous – et débarrassez-vous de vos vieilles pantoufles.

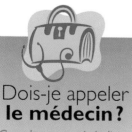

Dois-je appeler **le médecin ?**

Consultez votre généraliste si vous souffrez d'un pied d'athlète récalcitrant malgré les traitements maison (voir p. 294), d'une mycose des ongles ou d'une transpiration excessive même si vous restez pieds nus.

Des chaussures qui sentent bon

- **Rangez vos chaussures** dans un endroit clair et ventilé – pas au fond d'un placard sombre où prolifèrent les bactéries.

- Dès que vous enlevez vos chaussures, mettez à l'intérieur un **sachet de copeaux de bois de cèdre**. Ces sachets en coton absorbent l'humidité, neutralisent les odeurs gênantes et gardent vos chaussures confortablement sèches.

- Vous pouvez aussi acheter des **sachets de granules de zéolite** en filet à petites mailles (on en trouve parfois dans les chaussures ou les sacs à main neufs). La zéolite est un minéral volcanique qui absorbe les odeurs et l'humidité. Exposez le sachet au soleil pendant 6 heures avant de le réutiliser.

- Il semble que la **litière pour chat**, elle aussi, soit un remède efficace contre les odeurs. Versez un peu de litière dans de vieux bas et glissez-les au fond de vos chaussures dès que vous les ôtez. Après tout, la litière n'est-elle pas faite pour absorber l'humidité et neutraliser les odeurs ?

- Si vos chaussures sont dotées de **semelles amovibles**, retirez celles-ci et **faites-les sécher à l'air libre** dès que vous ôtez vos chaussures.

- Investissez dans des **semelles à découper antiodeurs** et taillez-les à vos mesures. Changez-les tous les 3 à 6 mois.

- Pensez à **nettoyer vos espadrilles**. Lisez les instructions d'entretien : si vos espadrilles sont lavables, passez les à la machine à laver au moins une fois par mois. Changez-en régulièrement si vous les utilisez souvent.

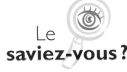

Le saviez-vous ?

Les pieds renferment plus de 250 000 glandes sudoripares qui, chaque jour, peuvent sécréter jusqu'à un quart de litre de transpiration.

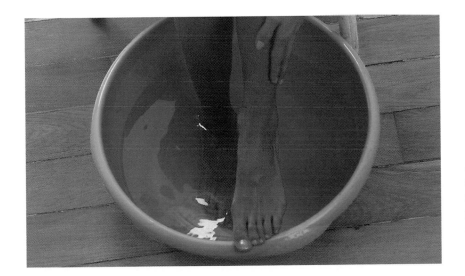

Le soir, un bain de pieds dans de l'eau additionnée d'huiles essentielles (thym ou lavande, par exemple) chasse les mauvaises odeurs et soulage les pieds de la fatigue de la journée.

Piqûres et morsures d'animaux

Moustiques, abeilles, guêpes, méduses… Il est impossible d'éviter tout contact avec ces animaux, surtout les insectes, même si les produits répulsifs sont souvent efficaces. Voici quelques astuces pour vous remettre d'une attaque et protéger votre peau contre de futures agressions.

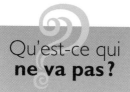

Qu'est-ce qui **ne va pas ?**

Les moustiques, les puces ou les tiques nous piquent parce qu'ils ont faim et nous considèrent comme de la nourriture. En revanche, les guêpes et les abeilles attaquent lorsqu'elles se sentent menacées. Les moustiques déposent un peu de salive à l'endroit de la piqûre, qui enfle et donne des démangeaisons irritantes, alors que les abeilles et les guêpes injectent un venin qui provoque une vive douleur.

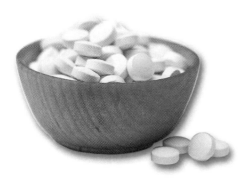

LES PIQÛRES DE GUÊPE ET D'ABEILLE
Premiers soins

• Si vous avez été piqué par une **abeille**, la première chose à faire est d'essayer de **retirer rapidement le dard**, en utilisant le bord d'une carte de crédit, la lame d'un couteau ou votre ongle comme racloir. Tant que le dard est enfoncé dans la peau, il continue de libérer son venin. Ne vous servez pas d'une pince à épiler et n'appuyez pas avec vos doigts sur la piqûre pour éviter de faire pression sur la poche à venin. Les guêpes ne laissent pas de dard dans la peau.

Soigner la plaie

• **S'il s'agit d'une abeille**, imprégnez la plaie de **bicarbonate de sodium** dilué dans de l'eau (1 c. à thé de bicarbonate dans un verre d'eau). Remplacez le bicarbonate de sodium par du **vinaigre pur** s'il s'agit d'une **guêpe**. Faites attention au produit que vous utilisez : les piqûres d'abeille sont acides et doivent être neutralisées par un agent alcalin (bicarbonate de sodium), tandis que les piqûres de guêpe sont alcalines et se neutralisent avec un agent acide, comme le vinaigre. Imbibez un disque de coton de liquide et tamponnez la piqûre quelques minutes afin d'atténuer les rougeurs et l'œdème. Naturellement, cela suppose que vous ayez identifié l'insecte qui vous a piqué.

• Essayez de neutraliser le venin en approchant une **source de chaleur** de la piqûre – cigarette, par exemple. Approchez-la jusqu'à ce que la douleur commence à devenir difficilement supportable, mais ne touchez pas la peau !

• Appliquez une **pâte à base d'aspirine pour stopper les démangeaisons** (sauf si vous êtes allergique à ce médicament). Écrasez un ou deux comprimés dans un mortier. Ajoutez un peu d'eau pour obtenir une pâte que vous étalerez sur la piqûre. Les substances actives de l'aspirine favorisent la neutralisation du venin.

- Une **poche de glace** insensibilisera la zone et réduira le gonflement. Placez une débarbouillette entre la glace et la peau et maintenez-la en place pendant 20 minutes.
- Frottez la piqûre avec une tranche d'**oignon** ou de l'**ail** écrasé. Tous deux contiennent des enzymes qui agissent efficacement contre le venin.
- Le **sucre** fait également très bien l'affaire. Trempez votre index dans de l'eau, puis dans du sucre et passez-le sur la piqûre.
- L'huile essentielle d'**arbre à thé** (melaleuca) est également efficace pour réduire l'enflure. Déposez 1 goutte sur la piqûre plusieurs fois par jour. Cessez en cas d'irritation de la peau.
- La **papaye** contient une enzyme dite protéolytique (la **papaïne**) qui neutraliserait les peptides (constituants de base des protéines) du venin des insectes. Posez une tranche sur la piqûre et laissez-la en place pendant 1 heure.
- L'**ananas** renferme une enzyme du même type, la **broméline**, qui facilite la digestion des protéines et agit efficacement contre le gonflement des tissus. Achetez des gélules de broméline, ouvrez-en deux et mélangez la poudre avec un peu d'eau. Appliquez cette pâte sur la zone affectée. (*Attention :* faites un test sur une zone de peau indemne au préalable et attendez quelques heures pour vous assurer de l'absence de réaction allergique.)
- Pour réduire les démangeaisons, tamponnez la plaie avec 1 ou 2 gouttes d'huile essentielle de **lavande**. Attendez environ 15 minutes qu'elle fasse son effet. Si les démangeaisons reprennent, recommencez l'opération, mais n'appliquez jamais plus de 1 ou 2 gouttes à la fois. Vous pouvez aussi masser la zone de la piqûre avec de l'huile essentielle de lavande diluée (1 à 4 gouttes dans 1 c. à soupe d'huile végétale) ou un onguent au **calendula** (souci), à concentration comprise entre 2 et 5 %.

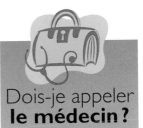

Dois-je appeler le médecin ?

Si la piqûre d'abeille ou de guêpe s'accompagne d'une gêne respiratoire, d'étourdissements, d'un œdème (gonflement) de la gorge, d'une accélération du pouls ou d'une urticaire, allez à l'urgence. Ces symptômes sont révélateurs d'une réaction allergique aiguë, appelée choc anaphylactique. Par ailleurs, toute personne qui a reçu de multiples piqûres a besoin d'une surveillance médicale, même si elle n'est pas allergique. Enfin, il est recommandé de consulter un médecin si la piqûre est située près de la bouche, si des signes de gonflement et de rougeur apparaissent localement ou si la plaie semble infectée.

Le cauchemar des baigneurs

Les conditions météorologiques et les courants marins sont responsables de la présence régulière de méduses, dans la baie des Chaleurs par exemple. La méduse n'est pas un animal agressif, et l'envenimation est généralement bénigne : le contact avec ses filaments donne une sensation de brûlure, puis une éruption localisée de type urticaire (comparable à celle provoquée par les orties). Rincez la partie touchée à l'eau de mer plutôt qu'à l'eau douce, et plongez-la dans du vinaigre pendant environ 30 minutes. Autre conseil rapidement efficace mais pas toujours évident à mettre en œuvre : urinez sur la plaie, car cela soulage pendant un long moment.

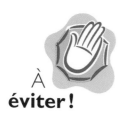

À éviter !

Vous avez peut-être entendu dire que la meilleure façon de se débarrasser d'une tique consistait à approcher de sa tête le bout incandescent d'une cigarette. N'en faites rien ! La chaleur l'inciterait à s'enfoncer plus profondément dans la peau. Ce n'est pas non plus en l'aspergeant de vaseline ou d'huile que vous en viendrez à bout. L'unique solution consiste à extraire lentement la tête à l'aide d'une pince à épiler.

LES PIQÛRES DE MOUSTIQUE
Au lieu de se gratter...

- Passez immédiatement un **glaçon sur la piqûre** afin de réduire l'irritation provoquée par les démangeaisons.
- Les huiles essentielles (**eucalyptus, clou de girofle** ou **menthe poivrée**) agissent efficacement contre les démangeaisons provoquées par les piqûres de moustique. Versez quelques gouttes d'huile sur un morceau d'ouate et appliquez-le sur la piqûre.
- La **menthe poivrée** a des propriétés rafraîchissantes et stimule la circulation sanguine au niveau de la piqûre, favorisant ainsi la cicatrisation. Si vous n'avez pas d'huile essentielle, regardez la composition de votre **dentifrice**. S'il contient de l'huile de menthe poivrée, enduisez la piqûre d'un peu de pâte.
- Les **déodorants** contiennent des substances qui soulagent les irritations de la peau. En cas de piqûre d'insecte, appliquez un peu de déodorant (en atomiseur ou à bille) sur la plaie.
- Il existe des **lotions anti-inflammatoires** contre les **démangeaisons** ou des **gels à base de menthol**, aux vertus apaisantes. Conservez-les au réfrigérateur pour que la sensation de froid intensifie les propriétés calmantes du produit.
- Des **onguents antidémangeaisons** sont en vente libre en pharmacie : anesthésiques locaux, antihistaminiques et corticoïdes.

MIEUX VAUT PRÉVENIR QUE GUÉRIR

- Appliquez un **produit anti-insectes à base de DEET**, le répulsif le plus efficace pour la peau. Il ne présente aucun danger pour les adultes à condition de respecter les instructions de la notice (éviter d'appliquer autour des muqueuses, notamment). Ces

Les morsures d'animaux

Les animaux de compagnie sont la cause de nombreuses visites à l'hôpital, les victimes étant souvent des enfants.

Les chiens sont responsables dans la grande majorité des cas, mais les morsures de chat entraînent plus souvent des infections.

Lorsqu'une personne est mordue par un animal, il faut commencer par bien nettoyer la plaie avec une solution de peroxyde (un antiseptique) pour éliminer les souillures contenues dans la salive : la gueule des animaux est un véritable nid à microbes. Il faut ensuite appliquer un pansement compressif et, quelle que soit la taille de la blessure, consulter un médecin. Ce dernier traitera à la fois la plaie elle-même et le risque d'infection, en évaluant notamment la possibilité d'une contamination par le tétanos et en contrôlant la date à laquelle a été réalisé le dernier rappel antitétanique.

Tiques : prudence dans les prés et les sous-bois

La maladie de Lyme est une infection provoquée par une bactérie transmise à l'homme par les morsures de tique. Bien que les cas de cette maladie soient plutôt rares au Canada, mieux vaut être vigilant. Voici quelques trucs.

• Après une randonnée ou un pique-nique en forêt, examinez votre corps attentivement.

• Si vous découvrez une tique qui n'est pas accrochée à votre peau, ramassez-la avec un mouchoir en papier et débarrassez-vous-en.

• Si elle est fixée sur la peau, nettoyez la zone avec de l'alcool et servez-vous d'une pince à épiler pour l'attraper par la tête, le plus près possible de la peau. Tirez lentement pour l'extraire entièrement. N'essayez pas de l'arracher brusquement ou de l'écraser, la tête pourrait se détacher du corps et rester enfoncée dans votre peau.

• Nettoyez la plaie à l'aide d'un antiseptique et consultez un médecin. Un traitement à base d'antibiotiques est suffisant pour soigner le premier stade de la maladie de Lyme. Si vous attendez trop longtemps, il sera plus difficile d'y remédier.

---

préparations sont en revanche déconseillées chez les bébés de moins de 6 mois et les femmes enceintes. Pour les enfants de 6 mois à 2 ans, utilisez un produit dosé à 10 % au maximum, pas plus d'une fois par jour. Entre 2 et 12 ans, ne dépassez pas trois applications par jour. De manière générale, ne laissez pas de répulsifs à la portée des enfants.

• **Traitez vos vêtements.** Vendue en aérosol, la **perméthrine** est une version synthétique d'un composant anti-insectes présent dans certains chrysanthèmes. Avant un séjour dans une zone à risque, une randonnée ou une journée d'été passée en forêt, vaporisez les vêtements que vous allez porter jusqu'à ce qu'ils deviennent légèrement humides, retournez-les et vaporisez-les à nouveau avant de les laisser sécher. L'effet du répulsif résiste à plusieurs lavages. N'oubliez pas d'imprégner également les moustiquaires. Attention, par contre, à ne pas vaporiser de la perméthrine directement sur votre peau.

• Les répulsifs anti-insectes qui contiennent du p-Menthane 3,8-diol (Off! Botanicals®), un dérivé de l'**eucalyptus**, sont des produits naturels très efficaces.

• La **citronnelle**, une huile essentielle à l'odeur citronnée extraite de plusieurs plantes, est vendue sous forme de bougies anti-insectes ou en aérosols. Suivez les instructions de la notice.

• Si vous devez voyager dans une région infestée d'insectes, mangez de l'**ail** (1 à 2 gousses par jour). Votre sueur dégagera une odeur qui indispose la plupart des insectes.

• **Pour maintenir les abeilles à distance**, évitez les parfums, crèmes parfumées ou lotions après-rasage, qui pourraient les attirer, et ne portez pas de vêtements de couleurs vives.

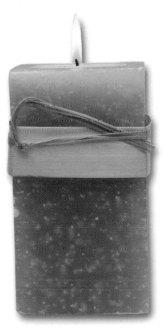

La plupart des bougies anti-moustiques renferment de l'huile essentielle de citronnelle, qui agit comme un répulsif.

Poux

Un message est affiché sur la porte de l'école à l'intention des parents : « Des poux ont été détectés chez certains élèves ; nous vous demandons d'être vigilants. » Une fois les poux installés, couper les cheveux ne sert à rien. La seule solution est de détacher les lentes, accrochées aux racines à environ 5 mm du cuir chevelu. Outre les traitements chimiques (auxquels les poux et parasites apparentés tendent à devenir résistants), certains remèdes de famille, bien que plus laborieux, donnent de bons résultats. En cas d'infestation avérée, traitez votre enfant et examinez minutieusement la tête de toute la famille.

Qu'est-ce qui ne va pas ?

Votre enfant se gratte sans cesse la tête, surtout le haut de la nuque et l'arrière des oreilles : il faut faire quelque chose. Sachez que les démangeaisons ne sont généralement pas un symptôme précoce : elles peuvent se déclarer jusqu'à 3 mois après le début de l'infestation par les poux. Ces insectes sans ailes, mesurant 1 à 2 mm de long, vivent tout près du cuir chevelu, où ils pondent leurs œufs (lentes) et se nourrissent du sang de leur hôte. Le principal mode de contamination est le contact tête à tête. Les poux s'attrapent rarement d'une autre façon (peignes, chapeaux, rubans), car ils ne quittent pas volontiers la tête (sauf pour une autre tête) et meurent rapidement lorsqu'ils sont privés de chaleur et de sang.

Débusquer les poux

Le passage d'un **peigne fin antipoux** sur les **cheveux mouillés** est la méthode le plus efficace pour se débarrasser des poux et des lentes. Elle présente en outre l'avantage de ne pas agresser le cuir chevelu, contrairement à l'application de produits chimiques.

• Pour faciliter l'opération, surtout si les cheveux de votre enfant sont très bouclés ou s'ils ont tendance à faire des nœuds, enduisez-les de **revitalisant avant de passer le peigne**.

• Passez le peigne pendant au moins 30 minutes tous les 3 à 4 jours **jusqu'à ce que trois séances consécutives n'aient pas permis de trouver un seul pou vivant**. Cela peut prendre 2 semaines, voire plus. Passez au besoin un film, pour que votre enfant reste tranquille durant la séance. Les **lentes**, jaunâtres et ovales, sont collées aux racines des cheveux par une extrémité. Elles ressemblent un peu à des pellicules, mais se décollent difficilement. Translucide à l'éclosion, le pou prend une couleur brun-rouge à mi-vie (au bout d'environ 1 semaine). À **maturité**, il peut atteindre la taille d'une graine de sésame.

• Plongez le peigne dans une bassine d'eau chaude après chaque passage afin de voir s'il y a des poux et essuyez-le avec un mouchoir en papier avant de passer à la mèche suivante – cela vous évitera de remettre les poux sur les cheveux.

La manière douce

Si vous vous méfiez des produits chimiques, il existe des moyens naturels pour tuer les poux. Cependant, les mesures décrites ici sont surtout efficaces sur les **poux adultes** et ont peu d'effet sur les lentes. Vous ne ferez donc pas l'économie du peigne fin.

• « Shampouinez » la tête de votre enfant avec de la **mayonnaise**, puis recouvrez-lui les cheveux avec un **bonnet de douche**. Le lendemain matin, tous les poux devraient être morts.

• L'application de **vaseline** ou d'**huile d'olive** sur le crâne a également pour effet d'étouffer les poux. Recouvrez la tête d'un bonnet de douche et laissez reposer toute une nuit. Répétez l'opération plusieurs nuits de suite.

• Quelle que soit la formule choisie, rincez les cheveux au **vinaigre blanc** et à l'**eau** (à parts égales) pour dissoudre les traces d'huile ou de mayonnaise et éliminer une partie des œufs. Démêlez les cheveux, puis passez-les au peigne à poux avant de faire un shampooing.

• Certaines huiles essentielles peuvent tuer les poux et calmer les démangeaisons. Il existe différentes « recettes ». Vous pouvez ainsi mélanger 20 gouttes d'**arbre à thé** (melaleuca), 10 gouttes de **romarin**, 15 gouttes de **citron** (ou de **thym**) et 15 gouttes de **lavande** dans 4 c. à soupe d'**huile végétale**. Frictionnez le crâne à sec avec ce mélange, puis recouvrez-le d'un bonnet de douche en plastique et enroulez une serviette de toilette par-dessus. Au bout de 1 heure, retirez serviette et bonnet, faites un shampooing et rincez soigneusement avant de passer le peigne à poux.

Les grands moyens

• Si vous optez pour un traitement chimique, évitez les shampooings antipoux, considérés comme inefficaces. Les **lotions** sont préférables, mais il faut les laisser agir pendant 12 heures. (*Attention* : la plupart de ces lotions sont inflammables et un accident est possible si l'enfant s'approche d'un peu trop près de la flamme de la cuisinière à gaz, d'un feu ou même d'une cigarette allumée.)

• Pour éviter toute exposition inutile à ces produits chimiques et ne pas contribuer à l'augmentation de la résistance des poux, on ne doit les utiliser que si le passage du peigne a révélé la **présence de poux vivants** (et pas uniquement de lentes). Faites deux applications à 1 semaine d'intervalle même si cela n'est pas indiqué sur la notice.

• Passez de nouveau le **peigne fin** 2 ou 3 jours après la seconde application, car des lentes peuvent avoir survécu.

• Les poux de tête ont développé une résistance à beaucoup d'insecticides. Si le produit que vous avez choisi ne donne pas de résultats, essayez un insecticide d'une autre classe. Demandez conseil à votre pharmacien. Il pourra peut-être vous renseigner sur les schémas de résistance propres à votre région.

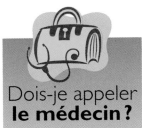

Dois-je appeler le médecin ?

Les remèdes proposés ici sont efficaces dans la majorité des cas. Consultez néanmoins votre médecin si le traitement échoue après plusieurs semaines ou si le cuir chevelu est douloureux et irrité.

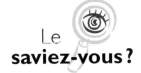

Le saviez-vous ?

Avant l'emploi des produits antipoux, il arrivait que l'on rince les cheveux des enfants au diluant pour peintures ou à la paraffine. Ces méthodes, qui furent peut-être efficaces en l'absence de tout autre moyen, sont à proscrire car extrêmement dangereuses du fait de l'inflammabilité de ces produits volatils, du risque de lésions pulmonaires lié à leur inhalation et de leur toxicité pour la peau.

Prostate (hypertrophie bénigne de la)

À partir de 50 ans, bon nombre d'hommes commencent à souffrir de problèmes urinaires — les mictions deviennent plus fréquentes, difficiles et parfois douloureuses. Dans un premier temps, éliminez de votre pharmacie les médicaments tels que les antihistaminiques et les décongestionnants, qui peuvent aggraver votre état. Certains aliments et suppléments pourront alléger vos symptômes, mais consultez un médecin (urologue) avant toute automédication : lui seul est à même d'établir un diagnostic précis et d'assurer un suivi adapté.

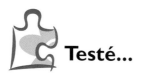

Testé...

La marche contribue à soulager les problèmes de prostate.

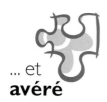

...et avéré

La position assise impose une pression sur la prostate. Il a été établi que les hommes restant assis sur de longues périodes — chauffeurs routiers, par exemple — ou regardant la télévision plus de 40 heures par semaine souffrent davantage d'adénome que ceux qui ont l'habitude ou l'opportunité de marcher. Il suffit de 2 heures de marche par semaine pour faire la différence. Si vous travaillez dans un bureau, levez-vous et faites quelques pas le plus souvent possible.

Favoriser la prévention

• Prenez 160 mg de **palmier nain** *(Serenoa repens)*, ou sabal, en gélules deux fois par jour. Optez pour une formulation contenant 85 à 95 % d'acides gras et de stérols. Ce supplément, qui contient des extraits de baies de palmier nain, semble ralentir la croissance de la prostate, responsable des troubles de la miction. Il existe au Canada sous le nom de Permixon®.

• Le **pygeum**, un supplément issu de l'écorce d'un arbre africain (le tadenan, ou prunier d'Afrique), a un effet anti-inflammatoire et contribue à réduire l'hypertrophie de la glande prostatique. Il est également efficace en cas de mictions nocturnes fréquentes. Adressez-vous à un phytothérapeute qualifié qui saura vous indiquer le dosage adéquat.

• Vous pouvez aussi prendre des suppléments à base d'extrait de **racine d'ortie** séchée à raison de 250 mg par jour. La racine d'ortie contribue à réduire le volume de la prostate. Son efficacité semble accrue lorsqu'elle est prise en association soit avec le palmier nain, soit avec le pygeum.

• Les acides gras essentiels contenus dans les **huiles de poisson** aident à prévenir le gonflement de la prostate. Prenez 2 capsules par jour, soit 600 mg d'acides gras **oméga-3**. (*Attention* : demandez l'avis de votre médecin si vous suivez un traitement à base d'anti-coagulants ; voir aussi p. 436.)

Modifier son régime alimentaire

• Consommez beaucoup de **tomates**, surtout cuites (sauces, soupes), en les intégrant chaque jour à vos menus. La tomate est riche en **lycopène**, un pigment caroténoïde que l'on trouve également dans le melon d'eau (pastèque), l'abricot et le raisin noir. Les caroténoïdes sont des antioxydants naturels qui renforcent les défenses de l'organisme. Le lycopène a des propriétés anti-inflammatoires, et il semble agir sur la prostate, en limitant à la fois l'hypertrophie de la glande et le risque de cancer. Pour bénéficier de ses bienfaits, il faut consommer des tomates au moins 10 fois par semaine.

- Vous pouvez aussi prendre des suppléments de lycopène : la dose recommandée est de 10 à 20 mg par jour.
- Mangez chaque jour une poignée de **graines de courge** non torréfiées. Ces graines sont riches en **zinc**, un nutriment essentiel pour la santé de la prostate.

La tomate est la source la plus importante de lycopène, un pigment de la même famille que le bêta-carotène qui jouerait un rôle de prévention vis-à-vis des maladies de la prostate, adénome et, surtout, cancer.

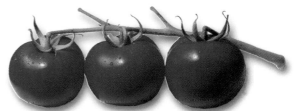

Boire intelligemment

- Il faut **boire beaucoup**, tout en réduisant les liquides le soir après le souper pour éviter d'avoir à se lever la nuit.
- Si vous avez déjà du mal à uriner, **limitez votre consommation de caféine** (café, thé, cola). La caféine tend à contracter l'orifice de la vessie, ce qui réduit le jet urinaire. C'est aussi un diurétique, à éviter par conséquent si vous allez aux toilettes la nuit.
- Évitez les spiritueux, qui irritent la paroi de la prostate.
- En revanche, la bière et le vin sont autorisés, voire recommandés, mais sans excès. Des études ont en effet établi qu'une **consommation modérée de boissons fermentées** – 2 à 3 bières ou verres de vin par jour – **pouvait réduire le risque d'hypertrophie de la prostate** et, par conséquent, atténuer les symptômes urinaires.

Limiter la pression interne

- Des **éjaculations régulières** sont bénéfiques pour la bonne santé de la prostate. La glande prostatique produit un liquide séminal riche en nutriments qui se mêle au sperme. L'éjaculation permet à la fois de réduire la pression interne des fluides et de provoquer une contraction des muscles situés autour de la prostate, ce qui stimule la circulation sanguine et contribue ainsi à prévenir l'inflammation de la glande.

Le bienfait des bains

- Prenez des **bains chauds prolongés**. La chaleur active l'afflux de sang dans la prostate, contribuant ainsi à réduire l'inflammation

Qu'est-ce qui **ne va pas ?**

Autour de 50 ans, de nombreux hommes constatent que leurs mictions deviennent plus difficiles : le jet est faible, intermittent et se termine en gouttelettes retardataires. Plus agaçant, ils peuvent avoir besoin de se lever la nuit, ce qui perturbe le sommeil.

La cause de cette dysurie (difficulté à uriner) est souvent un adénome, c'est-à-dire une hypertrophie bénigne de la prostate (qui n'évolue pas en cancer). Comme cette glande entoure l'urètre, le canal excrétoire de l'urine et du sperme, une hypertrophie peut gêner ou bloquer le jet urinaire.

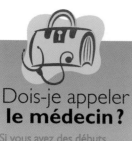

Dois-je appeler le médecin ?

Si vous avez des débuts de miction difficiles, un jet faible, la sensation que votre vessie ne se vide pas complètement et un besoin fréquent d'aller aux toilettes la nuit, n'attendez pas pour consulter votre médecin ou un urologue. La palpation de la prostate (toucher rectal) et une prise de sang permettent de poser le diagnostic d'adénome et, surtout, d'exclure la possibilité d'un cancer de la prostate. Si vos symptômes sont plus sérieux – vous n'arrivez plus à uriner, même en vous forçant, pendant plus de 8 heures –, une obstruction urinaire est sans doute en cause. Une hospitalisation est indispensable afin d'éviter une insuffisance rénale et une occlusion de la vessie.

et donc le gonflement. Dans la mesure du possible, passez 20 à 45 minutes dans votre bain chaque jour.

Quelques conseils pour la miction

- Allez aux toilettes **dès que l'envie vous vient**. Certains hommes ont tendance à se retenir. Mais lorsque la vessie est trop pleine, l'urine pénètre dans la prostate et provoque une irritation. Cette mauvaise habitude peut aussi favoriser une incontinence.

- Aux toilettes, **urinez le plus possible**, puis détendez-vous quelques minutes et recommencez. Cette « double vidange », comme l'appellent les médecins, permet de vider correctement la vessie.

- Pour uriner, **préférez la position assise** à la station debout. Cette position plus détendue permet d'améliorer l'efficacité de la miction.

- **Détendez-vous aux toilettes.** Prenez votre temps. Lisez, réfléchissez, prenez dix inspirations lentes et profondes à la suite pour vous relaxer. La tension et l'anxiété déclenchent la sécrétion d'hormones de stress qui peuvent provoquer une contraction des muscles de la vessie. Une trop grande pression psychologique peut conduire à un blocage. Inutile de transformer un désagrément physique en problème psychologique.

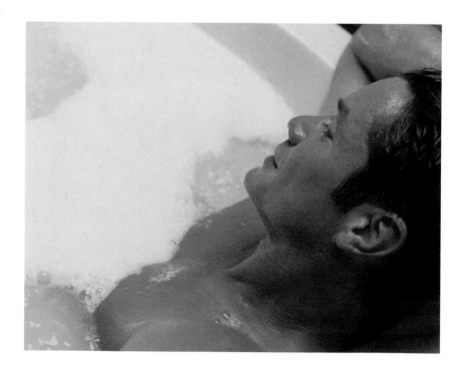

Psoriasis

Cette maladie de peau assez fréquente se manifeste par des poussées au cours desquelles des plaques rouges prurigineuses (qui démangent) apparaissent à certains endroits du corps. Ensuite, avant l'éruption suivante, la peau reprend un aspect à peu près normal. Il n'existe pas à ce jour de traitement définitif de cette affection chronique, mais ces quelques conseils vous aideront à améliorer votre qualité de vie.

Les bienfaits du soleil

- Les **rayons solaires** sont un excellent remède contre le psoriasis. Chaque jour, passez entre 15 et 30 minutes à l'extérieur : vous devriez constater les premiers effets positifs en moins de 6 semaines. Le psoriasis se caractérise par un épaississement de la peau et par une inflammation déclenchée par des cellules immunitaires, les lymphocytes T, présentes dans l'épiderme. L'exposition de la peau au soleil bloque l'activité de ces lymphocytes, c'est-à-dire la production de substances appelées cytokines, responsables de la persistance et de l'autoentretien des lésions.
- L'été, protégez les zones saines de votre peau de l'ardeur du soleil à l'aide d'une crème solaire à indice élevé ou d'un **écran total**.
- L'hiver, des **séances d'UVA** permettent de prolonger les effets bénéfiques du soleil. Ces séances n'ont rien à voir avec les cabines de bronzage, et doivent être menées par un **dermatologue**.

Les bienfaits des bains

- Prenez un **bain chaud** que vous conclurez en ajoutant un peu d'**huile végétale**. Un bain prolongé ramollit les lésions très kératosiques (avec épaississement de la couche cornée) et apaise les démangeaisons, mais il peut aussi dessécher la peau et aggraver le prurit. Restez dans l'eau 10 minutes, puis versez quelques cuillerées d'huile végétale pour assurer une bonne hydratation de la peau et sortez au bout de 5 minutes. Faites attention à ne pas tomber, car l'huile rend les surfaces très glissantes.
- Pour soulager les **démangeaisons**, ajoutez du **vinaigre** à l'eau de votre bain. Ce remède traditionnel est efficace, même si on ignore précisément pourquoi. On sait toutefois que l'acide acétique contenu dans le vinaigre tue les bactéries et que, selon une théorie, le psoriasis peut être aggravé par les infections bactériennes.

Qu'est-ce qui ne va pas ?

En temps normal, les cellules cutanées migrent en 28 jours environ des profondeurs du derme jusqu'à l'épiderme, où elles remplacent les cellules mortes qui tombent. Dans les zones affectées par le psoriasis, ce cycle de renouvellement se produit beaucoup plus vite, en 4 à 8 jours. Les cellules cutanées s'accumulent, ce qui donne des plaques rouges couvertes de squames blanches. La raison de cette accélération est inconnue, mais l'hérédité semble jouer un rôle prépondérant. Le psoriasis évolue par poussées suivies de périodes de rémission. Les localisations les plus fréquentes sont les genoux, les coudes et le cuir chevelu. Le stress, une infection ou la prise de certains médicaments peuvent déclencher une poussée de psoriasis.

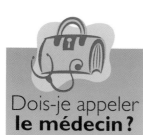

Dois-je appeler le médecin ?

Consultez un médecin la première fois que vous avez une poussée. Puis voyez-le si l'éruption couvre une grande surface de peau, si elle apparaît sur la paume des mains ou la plante des pieds. Consultez également si vous constatez des signes d'infection – présence de pus ou de croûtes jaunâtres sur la peau. Le psoriasis s'accompagne parfois de douleurs articulaires : cette pathologie appelée arthrite psoriasique nécessite un suivi médical.

• L'**avoine** en poudre fine est également efficace contre les démangeaisons. Vous pouvez utiliser un produit spécial à base d'avoine, comme Aveeno®, vendu en pharmacie ou préparer vous-même votre poudre en passant des flocons d'avoine ordinaire au mixeur avant de les répandre dans l'eau du bain.

Hydrater la peau

• Dès que vous sortez de l'eau, **lorsque la peau est encore humide**, enduisez votre corps d'une **crème hydratante** qui captera l'humidité naturelle. Appliquez une couche épaisse sur les plaques de psoriasis afin de prévenir la formation de fissures, sources d'éventuelles infections. Évitez les lotions qui sèchent trop rapidement et préférez-leur une crème épaisse. Choisissez une préparation contenant de l'**urée**, qui aide à éliminer les squames.

• Essayez une crème à base de **camomille**. Entre autres vertus, cette plante réduit les inflammations et apaise les peaux squameuses. Renseignez-vous dans une boutique de produits naturels.

• Enduisez les plaques de quelques gouttes d'huile essentielle **d'arbre à thé** (melaleuca) plusieurs fois par jour. Ce remède soulage les démangeaisons et a un effet émollient. Vérifiez avant que vous n'êtes pas allergique en faisant un test sur une petite surface de peau. Sachez également que l'huile d'arbre à thé peut provoquer une hypersensibilité au soleil.

• Afin d'adoucir la peau et de décaper les squames, pensez aussi à la **vaseline**. Appliquez-en souvent une couche sur les zones irritées.

Une alimentation enrichie en huile

• Mélangez 1 c. à soupe d'**huile de graines de lin** à vos céréales, yogourts et autres aliments au cours de la journée. Riche en acides gras **oméga-3**, elle contribue à inhiber une substance chimique de l'organisme appelée acide arachidonique, qui favorise les inflammations et peut aggraver les symptômes du psoriasis. L'huile de graines de lin peut être toxique si elle est rancie ou exposée à la lumière : faites attention aux conditions de conservation (voir p. 388).

• Les **poissons gras** (saumon, sardine, maquereau) sont de bonnes sources d'oméga-3. Consommez-en au moins une fois par semaine.

• Vous pouvez aussi faire le plein d'acides gras polyinsaturés en prenant des gélules d'**huile de poisson** (200 à 300 mg, trois ou quatre fois par jour, après les repas). En grande quantité, l'huile

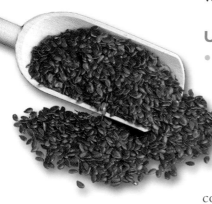

Les graines de lin et l'huile de graines de lin, riches en oméga-3, semblent atténuer les symptômes du psoriasis.

de poisson peut toutefois fluidifier le sang (voir p. 436) ; mieux vaut donc demander l'avis de votre médecin si vous prenez déjà un anticoagulant comme l'aspirine.

- Si vous avez un **aloe vera**, cassez une feuille et appliquez la sève plusieurs fois par jour sur les plaques prurigineuses. L'aloe vera renferme des composés anti-inflammatoires et la sève contient du lactate de magnésium, qui apaise les démangeaisons. Vous pouvez aussi acheter du gel d'aloe vera.

Pas touche !

- **Ne vous grattez pas.** La moindre lésion cutanée peut aggraver les symptômes, avec le risque d'avoir des poussées plus étendues.
- Les hommes qui ont des plaques de psoriasis sur le visage doivent utiliser un **rasoir électrique**. Même pratiqué avec douceur, le rasage à la main provoque une abrasion de la peau qui peut étendre les lésions ou provoquer de nouvelles poussées. Le même conseil s'applique à celles ou à ceux qui se rasent les jambes ou les aisselles.

Soins du cuir chevelu

- En cas de psoriasis sur le cuir chevelu, procurez-vous des **shampooings** adaptés, à base de **goudron de houille**, par exemple. Commencez par une utilisation quotidienne, puis deux fois par semaine – en alternant avec un shampooing ordinaire – quand les symptômes commencent à régresser. Pour un effet maximal, attendez 10 minutes avant de rincer.
- Faites la liste des shampooings qui vous conviennent. Quand vous avez vidé une bouteille, passez à une autre marque et ainsi de suite. **Alterner les shampooings** permet de limiter l'accoutumance du cuir chevelu à un produit et de préserver son efficacité.
- Optez pour une **coupe courte** qui facilitera l'application du produit, aérera le cuir chevelu et facilitera l'action bénéfique des UV.

Combattre le stress

- Pratiquez régulièrement une **activité physique** pour évacuer le stress, qui est l'un des facteurs déclenchants – ou aggravants – des poussées de psoriasis. Marchez 30 minutes chaque jour et vous serez surpris du bien-être que vous retirerez de ce petit exercice excellent pour se changer les idées.
- Complétez avec un exercice de relaxation mentale – **méditation** ou **respiration profonde**. Quelques minutes par jour suffisent.

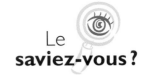

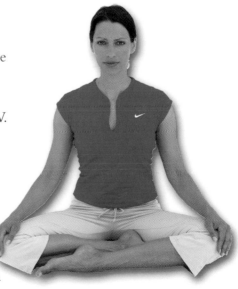

Rasage (irritations dues au)

Se raser tous les jours irrite la peau et favorise l'apparition de poils sous-cutanés (ou incarnés). Quelques gestes simples facilitent le passage de la lame et, parfois, il suffit de changer de modèle de rasoir pour améliorer l'état de la peau. Voici quelques conseils pour apaiser le feu du rasoir et venir à bout de vos poils incarnés en douceur et sans faire un usage excessif de crèmes pour le visage ou de lotions après-rasage.

Qu'est-ce qui ne va pas ?

Lors du rasage, la lame arrache des cellules de l'épiderme. Sans cette protection extérieure, la peau peut se dessécher et s'irriter. Un rasage trop rapide ou inadapté accroît le risque de réaction inflammatoire, surtout chez les hommes à pilosité frisée. Chez la femme, le rasage des aisselles et des jambes peut provoquer des sensations d'échauffement, voire des irritations. Les poils incarnés, quant à eux, peuvent provoquer une inflammation, voire une petite infection localisée. Ils sont souvent la conséquence d'un rasage de « trop près » qui a endommagé le follicule à la base du poil ; le poil rentre alors sous la peau et peut dévier de son trajet habituel. Il en va de même avec certains poils très frisés qui se rétractent en tire-bouchon dans leur follicule.

Enlever un poil sous-cutané

Si le poil est visible à fleur de peau, vous pouvez essayer de le retirer en douceur.

- Au préalable, couvrez la zone d'une **compresse d'eau chaude**. Laissez-la en place environ 5 minutes afin d'assouplir le poil et la peau.
- À l'aide d'une **pince à épiler stérilisée**, dégagez délicatement la tête du poil, et appliquez un désinfectant local.

Tout sur les rasoirs

- En cas de poils sous-cutanés récurrents, commencez par **changer de rasoir**. Si vous utilisez un rasoir mécanique à lame simple, passez à un modèle électrique, et inversement.
- Aujourd'hui, de nombreux rasoirs sont dotés d'une tête à double ou triple lame pour un rasage de « très près ». Or ces modèles peuvent favoriser l'apparition de poils incarnés : avant de le couper, ils tirent le poil, si bien qu'en se rétractant celui-ci rentre sous la peau. Si vous avez ce problème, optez pour un **rasoir à lame unique** traditionnel.
- En cas d'inflammation d'un poil incarné, **changez la lame** de votre rasoir pour ne pas exposer à nouveau votre peau aux germes responsables de l'infection. Si vous tenez à réutiliser une lame, stérilisez-la au préalable avec de l'alcool à friction.

Une peau nette

- Avant le rasage, frictionnez votre peau à l'aide d'un **gant de crin** ou d'une **serviette-éponge bien rêche**. Ce massage exfoliant éliminera les cellules mortes pouvant obstruer les pores de la peau, une excellente prévention contre les poils incarnés. Veillez toutefois à ne pas irriter la peau par une friction trop vigoureuse.

La technique adaptée

● Lors du rasage, **respectez le sens de la pousse du poil**. Dans le cou par exemple, les hommes doivent passer la lame de haut en bas plutôt que l'inverse. Les femmes procéderont de même pour les jambes ou le maillot : toujours vers le bas. Ainsi, vous limiterez le risque de voir les poils se rétracter sous la peau.

● Pour le rasage des aisselles, **ne commettez pas l'erreur de tendre la peau** avant le passage de la lame. Le poil saillant sera alors coupé trop court et aura tendance à rentrer sous la peau. Pour la même raison, les hommes doivent éviter de tendre la peau du visage en se rasant.

Prévenir les irritations

● Le **peroxyde de benzoyle**, qui entre dans la composition de nombreuses crèmes et lotions contre l'acné, contribue à minimiser les inflammations cutanées et boutons dus au rasage. Mais attention, le peroxyde de benzoyle peut aussi avoir un effet irritant sur la peau. Le cas échéant, cessez l'application.

● Les lotions à base d'**acides de fruits** ou **acides alpha-hydroxylés (AHA)** ont un effet exfoliant sur la peau et aident ainsi à limiter le nombre de poils sous-cutanés. Appliquez matin (après le rasage) et soir une lotion à base d'AHA sur les zones soumises à un rasage régulier. Soyez attentif, toutefois : les acides de fruits peuvent être irritants, notamment sur une peau humide. Commencez par une application un soir sur deux afin de surveiller toute réaction d'intolérance.

● Afin de réduire les inflammations, appliquez une crème à base de corticostéroïde, l'**hydrocortisone**, en suivant scrupuleusement la posologie. (*Attention* : les crèmes à base de stéroïdes doivent normalement être évitées sur le visage ; si vous devez en utiliser une, optez pour le dosage le plus faible – hydrocortisone à 1 % – et seulement sur une courte période.)

Changer ses habitudes

● **Renoncez** à vous raser de **très près** : vous limiterez ainsi les risques d'irritation et d'apparition de poils incarnés.

● Ne vous rasez pas lorsque cela n'est pas nécessaire (fin de semaine et vacances, par exemple).

● Utilisez de temps en temps des **crèmes** ou **lotions dépilatoires** (il en existe aussi pour hommes). Mais veillez à respecter les

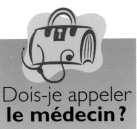

Dois-je appeler **le médecin ?**

Il est inutile d'aller voir un médecin en cas de poil incarné ou d'irritation cutanée due au rasage. Toutefois, si le feu du rasoir ne s'apaise pas, il peut s'agir d'une réaction allergique à une mousse ou à un gel à raser, ou bien encore d'une infection bactérienne ou fongique. Consultez dans ce cas votre généraliste, ou un dermatologue, qui vous prescrira un traitement adapté. De même, si une rougeur ou un abcès douloureux apparaissent autour d'un poil incarné, l'infection peut nécessiter la prescription d'antibiotiques.

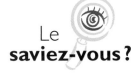

Le **saviez-vous ?**

On dit que le fait de se raser provoque un épaississement des poils. En réalité, quand on rase un poil, on sectionne juste sa pointe à hauteur de peau, ce qui fait qu'à la repousse, c'est la base, plus large, que l'on ressent au toucher. Après quelque temps, si on le laisse pousser, le poil reprend sa souplesse initiale.

instructions à la lettre et limitez leur usage à deux fois par semaine au maximum afin de minimiser le risque d'irritation cutanée.

- **Changez la lame de votre rasoir** au bout de trois ou quatre utilisations. En effet, si la lame est légèrement émoussée, vous serez obligé d'exercer une pression plus importante sur la peau et aggraverez l'irritation.
- Les **rasoirs jetables** ne doivent pas être utilisés plus de trois fois – et, si vous avez une pilosité très dure, changez-en à chaque rasage.
- L'idéal est d'**alterner rasage à main** sur peau mouillée et **rasage électrique**. Utilisez l'un ou l'autre pendant 1 mois, puis changez. Les dermatologues en ignorent la raison, mais cette alternance réduit le feu du rasoir.

Apaiser le feu du rasoir

- Les vertus cosmétiques de l'**aloe vera** ne sont plus à démontrer : c'est la plante à privilégier pour traiter les peaux irritées. Si vous possédez un plant d'aloe vera, cassez l'extrémité d'une branche et appliquez un peu de sève transparente directement sur la peau. Vous pouvez aussi utiliser un soin pour la peau à base d'extrait d'aloe vera. Optez de préférence pour un gel 100 % à l'aloe vera.
- L'**avocat** est riche en vitamines et huiles essentielles aux effets apaisants. Appliquez la chair d'avocat réduite en purée directement sur la peau.
- Le **concombre** est connu pour ses vertus cosmétiques. Appliquez une tranche directement sur la zone irritée. Vous pouvez aussi peler un concombre entier, le passer au robot et appliquer cette purée rafraîchissante sur la peau. Ajoutez un peu d'avocat pour l'onctuosité.
- Appliquez une crème ou une huile au **calendula** (souci) sur la zone irritée. Réputé pour ses vertus apaisantes, le calendula est idéal pour calmer le feu du rasoir.

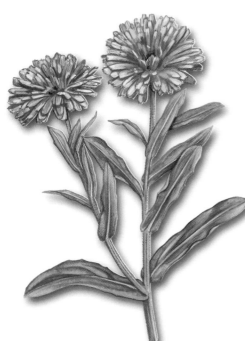

Le calendula a des propriétés cicatrisantes et apaisantes, adaptées à l'irritation de la peau due au rasage.

En cas de pénurie

Si vous êtes en panne de mousse à raser, voici quelques produits de substitution dont beaucoup sont toujours disponibles à la maison. La plupart contiennent des matières grasses qui protégeront la peau et adouciront l'attaque de la lame. Néanmoins, il est fort probable que vous n'y aurez recours que dans les situations désespérées !

- dentifrice
- crème Chantilly en aérosol
- beurre d'arachides
- beurre
- crème hydratante
- mayonnaise

Préparer la peau

- Si vous avez l'habitude de vous raser à la main, faites-le juste après la douche ou bien **mouillez** la peau et les poils auparavant avec une débarbouillette imbibée d'eau chaude pendant quelques minutes. Lorsque la peau est mouillée, les poils se redressent, ce qui facilite leur coupe.

- Avec le rasoir électrique, c'est exactement l'inverse : la peau et les poils doivent être parfaitement secs.

- Choisissez une **mousse à raser adaptée**. Optez pour une formulation pour peau sensible – à l'**aloe vera**, par exemple, pour ses vertus apaisantes. Renoncez aux produits contenant du parfum.

- Ne vous rasez pas avec du savon : les mousses et gels à raser ont une texture plus épaisse et hydratante, qui assure une meilleure protection que le savon.

- **Évitez les lotions après-rasage** : elles contiennent beaucoup d'alcool, qui a pour effet d'assécher la peau et favorise le décapage. Utilisez plutôt une **lotion à base d'hamamélis**, aux effets anti-inflammatoires reconnus et faiblement dosée en alcool, qui laissera votre peau douce et apaisée.

- Si vous vous êtes coupé avec le rasoir, passez une compresse imbibée d'hamamélis sur la plaie.

L'hamamélis calme et désinfecte la peau après le rasage. Il entre dans la composition de baumes et lotions destinés aux hommes, comme le calendula.

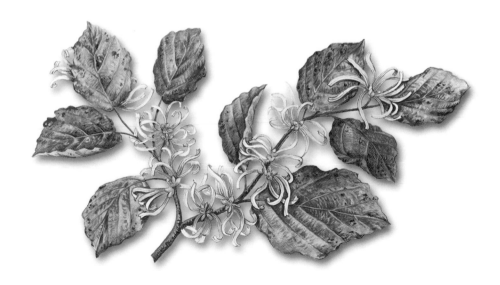

Règles (menstruations)

Certaines femmes éprouvent des symptômes très gênants avant leurs menstruations et au cours des premiers jours du cycle : irritabilité, ballonnements, douleurs au bas-ventre, tensions dans les seins, maux de tête. Le plus pénible, lorsque l'on souffre de syndrome prémenstruel ou de dysménorrhée (règles douloureuses), c'est leur nature récurrente. Ibuprofène et acétaminophène procurent un soulagement immédiat aux crampes et aux maux de tête, mais d'autres mesures de nature différente sont également efficaces.

Qu'est-ce qui ne va pas ?

Crampes, ballonnements, tension des seins, mal de dos, nausées, maux de tête, fatigue et sautes d'humeur – autant de désagréments résultant des changements hormonaux du cycle mensuel féminin. Certains sont liés aux prostaglandines, hormones qui provoquent la contraction des muscles de l'utérus et donc des crampes. Dans les jours qui précèdent les règles, les signes de syndrome prémenstruel seraient dus à une baisse de production de progestérone, entraînant une rétention de sel et d'eau. Enfin, le déséquilibre entre la progestérone et les œstrogènes pourrait être responsable d'un dérèglement de la sérotonine, une substance chimique qui agit sur l'humeur et dont l'insuffisance favorise l'irritabilité et l'anxiété.

Les vertus du sport

● Pratiquez si possible 20 à 30 minutes d'**exercice physique** par jour. Si ce rythme vous paraît difficile à tenir, faites-le au moins quand vous sentez venir les crampes du début des règles. La marche et la natation à un rythme soutenu sont les activités les plus recommandées, mais vous pouvez pratiquer d'autres disciplines. Efforcez-vous de pousser l'exercice jusqu'au point de transpiration. La pratique d'un sport apaise le stress et améliore le moral en stimulant la sécrétion d'endorphines, des analgésiques naturels produits par l'organisme et participant au bien-être général. L'exercice contribue également à inhiber la production de prostaglandine, à l'origine des douleurs menstruelles, et permet de lutter contre la rétention d'eau (vous vous sentirez donc moins ballonnée).

Contre les crampes menstruelles

● Prenez un **bain chaud**. La chaleur permet de détendre les muscles contractés de l'utérus. Vous pouvez aussi vous allonger avec une **bouillotte** ou un **coussin chauffant** sur le ventre.
● Essayez un remède **homéopathique**. Pour les crampes ou spasmes très douloureux, les spécialistes conseillent du **phosphate de magnésium** (*Magnesium phosphoricum*). Prenez trois granules à 5 CH toutes les heures jusqu'à disparition des symptômes, mais sans dépasser les dix prises. Si vous n'observez pas d'amélioration, prenez la même dose de *Pulsatilla* ou de *Colubrina*.
● Dans la journée, buvez 3 tasses d'**infusion de feuilles de framboisier** tiède (vendue en sachets dans les magasins de produits naturels). Ces feuilles renferment une substance qui tonifie l'utérus et soulage les crampes, tout en résorbant les flux trop abondants.

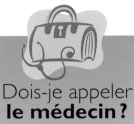

- La **viorne obier** (*Viburnum opulus*) exerce également une action apaisante sur les crampes. Préparez une infusion en ajoutant 1 c. à thé de plante séchée dans 1 tasse d'eau bouillante ou achetez de la teinture-mère et suivez les instructions du fabricant.

- L'infusion de **camomille** possède des propriétés antispasmodiques capables de soulager les douleurs de l'utérus. Ajoutez 2 à 4 c. à thé de fleurs pour 1 tasse d'eau chaude ou achetez des sachets. La **menthe poivrée** a les mêmes qualités.

- Autre remède essayé et approuvé contre les crampes : le **gingembre**, qui inhiberait la production de prostaglandines. Pour une infusion au gingembre, râpez 1 c. à thé de racine fraîche, ajoutez à 1 tasse d'eau bouillante, laissez infuser 10 minutes, puis filtrez.

Lutter contre les ballonnements

- Le sel favorise la rétention d'eau, et donc les ballonnements et les gonflements diffus. **Diminuez votre consommation de sel** durant tout le mois, et surtout dans la semaine qui précède les règles. Salez le moins possible vos repas et évitez les aliments industriels de type soupes, charcuteries, viandes fumées ou en-cas salés. Même les pains vendus dans les supermarchés peuvent cacher une forte teneur en sel. Vérifiez les mentions portées sur l'emballage.

- Prenez de la **vitamine B$_6$** avant (dans les 5 jours qui précèdent) et pendant vos règles, à raison de 25 à 50 mg par jour, car elle a un léger effet diurétique. Elle agirait également sur l'humeur en accroissant le taux de sérotonine (surnommée «l'hormone du bonheur») dans le cerveau. Si vous ressentez des picotements dans les doigts ou les orteils, cessez le traitement. Les aliments riches en protéines (viande, volaille et poisson), les bananes, l'avocat et les pois chiches sont de bonnes sources de vitamine B$_6$.

- **Consommez des aliments diurétiques.** Certains fonctionnent à merveille : les asperges, les pissenlits (en salade), le céleri, l'ail, le cresson et le persil.

- Buvez **beaucoup d'eau**. Vous éliminerez ainsi davantage de sel dans les urines et préviendrez plus efficacement les ballonnements. Objectif minimal : **huit grands verres par jour**.

Le gattilier, régulateur des hormones féminines

- Le **gattilier** (*Vitex agnus-castus*) est une plante médicinale connue pour son action sur l'équilibre hormonal et le syndrome

Dois-je appeler le médecin ?

Si les symptômes prémenstruels ou les douleurs de règles perturbent votre vie quotidienne, parlez-en à votre médecin. Selon les cas, ce dernier vous prescrira des antidouleurs, un traitement hormonal (progestérone) pour atténuer les fluctuations ou un antidépresseur stimulant la sécrétion de sérotonine dans le cerveau. Consultez également votre médecin si vos cycles sont inférieurs à 21 jours, s'ils sont espacés de plus de 35 jours ou si vous avez des pertes inhabituelles ou des saignements entre vos règles. Il convient également de consulter si vous saignez abondamment pendant plus de 7 jours ou si vous évacuez des caillots de sang importants.

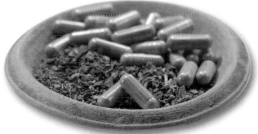

Le gattilier est indiqué pour traiter divers problèmes hormonaux, dont le syndrome prémenstruel.

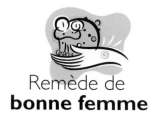

Remède de
bonne femme

La légende veut que les femmes aient une envie irrépressible de chocolat lorsqu'elles souffrent du syndrome prémenstruel par manque de magnésium, une théorie réfutée par les scientifiques. Après tout, les germes de blé et les légumes à feuilles contiennent ce minéral en grande quantité sans faire l'objet d'un tel engouement. Cependant, il est vrai que le chocolat renferme des substances favorisant la bonne humeur, ce qui pourrait expliquer ces envies. Préférez le chocolat noir, qui contient moins de sucre et de matières grasses que le chocolat au lait.

prémenstruel. D'après certains scientifiques, la production de progestérone serait insuffisante pendant les 2 semaines précédant les règles chez les femmes souffrant du syndrome prémenstruel, ce qui entraînerait un déséquilibre entre cette hormone et les œstrogènes. Le gattilier corrigerait ce désordre en régularisant les sécrétions hormonales et réduirait par conséquent les troubles qui en résultent. Pour l'anecdote, cette plante était autrefois donnée aux moines pour les aider à rester fidèles à leur vœu de chasteté car elle peut affaiblir la libido masculine (ce qui montre la réalité de ses effets sur les hormones sexuelles). Prenez une ou deux capsules (ou comprimés) de 225 mg par jour hors période de menstruation. Soyez patiente – les pleins effets peuvent prendre jusqu'à 6 mois. Le gattilier est contre-indiqué chez les femmes enceintes ou qui allaitent.

Apaiser l'humeur

● Le **millepertuis**, un antidépresseur naturel, peut s'avérer efficace dans la régulation de l'humeur. Prenez 300 mg d'extrait trois fois par jour. (*Attention :* demandez un avis médical avant de prendre du millepertuis en raison de ses effets secondaires et des interactions médicamenteuses, dont une diminution d'efficacité de la pilule contraceptive.)

Mieux vaut prévenir que guérir

● Chaque jour, prenez 500 à 1 000 mg de **citrate de calcium** en plusieurs prises lors des repas. Le calcium est un décontractant musculaire. Il contribue à réduire l'intensité des crampes menstruelles, ainsi que les maux de tête et les sautes d'humeur. (*Attention :* évitez les suppléments de calcium fabriqués à partir d'écailles d'huîtres dolomitiques ou de farine d'os, susceptibles de contenir des taux élevés de plomb.)

● Si vous prenez du calcium, vous devez également prendre du **magnésium** en divisant la dose par deux. Ainsi, pour 1 000 mg de calcium par jour, comptez 500 mg de magnésium. De nombreuses femmes souffrant de syndrome prémenstruel aigu présentent une carence en magnésium ; or, le magnésium, combiné au calcium, contribue au contrôle de l'activité musculaire. L'association de ces deux minéraux participe donc à la prévention des crampes menstruelles. En cas de diarrhée, réduisez les doses des deux suppléments.

● Les acides gras essentiels ralentissent la production de prostaglandines, qui favorisent les crampes. Prenez 1 000 mg d'**huile d'onagre** trois fois par jour pour atténuer les douleurs prémenstruelles ou menstruelles.

● Pendant les 2 dernières semaines de votre cycle, prenez trois à quatre fois par jour 40 mg d'extrait d'**actée à grappes** ou cimicifuga *(Cimicifuga racemosa)*. Cette plante, souvent prescrite contre les symptômes de la ménopause, est antispasmodique : elle détend l'utérus et réduit les crampes. D'après certains chercheurs, un traitement prolongé (au-delà de 6 mois) pourrait être toxique pour le foie. Cet effet n'est pas prouvé, mais parlez-en à votre médecin ou à un phytothérapeute si vous avez des doutes.

● **Limitez les apports en sucre.** Le syndrome prémenstruel peut provoquer une envie de sucré, mais les sucreries et biscuits font grimper en flèche la glycémie (taux de glucose sanguin), qui, en chutant brutalement par la suite, provoquera fatigue et irritabilité. Réduisez votre consommation d'aliments sucrés et mangez plutôt un fruit si vous avez un petit creux : vous contribuerez ainsi à stabiliser votre humeur.

● **Réduisez votre consommation d'alcool et de caféine.** L'un comme l'autre peuvent aggraver le syndrome prémenstruel.

● **Consommez des fibres en quantité.** Les aliments à haute teneur en fibres contribuent à éliminer les œstrogènes en excédent dans l'organisme. Faites le plein de céréales complètes telles que l'orge et l'avoine, de pains complets, de légumes et légumineuses.

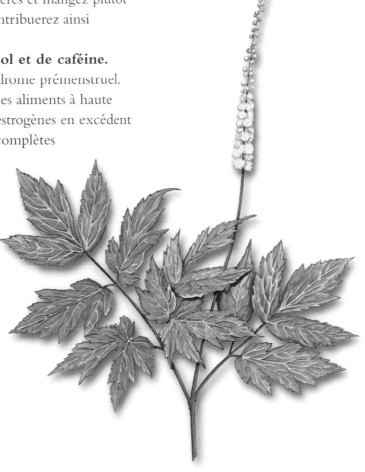

L'actée à grappes est recommandée pour traiter le syndrome prémenstruel et les douleurs des règles.

Rétention d'eau (œdème)

L'œdème est une rétention anormale de liquide dans les tissus de l'organisme, à l'origine d'une augmentation de poids et de gonflements (des jambes surtout). Des diurétiques peuvent être recommandés pour stimuler la sécrétion urinaire et évacuer l'excès de liquide. Mais ces médicaments favorisent en même temps l'élimination de minéraux importants, qui permettent, entre autres, au cœur de battre normalement. Dans la plupart des cas, des mesures simples – régime alimentaire adapté, infusions de plantes spécifiques ou activité physique régulière – suffisent pour limiter l'accumulation d'eau dans les tissus.

Combattre l'eau par l'eau

● Cela peut paraître surprenant, mais le fait de **boire davantage d'eau** peut aider à résoudre les problèmes de rétention. Lorsqu'on est régulièrement déshydraté, l'organisme a tendance à stocker davantage d'eau à chaque fois qu'il en a l'occasion afin de pouvoir faire face le moment venu. En buvant plus, on urine aussi davantage, ce qui permet d'éliminer le sel, facteur important de rétention. Chaque matin, donnez-vous comme objectif de boire 2 litres d'eau dans la journée.

Surveiller l'équilibre sodium-potassium

● Diminuez votre consommation de **sel**. Environ la moitié du sel que nous absorbons vient de celui ajouté dans les préparations industrielles (soupes, sauces, croustilles, conserves salées…). Privilégiez les aliments frais à cuisiner soi-même et, pour les aliments transformés, essayez, dans la mesure du possible, de choisir des produits étiquetés « pauvre en sel (ou en sodium) ». Évitez la charcuterie, les fromages salés, les aliments fumés et les fruits de mer, achetez du pain sans sel et méfiez-vous des produits sucrés (biscuits, céréales du déjeuner), qui renferment eux aussi du sel.

● Augmentez vos apports en **potassium**. Ce minéral n'a pas d'effet proprement diurétique, mais le rapport sodium/potassium joue un rôle déterminant dans le maintien de l'équilibre hydrique de l'organisme. On constate souvent que les apports sont trop élevés en sodium et trop faibles en potassium. Les fruits et les légumes sont riches en potassium, notamment la banane, l'avocat, la pomme de terre et l'orange. On en trouve également en grande quantité dans la viande, la volaille, le lait et les produits laitiers, les céréales complètes.

Chasser l'eau par les voies naturelles

- Buvez chaque jour 2 à 4 tasses d'infusion de **pissenlit**. La feuille de pissenlit est un diurétique naturel qui permet aux reins d'excréter plus d'eau. Cette plante est en outre riche en potassium. Mettez-en 1½ c. à thé de feuilles séchées (que vous trouverez dans les magasins de produits naturels) dans 1 litre d'eau et portez à ébullition. Laissez frémir 15 minutes, puis retirez du feu, filtrez et laissez tiédir un peu.

- Essayez l'infusion d'**ortie**, elle aussi réputée pour ses propriétés diurétiques. Mettez 1 c. à thé (ou un peu plus) de racine pulvérisée dans 1 tasse d'eau. Portez à ébullition et laissez bouillir 1 minute, puis retirez du feu et laissez infuser pendant 10 minutes. Buvez 1 tasse quatre fois par jour.

- Le **maïs doux** est légèrement diurétique, peut-être en raison de sa teneur élevée en potassium. Mettez 1 c. à thé de grains de maïs doux séchés (en vente dans les magasins de produits naturels) dans de l'eau froide. Portez à ébullition et laissez bouillir pendant 2 à 3 minutes, puis retirez du feu et filtrez. Buvez-en une tasse plusieurs fois par jour.

- Mangez du **céleri**, du **melon d'eau** (pastèque), des **asperges** et du **concombre**, qui renferment des substances diurétiques.

- Selon une étude chinoise, le **curcuma**, ingrédient de base de la poudre de curry, pourrait limiter la rétention d'eau. Servez-vous-en abondamment lorsque vous faites la cuisine.

Lutter contre les gonflements prémenstruels

- Si vous avez des problèmes de rétention d'eau juste avant les règles, prenez de la **vitamine B₆** (25 à 50 mg par jour) à cette période et pendant la durée des règles. Cette vitamine a des propriétés diurétiques : elle augmente la sécrétion urinaire, réduisant ainsi la quantité d'eau retenue dans les tissus. Cessez le traitement si vous ressentez des picotements dans les doigts ou les orteils. Vous pouvez aussi prendre cette vitamine sous forme de complexe vitaminique B et non seule. Augmentez également vos apports en vitamine B₆ en mangeant davantage de poisson, de volaille, de pois chiches, d'avocat et de banane.

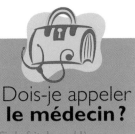

Dois-je appeler le médecin?

Si, du fait de problèmes de rétention d'eau, votre abdomen ou vos jambes restent gonflés pendant plus de 1 semaine, voyez votre médecin. Il faut également consulter si le gonflement est très important (dans ce cas, lorsqu'on appuie sur la peau avec un doigt, la peau garde momentanément l'empreinte de la pression). Si la rétention est due à une insuffisance cardiaque ou à toute autre maladie grave, vous êtes tenu à un suivi médical strict.

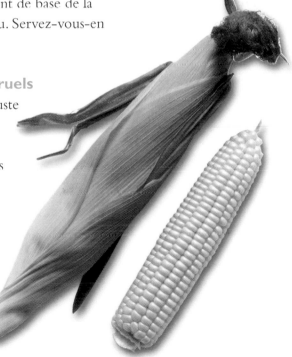

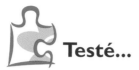

Testé...

Le persil est un remède traditionnel contre la rétention d'eau.

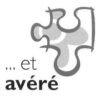

... et avéré

On sait que le persil possède des propriétés légèrement diurétiques. Pour une tisane de persil, jetez 2 c. à thé de feuilles séchées dans 1 tasse d'eau bouillante et laissez infuser pendant 10 minutes. Vous pouvez boire jusqu'à trois tasses par jour.

La position jambes en hauteur améliore la circulation veineuse, du bas du corps vers le cœur.

Limiter le gonflement

• Pour éviter l'œdème des jambes, conséquence fréquente de la rétention d'eau, faites régulièrement de l'**exercice**. En fin de journée, les jambes et surtout les chevilles ont tendance à gonfler et le fait de pratiquer une activité qui sollicite les muscles des mollets permet de chasser le liquide hors des jambes via les veines. Efforcez-vous de faire chaque jour ou presque 20 à 30 minutes de marche rapide, de jogging, de vélo ou autre discipline qui actionne la pompe musculaire des mollets.

• Pour réduire le gonflement des jambes, enfilez des **bas de contention** dès le réveil. Ces bas, très ajustés, empêchent le liquide de s'accumuler dans les tissus.

• Pour chasser le liquide du bas de vos jambes, **massez-vous délicatement**, en procédant toujours des chevilles vers les genoux, dans le sens de la circulation veineuse.

• Si vous avez les jambes et les pieds enflés lorsque vous rentrez du travail, **allongez-vous** sur votre canapé, **pieds plus haut que le cœur** pour améliorer la circulation sanguine. Restez dans cette position pendant 1 à 2 heures, si possible chaque jour.

• **Évitez la chaleur.** Chacun sait que les jambes gonflent davantage en été qu'en hiver. De même, le chauffage par le sol est très mauvais à cet égard.

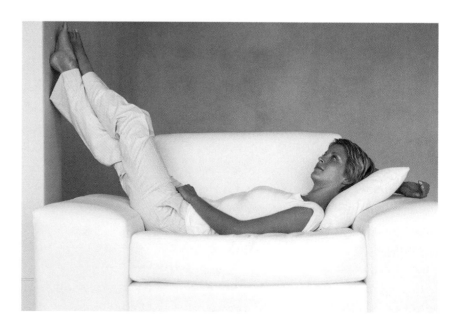

Rhume et grippe

Ces deux affections sont très courantes. Les rhumes sont très bénins, et on peut les soulager avec quelques mesures simples. Les symptômes de la grippe sont plus intenses (fièvre, courbatures, fatigue…), mais, en réagissant rapidement, on peut améliorer l'état général et accélérer la guérison. Au premier éternuement, pensez à ces remèdes à base de plantes, de sels minéraux ou de vitamines qui vous aideront à dégager vos voies respiratoires, à renforcer votre système immunitaire et à guérir plus vite. La grippe et la majorité des rhumes sont d'origine virale : les médicaments n'agissent donc que sur les symptômes et non sur la cause de l'infection.

Étouffer les symptômes en réagissant vite

• Dès les premiers signes de refroidissement, sucez une pastille de **gluconate** ou d'**acétate de zinc** (les autres formes de zinc sont moins efficaces) toutes les 2 à 4 heures, sans dépasser un total de 40 mg par jour. Une étude a montré que le zinc permettait de se débarrasser d'un rhume plus rapidement. Limitez la durée du traitement à 1 semaine car une prise prolongée de zinc peut affaiblir l'immunité. Évitez les pastilles contenant de l'acide citrique ou du sorbitol, car ces substances réduisent l'efficacité du minéral. Évitez aussi les pulvérisations et gels nasaux à base de zinc car, sous cette forme, le minéral pourrait léser durablement l'odorat.
• Buvez de l'**infusion de fleurs de sureau**. Ajoutez 2 à 5 g de fleurs séchées à 1 tasse d'eau bouillante. Laissez infuser 5 à 10 minutes et filtrez. Buvez au moins 3 tasses par jour.
• **Respirez de la vitamine C** en poudre au premier reniflement. En dirigeant la vitamine sur la muqueuse nasale, vous pouvez stopper le virus avant que le rhume ne s'installe. Mais attention, ça pique !

Quand le rhume ou la grippe se déclarent

• Dès que vous décelez des symptômes de rhume ou de grippe, prenez de la **vitamine C**, à raison de 200 mg cinq fois par jour, au cours des repas ou en mangeant quelque chose. Achetez une marque contenant des bioflavonoïdes, qui augmentent l'efficacité de la vitamine. Si vous avez de la diarrhée, réduisez les doses.
• Prenez une gélule de 200 mg d'**astragale** deux fois par jour jusqu'à ce que votre état s'améliore. Cette plante chinoise ancienne, qui stimule le système immunitaire, combattrait le rhume et la grippe. Pour prévenir une rechute, continuez à prendre 1 gélule

Qu'est-ce qui ne va pas ?

Si vos symptômes se situent au-dessus du cou – nez bouché (congestion), mal de gorge, éternuements, toux –, vous avez probablement un rhume, provoqué par l'un des 200 virus libérés dans l'air par les éternuements ou la toux de quelqu'un d'autre, ou déposés sur quelque chose (des mains, par exemple) que vous avez touché. Si tous ces symptômes réunis s'accompagnent d'une fièvre supérieure à 38,5 °C, de maux de tête, de courbatures, d'une fatigue importante, il est probable que vous avez attrapé une grippe. La maladie dure 8 à 10 jours, mais vous pouvez vous sentir encore faible et diminué dans les jours ou les semaines qui suivent la disparition des symptômes.

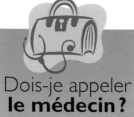

Dois-je appeler le médecin ?

Les rhumes disparaissent d'eux-mêmes grâce au sommeil et aux remèdes maison. Il en est de même pour les grippes bénignes. Pour les cas plus graves, des soins médicaux peuvent se révéler nécessaires. Contactez votre médecin si vous avez une température supérieure à 38 °C pendant plus de 3 jours, ou si elle atteint 39,5 °C, voire plus. Appelez-le également si vous avez une respiration sifflante ou difficile, si vous ressentez une douleur importante dans les poumons, la poitrine, la gorge ou l'oreille, si vous expectorez de grandes quantités de mucosités, surtout si elles sont sanguinolentes ou présentent une teinte verdâtre. Chez les enfants, la fièvre peut entraîner une déshydratation rapide : il est important de leur donner souvent à boire et de consulter un médecin en cas d'inquiétude.

deux fois par jour pendant une semaine jusqu'à disparition des symptômes. (*Attention :* l'astragale est contre-indiquée chez les personnes atteintes de malades auto-immunes, car elle active les défenses immunitaires.)

- L'**hydrastis** stimule le système immunitaire et possède des composés antimicrobiens susceptibles d'éliminer les virus. Dès les premiers frissons, prenez 125 mg d'extrait d'hydrastis (seul ou associé à 200 mg d'**échinacée** pour stimuler l'immunité) quatre fois par jour pendant 5 jours.

Des remèdes contre la grippe

- Aux premiers signes de grippe, prenez 20 à 30 gouttes de teinture de **baies de sureau** trois ou quatre fois par jour pendant 3 jours. En Europe, la baie de sureau est utilisée depuis plusieurs siècles pour lutter contre les virus. Une étude récente a montré que les personnes qui en consomment guérissent plus rapidement de la grippe.
- Les médecins homéopathes recommandent souvent de prendre **Oscillococcinum®** pour réduire la gravité des manifestations de la grippe. Prenez ce remède, en vente libre en pharmacie, dans les 12 à 48 heures après l'apparition des premiers symptômes, à raison d'une dose toutes les 6 heures.
- Essayez la **N–acétylcystéine (NAC)**, une forme de cystéine, un acide aminé. Elle contribue à réduire et à fluidifier le mucus, tout en atténuant les symptômes de la grippe. Prenez une dose de 600 mg deux fois par jour.

Apaiser le mal de gorge

- Si votre gorge est irritée, remplissez un verre de 250 ml d'eau tiède, ajoutez 1 c. à thé de **sel**, mélangez et **gargarisez-vous**. Le sel apaisera la sensation douloureuse.
- Le **gargarisme** traditionnel contre le mal de gorge – un peu de jus de **citron** frais dans un verre d'eau chaude – est idéal car il crée un environnement acide hostile aux bactéries et aux virus.

Consommer du consommé

- Le **consommé au poulet** est le remède naturel par excellence. Il offre davantage que du réconfort puisqu'il contribue à diminuer la formation de mucus. Il est naturellement meilleur lorsqu'il est préparé à la maison (voir p. 66).

• Ajoutez de l'**ail** frais haché au consommé. Les pharaons égyptiens utilisaient l'ail pour combattre les infections et ses pouvoirs thérapeutiques sont légendaires. Parmi ses composés actifs figurent l'allicine et l'alliine, dont les études in vitro (en éprouvette) ont montré qu'ils éliminaient rapidement certains agents infectieux. L'ail stimulerait aussi la libération de lymphocytes K, qui font partie de l'arsenal du système immunitaire.

Éviter de se déshydrater

• Pendant un rhume ou une grippe, veillez à bien vous hydrater. Buvez beaucoup d'**eau – 2 litres par jour** au moins – pour préserver l'humidité des muqueuses et des yeux. Les liquides contribuent également à réduire le mucus et à faciliter son expulsion.

• Pour que le mucus ne s'épaississe pas, essayez de dormir ou de travailler dans une **pièce humidifiée et bien ventilée**. Contre l'air sec, placez des bols d'eau près des radiateurs (en hiver) ou achetez un humidificateur. Autre solution : ouvrez le couvercle d'une bouilloire électrique et laissez l'eau bouillir et remplir la pièce de vapeur.

Un remède peu discret

• L'**ail** frais est un antiseptique naturel qui combat les virus. Si vous vous en sentez le courage, placez une petite gousse d'ail dans votre bouche et inhalez-en l'arôme dans la gorge et les poumons. Si la sensation devient trop forte à mesure que la gousse ramollit, mâchez rapidement l'ail et avalez-le avec de l'eau.

• Vous pouvez aussi absorber des suppléments d'**ail sous forme de gélules**. La quantité conseillée est de 400 à 600 mg d'extrait quatre fois par jour, à prendre au moment des repas ou avec quelque chose à manger. Choisissez des suppléments indiquant le taux d'allicine, l'objectif étant d'obtenir 6 à 10 mg d'allicine par jour. Si vous souffrez d'indigestion, de gaz ou de diarrhée, essayez des gélules entérosolubles, qui ont habituellement moins d'effets secondaires.

Tempête sur le virus

• On peut couper court à un rhume avec un… **séchoir à cheveux** ! Si incongru que cela paraisse, l'inhalation d'air chaud peut contribuer à éliminer les virus des voies respiratoires supérieures. Une étude menée en Grande-Bretagne a montré que les personnes

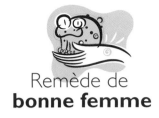

Remède de **bonne femme**

Le froid aurait peu d'incidence sur le rhume – tout du moins en conditions de laboratoire. Lors d'une étude rapportée par *The New England Journal of Medicine*, deux groupes de personnes ont été exposés à des virus responsables du rhume classique. Le premier fut placé dans une pièce froide (à 5 °C). Le second dans une pièce chauffée à 30 °C. Résultat ? Les deux groupes tombèrent malades dans des proportions quasiment identiques.

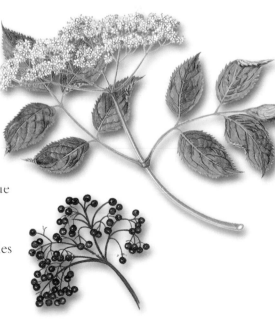

Les baies de sureau sont un remède traditionnel contre les virus, dont ceux de la grippe.

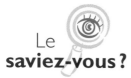

Le saviez-vous ?

Lorsque vous vous mouchez, faites-le en douceur. Vous risquez sinon de créer une pression inversée susceptible de renvoyer les virus ou bactéries dans vos sinus. Pour éviter cela, mouchez-vous une narine à la fois.

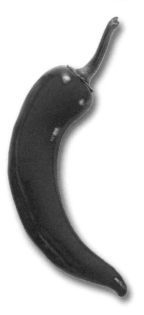

qui respiraient de l'air chauffé avaient moitié moins de symptômes que celles qui respiraient de l'air à température ambiante. Réglez votre séchoir à cheveux sur température basse (tiède et non chaude), tenez-le à bout de bras et inhalez l'air par le nez le plus longtemps possible – au moins 2 à 3 minutes.

Dégager la congestion

● Râpez un peu de **racine de gingembre** ou de **raifort frais** et absorbez-en une petite quantité. Vous pouvez aussi acheter du raifort en bocal, sans dépasser la dose de ½ c. à soupe par prise. Pour éviter les maux de ventre, essayez ces remèdes après le repas.

● Buvez une tasse d'**infusion au gingembre**. Achetez-la en sachet ou préparez-la vous-même en ajoutant ½ c. à thé de racine de gingembre râpée à de l'eau bouillante. Cette plante a des propriétés anti-inflammatoires, qui aident à diminuer la congestion et l'encombrement des bronches. De plus, elle contient des gingerols, composés qui suppriment naturellement la toux.

● Assaisonnez vos bouillons et soupes d'une petite quantité de **tabasco**, de **piment en poudre** ou de **wasabi**, le condiment épicé (habituellement composé de raifort) qui accompagne les sushis. Tous ces assaisonnements ont un effet décongestionnant qui vous aidera à respirer plus librement.

● Portez des **bas mouillés** au lit. Difficile à croire ? Et pourtant : cette méthode surprenante aiderait à soulager la fièvre et à dégager les voies respiratoires. Le sang a tendance à stagner dans les voies respiratoires encombrées ; en créant artificiellement une zone froide (les pieds), on l'attire vers le bas du corps, ce qui augmente la circulation sanguine. Commencez par réchauffer vos pieds dans de l'eau chaude. Puis imbibez une paire de bas en coton fin d'eau

Faites-vous vacciner si nécessaire

Santé Canada encourage la vaccination contre la grippe au sein de certaines catégories de population : chez les personnes âgées de plus de 65 ans et, quel que soit l'âge, chez celles qui sont fragilisées par une affection chronique : maladie cardiaque, rénale ou pulmonaire – comme l'asthme, la bronchite ou l'emphysème –, diabète, dépression immunitaire de causes variées. Faites-vous vacciner le plus tôt possible : l'action du vaccin met plusieurs semaines à se déclencher et il est important de se protéger avant que la saison de la grippe ne démarre. Par ailleurs, ce vaccin doit être renouvelé chaque année car les virus en cause sont généralement différents.

froide, essorez-les et mettez-les juste avant de vous coucher, en enfilant une paire de bas en laine sèche par-dessus. Au matin, les bas mouillés doivent être tièdes et secs, et vous devez vous sentir mieux. Seule condition pour essayer ce remède : une pièce bien chauffée. Il ne serait pas raisonnable de dormir les pieds mouillés dans une chambre trop froide. Évitez d'appliquer ce conseil en cas de forte fièvre : le refroidissement par les pieds serait alors plus inconfortable et gênant qu'efficace.

• Prenez un **bain de pieds à la moutarde**. Ajoutez 1 c. à soupe de moutarde en poudre par litre d'eau chaude dans une bassine. La moutarde attire le sang aux pieds, ce qui contribue à soulager la congestion.

• Essayez ce remède de grand-mère contre la congestion de poitrine : **le cataplasme à la moutarde**. Réduisez en poudre 3 c. à soupe de graines de moutarde (ou utilisez 50 g de moutarde en poudre), ajoutez 150 g de farine ou de poudre fine d'avoine moulue, puis juste assez d'eau pour obtenir une pâte. Recouvrez-vous la poitrine d'une fine couche de vaseline pour protéger la peau, puis tartinez-vous de pâte à la moutarde. L'arôme piquant débloque les sinus encombrés et la chaleur améliore la circulation sanguine tout en soulageant la congestion. Ne gardez pas le cataplasme plus de 15 minutes, sous peine de vous brûler la peau.

Nettoyer les voies nasales

• Remplissez un grand bol d'eau bouillante et penchez-vous au-dessus en vous enveloppant la tête d'une serviette de manière à créer une **tente à vapeur**. Inspirez par le nez et expirez par la bouche pendant 5 à 10 minutes. N'approchez pas trop le visage de l'eau pour éviter de vous ébouillanter ou d'inhaler des vapeurs trop chaudes. Placez le bol sur une surface stable – ne tentez pas cette expérience dans un lit.

• Pour rendre les inhalations encore plus efficaces, ajoutez quelques gouttes d'**huile de thym** ou d'**huile d'eucalyptus** à l'eau bouillante. Gardez les yeux fermés pendant que vous respirez : l'association de l'huile essentielle et de la vapeur peut en effet se révéler irritante pour les yeux.

• Versez quelques gouttes d'**huile d'eucalyptus** sur un mouchoir. Lorsque vous vous sentez congestionné, placez-le contre le nez et inhalez.

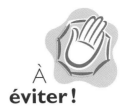

À éviter !

Certains médicaments contre le rhume contiennent un antihistaminique, qui fonctionne très bien contre les rhinites allergiques, mais n'agit pas contre la congestion provoquée par les rhumes. En réalité, les antihistaminiques peuvent épaissir le mucus, le rendant plus difficile à expulser par le nez ou la bouche. Si vous êtes très encombré, choisissez un décongestionnant simple. L'otrivine et l'éphédrine, qui se présentent en vaporisateurs pour le nez (Otrivin®), sont efficaces, mais ne doivent pas être utilisés plus de 3 jours : une surexposition pourrait entraîner un effet de rebond qui accentuerait la sensation de congestion.

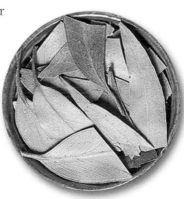

Feuilles séchées d'eucalyptus.

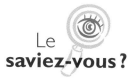

Le saviez-vous ?

Faire l'amour est bon pour la santé. Pour échapper aux rhumes et à la grippe, faites l'amour au moins une fois par semaine. Une étude a révélé que les hommes et les femmes qui avaient des rapports sexuels fréquents présentaient souvent des niveaux supérieurs d'immunoglobulines A, des molécules du système immunitaire qui jouent un rôle important dans la protection des muqueuses contre les microbes.

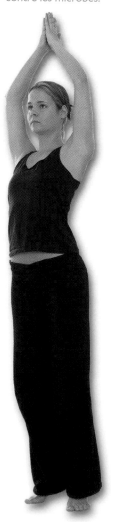

Réchauffer un cou raide

- La grippe peut provoquer une sensation de raideur dans le cou. Pour vous soulager, trempez une serviette dans l'eau, essorez-la, placez-la dans un sac en plastique et **réchauffez-la au micro-ondes** pendant 60 secondes. Plus simplement, vous pouvez tremper une serviette dans de l'eau très chaude, l'essorer, puis la placer (pas brûlante) autour des épaules et du cou avant de vous allonger. Prévoyez une serviette-éponge sur le lit pour ne pas le mouiller et, pour **prolonger la chaleur**, entourez la serviette mouillée d'une serviette sèche.

Mieux vaut prévenir que guérir

- Pendant la saison froide, prenez 200 mg d'**échinacée** jusqu'à trois fois par jour. Alternez toutes les 3 semaines avec d'autres plantes qui stimulent le système immunitaire : l'**astragale**, l'**hydrastis** et le **lapacho**. Pour un traitement de fond de ce type, demandez conseil auparavant à un phytothérapeute.
- **Lavez-vous les mains fréquemment**, en particulier après être allé dans des toilettes publiques ou si vous côtoyez des personnes grippées. Cette mesure n'est pas superflue, loin de là. En 1998, pour une étude, des chercheurs ont demandé à 40 000 recrues de la marine de se laver les mains cinq fois par jour. Ils ont constaté une diminution de 45 % de la fréquence des affections respiratoires.
- Ne touchez pas votre visage sans vous être lavé les mains. Prévoyez une petite bouteille de **gel nettoyant sans eau** à emporter lorsque vous n'avez pas accès à un lavabo.
- Même si cela semble impoli, **évitez de serrer la main** de quelqu'un qui a un rhume.
- En hiver, utilisez un **humidificateur à vapeur froide** pour compenser l'effet du chauffage central et la sécheresse de l'air.
- Pratiquez des **exercices de relaxation** tout au long de l'année, mais plus particulièrement pendant la saison froide. De nombreuses études montrent que le stress accroît le risque de tomber malade.
- **Prenez du repos.** Souvent, nous attrapons froid lorsque nous sommes très fatigués. Les scientifiques ont montré qu'un manque de sommeil même minime réduisait considérablement la force de résistance aux virus. Selon une étude, le nombre de certaines cellules immunitaires actives contre les infections virales chute de 30 % en une seule nuit chez les personnes qui dorment légèrement moins que d'habitude.

Rides

En vieillissant, notre peau devient plus sèche et perd de son élasticité, ce qui favorise l'apparition des rides. Pour traiter ces petits sillons, signe du temps qui passe, les dermatologues disposent d'un certain nombre d'outils, tels que les peelings (gommages chimiques), le laser ou les injections de toxine botulique (Botox®) pour diminuer la contraction des muscles responsables des rides d'expression, celles du front, par exemple. Mais le mieux est peut-être encore de protéger tout simplement sa peau et de faire en sorte qu'elle reste saine.

Lisser les ridules avec des acides naturels

- Utilisez une lotion ou une crème contenant des **acides de fruits**, ou **acides alpha-hydroxylés** (AHA). Présents dans le lait, les fruits et la canne à sucre, les AHA éliminent les cellules mortes à la surface de la peau, stimulent la croissance du collagène, qui comble les rides, et contrecarrent l'action des radicaux libres – molécules d'oxygène qui peuvent abîmer les cellules de la peau. Les AHA pouvant parfois provoquer des irritations, testez d'abord le produit sur une petite zone de peau. Si vous ne constatez aucune réaction dans les 24 heures, vous pouvez utiliser le produit sans risque.
- Plongez une débarbouillette propre dans du lait et appliquez-la sur votre peau. Le **lait** contient des acides alpha-hydroxylés.
- La pulpe fraîche d'**aloe vera** contient de l'acide malique, qui fait partie des AHA. Coupez une feuille à la base et ouvrez-la. Retirez soigneusement la pulpe en veillant à ne pas gratter l'écorce verte et étalez-la sur la peau.
- La **papaye** renferme des enzymes capables de dissoudre la couche superficielle de la peau et de rendre ainsi les rides moins visibles. Lavez et épluchez une papaye, puis écrasez soigneusement 2 c. à soupe de pulpe avec 1 c. à soupe de flocons d'avoine broyés, qui favorisent le gommage. Appliquez ce mélange sur la peau et laissez agir pendant 10 minutes, puis retirez avec une débarbouillette en frottant.

Adoucir et hydrater

- Le matin, appliquez une **crème hydratante** après vous être nettoyé le visage. Privilégiez les produits qui contiennent également un filtre anti-UV. Enduisez-vous aussi le cou et les mains.

Qu'est-ce qui ne va pas ?

Après 30 ans, une partie des tissus de soutien de la peau commence à se dégrader. La production de sébum ralentit et des rides apparaissent. Il s'agit là d'un phénomène naturel. Il existe néanmoins un certain nombre de facteurs aggravants sur lesquels on peut agir. Le tabac en fait partie. En ralentissant la circulation sanguine, il entraîne une moins bonne oxygénation de la peau, qui vieillit de ce fait plus rapidement. L'exposition au soleil est extrêmement dommageable car les rayons ultraviolets abîment les fibres conjonctives de la peau et favorisent la prolifération des radicaux libres – molécules d'oxygène qui détériorent les membranes des cellules.

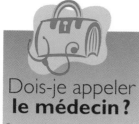

• Essayez les masques à l'**avocat**. La chair d'avocat hydrate et apporte de la vitamine E, connue pour son effet antioxydant. Écrasez la pulpe, puis étalez-la sur votre visage. Laissez agir pendant 20 minutes.

Manger, dormir et faire de l'exercice

• Mangez du **saumon**, des **sardines**, du **thon frais** ou du **maquereau** plusieurs fois par semaine. Ces poissons contiennent des acides gras **oméga-3**, très nourrissants pour la peau.

• L'**huile de graines de lin** (voir p. 388) est également une source intéressante d'**oméga-3**. Prenez-en 1 c. à thé chaque jour, dans une salade ou avec des crudités.

• Mangez beaucoup de **fruits**, de **légumes**, de **noix** et autres **fruits oléagineux**. Ces aliments contiennent des vitamines A, C et E, dont l'action antioxydante combat les effets des radicaux libres (molécules produites par le métabolisme dont l'excès provoque un vieillissement cellulaire précoce).

• Une étude réalisée par des chercheurs français a montré que les crèmes contenant de la **vitamine C** pouvaient être aussi efficaces que celles à la vitamine A (sous forme de rétinol), dont on fait si grand cas depuis quelques années. Les vitamines A et C sont présentes dans de nombreux produits de soins.

Mieux vaut prévenir que guérir

• **Ne fumez pas.**

• **Hydratez-vous.** C'est très important pour la peau. Si vos urines sont foncées, c'est que vous ne buvez pas assez.

• Lorsque le soleil brille, ne sortez pas sans avoir appliqué sur votre visage, votre cou et toute autre zone exposée un **écran solaire** à indice de protection élevé.

• Ne faites jamais de séances de bronzage. Une séance de 30 minutes est plus mauvaise pour la peau que de rester une journée entière allongé sur la plage sans protection solaire.

• Portez des **lunettes de soleil** assez larges pour limiter les pattes-d'oies au coin des yeux.

Ronflement

Si vous êtes un ronfleur impénitent, vous dormez sans doute beaucoup plus que celui ou celle qui partage vos nuits. Pour la paix et l'harmonie de votre ménage, essayez d'appliquer les mesures qui suivent. Il suffit parfois de changer de position de sommeil, mais les vrais ronfleurs auront besoin de méthodes plus radicales. Sachez aussi que le surpoids favorise les ronflements et, qu'à cet égard comme à beaucoup d'autres, il est bon de perdre quelques kilos.

La bonne position pour dormir

• **Dormez plutôt sur le côté.** Il n'est bien sûr pas garanti que vous resterez dans cette position, mais commencez déjà par vous coucher sur le flanc, les bras étreignant un oreiller. Évitez la position dorsale : sur le dos, la base de votre langue, le voile du palais et la luette se relâchent contre le fond de la gorge et gênent les voies respiratoires.

• Si vous ne pouvez dormir que sur le dos, mettez quelques **oreillers** supplémentaires pour **vous caler en hauteur** et ne pas être allongé à plat.

• Vous pouvez aussi **rehausser la tête de votre lit** en plaçant des planches sous les pieds du lit (veillez à la stabilité de l'ensemble !). Un ou deux vieux annuaires téléphoniques peuvent également faire l'affaire.

• Pour vous contraindre à ne pas dormir sur le dos, essayez la méthode de la **balle de tennis**. Cousez une petite poche sur le dos du haut de votre pyjama et glissez-y la balle. Si vous roulez sur le dos pendant votre sommeil, la gêne provoquée par la balle vous incitera à retrouver une position latérale ou ventrale.

Mieux respirer

• Si vos ronflements sont provoqués par une obstruction nasale, essayez un **décongestionnant** ou un **antihistaminique** avant d'aller vous coucher. Mais ce traitement doit être provisoire (en cas de rhume ou de manifestation allergique). L'usage prolongé de l'un comme l'autre peut avoir des effets nocifs.

• Utilisez des **bandes nasales**, disponibles dans la plupart des pharmacies. Cette mesure est certes peu esthétique, mais elle est très efficace chez de nombreux ronfleurs. Une fois collée en travers du

Qu'est-ce qui ne va pas ?

Le ronflement est un bruit respiratoire provoqué par les vibrations de la luette (petit muscle situé au fond de la bouche) et du voile du palais (en haut et au fond de la bouche) au moment du passage de l'air. Le surpoids accroît la probabilité de ronflement, sans doute parce que les tissus adipeux compriment les voies respiratoires. La consommation d'alcool avant le coucher est un facteur aggravant car elle entraîne un relâchement des muscles de la gorge et un affaissement des tissus. Une obstruction nasale favorise le ronflement car elle gêne la circulation de l'air dans les voies respiratoires. Une hypertrophie des végétations ou des amygdales, une déviation de la cloison nasale, le tabagisme et la prise de médicaments sédatifs sont également des causes de ronflement.

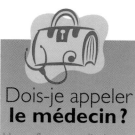

nez (regardez la notice pour bien la positionner), la bande maintient les narines bien ouvertes et facilite le passage de l'air.

• Gargarisez-vous avec un **bain de bouche à la menthe** afin de contracter les tissus du nez et de la gorge. Cette mesure est surtout efficace contre les ronflements passagers provoqués par un rhume ou une allergie saisonnière (rhinite allergique). Pour préparer ce gargarisme, versez 1 goutte d'huile essentielle de menthe dans un verre d'eau froide (contentez-vous d'un gargarisme – n'avalez pas).

Tête haute

• La solution peut sembler extrême, mais certains ronfleurs portent une **minerve** (appareil orthopédique destiné à maintenir la tête dans la bonne position) la nuit – identique à celles utilisées en cas de douleur cervicale – qui maintient le menton en extension : la gorge reste alors bien droite et les voies respiratoires sont dégagées. Vous n'êtes pas obligé d'utiliser une minerve en plastique rigide. Un modèle en mousse souple, disponible dans les pharmacies, limitera moins vos mouvements et sera tout aussi efficace.

Lutter contre les allergies

• Pour soulager l'obstruction nasale à l'origine des ronflements, éliminez les allergènes dans votre chambre (poussière, acariens, poils d'animaux, moisissures) en passant régulièrement l'**aspirateur sur le sol et les rideaux**. Changez souvent les draps et les taies d'oreiller (voir p. 44).

• Si vos ronflements sont dus à une allergie au pollen, essayez l'**infusion d'ortie**, recommandée en phytothérapie pour soulager ce type d'inflammations. Versez 1 tasse d'eau bouillante sur 1 c. à soupe de feuilles séchées (vendues dans les boutiques de produits naturels). Couvrez et laissez infuser 5 minutes. Filtrez et buvez. Vous pouvez en boire jusqu'à 3 tasses par jour, dont une juste avant le coucher.

Une bonne hygiène de vie

• Évitez les **soupers copieux et lourds,** ainsi que les **boissons alcoolisées** dans les 3 heures qui précèdent l'heure du coucher pour ne pas aggraver le relâchement des muscles et tissus de la gorge.

• Il suffit parfois de **perdre du poids** pour réduire ou faire disparaître les ronflements, en diminuant la pression des tissus sur les voies aériennes supérieures.

Que peut faire le partenaire ?

Les ronfleurs n'ont pas vraiment conscience des bruits qu'ils émettent. En revanche, ceux qui partagent leur lit savent à quel point la situation peut être exaspérante.

Avant de prendre une mesure radicale (faire chambre à part) et en attendant que les conseils donnés ici fonctionnent, essayez les deux mesures suivantes.

• Mettez des bouchons d'oreilles : ils sont bon marché et relativement confortables à porter après une phase d'adaptation.
• Allez vous coucher avant votre partenaire. Vous prendrez ainsi un peu d'avance sur votre nuit de sommeil. Avec un peu d'entraînement, certains parviennent à dormir paisiblement en dépit des ronflements les plus assourdissants.

• **Arrêtez ou diminuez la cigarette.** La fumée de tabac irrite les muqueuses des voies respiratoires avec, à la clé, un gonflement de la gorge qui réduit d'autant les voies respiratoires. Les fumeurs ont aussi plus de problèmes d'obstruction nasale.

• Si vous êtes sujet au ronflement, sachez que certains **médicaments** ont un effet aggravant, notamment les somnifères et les sédatifs, qui favorisent le relâchement musculaire.

• Une atmosphère sèche favorise le ronflement. Il existe de nombreux moyens d'y remédier. Un **humidificateur d'air** placé dans votre chambre préviendra l'assèchement des voies respiratoires (pensez à le nettoyer régulièrement, conformément aux instructions du fabricant).

• Autre méthode efficace : les **inhalations de vapeur**. Juste avant le coucher, remplissez un bol ou une petite bassine d'eau chaude et, la tête couverte d'une serviette, penchez-vous au-dessus de l'eau (votre nez doit se trouver à environ 30 cm de la surface). Inspirez profondément par le nez pendant quelques minutes.

L'infusion d'ortie est indiquée si les ronflements sont dus à une allergie au pollen.

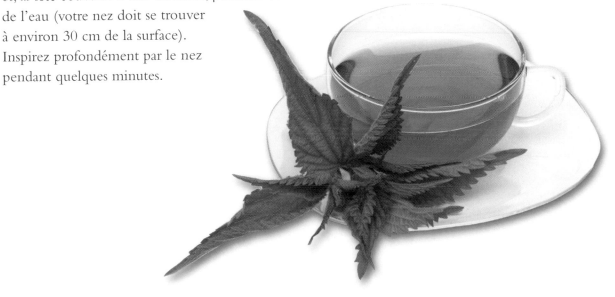

Seins douloureux

Les tensions ou douleurs mammaires sont généralement rythmées par le cycle menstruel. Voici quelques pistes pour atténuer ces troubles hormonaux. Vitamines, plantes et huiles essentielles peuvent vous aider à contrôler la rétention de liquide à l'origine d'une tension des seins et à retrouver un équilibre hormonal (plus de progestérone, moins d'œstrogènes). Une modification de l'alimentation peut également contribuer à soulager ces désagréments.

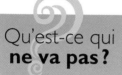

Qu'est-ce qui **ne va pas ?**

Les fluctuations hormonales (essentiellement œstrogènes et progestérone) du cycle menstruel agissent sur les tissus mammaires, les glandes mammaires se préparant chaque mois à une éventuelle grossesse. Ces changements qui surviennent avant les menstruations se traduisent par un gonflement des seins, parfois à l'origine de douleurs et de tensions. Lorsqu'ils s'accompagnent d'autres symptômes à la fois physiques et psychiques, on parle de syndrome prémenstruel. La sensibilité des seins peut également être liée à la prise de certains médicaments, comme la cimétidine, utilisée pour traiter les ulcères de l'estomac.

Des massages calmants

• **Lorsque vous êtes sous la douche**, savonnez vos seins et massez-les délicatement dans un mouvement allant du centre vers les aisselles. Vous favoriserez ainsi la circulation du sang et le drainage des liquides lymphatiques (la lymphe est un liquide transparent présent dans tous les tissus du corps).

L'action bénéfique du froid

• Placez un **sac de glaçons** (ou de petits pois congelés) dans une serviette et posez-la sur chaque sein pendant 10 minutes environ. Le froid est très efficace pour soulager les gonflements et la douleur.

Les suppléments nutritionnels

• Le **pissenlit** est un diurétique naturel, qui peut aider à limiter la rétention d'eau. Buvez deux tasses d'infusion par jour, après le dîner et le souper. Achetez des sachets tout prêts ou mettez 1½ c. à thé de feuilles séchées (disponibles dans les magasins de produits naturels) dans 1 litre d'eau. Portez à ébullition, laissez frémir pendant 15 minutes, puis filtrez.

• L'**huile d'onagre** est un remède naturel traditionnel contre les symptômes prémenstruels. Elle contient un acide gras essentiel, l'acide gamma-linolénique, qui régulerait l'équilibre hormonal et peut soulager la tension des seins. Prenez 1 000 mg d'huile d'onagre, sous forme de gélules, trois fois par jour (de préférence à l'heure des repas) pendant les 10 derniers jours du cycle. Cessez si vous ne constatez aucune amélioration au bout de deux ou trois cycles.

• Les **vitamines E** et **B$_6$** sont également efficaces pour soulager les seins douloureux. Les doses thérapeutiques (500 mg pour la vitamine E et 50 mg pour la vitamine B$_6$) étant beaucoup plus élevées que les apports nutritionnels recommandés, il est conseillé de demander un avis médical pour suivre un tel traitement. Pour compléter, privilégiez les aliments riches en vitamine E (huile de germes de blé, huiles végétales, amandes, noisettes, graines de tournesol, céréales complètes) et B$_6$ (avocats, poisson, volailles et viandes blanches, bananes, épinards).

Un nouveau soutien-gorge

● Choisissez un soutien-gorge offrant un **maintien efficace**. Lorsque vous essayez un nouveau modèle, vérifiez qu'il emboîte votre poitrine sans la comprimer. N'hésitez pas à jeter ceux qui n'offrent plus le maintien nécessaire.

Les aliments bénéfiques

● Faites des cures d'**aliments à base de soja**. Des études de population ont montré que les femmes de culture asiatique traditionnelle, grandes consommatrices de soja, présentaient moins de troubles liés aux œstrogènes, tels les douleurs mammaires ou les symptômes de la ménopause, que les femmes occidentales. Le soja renferme des substances végétales appelées phyto-œstrogènes (isoflavones essentiellement), qui régulent les fluctuations hormonales au moment des règles et de la ménopause. Goûtez aux steaks de soja, agrémentez vos salades de tofu, buvez du lait de soja ou ajoutez-en à vos céréales.

● Consommez des **fibres** en grande quantité : fruits, légumes, légumineuses (haricots rouges et lentilles, par exemple) et céréales complètes. Selon une étude américaine, un apport accru en fibres alimentaires réduirait le taux sanguin d'œstrogènes.

● Limitez votre consommation de **graisses**, qui doivent représenter moins de 30 % de vos apports caloriques quotidiens. Les scientifiques ont constaté que les femmes dont l'alimentation est pauvre en graisses et produits gras se plaignent nettement moins de douleurs mammaires au moment des menstruations.

● Limitez votre consommation d'**huiles hydrogénées**, présentes dans la margarine, les biscuits salés et sucrés, les pâtisseries industrielles. L'hydrogénation solidifie les huiles et augmente leur durée de conservation, mais elle a pour effet de diminuer la capacité de l'organisme à transformer les acides gras en acide gamma-linolénique – une réaction qui prévient, entre autres, les tensions mammaires.

Dois-je appeler le médecin ?

Si vous êtes sous contraception hormonale, consultez votre médecin car le dosage de votre pilule peut être responsable de la tension mammaire. Même si vos seins sont habituellement gonflés et douloureux au moment des menstruations, n'hésitez pas à consulter votre médecin (généraliste ou gynécologue) si la douleur augmente ou si vous remarquez le moindre signe anormal. Demandez-lui de vous montrer comment vous devez vous examiner (autopalpation). En plus du suivi régulier, signalez-lui tout changement perçu au niveau des seins, qu'il s'agisse de sécrétions par le mamelon ou d'une grosseur sentie dans un sein ou sous le bras.

• Réduisez votre consommation de **méthylxanthine**. C'est le nom donné à un groupe de stimulants, dont la **caféine** et la **théobromine**, respectivement présentes dans le **café** et le **chocolat**. On en trouve également dans certains sodas, le thé, le vin, la bière, les bananes, le fromage, les champignons et les légumes au vinaigre.

• **Évitez de manger trop salé** et limitez les aliments industriels, souvent riches en sel. Le sodium (ou sel) accroît la rétention de liquide responsable des douleurs dans les seins. Surveillez tout particulièrement votre consommation de sel au cours des 2 semaines qui précèdent vos règles.

Pour un meilleur équilibre hormonal

• Pour améliorer votre équilibre hormonal et soulager la sensibilité de vos seins pendant les menstruations, appliquez une **crème à base de progestérone** (hormone antagoniste des œstrogènes). Cette crème est vendue sur ordonnance. Appliquez-la tous les jours, en suivant les indications de la prescription.

• Si vous prenez la **pilule** ou un **traitement hormonal de substitution**, demandez à votre médecin s'il est possible de modifier votre traitement. Une réduction, même infime, du dosage hormonal suffit parfois à régler le problème.

• Faites de l'**exercice physique** pendant 30 minutes au moins, trois fois par semaine et notamment la semaine précédant vos menstruations. L'exercice physique est particulièrement indiqué pour réduire les hormones de stress responsables des douleurs cycliques au niveau des seins. Il agit également sur la rétention de liquide et augmente la sécrétion de substances à l'origine des sensations de bien-être psychique (endorphines).

• Octroyez-vous régulièrement des moments de **calme**, au cours desquels vous pratiquerez, selon vos goûts, des exercices respiratoires ou d'autres techniques de relaxation qui réduisent le taux d'hormones de stress.

Sinusite

Vous avez le nez pris, des douleurs au visage (autour ou au-dessus des yeux, au-dessus de la mâchoire supérieure) et une désagréable sensation de pression. Si votre sinusite est provoquée par une infection bactérienne, votre médecin vous prescrira un antibiotique. Sinon, un décongestionnant nasal ou oral contribuera à vous soulager (mais ne le prenez pas plus de 3 jours pour ne pas risquer d'aggraver le gonflement des muqueuses). Outre la pharmacopée conventionnelle, de nombreux remèdes et gestes simples favorisent le drainage des sinus. En voici quelques-uns.

Les bienfaits de la vapeur

- La **vapeur** contribue à soulager la pression douloureuse dans les sinus. Prenez une douche bien chaude en inhalant la vapeur et en laissant l'eau couler sur votre visage, jusqu'à ce que vos sinus soient dégagés.
- Inhalez de la vapeur mentholée pour décongestionner vos sinus. Versez de l'eau bouillante dans un bol ou une petite bassine et ajoutez quelques gouttes d'**huile d'eucalyptus** (ou, à défaut, d'huile de **menthe poivrée**). Posez le récipient sur une surface stable (pas sur vos genoux ou sur un lit). La tête et les épaules couvertes d'une serviette, penchez-vous vers l'avant. Le visage à environ 30 cm au-dessus de l'eau, inspirez profondément jusqu'à vous sentir mieux. En s'élevant, la vapeur transporte jusqu'aux sinus de minuscules gouttelettes d'huile qui fluidifient les sécrétions, favorisant ainsi le drainage des sinus.

Le lavage des sinus

- Une autre méthode efficace pour fluidifier les mucosités et diminuer l'inflammation des muqueuses consiste à irriguer les sinus avec une **solution saline** (sérum physiologique), vendue dans les pharmacies, en vaporisateur ou en unidoses.
- Vous pouvez aussi préparer vous-même votre solution en mélangeant ⅓ c. à thé de sel de table et 1 pincée de **bicarbonate de sodium** dans 1 tasse d'eau chaude. Remplissez ensuite une fiole munie d'un bec verseur adapté au nez. Bouchez une narine avec le pouce, renversez la tête en arrière et injectez le liquide dans l'autre narine en reniflant. Mouchez délicatement votre nez et recommencez avec la narine inversée.

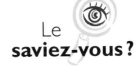

Le saviez-vous?

Lorsque vous vous mouchez en soufflant par les deux narines en même temps, la pression peut faire remonter les bactéries dans les sinus. Par conséquent, mouchez une narine à la fois.

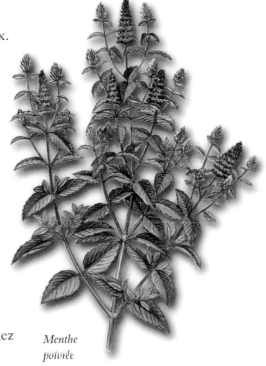

Menthe poivrée

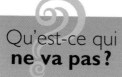

• Vous pouvez aussi vous servir d'un petit ustensile appelé **pot de Neti**, disponible sur Internet, dans des boutiques de produits naturels et dans les centres de yoga. Utilisé dans la médecine ayurvédique, il ressemble à un petit arrosoir à bec fin. Placez l'embout dans une narine et penchez la tête sur le côté. La solution saline tiède coule dans la narine et ressort par l'autre, nettoyant ainsi le nez. Mouchez-vous ensuite et recommencez l'opération avec l'autre narine (le contenu du pot suffit pour les deux narines).

Le drainage des sinus

• Inhalez du **raifort** fraîchement râpé. Cette racine au goût puissant contient une substance qui contribuerait à fluidifier les mucosités. Portez des gants pour le manipuler et évitez tout contact avec les yeux.

• Mélangez une quantité égale de **raifort** et de **jus de citron**. Prenez-en 1 c. à thé une heure environ avant le déjeuner. Prenez-en 1 c. à thé une heure avant le souper. Cette préparation fait monter les larmes aux yeux.

• Si vous appréciez la cuisine épicée, ajoutez une pointe de piment à vos plats. Le piment contient de la **capsaïcine**, une substance piquante qui favoriserait le drainage des mucosités. À défaut de piment frais, vous pouvez utiliser du poivre de Cayenne, riche lui aussi en capsaïcine.

• Des études ont montré que l'**allicine** contenue dans l'**ail** avait des propriétés antibactériennes. Écrasez une gousse d'ail et mélangez-la à 4 c. à thé d'eau. Puis, à l'aide d'un compte-gouttes, mettez 10 gouttes dans chaque narine deux fois par jour. Au bout de 3 jours, l'infection devrait être en bonne voie de guérison.

Repos et détente

• La tisane à la **camomille** est un remède de grand-mère souverain contre la sinusite. Deux autres plantes sont également recommandées en tisanes: l'**églantier** et la racine de **gingembre**.

• En position allongée, **calez un oreiller sous votre tête afin de dégager les sinus**. À plat sur le dos, vous aggraveriez leur obstruction.

• Appliquez une **débarbouillette chaude** sur vos yeux et vos pommettes. Laissez-la en place jusqu'à son refroidissement. Puis réchauffez-la et recommencez jusqu'à ce que vous vous sentiez soulagé.

Les massages du visage

- Un **minimassage** des sinus stimulera la circulation sanguine et contribuera à atténuer la douleur. Commencez par appuyer fermement les index sur le bord externe de vos narines, en bas du nez. Puis remontez le long de l'arête du nez jusqu'à la base du front, entre les sourcils.
- Appliquez les **pouces de chaque côté du nez**, à mi-hauteur, et pressez fortement sur le cartilage. Tenez la pression 30 secondes, puis relâchez. Recommencez l'opération aussi souvent que vous le souhaitez.
- Deux autres points de pression utiles pour soulager les douleurs dues à une sinusite : **sous les sourcils**, à environ 2 cm du nez, et à la **base de chaque pommette**, au milieu de la joue. Maintenez la pression pendant environ 10 secondes, relâchez et répétez l'opération trois fois.
- Pour renforcer l'effet des massages, inhalez un peu d'**huile de romarin**. Remplissez un bol d'eau chaude et versez-y quelques gouttes d'huile essentielle. Inspirez la vapeur tout en effectuant les pressions.

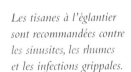

Les tisanes à l'églantier sont recommandées contre les sinusites, les rhumes et les infections grippales.

Plantes : l'artillerie lourde

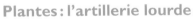

- L'**échinacée** et l'**astragale** contribuent à renforcer le système immunitaire et à lutter contre les virus et bactéries. Prenez 200 mg d'extrait d'échinacée quatre fois par jour et 200 mg d'astragale deux fois par jour entre les repas. Si votre sinusite fait suite à un rhume ou à une grippe, prenez ces deux plantes pendant 1 à 2 semaines (jusqu'à l'amélioration de votre état). Pour une sinusite qui dure (chronique), alternez en prenant l'échinacée la première semaine et l'astragale la suivante.
- Essayez aussi 125 mg d'**hydrastis** (ou hydraste du Canada) en capsules quatre fois par jour pendant 5 jours. Efficace contre les infections, cette plante est souvent associée à l'échinacée. Vous pouvez aussi préparer une infusion d'hydrastis pour la boire ou l'utiliser en lavage nasal après l'avoir laissée refroidir. Mettez 1 g de racine et de rhizome séchés dans 150 ml d'eau bouillante, et laissez infuser pendant 5 à 10 minutes.

Sinus et altitude

Toutes les situations où la pression atmosphérique varie sont dangereuses pour les sinus. Elles peuvent être à l'origine d'une forme de sinusite aiguë dite barotraumatique, qui se traduit par une douleur intense et brutale, parfois accompagnée d'un saignement de nez.

C'est le cas lors d'un décollage en avion, lorsque la pression de l'air contenu dans les sinus est supérieure à celle de la cabine en voie de dépressurisation. Le même phénomène se produit lorsque l'on monte rapidement en montagne, à partir de 2 000 m d'altitude. Un traitement décongestionnant, en comprimés ou solution nasale, peut soulager la douleur.

Le risque est plus grave lors de la plongée en apnée, surtout avec une bouteille. Au moment de la remontée en surface, l'air accumulé sous pression dans les sinus doit absolument sortir pour éviter un accident aigu.

L'avion et l'altitude sont déconseillés par les médecins en période de sinusite aiguë, et la plongée est formellement contre-indiquée.

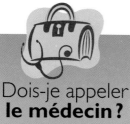

Dois-je appeler le médecin ?

De manière générale, la sinusite se soigne bien à la maison. Cependant, il est recommandé de consulter si les douleurs persistent plus de 1 semaine ou en cas de sinusites à répétition (plus de 3 par an). Dans de rares cas, l'infection des sinus peut se transmettre aux yeux ou aux méninges, avec des complications graves à la clé. Rendez-vous à l'urgence en cas de douleur ou de paralysie oculaire, si vos yeux sont exorbités, bouffis ou très rouges. Faites-le également si vous avez des nausées et vomissements.

Mieux vaut prévenir que guérir

● Installez un **humidificateur d'air** dans votre chambre et mettez-le en marche la nuit afin de limiter le dessèchement des voies respiratoires. Nettoyez l'appareil une fois par semaine pour éviter toute prolifération de mousse ou de champignons.

● **Limitez votre consommation de boissons alcoolisées.** L'alcool provoque un gonflement des muqueuses nasales et sinusiennes.

● **Évitez de nager dans une piscine chlorée** et ne plongez jamais. Le chlore irrite les muqueuses nasales. La pression engendrée par un plongeon fait remonter l'eau dans les sinus.

● **Fuyez les pièces enfumées.** La fumée de cigarette assèche les voies respiratoires et favorise la prolifération des bactéries dans les sinus.

● En cas de rhume, si vous redoutez une sinusite, limitez provisoirement votre consommation de **lait** et de **produits laitiers**, qui favorisent la sécrétion de mucosités.

● Si vous êtes sujet aux sinusites, parlez-en à votre **dentiste,** qui vérifiera qu'un problème dentaire (touchant les dents du haut) n'est pas en cause.

Stérilité

Quand la nature suit son cours, l'acte sexuel classique, répété, entre un homme et une femme finit normalement par la conception d'un enfant. Or cela n'est malheureusement pas toujours le cas. On sait désormais que la stérilité ou l'infertilité d'un couple – définie comme l'absence de conception après 18 à 24 mois de vie sexuelle régulière – peut aussi bien venir de l'homme que de la femme. Les remèdes et conseils proposés ici s'adressent d'abord aux femmes, puis aux hommes et enfin au couple. Quoi qu'il en soit, que le problème vienne de l'un ou de l'autre (ou bien des deux), c'est ensemble qu'il faut chercher la solution.

POUR LES FEMMES
Savoir quand les ovules sont prêts

● **Surveillez votre glaire cervicale.** C'est durant les 5 jours qui précèdent l'ovulation (qui a lieu vers le 14e jour du cycle) et les 5 jours qui suivent que vous êtes le plus fertile. Lorsque votre glaire cervicale devient fluide et claire, c'est que l'ovulation est sur le point de commencer (plus la glaire est fluide, moins les spermatozoïdes ont de mal à arriver jusqu'à l'ovule). Essuyez-vous régulièrement l'intérieur de la vulve avec du papier absorbant : si la sécrétion est visqueuse et ressemble à du blanc d'œuf, c'est le bon moment pour être fécondée.

● Assurez-vous que vous ovulez normalement. Pour cela, procurez-vous en pharmacie un **test d'ovulation**. Certains fonctionnent comme les tests de grossesse, en se basant sur les urines. D'autres utilisent la salive. Si, au bout de 3 mois, votre test n'indique toujours rien, consultez votre gynécologue.

Maigrir – ou prendre du poids

● Si vous avez besoin de **perdre du poids**, le désir d'avoir un enfant est la meilleure motivation qui soit. Les graisses corporelles favorisent la production des œstrogènes, dont l'excès peut diminuer la capacité à concevoir.

● La **maigreur** peut elle aussi être une cause de stérilité chez la femme, soit que le déficit en réserves de graisses corporelles empêche l'ovulation, soit qu'il mette l'utérus hors d'état de recevoir l'ovule fécondé. La solution est alors simple : mangez davantage, en privilégiant les calories saines – protéines maigres, produits céréaliers complets et bonnes graisses, comme l'huile d'olive.

Qu'est-ce qui ne va pas ?

La stérilité se définit comme l'incapacité à concevoir malgré des rapports sexuels réguliers et sans moyen contraceptif pendant 18 à 24 mois. Chez la femme, elle peut avoir différentes causes, dont les infections sexuellement transmissibles, l'endométriose, les fibromes, un déficit en ovocytes sains, des troubles hormonaux ou une ovulation irrégulière. Une malformation congénitale de l'utérus ou des trompes de Fallope peut également être en cause. Chez l'homme, la stérilité est souvent liée aux spermatozoïdes, qui peuvent être trop peu nombreux, mal formés ou insuffisamment motiles (mobiles) pour atteindre l'ovule à féconder.

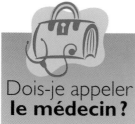

Dois-je appeler **le médecin ?**

Si vous avez plus de 35 ans et que vous souhaitez avoir un enfant, consultez votre médecin au bout de 6 mois. Si vous avez moins de 35 ans, vous n'avez pas à vous inquiéter avant un an. Passé ce délai, il est également souhaitable que votre compagnon consulte son médecin afin d'effectuer un spermogramme (examen du sperme).

Pédale douce

• **Si vous sollicitez beaucoup votre corps**, il se peut qu'il soit moins apte à faire face aux exigences de la grossesse. Faire plus d'une heure de sport par jour peut gêner l'ovulation, comme les médecins ont souvent pu le constater chez les athlètes de haut niveau et les danseuses ou gymnastes professionnelles (dans ce cas, l'autre facteur de stérilité est souvent le manque de graisses de réserve). Si vous avez l'habitude de vous entraîner de manière intensive, revoyez vos exigences à la baisse.

• **Évitez le surmenage au travail.** Des études ont montré que les femmes qui font un métier très stressant ou ont des cadences infernales peuvent avoir du mal à tomber enceintes. Fixez-vous des objectifs professionnels raisonnables et essayez de vous relaxer une fois rentrée chez vous. Le yoga, la méditation peuvent aider à maîtriser le stress.

Des médicaments à écarter

• Évitez les **antihistaminiques** et les **décongestionnants**. Ces médicaments, conçus pour réduire la quantité de mucus dans les sinus, peuvent affecter la qualité de la glaire cervicale, or celle-ci aide les spermatozoïdes à atteindre l'ovule à féconder.

• Si vous souhaitez tomber enceinte, il faut également vous méfier de l'**ibuprofène** et de l'**aspirine** car ces médicaments peuvent gêner l'ovulation et empêcher l'ovule fécondé de s'implanter dans la paroi de l'utérus. Si vous ressentez des douleurs, prenez plutôt de l'**acétaminophène**.

POUR LES HOMMES
Faire des réserves de spermatozoïdes

• Afin d'inséminer votre compagne avec le plus grand nombre de spermatozoïdes possible, **abstenez-vous de tout rapport sexuel** durant les quelques jours précédant la période de fécondité. Plus votre dernière éjaculation sera ancienne, plus le nombre de spermatozoïdes sera important.

• Préférez les **caleçons** aux sous-vêtements ajustés. Les sous-vêtements près du corps retiennent la chaleur et des testicules maintenus à une température trop élevée produisent moins de spermatozoïdes sains. Il en va de même pour les jeans serrés. Portez des **vêtements et des sous-vêtements amples** et gardez-vous des bains chauds, du hammam et du sauna.

Des suppléments utiles

● Prenez chaque jour 30 mg de **zinc**. Ce minéral augmente le taux de testostérone, stimule la production de spermatozoïdes et améliore leur motilité. Comme le zinc gêne l'absorption du cuivre par l'organisme, il est recommandé de prendre en parallèle 2 mg de **cuivre** par jour.

● Pour protéger vos spermatozoïdes, prenez 1 000 mg de **vitamine C** une fois par jour (dans le courant de la journée) et 250 mg de **vitamine E** deux fois par jour (avec les repas). Du fait de leurs propriétés antioxydantes, les vitamines C et E bloquent l'action des radicaux libres, ces molécules d'oxygène qui abîment les cellules de l'organisme. (*Attention :* si vous suivez un traitement anticoagulant, ne prenez pas de vitamine C sans en avoir parlé auparavant à votre médecin. Demandez un avis médical avant de prendre de la vitamine E à ce dosage car les apports journaliers recommandés sont très inférieurs.)

● Prenez du **sélénium**. Selon certaines études, une cure de sélénium de 3 mois à raison de 100 µg par jour permettrait une augmentation significative de la motilité des spermatozoïdes. En revanche, aucun effet n'a été constaté sur le nombre de spermatozoïdes produits.

● Essayez le **pycnogénol**, substance extraite de l'écorce du pin des Landes. Cet antioxydant puissant peut avoir un effet bénéfique sur la santé des spermatozoïdes. Une étude a montré que l'administration de pycnogénol à raison de 200 mg par jour pendant 3 mois pouvait améliorer significativement la qualité et la motilité des spermatozoïdes. Cet antioxydant est vendu sans ordonnance dans certains magasins de produits naturels et sur Internet.

● Vous pouvez également prendre de l'**huile de graines de lin** (voir p. 388). Selon certaines études, cette huile, qui est aussi une excellente source d'acides gras essentiels, pourrait augmenter la capacité fertilisante des spermatozoïdes. Prenez-en 1 c. à soupe par jour, mélangée à du jus de fruits, à un yogourt ou à de la salade (cette huile ne se chauffe pas).

POUR LE COUPLE
Gare au tabac et au café

● Non seulement le **tabac** entraîne une baisse de fertilité chez l'homme comme chez la femme, mais il peut aussi augmenter

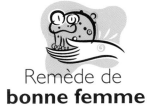

Remède de
bonne femme

On entend parfois dire que les douches vaginales, conçues comme mesure d'hygiène, créent des conditions favorables à la fécondation. En réalité, cette pratique a pour effet de modifier le milieu vaginal, naturellement acide, et de le rendre ainsi moins accueillant pour les spermatozoïdes.

Des suppléments de cuivre doivent être associés à la prise de zinc, car ce dernier inhibe l'assimilation de cuivre.

le risque de fausse couche. Le nombre d'ovocytes sains dans les ovaires diminue plus rapidement chez les fumeuses que chez les non-fumeuses. Chez l'homme, la quantité totale de spermatozoïdes baisse et le pourcentage de spermatozoïdes défectueux augmente.

● La diminution de la consommation de café, de thé et d'autres boissons contenant de la **caféine** ou de la **théine** peut aider à stimuler la fertilité chez l'homme comme chez la femme.

Question de timing

● **Lorsque l'ovulation est imminente** (l'examen de la glaire cervicale ou un test d'ovulation peuvent vous aider à le savoir), essayez d'avoir des rapports sexuels au moins une fois par jour pendant 3 jours d'affilée.

● Si vous trouvez trop fastidieux de surveiller le début de l'ovulation, faites l'amour tous les 2 jours **entre le 8ᵉ et le 20ᵉ jour du cycle menstruel** (en comptant à partir du 1ᵉʳ jour des règles). Les spermatozoïdes ayant une durée de vie de 3 jours, cette fréquence des rapports permet d'optimiser vos chances d'avoir des spermatozoïdes prêts à entrer en action au moment de l'ovulation.

Stress

Notre organisme peut très bien supporter une brève période de stress de temps à autre. Mais un stress important qui se prolonge peut avoir des répercussions non seulement sur le moral, mais aussi sur la santé physique. Le fait de se sentir impuissant à changer quoi que ce soit à une situation difficile constitue un facteur de stress particulièrement important. Dans ce cas, la meilleure façon de diminuer son emprise est de se détendre et d'essayer de relativiser pour retrouver une certaine sérénité et la maîtrise de soi.

Plantes et suppléments anxiolytiques

• L'infusion de **camomille** est réputée pour ses propriétés médicinales depuis la Grèce antique. Les phytothérapeutes considèrent cette plante comme un formidable remède contre le stress. Buvez-en une tasse trois fois par jour.

• Pour vous calmer, vous pouvez aussi mettre de la camomille, ainsi que d'autres plantes sédatives comme la **lavande** ou la **valériane**, dans l'eau du **bain**. Enveloppez les herbes dans une gaze et maintenez-les sous le robinet pendant que la baignoire se remplit.

• Augmentez vos apports en **vitamine C**. Une étude a montré que les personnes stressées qui prenaient 1 000 mg de vitamine C par jour avaient des montées de pression artérielle moins importantes que celles qui n'en prenaient pas et que leur taux d'hormones de stress revenaient plus vite à la normale après un épisode d'anxiété.

• Essayez le **ginseng**, plante médicinale réputée pour sa capacité à protéger l'organisme contre les effets du stress. Le ginseng régule la libération des hormones de stress et favorise le bon fonctionnement de l'hypophyse, de l'hypothalamus et des glandes surrénales, impliqués dans la sécrétion de ces hormones. Prenez 100 à 250 mg deux fois par jour durant les périodes de stress, en commençant par la dose minimale et en l'augmentant progressivement. Les experts recommandent d'interrompre le traitement pendant une semaine toutes les deux à trois semaines.

Se concentrer

• La relaxation par la **méditation** a pour effet de court-circuiter le stress. Asseyez-vous dans une position confortable, là où vous ne serez pas dérangé. Fermez les yeux, puis choisissez un mot ou une

Qu'est-ce qui ne va pas ?

Votre organisme est en état d'alerte. Il vous signale que quelque chose ne va pas et qu'il faut que cela cesse. Le stress peut inciter l'organisme à produire des hormones spécifiques qui affaiblissent les défenses immunitaires et augmentent la pression artérielle. Le psychisme peut également en pâtir. Le stress rend irritable et diminue la capacité de concentration. Il peut aussi, selon les personnes, entraîner des insomnies, des troubles gastriques chroniques, des maux de tête et une fatigue générale.

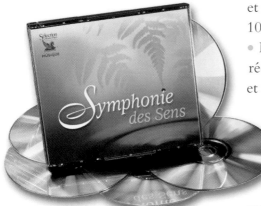

formule simple – par exemple, « ça va ». Concentrez-vous sur votre respiration et prononcez le mot ou la formule à chaque expiration. Si des pensées parasites viennent vous distraire, essayez de les évacuer et revenez à votre mot ou à votre formule. Poursuivez pendant 10 à 20 minutes. Faites au moins une séance par jour.

● Des recherches ont montré que certaines **musiques** pouvaient réduire la fréquence cardiaque, faire baisser la pression artérielle et même ramener la concentration sanguine d'hormones de stress à la normale. Dès que vous vous sentez stressé, faites une pause en écoutant quelque chose de relaxant.

● Entreprenez un **voyage dans le temps**. Si vous êtes angoissé par quelque chose, remémorez-vous une situation comparable que vous auriez déjà vécue quelques mois auparavant, et qui vous aurait plongé dans le même état. Quelle importance cet événement a-t-il maintenant ? Probablement aucune. Essayez ensuite de vous projeter dans 1 an et de considérer a posteriori le problème qui vous occupe actuellement. Il y a fort à parier que ce saut dans le temps vous aidera à relativiser.

Pratiquer la relaxation progressive

● Lorsque vous vous sentez particulièrement tendu, essayez la **relaxation progressive**. Asseyez-vous ou allongez-vous dans un endroit calme. Fermez les yeux. Commencez par tendre vos orteils au maximum en les amenant vers vous. Maintenez l'extension pendant 10 secondes, puis relâchez. Après les orteils, mettez en tension, puis relâchez successivement vos jambes, votre ventre, vos doigts, vos bras, votre cou et votre visage. Après avoir contracté ainsi tout votre corps, des pieds à la tête, relaxez-vous complètement.

Mieux vaut prévenir que guérir

● Marchez ou faites du sport pendant 20 minutes, trois fois par semaine. L'**activité physique** stimule la production d'endorphine, substance qui provoque une sensation de bien-être et apaise l'anxiété.

● Limitez votre consommation d'**alcool**, de **caféine**, de **théine** et de **sucre**. Si vous **fumez, arrêtez**. Toutes ces substances peuvent majorer les symptômes du stress (augmentation de la fréquence cardiaque, tremblements, mains moites, anxiété ou irritabilité).

● Adonnez-vous à une **activité délassante**. Le jardinage, le tricot, les casse-tête, la lecture et autres passe-temps peuvent aider à mettre de côté le stress de la vie quotidienne.

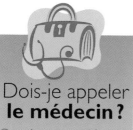

Dois-je appeler le médecin ?

Consultez votre médecin si votre stress est marqué et prolongé, s'il vous empêche de vivre normalement : ne sous-estimez pas son impact sur l'organisme (il augmente le risque d'hypertension artérielle, et donc celui de maladies cardio-vasculaires). Voyez-le également si vous avez l'impression que votre stress déclenche ou favorise l'apparition de symptômes aussi invalidants ou gênants que le mal de tête, le mal de dos, les douleurs cervicales, l'eczéma ou l'irritation du côlon.

Taches de vieillesse

Les taches de vieillesse, qui correspondent à une désorganisation de la pigmentation de la peau, apparaissent surtout sur le dos de la main, mais aussi sur le visage, le décolleté chez les femmes et le haut du crâne chez les hommes. La meilleure façon de prévenir leur formation est de limiter l'exposition au soleil et d'appliquer une crème solaire protectrice. Pour atténuer celles que vous avez déjà, vous trouverez des crèmes et des lotions dépigmentantes blanchissantes. Le traitement doit être poursuivi plusieurs mois avant de donner des résultats visibles.

Éclaircir les taches

• Appliquez une crème contenant de l'**hydroquinone**, un agent blanchissant. Les crèmes comme Porcelanam®, à 4% et moins, sont en vente libre. Pour les taches les plus sombres, un onguent plus fortement dosé, délivré uniquement sur ordonnance, sera sans doute nécessaire. Dans tous les cas, lisez attentivement la notice avant utilisation. L'amélioration est très progressive et peut demander plusieurs mois.

• Appliquez du **jus de citron** sur les taches au moins deux fois par jour. Son acidité peut suffire à faire disparaître ou à éclaircir les taches en entraînant une desquamation des couches supérieures de la peau.

• Une pâte à base de **miel** et de **yogourt** peut contribuer à éclaircir les taches de vieillesse. Mélangez 1 c. à thé de yogourt nature et 1 c. à thé de miel. Appliquez une fois par jour sur les taches et laissez agir une trentaine de minutes avant de rincer à l'eau.

• Recouvrez les taches de gel d'**aloe vera**. Cette plante renferme des substances qui accélèrent le renouvellement des cellules cutanées, favorisant ainsi leur régénérescence. Vous pouvez acheter une préparation en pharmacie ou, mieux, prélever directement le gel sur les feuilles de la plante. Coupez une feuille transversalement et pressez-la pour en extraire le gel translucide (à ne pas confondre avec la sève) que vous recueillerez à l'aide d'une cuillère. Appliquez ce gel une ou deux fois par jour.

• Le **petit-lait** figure parmi les recettes populaires. L'acide lactique qu'il renferme provoque une légère exfoliation de la peau, qui permet d'éliminer en partie les cellules endommagées par l'exposition au soleil.

Qu'est-ce qui ne va pas?

Contrairement à ce que leur nom indique, les taches de vieillesse qui apparaissent sur le visage ou les mains sont liées à des expositions solaires fréquentes et non au vieillissement naturel de la peau. Les dommages cutanés, qui se traduisent par des excès de pigmentation localisés, ne deviennent visibles qu'au bout de nombreuses années si bien que l'on ne s'en aperçoit que tardivement. Toutefois, les personnes qui s'exposent beaucoup depuis l'enfance peuvent voir ces taches apparaître dès la trentaine, voire plus tôt. Certains médicaments (diurétiques, tétracyclines, antidiabétiques, antihypertenseurs…) entraînent une photosensibilisation (sensibilité de la peau aux ultraviolets) qui peut favoriser l'apparition de taches.

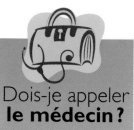

Dois-je appeler **le médecin?**

Les taches de vieillesse ressemblent un peu à des taches de rousseur en un peu plus gros (2 mm à 1 cm de diamètre) et un peu plus sombre (on les appelle aussi taches brunes). Elles sont bénignes, mais il arrive qu'on les confonde avec des grains de beauté ou d'autres taches nécessitant un traitement spécifique. Consultez un dermatologue si une tache picote, change de taille ou de couleur ou bien se met à saigner. Certains cancers de la peau, comme le mélanome, peuvent, au départ, évoquer une tache de pigmentation. Par ailleurs, si les traitements simples présentés ici restent sans effet, un dermatologue pourra faire disparaître vos taches en les brûlant au laser ou à l'azote liquide. Ces interventions essentiellement esthétiques ne sont en principe pas prises en charge par l'assurance-maladie.

Camoufler

● Vous pouvez masquer les taches avec un **fond de teint couvrant** prévu à cet effet (vendu en pharmacie, en parfumerie et dans les grands magasins). Certains contiennent des huiles qui hydratent la peau. N'hésitez pas à demander conseil pour choisir la nuance qui correspond le mieux à votre teint (mieux vaut opter, en général, pour une tonalité légèrement plus claire) et savoir comment appliquer le produit.

Mieux vaut prévenir que guérir

● **Évitez de vous exposer** aux heures les plus chaudes, soit de 11 heures à 16 heures à la belle saison. Protégez votre peau, surtout sur la neige, en bateau et sur la plage (les rayons du soleil sont réfléchis par l'eau et le sable).

● Par temps ensoleillé, appliquez une **crème solaire** sur votre **visage**, votre **cou** et le dos de vos **mains** environ 30 minutes avant de sortir. Veillez à choisir un indice de protection (SPF) d'au moins 50 (les indices vont de 4 à 80). Les crèmes les plus efficaces contre les UV contiennent de l'**oxyde de zinc** ou du **dioxyde de titanium**. Si vous restez en plein air pendant une longue période, renouvelez l'application de crème toutes les 2 heures.

● Chaque jour, quel que soit le temps, appliquez un **écran solaire** sur les taches pour limiter leur extension.

● Portez un **chapeau à larges bords** (de 10 cm environ) afin de protéger votre visage et votre cou des rayons du soleil. Préférez un chapeau en coton, la paille n'étant pas suffisamment protectrice.

● Si vous avez pris le soleil, appliquez ensuite sur votre peau une **huile contenant de la vitamine E**. Cette vitamine est un antioxydant susceptible de prévenir l'apparition des taches en neutralisant les radicaux libres qui sont à l'origine du vieillissement de la peau. Ne l'appliquez surtout pas avant d'aller au soleil, car, exposée à la lumière solaire, la vitamine E produit elle-même des radicaux libres.

Tendinite et bursite

La tendinite est un syndrome de tension répétée. Les coureurs, par exemple, s'exposent à la tendinite du talon d'Achille, tandis que les secrétaires ou les caissières peuvent avoir des douleurs dans les poignets. Appelée aussi hygroma, la bursite est également liée à un mouvement répétitif exerçant une tension sur une articulation – coudes chez les jardiniers, épaules chez les golfeurs... Dans ces deux cas, c'est d'abord en prenant conscience qu'une pause est nécessaire dans l'activité responsable de l'affection que l'on peut guérir. Ensuite, les remèdes visant à atténuer l'inflammation permettront de soulager la douleur.

Prendre du repos

- Si vous en avez la possibilité, **interrompez** l'activité (sport, jardinage...) qui est à l'origine de la douleur. Soyez patient : il faut parfois plusieurs semaines avant que le problème s'atténue.
- Pour limiter le gonflement, enveloppez l'articulation dans un **bandage élastique** – sans trop serrer.
- Le plus souvent, faites en sorte de placer la zone douloureuse au-dessus du niveau du cœur. S'il s'agit du coude, posez-le sur un accoudoir surélevé ou installez-vous dans un fauteuil en posant le coude sur une table. Pour le genou, couchez-vous sur le dos et rehaussez les jambes avec des coussins.

Passer du froid au chaud

- **Refroidissez l'articulation** afin de soulager la douleur et l'inflammation. Enveloppez une **poche de glace** dans une serviette et appliquez-la 10 à 20 minutes toutes les 4 heures. Ou congelez un gobelet en carton rempli d'eau, déchirez-en le haut et passez la glace sur la zone pendant 2 à 5 minutes autant de fois que nécessaire. Répétez le traitement trois ou quatre fois par jour.
- Après environ 3 jours de traitement par le froid (l'articulation ne doit plus être chaude), **remplacez le froid par le chaud**. La chaleur augmente la circulation sanguine vers le point douloureux et accélère la guérison. Utilisez une **poche souple en tissu** à placer au micro-ondes ou un **coussin chauffant** électrique. Vous pouvez aussi vous confectionner une bouillotte ergonomique : remplissez un grand bas de deux ou trois verres de riz, nouez-en le bout et placez-le au micro-ondes pendant 60 à 90 secondes. Le riz épousera parfaitement la forme d'un genou, d'un coude ou d'une cheville.

Qu'est-ce qui ne va pas ?

Bursites et tendinites sont souvent causées par un surmenage des articulations ou un mouvement répété, lors des loisirs ou du travail (tennis, golf, jardinage, geste professionnel répétitif, travail à genoux...). La bursite est une inflammation d'une bourse séreuse – minuscule poche remplie de liquide qui amortit le point de contact entre le muscle et l'os ou un autre muscle. La tendinite est une inflammation des tendons, les fibres résistantes qui relient les muscles aux os. Les bursites donnent généralement des douleurs articulaires sourdes, tandis que les tendinites provoquent des douleurs plutôt aiguës. Les zones les plus touchées sont les épaules, les coudes, les genoux et les chevilles.

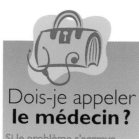

Des remèdes contre la douleur

● L'**ibuprofène** est un anti-inflammatoire efficace qui contribuera à réduire le gonflement. Ce médicament soulage rapidement.

● Essayez l'extrait de résine de **boswellia** (un arbre originaire d'Inde), dont les propriétés anti-inflammatoires sont exploitées depuis très longtemps par la médecine ayurvédique. Prenez 1 à 2 comprimés de 150 g trois fois par jour. À mesure que la douleur s'atténue, réduisez les doses.

● Tentez un **remède homéopathique**. Si, quand vous la bougez, votre articulation est d'abord raide et douloureuse mais qu'elle s'assouplit après quelques mouvements, prenez une dose de *Rhus toxicodendron* 6 CH toutes les 3 à 4 heures jusqu'à amélioration. Si, en revanche, la douleur articulaire s'accentue avec les mouvements, prenez des granules de *Bryonia* 6 CH toutes les 3 à 4 heures jusqu'à amélioration. En cas de douleurs brusques et aiguës, les médecins homéopathes conseillent *Ruta* et *Arnica* 6 CH toutes les 3 à 4 heures.

Calmer la douleur grâce à une friction ou un cataplasme

● Pour apaiser la zone enflammée, frictionnez-la de crème ou de gel à l'**arnica** deux ou trois fois par jour. Également conseillée contre les ecchymoses et les foulures, cette plante des montagnes réduit le gonflement et l'inflammation. Pour un effet accru, appuyez une **bouillotte** chaude ou un coussin chauffant sur l'articulation après l'application.

● Le **baume du tigre**, une crème à base de menthol importée de Chine, exerce un effet anesthésiant sur la douleur. Appliquez-le une ou deux fois par jour en faisant bien pénétrer. Au préalable, faites un test sur une petite zone de peau. Ce remède renferme des composés très actifs qui peuvent provoquer une irritation ou une éruption cutanée en cas d'usage trop fréquent. (*Attention :* n'appliquez pas de baume du tigre près des yeux ou de la bouche et lavez-vous les mains après usage.)

● Appliquez une **compresse au gingembre** pour endiguer la sensation de douleur. Hachez 2 c. à soupe de racine de gingembre fraîche, ajoutez 500 ml d'eau bouillante, remuez et laissez macérer 20 minutes. Trempez un morceau de tissu dans le breuvage tiède et essorez-le. Posez-le sur l'articulation douloureuse pendant 5 minutes. Répétez trois ou quatre fois par jour.

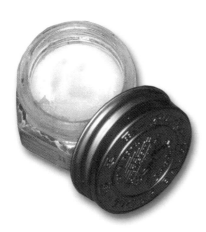

L'application de baume du tigre atténue rapidement la douleur.

Appliqué sur la peau, le **vinaigre** soulage également les douleurs et tensions. Trempez un linge ou une compresse dans un mélange composé à parts égales d'eau chaude et de vinaigre. Essorez et appliquez.

Avaler des substances apaisantes

Le **gingembre** ne s'utilise pas qu'en compresse. Vous pouvez aussi prendre des suppléments de cet anti-inflammatoire naturel. En cas de douleur aiguë, prenez 1 gélule de 250 mg de racine de gingembre deux fois par jour. (*Attention* : n'absorbez pas de gingembre si vous prenez un traitement pour fluidifier le sang, en raison des effets possibles de cette plante sur la coagulation.)

Essayez une « cure de curry ». La **curcumine** est le composant actif du curcuma, l'épice indienne jaune qui constitue l'ingrédient principal de nombre de recettes au curry. C'est elle qui donne à l'épice ses propriétés anti-inflammatoires et antidouleur, car elle inhibe la synthèse des prostaglandines – substances qui participent à la transmission des signaux de douleur. Prenez 400 à 500 mg d'extrait de racine séchée trois fois par jour.

La **broméline**, une enzyme contenue dans l'ananas, contribue à endiguer l'inflammation. Prenez-en 500 mg en dehors des repas trois fois par jour. Pour obtenir un effet thérapeutique suffisant, choisissez des suppléments à forte teneur en broméline.

Les **cerises** ont des propriétés anti-inflammatoires. Mangez au moins 20 cerises par jour pour obtenir un effet comparable à celui d'un cachet d'aspirine.

Des suppléments d'antioxydants sont susceptibles de renforcer et de réparer les tissus conjonctifs des articulations. L'**extrait de pépins de raisin** contient de puissants flavonoïdes antioxydants, les oligomères proanthocyanidiques (OPC). Prenez-en 30 à 60 mg chaque jour.

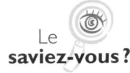

Le saviez-vous ?

La bursite et la tendinite peuvent avoir d'autres appellations. Le tennis-elbow (ou épicondylite), qui touche le coude, est l'une des formes les plus répandues de tendinite. La talalgie (inflammation du talon) ou le syndrome de la coiffe des rotateurs (inflammation de l'épaule) peuvent être le résultat d'une bursite ou d'une tendinite.

Des suppléments d'extrait de pépins de raisin, riches en antioxydants, peuvent être recommandés pour renforcer les articulations.

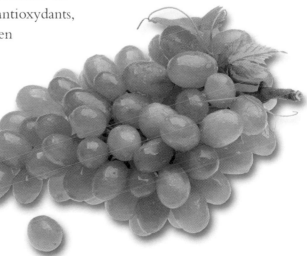

Soigner une épaule douloureuse

Si votre épaule vous fait mal, vous serez tenté de ne pas mobiliser votre bras pour soulager la douleur. Mais n'attendez pas trop longtemps avant de le remettre en mouvement, sous peine de raidir encore plus votre articulation. Lorsque l'épaule n'est plus trop douloureuse, effectuez des exercices quotidiens pour maintenir sa souplesse.

EXERCICE I

Couchez-vous sur un lit ou un canapé ferme, sur le ventre, votre épaule douloureuse légèrement en dehors, le bras pendant vers le sol. Balancez-le doucement d'avant en arrière. Continuez pendant 15 à 30 minutes, 3 à 5 fois par semaine (vous pouvez faire cet exercice en regardant la télévision).

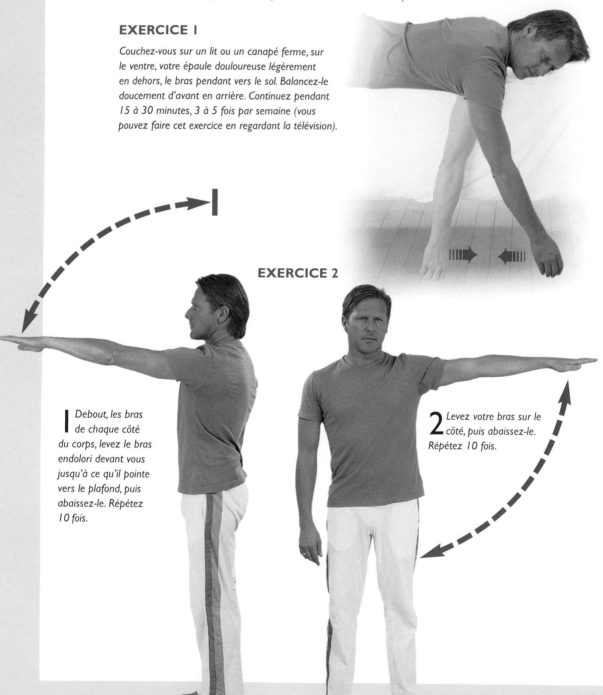

EXERCICE 2

I *Debout, les bras de chaque côté du corps, levez le bras endolori devant vous jusqu'à ce qu'il pointe vers le plafond, puis abaissez-le. Répétez 10 fois.*

2 *Levez votre bras sur le côté, puis abaissez-le. Répétez 10 fois.*

EXERCICE 3

Penchez-vous en avant, les bras complètement relâchés. Balancez une main en rond comme si vous traciez des cercles sur le sol. Après avoir « tracé » 10 cercles avec une main, faites de même avec l'autre.

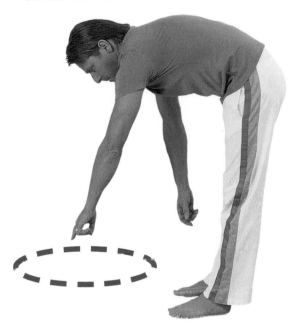

EXERCICE 4

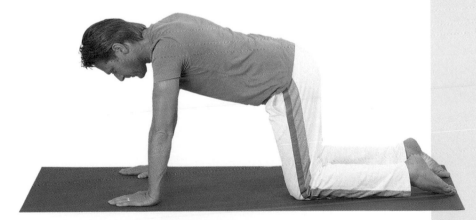

I Debout face à un angle, placez l'extrémité des doigts d'une main contre le mur. Utilisez-les pour « ramper » vers le haut du mur, en vous rapprochant de celui-ci à mesure que votre main progresse.

2 Lorsque votre bras est complètement tendu, tenez la position quelques secondes, puis abaissez-le. Répétez 3 fois, puis changez de bras.

EXERCICE 5

I Mettez-vous à quatre pattes, les mains légèrement en avant par rapport aux épaules.

2 Reculez progressivement pour venir vous asseoir sur vos talons jusqu'à ressentir une sensation d'étirement dans vos épaules. Puis revenez à la position de départ. Répétez 5 fois.

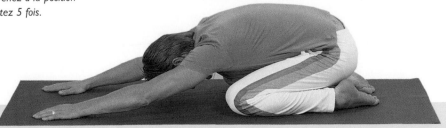

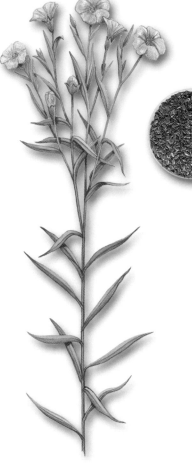

Les graines de lin renferment des acides gras oméga-3, qui aident à lutter contre les inflammations articulaires.

Consommer des graisses bénéfiques

- Les acides gras **oméga-3** contribuent à réduire l'inflammation. Augmentez vos apports en mangeant davantage de poisson gras (saumon, thon frais et maquereau), au moins une fois par semaine. Les oméga-3 se trouvent aussi dans les **graines de lin**. Prenez 1 à 2 c. à soupe de graines moulues avec un verre d'eau deux ou trois fois par jour. Ou parsemez-en la même dose sur les céréales, les soupes et les salades.
- Évitez les chips et autres aliments industriels contenant des **huiles hydrogénées**. Oubliez les aliments frits, souvent cuits dans ce type d'huile. Les graisses traitées selon ce procédé favorisent l'inflammation.

S'échauffer avant un exercice physique

- Lorsque vous reprenez le sport, faites attention à l'articulation douloureuse. Avant l'effort, **massez les muscles** qui l'entourent (seul ou avec l'aide d'un professionnel) pour calmer la douleur et vous détendre encore davantage.
- Étirez-vous toujours avant et après une séance d'exercices.
- Si vous souffrez du genou, mettez des **chaussures adaptées** à votre activité, surtout s'il s'agit de tennis ou de course à pied : elles doivent être bien ajustées à votre pied et en bon état.
- Cependant, ne portez pas de chaussures neuves plus de 20 minutes d'affilée avant qu'elles ne se soient faites à vos pieds.

Mieux vaut prévenir que guérir

- Commencez un programme d'**entraînement** à l'aide de poids légers, afin de renforcer les muscles entourant l'articulation touchée.
- Évitez de vous endormir le **bras replié au-dessus de la tête** car cela favorise les bursites de l'épaule et du coude.
- Si vous effectuez des taches longues et répétitives, faites régulièrement des **pauses pour vous étirer**.
- Si vous jouez au tennis, évitez le **tennis-elbow** (inflammation de la partie externe du coude) en utilisant une raquette à manche large et au cordage moins tendu. Le risque de contracter cette affection s'accroît également lorsque le tamis est trop grand ou trop petit. Faites vérifier le manche, la tension et la taille du tamis par un professeur de tennis.
- Quand vous travaillez à genoux – en jardinant, par exemple –, prenez appui sur un **tapis de mousse** conçu à cet effet.

Tête (maux de)

Quoi de plus banal qu'un mal de tête occasionnel? Le stress, la fatigue ou le surmenage sont des facteurs déclenchants courants des céphalées de tension, selon l'appellation médicale. Les analgésiques classiques (aspirine, acétaminophène, ibuprofène) sont généralement efficaces pour soulager la douleur, mais, pour des crises légères ou modérées, ils ne sont qu'une solution parmi beaucoup d'autres, généralement dénuées d'effets secondaires ou de risque d'accoutumance.

Le chaud et le froid

• Pour soulager une céphalée de tension, appliquez une **compresse chaude** sur le front ou la nuque. La chaleur détend les muscles.

• Difficile à croire, mais un **bain de pieds dans de l'eau chaude** permet bel et bien de soulager les maux de tête! En drainant le sang vers les pieds, la chaleur diminue la pression imposée aux vaisseaux sanguins du cerveau. Si la douleur est intense, ajoutez un peu de **moutarde** à l'eau du bain de pieds.

• Vous pouvez compléter le bain de pieds chaud (ou le remplacer) par l'application d'une **compresse froide sur le front**. Utilisez un **bandeau réfrigérant**, glissez quelques glaçons dans une débarbouillette ou enveloppez un sachet de petits pois congelés dans un torchon. Le froid resserre les vaisseaux sanguins qui, en se rétractant, cessent de comprimer les nerfs sensibles. Le mal de tête vient parfois d'une **tension au niveau de la nuque**: dans ce cas, appliquez une autre compresse sur les muscles de la base du crâne.

• Plongez vos **mains dans l'eau glacée** aussi longtemps que possible en ouvrant et en refermant vos poings. Ce traitement fonctionne selon le même principe que les glaçons sur le front: le froid resserre les vaisseaux sanguins dilatés.

Une cure de caféine

• Dégustez un **café fort**. En limitant la dilatation des vaisseaux sanguins, la caféine contribue à soulager le mal de tête. Certains analgésiques très puissants (antimigraineux surtout) renferment d'ailleurs de la caféine. Mais attention, elle peut avoir l'effet inverse et déclencher une céphalée (ou une migraine) chez certaines personnes. À chacun de bien connaître ce qui peut soulager ou, au contraire, aggraver la douleur.

Qu'est-ce qui ne va pas?

Il existe différents types de maux de tête. Les céphalées de tension sont souvent liées à des contractions musculaires dans la nuque reflétant un état de stress et de tension psychique. Elles se caractérisent par des élancements sourds et réguliers, plutôt des deux côtés de la tête. La migraine est une vraie maladie, qui survient par crises souvent violentes, accompagnées d'autres signes – nausées, photophobie (difficultés à supporter la lumière), phonophobie (difficultés à supporter le bruit). Les céphalées symptomatiques sont des maux de tête qui témoignent d'une maladie ou d'un trouble plus ou moins graves, de la méningite à la sinusite.

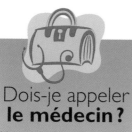

Dois-je appeler le médecin ?

Un mal de tête occasionnel est en général bénin. En revanche, des douleurs intenses, subites, inhabituelles ou prolongées peuvent être le signe d'un problème plus ou moins grave. Consultez immédiatement un médecin si vous souffrez d'une forte céphalée assortie de troubles de la vision ou si vous éprouvez des difficultés à mouvoir une partie du corps. Il en va de même si vous avez de la fièvre, la nuque raide, des difficultés d'élocution ou si vous vous sentez confus – surtout si vous avez reçu un choc à la tête. Si vous souffrez de maux de tête au moins trois fois par semaine, ou si vous prenez des analgésiques tous les jours, ou presque, vous devriez également en parler à votre médecin.

Serre-tête

- Nouez un **bandeau**, un foulard ou une cravate autour de votre front, puis serrez de façon à sentir la **pression sur tout le pourtour du crâne**. En réduisant l'afflux de sang au cerveau, vous soulagez la douleur provoquée par la dilatation des vaisseaux.

L'acupression contre le mal de tête

- D'un geste ferme et circulaire, **massez** la peau **entre la base du pouce et l'index** pendant plusieurs minutes, puis changez de main. Recommencez l'opération jusqu'à dissipation de la douleur. Pour les spécialistes de l'acupression (ou digitopuncture), cette zone charnue est reliée à la partie du cerveau en cause dans le mal de tête.

Menthe et lavande pour apaiser la douleur

- Certaines huiles essentielles, notamment la lavande, permettent d'atténuer les tensions et de soulager les douleurs. **Massez-vous doucement le front et les tempes avec de l'essence de lavande**, puis étendez-vous en humant son parfum relaxant. Installez-vous de préférence dans une pièce sombre, fraîche et calme. Plus vous resterez longtemps allongé à respirer tranquillement ces fragrances apaisantes, plus le soulagement sera sensible.

- Complétez ou remplacez l'essence de lavande par de l'**essence de menthe**. Dans un premier temps, l'odeur de la menthe stimule les nerfs à l'origine du mal de tête, puis le menthol agit et atténue la douleur.

- Si vous possédez un **vaporisateur de phyto-inhalation**, versez 7 gouttes d'essence de lavande et 3 gouttes d'essence de menthe, puis respirez à pleins poumons. Vous pouvez aussi verser quelques gouttes d'essence de lavande sur un mouchoir et inhaler profondément à plusieurs reprises.

- Essorez 2 **sachets de thé à la menthe** et appliquez-les sur le front et les paupières closes pendant 5 minutes.

Des potions qui soulagent

- Le **gingembre**, qui possède des vertus anti-inflammatoires, est depuis longtemps considéré comme un remède efficace contre les céphalées. Versez ½ c. à thé de gingembre broyé dans un verre d'eau, mélangez, buvez. Vous pouvez aussi verser 1 tasse d'eau chaude sur 1 c. à thé de gingembre fraîchement broyé ; laissez refroidir, dégustez. Le gingembre est également efficace contre les **migraines**, peut-être

La migraine

La migraine se caractérise par des crises de douleur intense, souvent unilatérale (d'un seul côté du crâne), qui peuvent durer de 4 à 72 heures. Elle est souvent accompagnée de nausées, de vomissements et d'une intolérance à la lumière.

Certains migraineux présentent juste avant ou pendant la crise différents troubles neurologiques (visuels, auditifs, sensitifs, moteurs...) appelés aura. Cette maladie, en partie héréditaire, est dite neurovasculaire car elle résulte de modifications des nerfs (nerfs trijumeaux, notamment) et des vaisseaux (artères cérébrales). Les facteurs déclenchants sont très divers selon les personnes : aliment ou additif, nervosité, variation hormonale du cycle menstruel, manque de caféine, changement climatique, luminosité excessive, odeurs particulières... Les femmes sont plus sujettes aux migraines que les hommes.

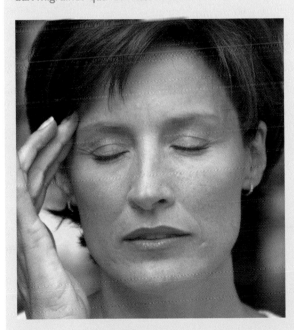

Voici quelques conseils pour éviter les crises.
• Tentez d'identifier et d'éliminer les facteurs qui provoquent chez vous des migraines.
• Évitez les aliments riches en tyramine (substance dérivée d'un acide aminé, la tyrosine) : viandes fumées, séchées, salées, comme le saucisson, le salami ou les saucisses, fromages affinés, bleus et de type camembert, noix et autres fruits oléagineux. Le chocolat et le vin rouge sont également riches en tyramine.
• La camomille allemande (grande camomille ou matricaire) réduit l'intensité et la fréquence des migraines. Prenez chaque matin 250 mg d'extrait (à 0,4 % de parthénolide au moins). Il faut parfois attendre plusieurs mois avant que ce traitement atteigne sa capacité préventive maximale. Les feuilles fraîches sont également efficaces, mais il faut les consommer avec du pain car elles peuvent provoquer des aphtes (ulcérations buccales).
• Riche en acides gras essentiels, l'huile de graines de lin aide l'organisme à limiter la production de prostaglandine, une hormone impliquée dans les inflammations. Prenez chaque jour 1 ou 2 c. à soupe d'huile de graines de lin en l'incorporant à votre sauce de salade, par exemple. Conservez le flacon au réfrigérateur, à l'abri de la lumière et de la chaleur (voir p. 388).
• La riboflavine, ou vitamine B_2, pourrait réduire la fréquence des migraines. La dose maximale recommandée s'élève à 40 mg par jour, même si la quantité administrée lors des études est nettement plus forte — 400 mg par jour — sans effets secondaires constatés.
• Le magnésium aurait une action préventive. Au cours de plusieurs études, les migraineux ayant pris 200 mg de magnésium par jour ont fait état d'une diminution très sensible de leurs symptômes. Prenez du calcium simultanément (environ 500 mg par jour pour ce dosage de magnésium), car le déséquilibre entre les deux minéraux risque d'atténuer les effets bénéfiques. Ne prenez pas ces deux suppléments en même temps : attendez au moins 3 heures entre les deux prises.
• Dès les signes avant-coureurs de la migraine, prenez 1 à 2 g de gingembre fraîchement broyé ou croquez 1 cm de racine de gingembre fraîche. Des chercheurs danois ont montré que le gingembre contribuait à prévenir la migraine en bloquant les prostaglandines.

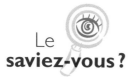
Le thé renferme de la caféine, qui soulage les maux de tête chez certaines personnes.

parce qu'il agit sur les prostaglandines, des hormones impliquées dans les inflammations. De plus, cette plante calme les nausées qui, si souvent, accompagnent les migraines.

● Essayez la tisane au **romarin**, qui empêcherait l'aggravation du mal de tête. Versez 1 tasse d'eau bouillante sur 1 c. à thé de romarin séché. Laissez infuser 10 minutes, filtrez et buvez.

● Un **thé noir** fort additionné de quelques **clous de girofle** pilés pourrait soulager le mal de tête, sans doute parce que le thé contient de la caféine et que le clou de girofle possède des vertus anti-inflammatoires.

● **Buvez beaucoup** et voyez si votre état s'améliore. La déshydratation est parfois à l'origine du mal de tête.

Mieux vaut prévenir que guérir

● Si vous avez tendance à **crisper les mâchoires** ou à **grincer des dents**, prenez les mesures qui s'imposent pour y remédier. Vous devrez peut-être porter une gouttière protège-dents la nuit. (Voir aussi p. 241.)

● **Mangez à intervalles réguliers.** Une chute de la glycémie – après être resté trop longtemps sans manger, par exemple – peut être à l'origine d'un mal de tête.

● Consacrez au moins 30 minutes tous les trois jours à la marche à pied, à la bicyclette, à la nage ou à une autre forme d'exercice tonique. L'**activité physique** est un excellent antistress.

● Essayez de **lutter contre le stress** en pratiquant la relaxation.

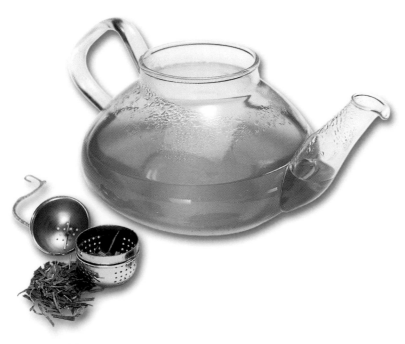

Toux

Vous toussez? Non seulement c'est embêtant pour vous, mais c'est aussi agaçant pour votre entourage. Cependant, si vous avez une toux grasse, il ne faut surtout pas la réprimer car c'est ainsi que le corps se débarrasse du mucus. Vous devez au contraire l'encourager afin d'expulser les mucosités au plus vite et guérir. En cas de toux sèche, en revanche, l'objectif est de maîtriser l'irritation.

Apaiser la gorge

● Sucez n'importe quelle **pastille** ou bonbon dur pour la toux. Ils augmentent la production de salive et encouragent la déglutition, procurant une sensation apaisante.

● En cas de **toux grasse**, tentez le **marrube blanc**. Cette plante douce-amère exerce une action expectorante, ce qui déclenche le réflexe de toux et favorise l'évacuation des mucosités.

● En cas de **toux sèche** (sans sécrétions ou crachats), essayez de trouver des **pastilles à l'écorce d'orme rouge** (sur Internet ou dans certains magasins de produits naturels). L'orme rouge renferme une substance à consistance de gel qui tapisse la gorge et réduit la toux.

Calmer la toux à l'aide de sirops maison

● Mélangez 2 c. à thé de **jus de citron** avec 1 c. à thé de **miel**. Ajoutez 1 pincée de **poivre de Cayenne**. Le miel tapisse la gorge et apaise les tissus irrités, tandis que le citron calme l'inflammation et fournit une dose de vitamine C qui combat les infections. Le poivre stimule la circulation dans cette zone, accélérant le processus de guérison. Vous pouvez remplacer le poivre par un peu d'**oignon fraîchement râpé**. Il contient des composés irritants qui déclenchent la toux et font remonter les mucosités.

● Pelez et émincez 6 **oignons** moyens. Mettez-les dans un bol avec 4 c. à soupe de **miel**. Placez au bain-marie, couvrez et laissez cuire à feu doux pendant 2 heures. Filtrez la mixture et absorbez-en 1 c. à soupe toutes les 2 à 3 heures.

● **Avant de vous coucher**, mélangez un peu de **crème de cassis** (à haute teneur en fruits) avec un doigt de porto – l'alcool tient ici un rôle purement thérapeutique pour vous aider à dormir.

Qu'est-ce qui **ne va pas?**

Dans la plupart des cas, la toux est un des symptômes du rhume ou de la grippe. L'infection des voies respiratoires supérieures provoque un gonflement et une irritation de cette zone, voire la formation de mucosités qui sont expectorées. La toux grasse, ou productive, peut être due à n'importe quelle infection des bronches. La toux sèche ne produit rien, mais elle irrite la gorge, ce qui entretient le processus de toux. Elle peut être liée à un rhume, à une allergie, à des irritants (fumée de cigarette, poussière, gaz d'échappement...) ou à un reflux gastro-œsophagien. C'est également un équivalent d'asthme chez l'enfant.

- Préparez un **sirop calmant pour la gorge** : ajoutez 5 ou 6 **clous de girofle** à 1 tasse de **miel** et mettez au froid pendant une nuit. Au matin, retirez les clous de girofle et prenez 1 c. à thé dès que la nécessité s'en fait sentir. Les clous de girofle calment la douleur et le miel apaise l'irritation.
- Voici une recette traditionnelle à base de **sucre candi** : 1 boîte de sucre candi, 450 g de **raisins secs**, le jus de 3 **citrons**, 80 g de sucre et suffisamment de **whisky** pour former un sirop. Sachez toutefois que la dissolution du sucre candi prend plusieurs semaines.
- Consommez du **vinaigre de framboise**, seul ou mélangé à un jus pour en masquer le goût. Le vinaigre s'utilise aussi en gargarismes en cas de gorge irritée.
- La **camomille** est une plante réconfortante : en infusion, elle favorise le sommeil et en inhalation, elle soulage les toux avec catarrhe. Pour la nuit, vous pouvez aussi mettre quelques gouttes de teinture dans un bol placé sur un radiateur de la chambre.

Préparer une infusion apaisante pour la toux

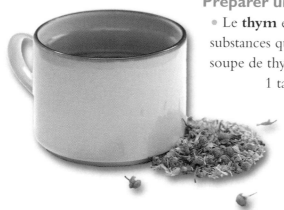

En infusion ou en inhalation, la camomille soulage la toux.

- Le **thym** est un expectorant, mais il contient également des substances qui détendent les voies respiratoires. Mettez 2 c. à soupe de thym frais (ou 1 c. à soupe de thym séché) dans 1 tasse d'eau chaude. Laissez infuser 5 minutes, filtrez, ajoutez du miel au besoin et buvez.
- Depuis les temps bibliques, l'**hysope** aromatique est utilisée dans la fabrication de liqueurs et de remèdes. Contre la toux, l'asthme et la bronchite, prenez une infusion de fleurs séchées trois fois par jour.
- Sirotez une tasse d'**infusion à la guimauve**. Associée à l'eau, la feuille de guimauve produit un mucilage gluant qui tapisse la gorge et ramollit le mucus dans les poumons, le rendant plus facile à expectorer. Faites infuser 2-3 g de

Et si c'était des brûlures d'estomac ?

Si vous toussez surtout après les repas, la nuit ou lorsque vous êtes allongé, c'est peut-être au niveau du système digestif et non de la poitrine que se situe le problème. Les brûlures d'estomac se manifestent lorsque les acides gastriques remontent dans la partie inférieure de l'œsophage, irritant les tissus — et provoquant une toux.

Dans ce cas, c'est en traitant les brûlures d'estomac (voir p. 168) que vous soignerez sans doute également la toux.

Bain de vapeur contre la laryngite aiguë

Un enfant souffrant d'une laryngite aiguë émet une toux grave, rauque qui empire souvent la nuit. Provoquée par une infection virale ou bactérienne, cette affection en général bénigne n'en est pas moins impressionnante.

Pour la traiter, emmenez votre enfant dans la salle de bains, faites couler une douche ou un bain très chauds afin d'humidifier l'air. L'enfant doit rester dans cette atmosphère jusqu'à ce que les symptômes s'apaisent.

Si ceux-ci ne s'améliorent pas ou s'il a du mal à respirer, appelez Info-santé, ou emmenez-le à l'urgence la plus proche : chez l'enfant, la laryngite peut rapidement évoluer vers un étouffement.

feuilles séchées dans 1 tasse d'eau chaude pendant 10 minutes et filtrez avant de boire. Comptez trois tasses par jour.

● Ajoutez 45 gouttes de teinture de **réglisse** à 1 tasse d'eau chaude et buvez à petites gorgées, trois fois par jour. La réglisse ramollit les mucosités et soulage les spasmes bronchiaux. (*Attention* : ne prenez pas de réglisse si vous souffrez d'hypertension et ne prolongez pas ce traitement au-delà de quelques semaines pour éviter une élévation de la pression artérielle.)

● Les adeptes de l'ayurvéda, la médecine traditionnelle de l'Inde, recommandent de boire du **thé aux épices** plusieurs fois par jour : ajoutez ½ c. à thé de **gingembre** en poudre ainsi que 1 pincée de **clous de girofle** et de **cannelle** en poudre à 1 tasse d'eau bouillante, mélangez et buvez.

Soulager en frictionnant

● Achetez une **crème pour friction** contenant du **camphre** ou du **menthol**. Appliquez-la sur la gorge et la poitrine. Elle soulagera la congestion, ce qui vous aidera à respirer plus facilement. Vous pouvez aussi préparer une infusion de feuilles et d'huile essentielle d'**eucalyptus** à inhaler par le nez et la bouche aussi longtemps que vous le souhaitez. L'huile essentielle sert également pour des frictions sur la gorge et la poitrine, à effectuer deux fois par jour.

● Vous pouvez également fabriquer un **cataplasme à la moutarde** pour réduire la congestion de la poitrine. Dans un bol, mélangez 1 part de poudre de moutarde à 2 parts de farine. Ajoutez juste assez d'eau pour former une pâte. Étalez-la dans un torchon et pliez celui-ci en deux. Protégez votre peau avec une couche de vaseline, puis pressez le cataplasme sur la zone concernée (n'appliquez jamais de mixture à la moutarde directement sur la peau en raison du risque de brûlure). Vérifiez régulièrement l'état de votre peau et ôtez le

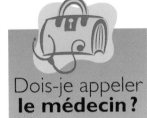

Dois-je appeler le médecin ?

En général, la toux disparaît d'elle-même en 1 semaine à 10 jours. Consultez un médecin si vous toussez depuis plus de 4 semaines ou si vous expectorez des mucosités vertes ou sanguinolentes. La toux peut être le symptôme d'une maladie plus grave, la bronchopneumopathie chronique obstructive (BPCO) ou l'asthme, par exemple. Elle signale aussi parfois une défaillance cardiaque, en particulier si la respiration est sifflante, si vous manquez de souffle ou si vos chevilles sont enflées. Si la toux provoque de violentes douleurs à la poitrine, des frissons ou une fièvre supérieure à 38 °C pendant plus de 3 jours, il peut s'agir d'une pneumonie (infection des poumons). N'attendez pas pour consulter un médecin si la toux affecte un bébé ou une personne âgée de santé fragile.

cataplasme si elle devient trop rouge ou irritée. Certaines personnes conseillent de remplacer l'eau par du blanc d'œuf pour réduire le risque de brûlure.

Apprendre à tousser autrement

• Si votre gorge est abîmée et irritée par une toux incessante, essayez cette technique pour arrêter une crise : lorsque vous sentez arriver la quinte, forcez-vous à **tousser à petits coups brefs** – pour aider les mucosités à remonter dans les voies respiratoires – avant de tousser franchement – pour en expectorer une plus grande quantité.

Des percussions contre la toux

• Si vous êtes à la maison et que quelqu'un peut vous aider, utilisez cette technique de percussions pour dégager la poitrine : allongez-vous sur le ventre sur un lit ferme ou un tapis de sol. Demandez à la personne de vous **tapoter le dos** rythmiquement avec ses mains en creux, en partant des reins et en remontant vers le cou. Répétez plusieurs fois jusqu'au dégagement des voies respiratoires.

À toute vapeur

• Contre la toux nocturne, placez un **humidificateur** dans la chambre car l'air sec, surtout en hiver, est un facteur aggravant.

Le choix d'un sirop contre la toux n'est pas anodin : l'objectif n'est pas le même selon que la toux est grasse ou sèche.

Ulcère gastro-duodénal

L'idée selon laquelle les ulcères seraient en grande partie dus au stress et à un régime riche en graisses n'a plus cours. On sait aujourd'hui que, dans la plupart des cas, cette affection est causée par la bactérie *Helicobacter pylori*, dont la présence dans le système digestif a pour effet d'affaiblir les muqueuses de l'estomac et du duodénum. Le cas échéant, votre médecin vous prescrira probablement un traitement antibiotique de 10 à 14 jours. La guérison complète prend toutefois environ 2 mois. Dans l'intervalle, divers remèdes peuvent vous soulager. De manière générale, n'utilisez aucune herbe médicinale avant la fin du traitement médicamenteux.

Neutraliser l'acidité

Attention : consultez un médecin au préalable pour confirmer le diagnostic d'ulcère gastro-duodénal (ou ulcère gastrique) ; en vous traitant d'emblée par automédication, vous risquez de masquer les signes d'une maladie plus grave (un cancer gastrique, notamment).

• Les analgésiques les plus rapides sont les produits **antiacides** vendus sans ordonnance (Maalox®, par exemple), qui soulagent la douleur en 10 à 15 minutes en neutralisant l'acidité gastrique. Prenez-en 2 c. à soupe après chaque repas, au moment du coucher et lorsque vous sentez que vos douleurs reviennent.

• Votre médecin vous prescrira peut-être des **antiH2**, tels que la cimétidine, la famotidine ou la ranitidine, qui réduisent les sécrétions gastriques acides et favorisent la cicatrisation de l'ulcère. Certaines préparations destinées à soulager les brûlures d'estomac et les indigestions sont en vente libre, mais elles ne sont généralement pas assez puissantes dans le cadre de l'ulcère. Respectez la posologie indiquée par votre médecin et ne prenez pas d'antiacides en même temps que les antiH2 car l'efficacité de ces derniers serait alors réduite. Laissez au moins une à deux heures entre chaque prise.

• Certaines études ont montré que le **gingembre** pouvait contribuer à apaiser la douleur et l'inflammation. Prenez-en sous forme de gélules ou diluez la poudre dans un peu d'eau ou de jus de fruits. Ne dépassez pas 1 c. à thé par jour : pris en excès, le gingembre peut avoir l'effet inverse et provoquer une irritation. Vous pouvez aussi mâcher du gingembre cristallisé ou prendre une boisson à base de gingembre naturel. En revanche, évitez les sodas vendus dans les supermarchés : ils ne renferment que des quantités infimes de gingembre.

Qu'est-ce qui ne va pas ?

Les ulcères sont des lésions dans la paroi de l'estomac ou le duodénum (partie initiale de l'intestin grêle). Ils apparaissent lorsque la pepsine, une enzyme digestive, attaque la muqueuse gastrique. En temps normal, la paroi gastrique et intestinale est protégée par une épaisse couche de mucus et par des antiacides naturels. Mais la présence d'une bactérie dans le tube digestif, *Helicobacter pylori*, peut perturber les défenses naturelles de la muqueuse gastrique. De même, la prise régulière d'anti-inflammatoires non-stéroïdiens (AINS) comme l'aspirine ou l'ibuprofène peut atténuer ces défenses en raison de leur gastrotoxicité.

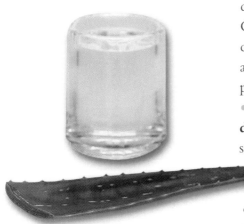

Le gel d'aloe vera sert à préparer un jus, recommandé pour apaiser les troubles digestifs, dont les douleurs dues aux ulcères.

À éviter !

Selon une croyance populaire, le lait serait efficace contre les ulcères. Au début, vous pouvez effectivement être soulagé, mais méfiez-vous, l'amélioration n'est que passagère. Autrefois considéré comme un excellent calmant contre les douleurs ulcéreuses, le lait accroît en réalité la sécrétion d'acide gastrique et risque à la longue d'aggraver votre état.

Protéger la muqueuse

● En formant une couche protectrice entre la paroi de l'estomac et l'acide gastrique, la réglisse a prouvé son efficacité dans la guérison des ulcères. Utilisez l'**extrait de racine de réglisse déglycyrrhizinisée (DGL)** car la réglisse ordinaire peut, en cas de forte consommation, induire une hausse de la pression artérielle. Croquez 1 ou 2 comprimés de DGL environ 20 minutes avant chaque repas (préférez cette présentation aux gélules qui s'avalent afin que les principes actifs soient mélangés à la salive). Ne prenez pas de réglisse si vous êtes encore sous traitement antibiotique.

● Également utilisée pour apaiser les gorges irritées, l'**écorce d'orme rouge** produit une grande quantité de mucilage, une substance transparente collante et gélatineuse qui contribue à protéger la paroi gastrique. Prenez-la sous forme d'infusion (1 c. à thé dans 1 tasse d'eau bien chaude). Buvez-en trois tasses par jour.

● D'autres infusions peuvent aider à apaiser les muqueuses irritées : **calendula** (souci), **camomille**, **guimauve** et **reine-des-prés**.

● Mâchez et avalez 1 c. à thé de **graines de lin**. Comme l'écorce d'orme rouge, ces graines tapissent la paroi gastrique d'un mucus apaisant.

● Essayez le jus d'**aloe vera**. Remède traditionnel contre les ulcères, ce jus apaise les inflammations gastro-intestinales et réduit les sécrétions acides. Buvez-en environ ⅓ tasse trois fois par jour.

Des aliments qui protègent

● Buvez du **jus de chou blanc cru**. Ce n'est sans doute pas la boisson dont on a spontanément envie mais, en cas d'ulcère gastro-duodénal, elle peut être très utile. Les vertus de ce remède traditionnel seraient dues à un acide aminé, la glutamine, qui nourrit les cellules du tube digestif et favorise la cicatrisation des muqueuses de l'estomac et du duodénum. Si vous ne possédez pas de centrifugeuse, vous trouverez du jus en bouteille dans certains magasins de produits naturels. Pour un effet optimal, essayez d'en boire 1 litre par jour pendant 3 semaines.

● Si vous n'aimez pas le chou, sachez que l'**ananas** est lui aussi riche en glutamine.

● Mangez de l'**oignon** en quantité. Il contient des composés soufrés qui peuvent contribuer à neutraliser la bactérie *H. pylori*.

• Faites-vous plaisir avec du **miel**. Selon certaines études, le miel peut décourager la prolifération de la bactérie *H. pylori*, responsable de la majorité des ulcères. Mangez-en avec les rôties au déjeuner et utilisez-le à la place du sucre dans vos céréales ou infusions.

Se protéger par les plantes

• L'**astragale**, qui renforce les défenses immunitaires, est un antibiotique et un anti-inflammatoire naturel auquel vous pouvez recourir quand vous n'êtes pas sous traitement antibiotique (voir aussi p. 434). La posologie est de 200 mg par jour.

• De la même famille que le gingembre, le **curcuma** protège la paroi gastro-intestinale. Cette plante ne se prête guère aux infusions car elle ne se dissout pas dans l'eau, mais vous pouvez utiliser la poudre de racine pour assaisonner soupes ou plats de riz et prendre un supplément. Si vous en trouvez, choisissez une formule à l'extrait de racine à 95 % de curcuminoïdes et prenez-en 300 mg jusqu'à trois fois par jour au moment des repas, pas plus, car un excès de curcuma peut aggraver les ulcères.

Les bienfaits des infusions

• Valeur sûre, l'infusion à la **camomille** apaise les maux d'estomac. Versez 1 tasse d'eau très chaude (et non bouillante) sur 2 c. à thé de fleurs séchées. Laissez infuser 5 minutes, puis filtrez. Buvez-en jusqu'à trois tasses par jour.

• La **menthe poivrée** est un anti-inflammatoire qui soulage la douleur et facilite la cicatrisation. Versez une tasse d'eau bouillante sur 1 à 2 c. à thé de feuilles séchées, laissez infuser 5 minutes, puis filtrez. (*Attention* : ne consommez pas de menthe poivrée si vous souffrez d'une hernie hiatale car, en relaxant les muscles gastro-œsophagiens, elle aggraverait les symptômes.)

Lutter contre le stress

• Pratiquer des exercices de **respiration** et de **méditation**, écouter de la **musique relaxante**, faire du **yoga**, inhaler les **senteurs d'huiles essentielles apaisantes** – les solutions ne manquent pas pour vous aider à évacuer le stress. Si l'on sait que la plupart des ulcères sont dus à la bactérie *H. pylori*, et non à des facteurs psychosomatiques, un stress excessif peut favoriser les sécrétions acides dans l'estomac et aggraver les symptômes.

Dois-je appeler le médecin ?

Consultez votre médecin si vous présentez l'un des symptômes suivants :

• sensation de brûlure en haut de l'abdomen ;

• renvois, ballonnements ou douleurs ;

• sang dans les selles ;

• selles noires d'aspect goudronneux ;

• nausées inexpliquées ;

• vomissements sanguinolents (rouge vif ou foncé, marron ou marc de café) ;

Si vous ressentez de violentes douleurs (qui peuvent indiquer une perforation de l'ulcère, un risque vital potentiel), composez le 911 ou rendez-vous à l'urgence la plus proche.

Le jus de chou est recommandé contre les ulcères gastriques car il protège les muqueuses digestives.

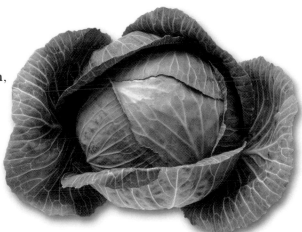

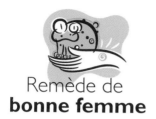

Remède de
bonne femme

Les médecins déconseillaient de consommer des aliments épicés en cas d'ulcère jusqu'à ce que la science moderne ne vienne les contredire. Il a en effet été établi que, dans certains cas, les piments – qui contiennent une substance chimique appelée capsaïcine – contribuent à la cicatrisation des ulcères en stimulant l'afflux sanguin vers la plaie.

Mieux vaut prévenir que guérir

• La **vitamine C** peut ralentir la prolifération dans l'estomac de la bactérie *H. pylori*. Prenez-en 500 mg deux fois par jour. Les agrumes et les tomates sont de bonnes sources de vitamine C, mais ces aliments doivent être évités en cas d'ulcère avéré.

• La **vitamine A** aurait un effet préventif sur l'ulcère duodénal. Le moyen le plus naturel de faire le plein de vitamine A est de consommer une grande diversité de fruits et légumes. Vous pouvez aussi prendre 7 mg par jour de **bêtacarotène** – qui sera transformé par l'organisme en vitamine A.

• Mangez beaucoup de **yogourt** et de **laits fermentés** contenant des probiotiques (bonnes bactéries), notamment *Lactobacillus acidophilus*, qui réduit la prolifération de *H. pylori*. Une consommation élevée de laits fermentés (dont les yogourts) est particulièrement recommandée au cours d'un traitement antibiotique car, dans ce cas, toutes les bactéries sont détruites, y compris les « bonnes », dont le rôle est d'empêcher la prolifération des « mauvaises ».

• **Limitez votre consommation de boissons alcoolisées.** L'alcool peut irriter la muqueuse gastrique. Ne dépassez pas deux verres de vin par jour pour un homme et un pour une femme.

• Faites un **usage modéré de l'aspirine, de l'ibuprofène** et des autres anti-inflammatoires non-stéroïdens **(AINS)**, dont la prise régulière peut endommager les parois du tube digestif et favoriser la formation d'ulcères.

• **Évitez la caféine** et le **tabac**, qui favorisent la sécrétion d'acide gastrique. Le tabac atténue en outre l'effet des antibiotiques.

• Les **aliments** susceptibles de déclencher la douleur varient d'une personne à l'autre mais certains sont assez courants : chocolat, menthe, tomates, jus d'agrumes, par exemple.

• Pour éviter les hausses soudaines de sécrétions acides, faites des **repas légers à intervalles réguliers**. Ne prenez pas de collation après le souper pour ne pas provoquer de sécrétions acides pendant le sommeil.

Urticaire

La prise d'un simple antihistaminique peut aider à diminuer la réaction allergique à l'origine de l'urticaire. Demandez à votre pharmacien une marque qui ne provoque pas de somnolence. En attendant que le médicament fasse effet, voici quelques remèdes susceptibles de vous soulager. Par ailleurs, il est important de rechercher le facteur déclencheur afin d'éviter si possible de nouvelles crises.

Le soulagement par le froid

● À moins que votre urticaire ne soit due à un rhume, ce qui est rare, prenez un **bain froid** ou faites des **compresses froides**. Le froid a pour effet de resserrer les vaisseaux sanguins, arrêtant ainsi la libération d'histamine.

● Pour soulager les démangeaisons, vous pouvez mettre de la **poudre d'avoine colloïdale** (de la marque Aveeno®, par exemple) dans l'eau du bain. Restez-y 10 à 15 minutes (faites attention en sortant de la baignoire car l'avoine finement moulue peut rendre les parois glissantes).

Passer du baume

● Tamponnez les plaques d'urticaire avec du **gel de calamine** ou de l'**extrait d'hamamélis**. Par leur caractère astringent, ces produits resserrent les vaisseaux, qui laissent ainsi échapper moins d'histamine.

● Vous pouvez aussi essayer d'appliquer du **lait de magnésie**, qui, du fait de son alcalinité, peut soulager les démangeaisons.

● Mettez du **bicarbonate de sodium** ou de la **crème de tartre** dans un petit bol, ajoutez un peu d'eau et mélangez soigneusement. Appliquez la pâte ainsi obtenue sur les zones enflammées afin de calmer l'irritation et soulager les démangeaisons.

● Si, et seulement si, votre urticaire est très localisée, vous pouvez appliquer sur les plaques une crème à base d'**hydrocortisone** (demandez conseil à votre pharmacien). Les crèmes d'hydrocortisone à 0,5 % sont en vente libre, alors que celles à 1 % sont vendues sur ordonnance seulement.

● Mélangez 1 c. à thé de **vinaigre** et 1 c. à soupe d'eau tiède et tamponnez vos plaques avec cette solution à l'aide d'un morceau d'ouate pour soulager les démangeaisons.

Qu'est-ce qui ne va pas ?

L'urticaire est une réaction allergique qui se manifeste par l'apparition de plaques rouges ou en relief qui démangent. Elle est due à la libération d'histamine par certaines cellules cutanées, substance qui a pour effet de dilater la paroi des vaisseaux sanguins, permettant ainsi au plasma sanguin de s'écouler dans les tissus avoisinants. Cet épanchement forme un œdème sous-cutané, semblable à une piqûre d'ortie. On ne sait pas exactement pourquoi certaines personnes sont plus sujettes que d'autres à l'urticaire. Il existe de nombreux facteurs déclenchants : le soleil, la chaleur, le froid, le stress, les infections virales, la prise de certains médicaments... De manière générale, tout allergène — pollen, moisissures, acariens, crustacés — est susceptible de déclencher une crise d'urticaire.

• La médecine traditionnelle chinoise préconise une décoction de gingembre. Versez 60 g de **sucre brun** et 30 g de **gingembre frais** dans 200 ml de **vinaigre**, portez à ébullition et laissez bouillir pendant plusieurs minutes. Mélangez un peu de cette décoction avec de l'eau chaude et appliquez plusieurs fois par jour à l'aide d'un tampon d'ouate.

L'ortie a des propriétés antihistaminiques, utiles pour traiter l'urticaire. Le nom de cette maladie vient du latin urtica, *qui signifie ortie, car les plaques d'urticaire ressemblent à des piqûres d'ortie.*

Essayer les plantes

• Les phytothérapeutes recommandent parfois l'**ortie** comme solution de rechange aux antihistaminiques. Vous pouvez prendre jusqu'à 6 gélules de 400 mg par jour. Si vous avez des orties fraîches dans votre jardin, cueillez-en quelques poignées – pensez à mettre des gants, un pantalon long et un haut à manches longues afin d'éviter les piqûres –, faites-les cuire brièvement à la vapeur et mangez les feuilles.

Poisson et vitamine C

• Prenez 1 capsule d'**huile de poisson** de 1 000 mg trois fois par jour. Les acides gras essentiels contenus dans l'huile de poisson ont des propriétés anti-inflammatoires. (*Attention :* consultez votre médecin au préalable si vous prenez des médicaments anticoagulants ; voir aussi p. 436.)

• Les poissons gras, tels que le saumon, la sardine, le thon frais ou le maquereau, sont d'excellentes sources d'**acides gras oméga-3**. Essayez d'en consommer une ou deux fois par semaine.

• Prenez jusqu'à 1 000 mg de **vitamine C** par jour, en trois fois, jusqu'à ce que l'urticaire s'atténue. À cette dose, la vitamine C a un effet comparable à celui des antihistaminiques. Ne dépassez pas cette dose au risque d'avoir une diarrhée.

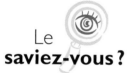

Le saviez-vous ?

À force de chercher ce qui pouvait bien déclencher les crises d'urticaire de leurs patients, certains médecins sont tombés sur des facteurs déclenchants très inattendus, comme l'exposition à l'eau ou, plus étrange encore, le contact avec un objet émettant des vibrations, tels le manche d'un aspirateur ou les appareils de massage électriques pour les pieds.

Des graffitis sur la peau

Le dermographisme est une affection cutanée qui se caractérise par l'apparition sur la peau de traits rouges ou en relief à chaque fois que l'on passe dessus une pointe émoussée.
Ce phénomène est dû à la libération localisée d'histamine et d'autres substances chimiques.

Les personnes qui en sont atteintes n'ont généralement pas d'allergies connues. Dans la majorité des cas, la réaction disparaît spontanément en 10 à 30 minutes, sans traitement.
Ces lésions d'urticaire peuvent revenir par périodes ou disparaître définitivement.

Neutraliser le stress

- Le stress peut déclencher une crise d'urticaire ou l'aggraver. Pratiquez une technique de relaxation, **méditation** ou **yoga**.
- Préparez-vous une tasse de tisane de **camomille** ou de **valériane**. En réduisant l'impact du stress, ces plantes sédatives peuvent calmer l'urticaire. Jetez 1 c. à thé d'herbe séchée dans 1 tasse d'eau bouillante et laissez infuser 10 minutes. Filtrez, puis buvez.

Mieux vaut prévenir que guérir

- Pour éviter l'urticaire, **identifiez les facteurs déclenchants**. Si vous ne les connaissez pas, le plus simple est de tenir un **journal**. Notez ce que vous mangez ou absorbez – aliments, boissons, suppléments ou médicaments. Si cela ne donne rien, élargissez votre champ d'investigation en vous interrogeant sur les conditions météorologiques, le temps passé au soleil, votre niveau de stress, les vêtements que vous avez portés… En procédant ainsi de manière systématique, vous devriez finir par pouvoir établir un lien entre le déclenchement de vos crises d'urticaire et l'exposition à un facteur.
- Les **aliments** le plus souvent en cause dans l'urticaire sont les crustacés, les fruits à coque (noix, amandes…), le chocolat, le poisson, les tomates, les œufs, les fruits rouges, le lait, certains agents de conservation, comme les sulfites, que l'on trouve notamment dans le vin. Dès que vous pensez avoir identifié le facteur déclenchant, éliminez-le et voyez si les crises se font moins fréquentes.
- Les **médicaments** le plus souvent incriminés sont les antibiotiques et les anti-inflammatoires non stéroïdiens (AINS), comme l'ibuprofène et l'aspirine, mais il y en a d'autres parmi les sédatifs, les tranquillisants, les diurétiques, les antiacides, les antiarthritiques, les vitamines et autres suppléments nutritionnels, les collyres, les gouttes auriculaires, les laxatifs et les lavements.

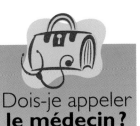

Dois-je appeler le médecin ?

Bien que désagréable, l'urticaire est généralement sans danger et disparaît au bout de quelques heures, voire moins. Mais il peut arriver que la crise dure plusieurs jours. Si vous avez des plaques autour des yeux ou dans la bouche, que vous éprouvez soudain des difficultés à respirer ou que vous vous sentez pris de vertiges, appelez ou faites appeler immédiatement l'ambulance. Il se peut que vous soyez victime d'un choc anaphylactique, une urgence absolue car le gonflement des tissus dans la gorge (œdème de Quincke) peut empêcher l'air de parvenir jusqu'aux poumons. Si vous êtes sujet à l'urticaire, voyez avec votre médecin s'il ne serait pas souhaitable que vous ayez toujours à portée de main une trousse d'urgence contenant de l'adrénaline injectable.

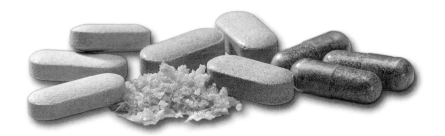

Des suppléments de vitamine C sont indiqués contre l'urticaire.

Varicelle

La varicelle, qui touche surtout les enfants de 2 à 10 ans, a beau ne durer que 10 à 15 jours, elle ne guérit jamais assez vite. Si c'est la douleur qui pose un problème, soulagez-la avec de l'acétaminophène – jamais avec de l'aspirine. Si ce sont les démangeaisons qui deviennent insupportables, essayez les bains froids et un antihistaminique pour enfants. Voici quelques autres astuces pour rendre cette affection moins pénible.

Rester au frais

- Si la varicelle se manifeste en hiver, **baissez le chauffage** au minimum supportable. En été, **utilisez un ventilateur**. La chaleur concentre le sang à la surface de la peau, ce qui aggrave les démangeaisons.
- Plongez votre enfant dans un **bain tiède** pendant 15 à 20 minutes toutes les 2 heures environ. N'utilisez pas de savon. Pour soulager les démangeaisons, ajoutez du **bicarbonate de sodium**, environ ½ tasse pour un bain peu profond, 1 tasse pour un grand bain. L'**avoine colloïdale** (Aveeno®, par exemple) exerce le même effet. Si vous n'avez pas d'avoine colloïdale, mettez de l'avoine ordinaire dans un collant, nouez-en l'extrémité et agitez-le dans l'eau.
- Pour limiter les démangeaisons, appliquez un **linge frais et humide** sur la peau irritée. Le fait de se gratter peut entraîner une infection et des cicatrices. Le linge dissipera cette envie sans laisser de séquelles. Pour minimiser les dégâts, coupez les ongles de votre enfant et faites-lui porter des gants la nuit.

Des produits contre les démangeaisons

- Les lotions calmantes à la **calamine** sont depuis longtemps utilisées contre les démangeaisons de la varicelle.
- Appliquez une **crème antihistaminique** pour apaiser les démangeaisons.
- Donnez de l'**acétaminophène** ou de l'**ibuprofène** à l'enfant s'il a de la fièvre ou mal à la tête. Choisissez le dosage adapté à son âge.
- En cas de fortes démangeaisons, donnez-lui un **antihistaminique par voie orale** : de la desloratadine, par exemple, s'il a plus de 2 ans (respectez toujours la posologie). Ce médicament provoque une somnolence : mieux vaut le prendre à l'heure du coucher, lorsque les démangeaisons empêchent l'endormissement.

Privilégier le coton

● Pour la nuit, mettez à votre enfant un **pyjama en coton**, moins irritant que les autres tissus. Choisissez un vêtement à manches longues et un pantalon long pour le décourager de se gratter.

Et la bouche ?

● Si votre enfant a des boutons de varicelle dans la bouche (cela peut arriver), le meilleur traitement est le rinçage ou les gargarismes à l'**eau salée**. Vous aurez probablement un peu de mal à le convaincre, mais cela vaut la peine d'essayer.

● Donnez-lui des **glaces à l'eau**. Elles ont un effet apaisant.

● Tant que les croûtes sont douloureuses, privilégiez les **aliments non irritants** : flocons d'avoine, gâteaux de riz, soupes et bananes.

Quand la prévention est souhaitable

● Si votre enfant n'a pas eu la varicelle, vous pouvez essayer de lui éviter tout contact avec des camarades touchés. Mais, d'une part, cette prévention n'est pas toujours efficace (il existe une période d'incubation de 15 jours durant laquelle les enfants sont contagieux, mais ne présentent aucun symptôme) et, d'autre part, mieux vaut **avoir la varicelle lorsqu'on est enfant** qu'à l'âge adulte.

● Il existe un **vaccin contre la varicelle** (Varivax®), mais il n'est pas recommandé de façon systématique chez les enfants. Il peut être prescrit chez des adultes qui n'ont jamais contracté le virus mais ont été exposés à une personne malade. Certains groupes de population sont particulièrement concernés par ce vaccin : personnels de santé (surtout s'il y a contact avec des malades immunodéprimés) et professionnels de la petite enfance, notamment.

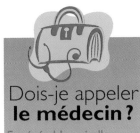

Dois-je appeler le médecin ?

En général, la varicelle est plus embêtante que dangereuse. Les symptômes disparaissent souvent en 10 à 15 jours sans problèmes. Appelez votre médecin si votre enfant a une forte poussée de fièvre accompagnée d'importants maux de tête ; si la fièvre persiste après plusieurs jours ; si l'enfant ressent une grande douleur dans les membres ; s'il vomit de façon répétée ; s'il a des accès de toux ; si une large auréole rouge entoure une ou plusieurs croûtes, ce qui est signe d'infection. Appelez également votre médecin en cas de convulsions, de signes de désorientation ou de douleur dans le cou. Très rarement, la varicelle peut provoquer une méningite.

Attention au soleil

Si votre enfant a récemment côtoyé une personne souffrant de la varicelle, pensez à le protéger du soleil : une exposition, même brève, ne ferait qu'aggraver les croûtes lorsque celles-ci apparaîtront.

Après la guérison, la sensibilité cutanée au soleil dure au moins 1 an. Veillez à ce que l'enfant ne s'expose pas au soleil pendant les heures les plus chaudes et appliquez-lui un écran solaire tous les jours, surtout en été.

BAINS THÉRAPEUTIQUES

Depuis l'Antiquité et dans les cultures du monde entier, on a recours aux bains pour traiter diverses affections – irritations cutanées, courbatures, douleurs articulaires, insomnies et anxiété, entre autres. L'immersion dans un bain chaud apporte détente, bien-être et davantage encore si vous y ajoutez des substances thérapeutiques.

L'eau chaude d'un bain relaxant masse en douceur les muscles fatigués. Elle stimule aussi la circulation sanguine, ce qui accélère la diffusion des substances thérapeutiques ajoutées au bain tout en favorisant l'évacuation de l'acide lactique et d'autres déchets contribuant aux courbatures. Pour autant, évitez de rester trop longtemps dans une eau très chaude, qui peut aussi entraîner des inflammations.

L'hydrothérapie contrastée est une technique employée depuis des siècles un peu partout dans le monde. L'alternance d'eau chaude et d'eau froide provoque successivement une dilatation et une constriction des vaisseaux sanguins, qui stimule la circulation et a un effet tonifiant sur l'ensemble de l'organisme. Elle favorise aussi la digestion, renforce le système immunitaire et contribue à réduire les congestions et inflammations. Pour en faire l'expérience chez vous, restez dans votre baignoire et utilisez le pommeau de douche pour vous arroser régulièrement d'eau froide. Commencez par le chaud et terminez toujours par le froid.

Soulagez les irritations

Si vous avez un problème d'irritation, un bain additionné de certains ingrédients peut vous soulager. Voici quelques substances apaisantes à ajouter à l'eau.

• **Le bicarbonate de sodium** C'est un excellent remède contre les démangeaisons. Si votre enfant a la varicelle, ajoutez ½ tasse de bicarbonate de sodium pour un bain peu profond et 1 tasse pour un bain profond.

• **La farine d'avoine** Pour soulager une éruption cutanée ou un coup de soleil, faites couler un bain tiède et ajoutez quelques cuillerées à soupe de farine d'avoine colloïdale. Utilisez une poudre qui restera en suspension dans l'eau (de la marque Aveeno®, par exemple, vendue en pharmacie). Si vous n'en avez pas, glissez 1 tasse de flocons d'avoine dans la jambe d'un vieux collant en Nylon, nouez-en l'extrémité et laissez tremper dans l'eau. L'avoine rend la baignoire très glissante : faites attention quand vous en sortez.

• **Le vinaigre** Il soulage les démangeaisons grâce à son action acidifiante sur la peau. Pour apaiser un coup de soleil ou un psoriasis, prenez un bain tiède à froid auquel vous aurez ajouté l'équivalent de 2 tasses de vinaigre.

Douleurs et entorses

Pour des entorses sans gravité, un bain additionné de sels d'Epsom peut apporter un soulagement immédiat en résorbant les tissus gonflés. Versez-en 2 tasses dans un bain chaud et restez-y un bon moment. Un bain aux sels d'Epsom facilite aussi l'évacuation de l'acide lactique, dont l'accumulation provoque des courbatures. Après un exercice physique intense, versez 1 à 2 tasses de sels dans un bain chaud.

Ajoutez des huiles essentielles

Chaque essence possède ses propres vertus thérapeutiques. Après une journée difficile, quelques gouttes d'huile de pin ajoutées à l'eau du bain se révèlent très revigorantes. L'huile d'eucalyptus a un effet tonifiant et réduit la congestion. L'huile de géranium soulage l'anxiété. La lavande combat la dépression. Le romarin stimulerait la mémoire.

Testez votre réaction aux huiles essentielles avant de les utiliser. Appliquez un peu d'huile diluée au creux du bras. Si vous ne présentez aucune réaction dans les 12 heures qui suivent, vous pouvez en ajouter à l'eau de votre bain.

Contre l'arthrite

Essayez un mélange composé de 4 gouttes de genévrier et de 2 gouttes d'huile de lavande, d'huile de cyprès et d'huile de romarin. Ajoutez ½ tasse de sels d'Epsom. Pour un traitement plus simple, utilisez 3 gouttes d'huile de lavande et 3 gouttes d'huile de genévrier.

Pour préparer le sommeil Utilisez 2 à 4 c. à soupe de sel de mer, 4 gouttes d'huile de lavande, 3 gouttes d'huile de marjolaine et 3 gouttes d'huile de citron. D'autres huiles favorisent le sommeil : la fleur de tilleul, la camomille romaine, l'oliban…

Pour soulager les tensions Ajoutez 3 gouttes d'huile de ylang-ylang, 5 gouttes d'huile de lavande, 2 gouttes d'huile de bergamote et ½ tasse de sels d'Epsom.

Vous pouvez remplacer les huiles par des plantes séchées (camomille, lavande et valériane) pour calmer l'anxiété. Pour une efficacité maximale, enveloppez-les dans un morceau de gaze et tenez-les sous le jet du robinet pendant que la baignoire se remplit.

Bains de pieds et de siège

Inutile d'immerger la totalité du corps dans l'eau pour récolter les bénéfices d'un bain. Un bain de pieds ou de siège (dans lequel on se contente de s'asseoir) peut offrir une solution rapide à une foule de maux, de la migraine aux hémorroïdes.

• Contre la fièvre ou le mal de tête, trempez vos pieds dans de l'eau tiède à chaude additionnée de **moutarde en poudre**. Le sang est alors attiré vers les pieds, ce qui stimule la circulation et soulage la pression qui s'exerce sur les vaisseaux sanguins de la tête.

• Contre les hémorroïdes, préparez un bain d'eau tiède à chaude additionné d'une poignée de **sels d'Epsom**.

• Pour un bain de pieds apaisant, ajoutez 2 gouttes d'**huile de menthe poivrée** et 4 gouttes d'**huile de romarin** à de l'eau tiède.

Varices

Les varices sont des veines bleuâtres, gonflées et saillantes qui peuvent non seulement être inesthétiques, mais aussi démanger et faire mal. Plusieurs techniques chirurgicales, généralement considérées comme sûres et efficaces, permettent de traiter ce problème. Néanmoins, des mesures moins radicales aident à réduire la dilatation des veines variqueuses et empêchent que la situation ne s'aggrave. Pour commencer, mangez davantage de fibres et surélevez vos jambes à chaque fois que l'occasion se présente.

Qu'est-ce qui ne va pas ?

Les varices sont des veines superficielles qui se dilatent, forment des nœuds et se tordent, comme on le voit bien à l'œil nu. Les veines sont des voies à sens unique chargées de ramener le sang jusqu'au cœur. Elles sont jalonnées de valvules qui empêchent le sang de refluer. Il arrive que ces valvules s'affaiblissent, notamment en bas des jambes, où, du fait de la gravité et de la station debout, le sang a tendance à stagner. La veine dont les valvules ne fonctionnent plus bien se dilate et devient saillante. Les varices touchent deux fois plus les femmes que les hommes. Leur apparition est favorisée par des facteurs héréditaires et hormonaux, l'obésité, la sédentarité et la station debout prolongée, surtout sans bouger.

Surélever les jambes

- Installez-vous confortablement sur un canapé ou dans un fauteuil et placez vos **pieds plus haut que votre cœur**. Les varices sont dues à une stagnation du sang dans les veines et le fait de surélever les jambes favorise le retour veineux. Lorsque vous faites le ménage ou que vous bricolez, arrêtez-vous régulièrement et placez-vous dans cette position. Au travail, n'hésitez pas, dès que vous en avez l'occasion, à reculer votre chaise et à placer pendant quelques instants vos pieds sur le bureau.
- Pour une approche plus active, essayez la posture de **yoga** suivante : allongez-vous sur le dos devant un mur et placez vos pieds, jambes tendues, sur le mur de manière à ce que les jambes et le tronc forment un angle à 45°. Restez dans cette position pendant 3 minutes en respirant profondément et calmement.

Donner un coup de pouce aux veines

- Prenez 250 mg d'extrait de **marron d'Inde** deux fois par jour pendant 3 mois. Le marronnier, utilisé depuis très longtemps contre les varices, améliore l'élasticité des vaisseaux sanguins et il pourrait renforcer les valvules, dont le rôle est de s'ouvrir et de se refermer pour que la circulation sanguine se fasse dans une seule direction. Au bout de trois mois de traitement, réduisez la dose de moitié en ne prenant plus que 250 mg une fois par jour.
- Prenez 200 mg d'extrait de **centella** (gotu kola ou hydrocotyle indien) deux fois par jour. Cette plante médicinale a le pouvoir de renforcer la paroi des vaisseaux sanguins et le tissu conjonctif qui entoure les veines. Lors d'une étude italienne, les scientifiques ont observé une nette amélioration du fonctionnement des

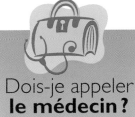

veines chez les personnes qui avaient pris de la centella pendant deux mois. (*Attention :* cette plante est contre-indiquée durant la grossesse.)

● Mettez un peu de zeste de **citron** dans vos jus d'agrumes ou dans votre thé. L'écorce du citron contient de la rutine, un flavonoïde qui aide à prévenir la perte d'étanchéité des petits vaisseaux sanguins.

● Prenez tous les jours des suppléments de **vitamine C** et de **flavonoïdes**. La vitamine C entretient la force et la souplesse du tissu conjonctif soutenant les veines, tandis que les flavonoïdes aident l'organisme à exploiter la vitamine C. Prenez 500 mg de vitamine C et 250 mg de flavonoïdes deux fois par jour. Diminuez la dose de vitamine si vous avez des diarrhées.

● Mangez des aliments riches en nutriments appelés **oligomères proanthocyanidiques** (OPC). Ces flavonoïdes sont présents dans la plupart des fruits et des légumes, mais leur concentration est particulièrement élevée dans la **myrtille**, le **bleuet** et la **canneberge** – ainsi que dans l'**extrait de pépins de raisin**, l'écorce de pin, la **groseille** et le **thé vert**. Vous pouvez aussi les prendre sous forme de suppléments nutritionnels (à raison de 150 à 300 mg par jour). Les OPC renforcent les vaisseaux sanguins et entretiennent leur étanchéité.

Hydrothérapie

● Passez vos jambes sous le jet de la douche en utilisant alternativement de l'**eau chaude** et de l'**eau froide**. En forçant les vaisseaux sanguins à se dilater et à se resserrer plusieurs fois de suite, le principe de la douche écossaise améliore la circulation. Commencez par l'eau chaude puis, au bout de 3 minutes, faites couler l'eau froide pendant 3 minutes. Répétez trois fois l'opération, en terminant toujours par l'eau froide.

Porter des bas

● Les **bas de contention** sont spécialement conçus pour exercer une pression sur les jambes, ce qui empêche les veines de se dilater. La plupart sont plus serrés au niveau de la cheville que vers le mollet, une pression graduelle qui aide à pousser le sang vers le haut, en direction du cœur. Ces bas spécialisés, à choisir selon sa taille mais aussi le niveau de contention souhaité, sont vendus en pharmacie. Il existe aussi des modèles destinés aux femmes enceintes, qui s'élargissent au niveau de la taille et du ventre.

Dois-je appeler le médecin ?

Les varices sont généralement plus un problème esthétique qu'un problème de santé à proprement parler, sauf lorsqu'elles sont douloureuses. Vous devez montrer vos jambes à un médecin si vous constatez des signes d'ulcération ou si la peau recouvrant les veines a tendance à peler ou à se décolorer. Il faut par ailleurs consulter immédiatement si une veine se rompt et saigne, si vous avez mal lorsque vous marchez ou si votre jambe (ou les deux) est anormalement enflée, devient rouge et très douloureuse, car un caillot s'est peut-être formé dans une veine.

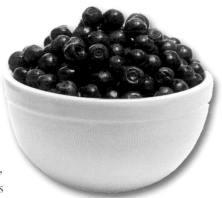

Les bleuets renferment des flavonoïdes qui ont pour effet de renforcer les veines.

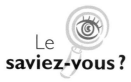

Le saviez-vous?

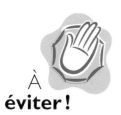

À éviter!

• Le matin, enfilez vos bas de contention **avant même de vous lever**. Mettez-vous sur le dos, jambes en l'air et déroulez chaque bas de manière régulière.

• Si vous ne les portez pas en permanence, faites-le au moins dans les situations qui favorisent la stagnation du sang dans les jambes, pendant un long voyage en voiture ou en avion, par exemple.

Faire circuler le sang

• **Évitez de rester debout ou assis trop longtemps sans bouger**, car cela favorise la stagnation du sang dans les jambes.

• Dès que vous avez une pause, profitez-en pour **faire quelques pas**. Le simple fait de marcher fait circuler le sang.

• Que vous soyez assis ou debout, faites une pause environ toutes les heures et **fléchissez vos pieds**. Le fait de décoller et d'abaisser l'avant du pied pendant quelques minutes fait fonctionner les muscles des mollets. En se contractant, ceux-ci appuient sur les veines, ce qui aide à la propulsion du sang en direction du cœur.

• Lorsque vous êtes assis, évitez de **croiser vos jambes**. Le fait de poser une jambe sur l'autre crée une pression qui bloque le retour veineux.

• Faites au moins 20 minutes d'**exercice physique** modéré trois fois par semaine afin de rester en forme et de perdre du poids (le surpoids augmente la pression exercée sur les veines des jambes). La marche à pied est particulièrement recommandée en cas de varices car, à chaque fois que les muscles du bas de la jambe se contractent, le sang est propulsé en direction du cœur.

• **Massez-vous doucement les jambes** en effleurant les muscles avec les pouces du bas vers le haut (sans appuyer sur les veines) afin de stimuler la circulation.

• Appliquez des compresses imprégnées de décoction d'**écorce de chêne** sur vos jambes pour stimuler la circulation sanguine. Les compresses de **marron d'Inde** peuvent également être utiles.

Lutter contre la constipation

• Mangez des **aliments riches en fibres**, tels que céréales au son pour le déjeuner, pommes et poires (avec la peau), haricots secs et céréales complètes. Le fait d'avoir à pousser très fort pour déféquer bloque la circulation sanguine dans les jambes et crée une forte pression sur les veines.

Verrues

Pas besoin de toucher un crapaud pour attraper des verrues, et pas besoin non plus, sauf cas particuliers, de voir un médecin ou un dermatologue pour s'en débarrasser – bien qu'il existe des techniques efficaces, comme la cryothérapie, le laser ou l'électrocoagulation. Les pharmacies proposent nombre de produits antiverrues, des atomiseurs à l'azote liquide aux solutions et pansements à base d'acide salicylique. Mais, dans ce domaine, les remèdes maison sont si nombreux qu'on pourrait leur consacrer un livre entier. En voici quelques exemples, en commençant par une astuce efficace et simplissime, découverte récemment : le ruban adhésif.

Le ruban adhésif contre les verrues

• Recouvrez la verrue avec un petit morceau de **ruban adhésif en toile**. Selon une étude récente, cette méthode serait encore plus probante que le traitement par le froid (à l'azote liquide). Coupez un morceau à la taille de la verrue. Appliquez-le et laissez agir pendant 6 jours. Ôtez le ruban, laissez tremper la zone affectée dans l'eau chaude pendant quelques minutes, puis, au moyen d'une lime ou d'une pierre ponce, retirez la couche de peau morte. Laissez la verrue à l'air pendant une nuit, puis appliquez de nouveau du ruban adhésif. Répétez l'opération jusqu'à ce que la verrue ait disparu. Si votre verrue est située sur le visage ou les parties génitales, demandez conseil à votre médecin avant d'appliquer cette méthode.

Des produits irritants pour les verrues

• Appliquez de l'**ail** frais écrasé sur la verrue et recouvrez avec un bandage. L'effet caustique de l'ail provoquera la formation d'une vésicule, qui, en l'espace de 1 semaine, se détachera, entraînant la verrue avec elle. Renouvelez l'application chaque jour, en évitant au maximum le contact avec la peau saine environnante (que vous pouvez protéger avec de la **vaseline**). Pour renforcer l'effet du traitement en stimulant le système immunitaire, certains phytothérapeutes recommandent de prendre 3 gélules d'ail par jour.

• Appliquez sur la verrue une compresse ou un morceau d'ouate imbibé de **vinaigre** et recouvrez d'un bandage élastique. Renouvelez l'opération tous les jours, en laissant à chaque fois agir pendant une à deux heures.

• Cueillez une fleur de **pissenlit**, cassez-en la tige et laissez le latex s'écouler sur la verrue. Renouvelez l'opération chaque jour. Le suc

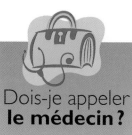

laiteux de la plante provoque une légère irritation, qui incite le système immunitaire à réagir. Évitez de cueillir votre pissenlit dans une zone traitée aux herbicides.

Applications acides

- Écrasez quelques comprimés de **vitamine C**, ajoutez un peu d'eau et mélangez pour obtenir une pâte, que vous appliquerez sur la verrue. Recouvrez le tout d'un pansement adhésif. Ce cataplasme très acide ronge la peau atteinte et combat directement le virus.
- Si vous pouvez vous procurer un morceau d'**écorce de bouleau**, humidifiez-le à la vapeur d'eau et appliquez-le sur la verrue, face interne au contact de la peau. Cette matière contient des salicylates, substances présentes dans de nombreux traitements antiverrues.

Petite cuisine

- Chaque soir, avant de vous coucher, appliquez sur la verrue un petit morceau de **peau de banane**, face interne en contact avec la peau, et recouvrez d'une pellicule moulante. La peau de banane contient des substances qui dissolvent progressivement la verrue.
- Vous pouvez faire la même chose avec du **zeste de citron**. L'écorce de ce fruit renferme une huile qui attaque les verrues.
- La **papaye** contient une enzyme qui digère les tissus morts. Faites des petites encoches à la surface d'une papaye non encore mûre, et recueillez le jus qui s'en échappe. Attendez qu'il s'épaississe un peu et diluez-le dans un peu d'eau. Appliquez matin et soir sur la verrue.
- Froissez une feuille de **basilic** fraîche et appliquez-la sur la verrue en la faisant tenir avec du ruban adhésif imperméable. Le basilic contient des substances virucides. Renouvelez l'application tous les jours pendant 1 semaine.
- La médecine populaire préconise de frotter la verrue avec une tranche juteuse de **pomme de terre crue**. On lit parfois que cette méthode n'est efficace que si l'on enterre le reste de la pomme de terre au fond du jardin... ce qui rend un peu dubitatif. Quoi qu'il en soit, et même si nous ne garantissons pas le résultat, la pomme de terre ne peut pas faire de mal, et la part d'irrationnel n'est pas forcément rédhibitoire.

Onctions

- Appliquez plusieurs fois par jour de la teinture d'**hydrastis**. Cette plante contient des substances qui attaquent les bactéries et les virus.

Soignez vos verrues par la suggestion

Le pouvoir de l'autosuggestion s'est avéré étonnamment efficace pour faire partir les verrues. Selon les époques, on a traité les verrues en les frottant avec du fumier, de la salive, une pièce de monnaie ou de la viande crue – et la plupart de ces remèdes ont donné des résultats. Un médecin a fait semblant de bombarder les verrues de l'un de ses patients avec des rayons X. Le lendemain, les verrues avaient disparu. Passez quelques minutes par jour à imaginer vos verrues en train de se résorber. Cette méthode serait encore plus efficace chez les enfants. Essayez d'instituer un petit rituel, en frottant par exemple la verrue avec un caillou, puis en mettant celui-ci dans une boîte et en l'enterrant. Si l'enfant croit que ce rituel a le pouvoir de faire disparaître la verrue, il est possible que cela se produise.

• La **vitamine E** est réputée agir contre les verrues. Percez chaque jour une capsule et étalez l'huile sur la verrue. Les capsules d'**huile de foie de morue** ont, semble-t-il, le même effet.

• Si vous possédez un **aloe vera**, coupez une feuille à la base et appuyez dessus pour faire sortir un peu de pulpe, que vous appliquerez sur la verrue. Vous pouvez aussi utiliser un gel vendu en pharmacie. Renouvelez l'opération une fois par jour. En cas d'irritation, diluez avec de l'huile végétale et protégez la peau autour de la verrue avec de la vaseline.

Hydrothérapie des pieds

• Les **verrues plantaires sont sensibles à la chaleur** et pourront disparaître en quelques semaines si vous faites tremper vos pieds chaque jour pendant 15 minutes dans une bassine d'**eau chaude**. Cette méthode depuis longtemps oubliée avait pourtant été préconisée par un médecin dans une revue médicale très sérieuse parue dans les années 1960. Pour encore plus d'efficacité, vous pouvez ajouter 1 part de **vinaigre** pour 4 parts d'eau.

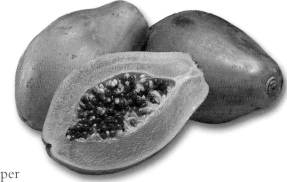

La papaïne, enzyme présente dans la papaye, peut aider à faire disparaître les verrues.

Mieux vaut prévenir que guérir

• Ne marchez pas pieds nus au bord d'une piscine ou dans des vestiaires. Portez des **sandales en plastique**. Les virus responsables des verrues apprécient la chaleur et l'humidité.

• En cas de verrues plantaires, **séchez-vous bien les pieds** après la douche ou le bain. Si vous avez une verrue sur la main, essuyez-vous toujours soigneusement les mains. Il semble que les verrues soient plus contagieuses sur une peau humide.

• Il ne faut **pas gratter** ni triturer vos verrues car, en vous grattant ensuite à un autre endroit, vous risquez d'étendre l'infection.

Zona

Dès les premiers symptômes, consultez votre médecin car, pour agir efficacement, le traitement doit être démarré le plus tôt possible. Des soins locaux vous seront recommandés, ainsi que des médicaments antiviraux (pas systématiquement) et des analgésiques pour soulager les douleurs et les sensations de brûlure – acétaminophène, ibuprofène ou substances plus puissantes si nécessaire. Les remèdes proposés ici peuvent venir en complément pour atténuer les symptômes.

Qu'est-ce qui ne va pas ?

Cette maladie infectieuse est due à la réactivation du virus zona-varicelle, resté à l'état dormant des années après la primo-infection. Installé dans les ganglions nerveux sensitifs, le virus remonte jusqu'à la peau le long des nerfs sensitifs. L'infection provoque une éruption en bandes ou en plaques le long des nerfs touchés. Les démangeaisons, picotements ou sensations de brûlure peuvent aller de la simple gêne à une douleur intolérable. En I semaine, des vésicules remplies de liquide apparaissent, puis se dessèchent et forment une croûte. La réactivation du virus est favorisée par l'affaiblissement des défenses immunitaires et le stress. En moyenne, un zona dure 2 à 4 semaines, mais il arrive qu'une douleur résiduelle persiste pendant plusieurs mois ou années.

Apaiser l'éruption cutanée et les démangeaisons

● Si vous avez un plant d'**aloe vera** sur le rebord de votre fenêtre, cassez une feuille et appliquez la sève laiteuse sur la peau atteinte : elle contribuera à calmer l'éruption. Vous pouvez aussi acheter un gel sans ordonnance en pharmacie (de préférence une formulation 100 % aloe vera).

● Une pâte épaisse à base de **levure en poudre** (poudre à pâte) et d'un peu d'eau asséchera les vésicules et apaisera les démangeaisons. Appliquez-en une couche généreuse sur la zone atteinte.

● Préparez une tisane à la **citronnelle**, une plante de la famille de la menthe qui serait efficace contre les virus de l'herpès (dont le virus varicelle-zona). Faites infuser 2 c. à thé de feuilles séchées dans 1 tasse d'eau bouillante. Laissez refroidir, puis tamponnez les zones atteintes avec de l'ouate imbibée du liquide. Certains phytothérapeutes recommandent d'ajouter un peu d'**huile de rose** ou quelques feuilles de **menthe** (poivrée ou verte).

● Le **vinaigre** et le **miel** sont utiles contre les éruptions de zona : faites-en un mélange onctueux dont vous tamponnerez les plaies.

Calmer la douleur

● Plongez une débarbouillette ou une serviette dans de l'**eau froide** et appliquez cette compresse sur la zone atteinte. Le **lait froid** peut aussi avoir un effet apaisant.

● Si vous souffrez encore après la cicatrisation des boutons, placez des **glaçons** dans un sac et passez-le délicatement sur votre peau. On ne sait pas précisément pourquoi, mais le froid est efficace contre les névralgies postzostériennes (douleurs de zona qui persistent pendant des mois, voire des années).

• La **capsaïcine** – la substance piquante du piment – aurait la capacité de bloquer la transmission de la douleur par les nerfs sensitifs et serait efficace pour atténuer les douleurs nerveuses persistantes, après cicatrisation complète des lésions. Les onguents au piment ne doivent pas être appliqués lors de la phase active de l'infection car ils peuvent provoquer des brûlures.

Limiter les éruptions

• Prenez un complément de 1 000 mg de **lysine** trois fois par jour durant la phase aiguë de l'éruption. En inhibant la multiplication des virus, cet acide aminé peut accélérer la guérison.

• Prenez 200 mg d'extrait d'**échinacée** et 125 mg d'**hydrastis** trois fois par jour pour renforcer votre système immunitaire et aider votre organisme à combattre l'infection.

• Essayez aussi la **griffe-de-chat**, dont les pouvoirs thérapeutiques sont connus depuis des siècles par les Indiens d'Amérique du Sud et dont les effets semblent prometteurs dans le traitement d'affections virales comme le zona. Choisissez une formulation à 3 % d'alcaloïdes et 15 % de polyphénols, étiquetée *Uncaria tomentosa* ou *Uncaria guianensis* (d'autres préparations s'attribuent à tort la dénomination « griffe-de-chat »). Prenez 250 mg deux fois par jour.

Mieux vaut prévenir que guérir

• Le zona n'est pas contagieux en tant que tel, mais il peut provoquer une **varicelle** chez un enfant ou un adulte qui ne l'a pas eue, par le biais du contact avec les vésicules ou les croûtes. Afin de protéger autrui, lavez-vous les mains fréquemment et évitez les contacts avec les **très jeunes enfants**, les **femmes enceintes** et les **personnes immunodéprimées**, chez lesquels une varicelle peut avoir de graves conséquences.

Dois-je appeler le médecin ?

Vous devez voir un médecin rapidement, dans les deux ou trois jours maximum après l'apparition des premiers symptômes. Un traitement antiviral précoce contribuera à réduire la virulence et la durée de la crise, et peut-être aussi à atténuer d'éventuelles névralgies postherpétiques, ces douleurs résiduelles parfois très pénibles. Consultez également votre généraliste si la douleur d'une crise de zona devient intolérable ou si elle persiste après la cicatrisation des vésicules. Si le zona se déclare sur le front, le nez ou près des yeux, prévenez votre médecin immédiatement : il existe en effet un risque de lésion oculaire grave (zona ophtalmique).

Névralgies post-herpétiques

Après un zona, certaines personnes souffrent de séquelles douloureuses dans la zone affectée durant des mois, voire des années. Ces douleurs, souvent très vives, sont appelées névralgies post-herpétiques, ou postzostériennes. Si tel est votre cas, consultez votre médecin, qui vous prescrira un traitement oral (gabapentine ou clomipramine, par exemple) ou une crème à base de capsaïcine. En cas de douleurs aiguës, des injections d'anesthésiant local permettent de bloquer les signaux nerveux. Un nouveau traitement à effet plus rapide est actuellement à l'étude : un patch diffusant un anesthésiant local, la lidocaïne, directement dans le nerf malade, plutôt que par voie sanguine.

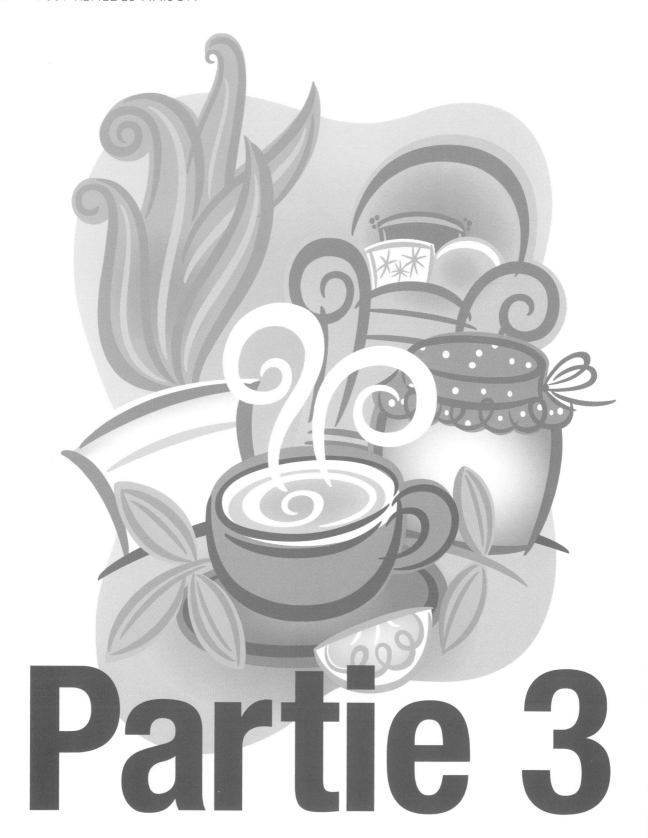

Partie 3

LES 20 MEILLEURS REMÈDES MAISON

Les **médecines douces** font de plus en plus d'adeptes, qui optent pour l'emploi de traitements naturels ou de simples remèdes faits maison. Pourquoi ne pas utiliser des **citrons** pour éviter les calculs rénaux, renforcer le système veineux et prévenir le cancer de la peau? Vous savez sans doute déjà que l'**aloe vera** calme les coups de soleil, mais saviez-vous que vous pouvez également vous en servir contre l'acné et le psoriasis? Ou que la **vaseline** permet d'éliminer les poux? Vous découvrirez ici les **étonnantes propriétés curatives** de 20 plantes et produits communs. Vous apprendrez à utiliser des infusions de **camomille** pour apaiser l'inflammation des gencives, les **sels d'Epsom** pour traiter les ecchymoses et détendre les pieds fatigués, le **gingembre** pour éliminer les nausées, les migraines et soulager les douleurs arthritiques, la **lavande** pour calmer la démangeaison des piqûres d'insectes et la **moutarde** pour vous débarrasser du pied d'athlète. Enfin, vous découvrirez les multiples utilisations du **bicarbonate de sodium**, du **miel** et du **vinaigre**, ainsi que de neuf autres remèdes maison.

Acides gras oméga-3

Toutes les graisses ne sont pas mauvaises pour la santé. Certains lipides appelés acides gras oméga-3 sont même bénéfiques et devraient être consommés en plus grande quantité. Présents essentiellement dans le poisson, les oméga-3 sont un groupe de graisses polyinsaturées comprenant les acides eicosapentaénoïque (EPA), docosahexaénoïque (DHA) et alpha-linolénique (ALA). Ils jouent un rôle clé dans de nombreux processus organiques vitaux, comme la régulation de la pression artérielle et de la coagulation sanguine ou encore la réduction des inflammations.

Indications

- angine de poitrine
- arthrite et arthrose
- asthme
- cholestérol (excès de)
- dépression
- eczéma
- goutte
- hypertension artérielle
- intestin (maladies inflammatoires de l')
- mémoire (problèmes de)
- ongles (santé des)
- palpitations
- peau sèche
- prostate (hypertrophie bénigne de la)
- psoriasis
- règles (menstruations)
- rides
- tendinite et bursite
- urticaire

Les scientifiques ont commencé à s'intéresser aux oméga-3 lorsqu'ils ont découvert que les Inuits présentaient relativement peu de maladies cardiovasculaires, alors même que leur régime alimentaire était riche en graisses, surtout sous la forme d'huiles de poisson, de phoque et de baleine. Ces aliments sont riches en acides gras oméga-3, d'où l'intérêt des médecins pour ce type de graisses.

Réduire les risques de maladies cardiovasculaires

Les maladies cardiovasculaires sont la première cause de mortalité au Canada. Dans la plupart des cas, elles sont liées à la formation de caillots dans les artères qui entravent la circulation du sang et de l'oxygène en direction du cœur. D'étude en étude, des chercheurs ont démontré qu'un régime riche en acides gras oméga-3 pouvait réduire les risques d'infarctus du myocarde et d'accident vasculaire cérébral. Comment les oméga-3 exercent-ils leurs bienfaits ?

- Ils abaissent la pression artérielle en inhibant la production de prostaglandines, de leucotriènes et de thromboxanes – des substances qui ont pour effet de rétrécir les vaisseaux sanguins.
- Ils diminuent l'agrégation des plaquettes (les cellules impliquées dans la coagulation du sang) et limitent ainsi la formation de caillots.
- Ils réduisent le taux de triglycérides, des graisses du sang, dont l'excès est un facteur de risque cardiovasculaire.
- Ils réduisent l'inflammation des artères, facteur de formation de la plaque d'athérome, et aideraient à réguler le rythme cardiaque.

Les oméga-3 jouent de toute évidence un rôle important en matière de prévention. Mais les études montrent qu'ils ont sans doute également des effets bénéfiques en cas d'antécédents de maladie cardiaque, pour éviter une récidive. Consommés en grande quantité, ils permettent de prévenir la resténose – nouveau rétrécissement d'une artère à la suite d'une angioplastie (intervention chirurgicale destinée à dilater un vaisseau bouché).

Atténuer les douleurs osseuses et articulaires

Les oméga-3 exercent une action anti-inflammatoire générale en inhibant les effets de substances inflammatoires telles que les prostaglandines. Cette propriété est particulièrement utile contre les douleurs et raideurs articulaires provoquées par la polyarthrite rhumatoïde. En pratique, la prise de suppléments d'huile de poisson permet souvent de réduire les doses d'aspirine ou d'autres analgésiques anti-inflammatoires pris contre ce type d'affection. Ce qui est bon pour les articulations semble également l'être pour les os, surtout chez les femmes ménopausées qui souffrent d'ostéoporose. Une étude a montré que la prise d'oméga-3 pendant 18 mois avait pour effet de densifier les os et de réduire le risque de fracture.

Une multitude d'autres applications

• **Réduire les douleurs intestinales** Une étude d'un an portant sur des personnes atteintes de la maladie de Crohn, une maladie inflammatoire de l'intestin, a montré que 69 % des patients ayant reçu des suppléments d'huile de poisson ne présentaient plus de symptômes, contre 28 % pour ceux qui n'en prenaient pas.

• **Améliorer la santé psychique** Certains scientifiques pensent que l'incidence croissante de la dépression aux États-Unis serait en partie liée à la baisse de la consommation de poisson. Un taux insuffisant d'oméga-3 peut affaiblir les membranes cellulaires et réduire la production cérébrale de certains neurotransmetteurs.

• **Atténuer les symptômes du lupus** Cette grave maladie auto-immune semble quelque peu régresser chez les sujets qui prennent des suppléments d'huile de poisson, probablement parce que les oméga-3 réduisent l'inflammation et contribuent à freiner l'« emballement » du système immunitaire.

• **Calmer les douleurs menstruelles** Ces douleurs sont moins fréquentes chez les femmes qui prennent des oméga-3, probablement parce que ces suppléments font diminuer le taux de prostaglandines, substances qui favorisent l'apparition des crampes abdominales.

• **Peut-être prévenir le cancer** Des résultats préliminaires suggèrent que les huiles de poisson contribueraient à prévenir les cancers du sein et du côlon.

Les sources alimentaires d'oméga-3

Les aliments les plus riches en oméga-3 sont les poissons gras : saumon, maquereau, thon frais et sardines fraîches ou en conserve. Essayez d'en consommer au moins deux fois par semaine.

Si vous n'aimez pas le poisson, prenez des gélules d'huile de poisson et privilégiez les autres sources d'oméga-3 : huile de colza, de noix et de soja et graines de lin. L'huile de graines de lin (qui ne se cuit pas) rancit rapidement et peut alors devenir toxique. Elle doit être conservée au réfrigérateur et consommée très vite après ouverture. Achetez par petites quantités à la fois et assurez-vous que les contenants sont opaques. Les graines de lin doivent être broyées ou moulues (pas trop finement). On peut les ajouter à des yogourts ou à des salades. Conservez les restes quelques jours au réfrigérateur.

À propos de l'huile de poisson

• Il est préférable de conserver les suppléments au réfrigérateur, car les huiles de poisson sont fragiles et rancissent rapidement.

• La dose de suppléments recommandée est de 2 000 à 5 000 mg par jour, mais il est important d'adapter la posologie au cas par cas, en tenant compte du régime alimentaire et de l'objectif de la supplémentation (préventif ou thérapeutique). Un nutritionniste ou un médecin peuvent être de bon conseil.

• Vous pouvez éviter les effets secondaires habituels (ballonnements et flatulences, diarrhée ou légère odeur corporelle de poisson) en divisant la dose en deux ou trois prises. Si vous constatez que vous ne tolérez pas bien un supplément d'huile de poisson, essayez-en un autre : les effets secondaires peuvent varier selon les marques.

• Certains naturopathes conseillent de prendre des oméga-3 issus d'huiles de poisson en été et d'huile de foie de morue en hiver car cette dernière est riche en vitamine D – en été, nous synthétisons suffisamment de vitamine D en nous exposant au soleil. (*Attention :* les femmes enceintes doivent éviter l'huile de foie de morue car elle est riche en vitamine A, dont l'excès est toxique pour le fœtus.)

• L'excès d'huile de poisson peut altérer le processus de coagulation sanguine. Consultez un médecin au préalable si vous prenez un fluidifiant sanguin tel que l'aspirine ou si vous présentez un trouble de l'hémostase. Voyez aussi votre médecin si vous êtes diabétique, car la prise de gélules d'huile de poisson peut augmenter la glycémie. Cette huile est proscrite en cas d'allergie au poisson.

Ail

L'histoire de cette plante à la saveur marquée rappelle incontestablement ses vastes qualités en matière de santé. Les historiens de la médecine ont identifié plus de 100 utilisations autres que culinaires. Les Égyptiens en donnaient aux bâtisseurs de pyramides pour décupler leurs forces et prévenir la dysenterie. Les Européens en mangeaient pour se protéger de la peste. Pendant les deux guerres mondiales, les médecins l'utilisaient sur le front pour désinfecter les plaies. Cette plante est aussi employée pour traiter les infections fongiques et l'hypertension, sans parler du rhume et de la toux. On lui prête même des propriétés aphrodisiaques.

Au cours des toutes dernières décennies, la recherche a rattrapé le folklore et plus de 1 000 études pharmacologiques ont été consacrées à l'ail. La plupart d'entre elles s'intéressent à son rôle dans les maladies cardiovasculaires et le cancer, parallèlement à ses propriétés antibactériennes et antioxydantes.

Il est clair que l'ail est une plante médicinale qui mérite d'être prise en considération et qui peut, dans certains cas, rivaliser avec les médicaments classiques.

Les bienfaits cardiaques

L'ail contient plus de 100 composés actifs. L'un des plus importants est l'alliine, un composé soufré qui se transforme en allicine lorsque l'on coupe ou écrase le bulbe. Selon les scientifiques, l'allicine serait à l'origine des propriétés antibiotiques de l'ail, ainsi que de bon nombre de ses bienfaits sur le cœur. L'ail freine notamment l'agrégation des plaquettes (les cellules impliquées dans la coagulation du sang) et leur dépôt sur les parois des artères coronaires. Une étude a montré que le taux d'agrégation plaquettaire baissait très sensiblement chez les hommes après l'ingestion de l'équivalent de 6 gousses d'ail frais. L'ail pourrait ainsi être aussi efficace que l'aspirine pour fluidifier le sang et prévenir la formation de caillots sanguins.

L'ail semble également freiner la production de cholestérol par le foie. Les comptes rendus de dizaines d'études scientifiques suggèrent que la consommation quotidienne d'ail pourrait réduire le taux de cholestérol de 9 à 12 %, ce qui limite logiquement la formation de plaque d'athérome sur la paroi des vaisseaux et donc le risque de maladie cardiaque.

Indications

- candidose génitale
- cholestérol (excès de)
- coupures et écorchures
- cystite
- diarrhée
- gorge (mal de)
- hypertension
- oreille (douleurs de l')
- orgelet
- piqûres et morsures d'animaux
- rhume et grippe
- sinusite
- toux

Ail

L'ail améliore la circulation sanguine non seulement dans les artères coronaires, mais aussi dans tout l'organisme. Grâce à ses facultés de dilatation des vaisseaux sanguins, il contribue à faire baisser la pression artérielle. Il semble également renforcer la souplesse des artères.

Ces multiples bienfaits sur le cœur et les vaisseaux expliquent en partie la plus faible incidence des maladies cardiaques dans les pays méditerranéens où l'on consomme beaucoup d'ail.

Une arme contre le cancer ?

Des dizaines d'études suggèrent que l'ail aurait la faculté de bloquer certaines modifications cellulaires à l'origine des cancers et pourrait détruire les cellules cancéreuses déjà formées. Une étude a montré que l'ingestion d'un peu moins d'une gousse par jour réduisait de moitié le risque de cancer de la prostate. Une autre étude portant sur des femmes de l'Iowa (États-Unis) a révélé que celles qui consommaient de l'ail régulièrement réduisaient d'un tiers le risque de présenter un cancer du côlon par rapport à celles qui n'en mangeaient jamais. En Chine, des chercheurs ont constaté que la consommation d'ail s'accompagnait d'une réduction significative du risque de cancer de l'estomac, tout en sachant que la quantité d'ail considérée était relativement importante – environ 20 g, soit au moins une gousse entière, par jour.

Personne ne sait précisément de quelle façon l'ail peut protéger contre le cancer. Il semble agir directement sur les tumeurs, par le biais de l'allicine et d'autres substances. Il pourrait également prévenir la formation de composés cancérigènes en neutralisant des molécules dangereuses appelées radicaux libres. Ces déchets du processus d'oxydation contribuent au vieillissement cellulaire, tout en endommageant l'ADN et en déclenchant des modifications cellulaires carcinogènes. L'ail inhibe par ailleurs la formation de nitrites, composés chimiques impliqués dans l'apparition du cancer de l'estomac. Enfin, il stimule le système immunitaire.

Un aliment antibiotique

L'ail est capable de détruire certains germes à la fois à l'extérieur et à l'intérieur du corps. Cru, préalablement écrasé et appliqué sur une plaie, il élimine toutes sortes d'organismes infectieux, notamment les champignons qui provoquent le pied d'athlète ; il peut contribuer à traiter des candidoses vaginales dues à des levures, ainsi que certaines infections auriculaires, et serait efficace contre la redoutable bactérie *Escherichia coli*, responsable d'infections urinaires. La consommation d'ail semble protéger les parois intestinales d'*Helicobacter pylori*, la bactérie en cause dans la plupart des ulcères gastro-duodénaux. Enfin, comme l'huile essentielle d'ail est excrétée à travers les poumons, cette plante est particulièrement utile en cas de maladie respiratoire.

Combien en prendre ?

Il suffit probablement d'une ou deux gousses d'ail crues ou légèrement cuites par jour pour bénéficier de la plupart de ses vertus thérapeutiques et préventives. L'ail cru est plus efficace sur le plan médicinal car la cuisson inhibe la formation d'allicine et élimine certaines des autres substances bénéfiques.

Le fait d'écraser, de hacher ou de mâcher la gousse d'ail crue permet à l'alliine de se transformer en allicine. Pour l'ail cuit, il est recommandé d'attendre environ 15 minutes entre l'épluchage et la cuisson, délai nécessaire pour que les réactions enzymatiques bénéfiques se produisent.

Pour débarrasser votre haleine de l'odeur désagréable de l'ail, mâchez quelques brins de persil après le repas.

Les médecins s'accordent à dire que c'est l'ail frais qui présente les propriétés thérapeutiques et préventives les plus importantes. Cependant, si vous n'en supportez vraiment pas le goût, vous pouvez le remplacer par des suppléments enrobés gastrorésistants – qui ne donnent pas mauvaise haleine car ils ne s'ouvrent que dans l'intestin, après avoir traversé l'estomac. Les médecins préconisent la prise de 400 à 600 mg d'ail par jour sous forme de suppléments, mais vous pouvez multiplier cette dose par quatre, réparties en quatre prises, en cas de rhume ou de grippe. Essayez de vous procurer un supplément dosé à 4 000 µg d'allicine par comprimé. (*Attention* : si vous prenez des anticoagulants ou des antihypertenseurs, demandez un avis médical avant de prendre des suppléments car l'ail, à forte dose, peut intensifier l'effet de ces médicaments.)

Aloe vera (aloès)

Tout le monde devrait faire pousser un ou deux pieds d'aloe vera (ou aloès) sur le rebord d'une fenêtre. Cette plante est employée à des fins médicinales depuis la préhistoire. Aujourd'hui, le gel translucide contenu dans les feuilles est employé contre les coups de soleil, les blessures sans gravité et d'autres problèmes cutanés. On l'utilise même pour traiter les hémorroïdes et les piqûres d'insectes car il est riche en agents anti-inflammatoires et recouvre d'une pellicule fraîche et apaisante les tissus irrités ou qui démangent.

Indications

- acné
- ampoules
- boutons de chaleur
- brûlures légères
- cheveux secs
- coups de soleil
- peau sèche
- pied d'athlète
- psoriasis
- rasage (irritations dues au)
- rides
- taches de vieillesse
- verrues
- zona

Un soin cutané efficace

Les scientifiques ne connaissent pas précisément le mode de fonctionnement de l'aloe vera, mais ils ont identifié bon nombre de ses principes actifs. Le gel contient des substances visqueuses aux vertus calmantes. Il est riche en composants anti-inflammatoires et renferme une enzyme, la bradykinase, qui agit comme un analgésique local, ainsi que du lactate de magnésium, qui apaise les démangeaisons. Enfin, il contient des substances qui facilitent la cicatrisation en dilatant les vaisseaux et en accroissant le flux sanguin en direction des zones lésées.

L'aloès est utile pour traiter divers problèmes de peau.

● **Brûlures superficielles** Une application rapide de gel d'aloès soulage la douleur, hydrate la peau et forme une barrière protectrice sur les lésions, qu'il protège des infections. En cas de coup de soleil étendu, ajoutez 1 ou 2 tasses de jus d'aloès à un bain tiède afin de vous rafraîchir et d'apaiser la sensation de brûlure.

● **Coupures et écorchures** En séchant, le gel d'aloès recouvre la peau d'un pansement naturel et accélère la cicatrisation. Toutefois, son usage n'est pas recommandé en cas de blessures plus sérieuses car il aurait alors l'effet inverse (temps de cicatrisation plus long).

● **Psoriasis** Le gel calme l'inflammation et réduit les démangeaisons cutanées caractéristiques de cette maladie de peau chronique. Une étude de 4 semaines a montré un assainissement de la peau chez 83 % des personnes ayant appliqué de l'aloe vera contre 6 % seulement dans le groupe traité par un placebo.

● **Acné** Appliquez de l'aloès en cas de poussée douloureuse. Une étude a fait apparaître que 90 % des lésions cutanées se résorbaient totalement dans les 5 jours suivant le début du traitement à l'aloès.

Ce taux de réussite est presque divisé par deux chez les sujets utilisant un médicament classique contre l'acné.

● **Zona** Les lésions douloureuses provoquées par le virus varicelle-zona cicatrisent plus rapidement lorsque l'on applique de l'aloès sur la peau. Le gel semble avoir des effets antiviraux. De plus, cette plante dilate les capillaires (vaisseaux de très petit diamètre), permettant un plus grand afflux de sang dans la zone concernée, ce qui accélère la guérison.

Usage interne

Les médecins sont unanimes pour dire que l'application locale de gel d'aloès est utile pour les petites lésions cutanées. Mais qu'en est-il de l'ingestion du gel ou du jus (jamais le suc, dangereux car trop actif) ? Rien n'a encore été prouvé, mais les recherches en cours laissent entrevoir des perspectives étonnantes. Une étude a ainsi montré que la consommation de jus d'aloès deux fois par jour pendant 42 jours était susceptible de faire baisser le taux de glucose sanguin (glycémie) : l'aloe vera pourrait donc servir un jour au traitement du diabète.

Selon des chercheurs japonais, les principes actifs de cette plante ralentiraient les sécrétions gastriques à l'origine de brûlures d'estomac, ce qui semble confirmer sa réputation de remède contre l'ulcère. En fait, deux des composés chimiques actifs de l'aloès pourraient inhiber ou détruire la bactérie *Helicobacter pylori*, responsable de la plupart des ulcères.

Enfin, une substance chimique découverte dans l'enveloppe externe de l'aloès, l'acémannane, pourrait avoir une activité antivirale. De nombreux travaux complémentaires sont cependant nécessaires pour que les scientifiques soient en mesure de déterminer son utilité.

Un laxatif surpuissant

L'aloe vera est un laxatif très puissant, voire trop puissant. Le latex d'aloès, qui est extrait du limbe de la feuille, est classé parmi les laxatifs stimulants (il favorise les contractions intestinales qui facilitent le transit). Comme tous les autres laxatifs stimulants, cependant, il est peu recommandé en raison de ses effets secondaires. Il peut provoquer de violentes crampes ou une forte diarrhée, associée à la perte de liquides et d'électrolytes essentiels au bon fonctionnement de l'organisme.

Aloe vera (aloès)

Comment utiliser l'aloe vera

Vous pouvez vous procurer des produits de soin pour la peau contenant de l'aloe vera dans les pharmacies et les grandes surfaces, mais il n'est pas certain que la forme « stabilisée » de l'aloès contenue dans ces produits ait les mêmes effets bénéfiques que le gel naturel. Assurez-vous que l'aloès figure dans la première partie de la liste des ingrédients des crèmes, lotions ou gels que vous trouverez sur le marché. Pour un usage interne, utilisez des jus contenant au moins 98 % d'aloès.

Pour profiter de tous les bienfaits de l'aloès, rien ne vaut un produit naturel. La plante est facile à cultiver, même pour les jardiniers les plus inexpérimentés. Elle prospère sans attention particulière, a besoin de peu d'eau et tolère l'ombre et un sol pauvre. Seule précaution : ne pas l'exposer à des températures inférieures à 5 °C. Le plus simple est de cultiver la plante sur un rebord de fenêtre ou dans une petite serre.

Pour soulager les coups de soleil, les coupures, les hémorroïdes et les brûlures sans gravité, nettoyez bien la zone concernée à l'eau et au savon. Coupez ensuite un grand morceau de feuille d'aloès, taillez-le dans le sens de la longueur et extrayez le gel en pressant. Appliquez-en une couche généreuse sur la lésion et répétez ce traitement deux ou trois fois par jour.

Aloe vera (aloès)

Arnica

Ne vous laissez pas tromper par l'aspect agréable de l'arnica. Cette jolie plante de montagne, dont la fleur ressemble à une marguerite, renferme des composés toxiques qui peuvent provoquer des poussées de pression artérielle et des lésions cardiaques irréversibles. Il ne faut donc jamais prendre d'huiles distillées d'arnica ou d'infusions de fleurs séchées par voie orale. En revanche, en usage externe, l'arnica est remarquablement efficace contre les douleurs musculaires, les ecchymoses (ou hématomes) et les entorses. Ainsi, en cas d'accident sans gravité ou de blessure sportive, l'arnica vous apportera un soulagement appréciable.

Ecchymoses (ou hématomes) et douleurs musculaires

L'arnica a reçu l'approbation de la Commission E allemande – considérée comme la principale autorité mondiale en matière de sécurité et d'efficacité des plantes – en tant que traitement externe des ecchymoses et des douleurs musculaires. Ne prenez jamais d'arnica par voie orale (sauf sous forme de remède homéopathique, car ces préparations sont très diluées) et n'en appliquez jamais près des yeux, de la bouche ou d'une plaie ouverte pour éviter tout effet toxique.

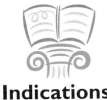

Indications

- entorse et périostite
- hématome et ecchymose
- tendinite et bursite
- canal carpien (syndrome du)
- pieds douloureux

Vous pouvez vous procurer de l'arnica sous forme de gel, de crème, d'onguent et de teinture. Vous pouvez également l'utiliser sous forme de compresse. Dans ce cas, préparez une infusion forte en utilisant 2 c. à thé de fleurs d'arnica pour 1 tasse d'eau bouillante. Laissez refroidir, puis plongez-y un linge propre et appliquez-le sur la lésion.

● **Soigner les ecchymoses** L'arnica soigne les ecchymoses en aidant le corps à réabsorber le sang qui s'est infiltré dans les tissus. Une crème ou un onguent contenant de 5 à 25 % d'extrait d'arnica, appliqué plusieurs fois par jour, réduit la douleur et le gonflement. Si vous préférez utiliser de la teinture, mélangez-en 1 volume avec 3 à 10 volumes d'eau, trempez un linge propre dans ce liquide et appliquez-le sur l'ecchymose. Deux des composés chimiques contenus dans l'arnica, l'hélénaline et la dihydrohélénaline, ont des propriétés analgésiques et anti-inflammatoires lorsqu'ils sont absorbés par voie cutanée. Vous pouvez également prendre un remède homéopathique (*Arnica* 7 CH), le plus tôt possible après le choc pour atténuer l'ecchymose. Suivez la posologie indiquée sur la notice.

- **Soulager les foulures et les entorses** Comme elle réduit l'inflammation, l'arnica est parfaite pour traiter les entorses légères. Elle semble également améliorer la circulation en accroissant le flux de nutriments cicatrisants dans les muscles douloureux. Elle élimine aussi certains déchets liés à la blessure (dont l'acide lactique), qui sont à l'origine de la douleur. N'appliquez pas d'arnica sur une plaie ouverte car cette plante est alors toxique.
- **Prendre soin des pieds sensibles** Si vos pieds sont douloureux en fin de journée, plongez-les dans un bain tiède auquel vous aurez ajouté 1 c. à soupe de teinture d'arnica. L'amélioration du flux sanguin réduit presque instantanément la douleur.

Attention aux éruptions

L'arnica n'a généralement pas d'effet secondaire lorsqu'elle est appliquée ainsi sur la peau. Toutefois, si vous êtes allergique à l'hélénaline, l'un des principes actifs de cette plante, l'usage régulier et fréquent d'arnica ou d'une teinture trop forte peut provoquer une dermatite de contact, éruption cutanée bénigne mais extrêmement irritante. Si vous êtes allergique aux chrysanthèmes ou à d'autres plantes de la famille des asters *(Asteraceae)*, vous devez éviter l'arnica, qui leur est apparentée.

Arnica

Bicarbonate de sodium

Des livres entiers ont été consacrés aux multiples utilisations du bicarbonate de soude. C'est un nettoyant ménager bien connu. Il est aussi employé en pâtisserie car il produit des bulles de gaz carbonique qui donnent un aspect gonflé aux gâteaux. Enfin, il possède des propriétés médicinales variées.

Le bicarbonate de sodium, également appelé bicarbonate de soude ou simplement bicarbonate, est le produit polyvalent par excellence : on l'utilise pour cuisiner, nettoyer, jardiner, soigner. En matière de santé, c'est un antiacide, apprécié pour son action rapide sur les brûlures d'estomac. Il apaise également les démangeaisons des piqûres d'insectes, permet d'éliminer la plaque dentaire et soulage les symptômes des infections urinaires (cystites).

Ce produit banal trônant sur une étagère de votre cuisine réserve donc bien des surprises.

Indications

- aine
  (démangeaisons à l')
- aphte
- bouche sèche
- boutons de chaleur
- coups de soleil
- cystite
- échardes
- estomac (brûlures d')
- gencives (problèmes de)
- gorge (mal de)
- indigestion
- odeurs corporelles
- pied d'athlète
- pieds malodorants
- piqûres et morsures
  d'animaux
- urticaire
- varicelle

Contre les brûlures d'estomac

Toutes les substances chimiques peuvent être classées en fonction de leur pH, qui mesure l'acidité ou l'alcalinité. Avec un pH égal à 7, l'eau est neutre. Un pH supérieur à 7 est alcalin et un pH inférieur à 7 est acide. Avec un pH de 8,4, le bicarbonate de sodium est légèrement alcalin et neutralise l'effet de substances acides.

Prenons le cas des brûlures d'estomac. Elles surviennent généralement lorsque l'acide chlorhydrique de l'estomac remonte dans l'œsophage en provoquant une brûlure transitoire. Vous pouvez faire passer cette sensation désagréable en avalant un comprimé de bicarbonate ou 1 c. à thé de ce produit dans un verre d'eau, avec quelques gouttes de jus de citron (qui aide à dissiper les gaz que le bicarbonate de soude peut former quand il se combine avec les acides de l'estomac)

Ce remède neutralise l'acide chlorhydrique en le transformant en chlorure de sodium et en gaz carbonique, inoffensifs. L'effet ne dure que 30 minutes environ, mais il se produit presque instantanément.

(*Attention* : n'utilisez pas ce remède trop souvent car le bicarbonate de sodium a une forte teneur en sodium, ce qui peut accroître la pression artérielle.)

Bicarbonate de sodium

Bicarbonate de sodium

D'autres usages

Le bicarbonate de sodium a de nombreux autres emplois.

• **Réduire les attaques acides sur les dents** Les acides produits par des bactéries présentes dans la bouche érodent l'émail des dents. Vous pouvez les neutraliser en vous rinçant la bouche plusieurs fois par jour avec une solution à base de bicarbonate de sodium. Vous pouvez également humecter votre brosse à dents avec de l'eau et la plonger dans le bicarbonate avant de l'utiliser. Le bicarbonate (qui entre aujourd'hui dans la composition de nombreux dentifrices) est légèrement abrasif et polit les dents sans endommager l'émail.

• **Parfumer délicatement les pieds** Ajouté à un bain de pieds, le bicarbonate neutralise les acides bactériens responsables des odeurs. Vous pouvez aussi l'employer en faisant votre toilette pour combattre les odeurs sous les aisselles. Par ailleurs, une pâte à base de bicarbonate et d'eau peut contribuer à guérir le pied d'athlète.

• **Soulager les piqûres d'insectes** Ne vous grattez pas jusqu'au sang lorsque des moustiques ou d'autres insectes vous ont piqué. Au lieu de cela, mélangez un peu d'eau à du bicarbonate de sodium et appliquez cette pâte sur les zones qui démangent. Cette préparation peut également contribuer à soulager les démangeaisons dues à la varicelle.

• **Apaiser les fesses fragiles** Les nourrissons souffrant d'un érythème fessier se sentent mieux après un bain au bicarbonate de sodium. Ajoutez-en un peu à l'eau du bain : il réduit la démangeaison et apaise l'irritation de la peau.

• **Éliminer les infections de la vessie** La vessie est un milieu légèrement acide où les bactéries prospèrent. En cas d'infection, un verre d'eau additionné de bicarbonate de sodium constitue la boisson idéale en fin de repas.

• **Calmer les coups de soleil** Ajouté à un bain tiède, le bicarbonate de sodium « adoucit » l'eau et apaise la peau.

• **Soulager les maux de gorge** Versez ½ c. à thé de bicarbonate dans un verre d'eau et gargarisez-vous toutes les 4 heures pour réduire les substances acides responsables de la douleur. Des bains de bouche avec cette solution permettent aussi de soulager les aphtes (ulcérations buccales).

Camomille

La tisane à la camomille, plante au goût agréable et au parfum de pomme, a des vertus sédatives. En boire une tasse avant de se coucher réduit la nervosité et facilite l'endormissement. Mais les avantages de la camomille ne s'arrêtent pas là : dans ses fleurs, semblables aux marguerites, des scientifiques ont identifié plus d'une dizaine de composés chimiques actifs qui non seulement réduisent le stress, mais peuvent également calmer les troubles de l'estomac.

La camomille renferme une substance appelée apigénine qui calme le système nerveux central et facilite l'endormissement le soir. Si vous vous sentez énervé, buvez une tasse de tisane à la camomille ou détendez-vous dans un bain chaud additionné de plusieurs tasses de tisane à la camomille, de 10 gouttes d'huile de camomille ou de 2 poignées de fleurs de camomille. L'huile essentielle pénètre dans la peau et réduit l'anxiété et le stress.

De nombreux usages internes et externes

La camomille n'a pas que des vertus sédatives. Plusieurs de ses composés chimiques, en particulier le bisabolol, agissent comme des antispasmodiques : ils décontractent les muscles lisses qui tapissent l'appareil digestif et l'utérus, permettant ainsi de soulager les douleurs digestives et les crampes menstruelles.

Une ou deux tasses quotidiennes de tisane à la camomille peuvent également réduire les effets néfastes pour l'estomac de l'aspirine et autres médicaments de la même famille, en particulier chez les personnes souffrant d'arthrite ou d'autres douleurs chroniques qui les obligent à prendre des analgésiques tous les jours.

En raison de ses propriétés anti-inflammatoires et antiseptiques, la camomille est également très utile pour traiter un certain nombre d'autres troubles sans gravité.

● **Éruptions et brûlures** La camomille peut être bénéfique pour la peau. En usage externe, sous forme de crème ou de compresse à base de tisane concentrée, elle accélère la cicatrisation des coupures, brûlures et éruptions. En cas de légers coups de soleil, mélangez de l'huile de camomille (vendue dans les magasins de produits naturels) avec un volume équivalent d'huile d'amandes douces ou d'une autre

Indications

- acné rosacée
- aphte
- conjonctivite
- coups de soleil
- dentaire (poussée)
- eczéma
- flatulences et éructations
- furoncles
- gencive (problèmes de)
- indigestion
- intestin (maladies inflammatoires de l')
- pieds douloureux
- psoriasis
- règles (menstruations)
- stress
- ulcère gastro-duodénal
- urticaire

Camomille

huile de base neutre. Appliquez sur la peau rougie pour réduire l'inflammation qui provoque une démangeaison.

• **Irritations cutanées** En Allemagne, où les plantes sont largement utilisées en médecine, les praticiens recommandent souvent une crème à base de camomille pour soigner les plaies ou l'inflammation provoquée par l'eczéma, les allergies de contact et les problèmes de peau résultant d'une radiothérapie. Appliquée en petites quantités, l'huile de camomille est efficace contre les furoncles.

• **Infections et inflammations** Un nettoyage à la camomille élimine certains des champignons et des bactéries responsables des infections des yeux et de la peau. La tisane à la camomille peut être utilisée comme bain de bouche pour apaiser les gencives enflammées. Elle accélère aussi la résorption des aphtes.

Se procurer et utiliser de la camomille

Vous pouvez acheter des sachets de tisane à la camomille ou des fleurs séchées dans les grandes surfaces et les magasins de produits naturels. Notez qu'il existe deux variétés de camomille : la camomille romaine *(Chamaemelum nobile)* et la camomille allemande ou matricaire *(Matricaria recutita)*. Bien que les deux plantes soient très semblables, la seconde est plus répandue et on lui prête de plus grands pouvoirs soignants.

Vous trouverez des crèmes à la camomille sur le marché, mais vous pouvez aussi confectionner vous-même une lotion pour la peau. Versez 1 tasse d'eau bouillante sur 1 c. à soupe bien pleine de fleurs de camomille. Faites infuser pendant 10 minutes, laissez refroidir jusqu'à la température ambiante, puis trempez un linge dans le liquide et appliquez-le sur la coupure, l'éruption ou la brûlure pendant 5 minutes environ.

Un rapport publié aux États-Unis dans le *Journal of Allergy and Clinical Immunology* a provoqué une tempête médiatique en annonçant que la tisane à la camomille pouvait provoquer une réaction parfois mortelle chez les personnes allergiques à l'herbe à poux *(Ambrosia artemisiifolia)*. Cependant, en examinant les données disponibles, les scientifiques n'ont pu identifier que quelques rares réactions (aucune n'étant mortelle) à la matricaire. Quoi qu'il en soit, si vous êtes allergique aux plantes de la famille des *Asteracae* – asters et chrysanthèmes –, n'utilisez pas de camomille.

Camomille

Canneberge

Chez nous, la canneberge est traditionnellement associée au repas de Noël et à la dinde rôtie. Elle entre dans la composition de nombreuses recettes, aussi bien de sauces que de desserts, et peut être consommée fraîche, sèche ou sous forme de jus. Outre ses utilisations culinaires, la canneberge est de plus en plus souvent recommandée par les médecins et les praticiens des médecines douces dans le traitement et la prévention des cystites (ou infections urinaires) récidivantes.

La canneberge est un arbuste originaire d'Amérique du Nord. Vous pouvez en faire pousser dans votre jardin à partir de boutures, à condition de disposer d'un sol humide et acide. L'arbuste résiste au froid, mais les gelées peuvent détruire les bourgeons, et les baies ne mûriront pas sans un bon ensoleillement.

Les petites baies rouge foncé sont employées à des fins médicinales depuis des centaines d'années. On recommande la canneberge non seulement en cas d'infection urinaire, mais aussi pour traiter certains troubles sanguins, hépatiques ou gastriques, ainsi que pour stimuler l'appétit. Comme elle atténue l'odeur de l'urine, son jus est indiqué pour ceux qui souffrent d'incontinence. Elle permet également de prévenir la carie dentaire en empêchant les bactéries d'adhérer aux dents, évitant ainsi la formation de la plaque dentaire. Mais attention, le jus de canneberge pur est très acide et si fort qu'il peut aussi éroder l'émail des dents (c'est la raison pour laquelle les jus sur le marché sont généralement très dilués et sucrés).

La canneberge renferme des tanins et des anthocyanines antioxydantes (qui améliorent la vision nocturne). L'huile des pépins contient des acides gras oméga-3. Le fruit est riche en vitamine C.

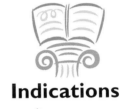

Indications

- cystite
- incontinence urinaire

Combattre les infections urinaires

La canneberge combat les infections urinaires de plusieurs manières. Autrefois, on pensait qu'elle acidifiait l'urine, accroissant ainsi le taux d'acide hippurique, substance qui crée un milieu inhospitalier pour *Escherichia coli* et d'autres bactéries pouvant coloniser l'appareil urinaire. Mais bien que la canneberge soit acide, elle ne semble pas acidifier l'urine. Les recherches se concentrent actuellement sur d'autres constituants de ce fruit, en particulier le fructose et les

Canneberge

antioxydants, qui empêcheraient les bactéries de s'installer dans l'appareil urinaire et d'adhérer à la paroi de la vessie. La forte teneur en vitamine C des baies peut également stimuler le système immunitaire. Les recherches ont montré qu'une consommation importante de jus de canneberge pouvait réduire l'incidence des infections urinaires chez les personnes prédisposées. La plante peut aussi raccourcir la durée des symptômes mais, en cas d'infection (ou de suspicion d'infection), un avis médical est recommandé : la canneberge doit être utilisée pour renforcer l'effet des médicaments (antibiotiques) et non comme traitement principal.

Les bienfaits sanguins

Une étude a démontré que le jus de canneberge pouvait accroître les taux de «bon» cholestérol (HDL) et d'antioxydants sanguins, permettant ainsi de prévenir les maladies cardiaques. Cependant, les quantités nécessaires pour obtenir un effet bénéfique dans cette étude étaient très importantes : 3 verres de jus pur par jour pendant 3 mois. Des médecins pensent que la canneberge pourrait aussi réduire la gravité des attaques cardiaques et faciliter la guérison.

Doses et fréquence d'utilisation

Dans la plupart des études portant sur la prévention des infections urinaires, la quantité d'extrait de canneberge administrée est de 800 mg par jour, ce qui équivaut à boire 500 ml de jus pur deux fois par jour. Le jus vendu dans les supermarchés est bien trop dilué pour être efficace. Vous pouvez en préparer vous-même en utilisant une centrifugeuse ou acheter du jus pur dans un magasin de produits naturels. Si vous trouvez le jus pur trop acide, essayez de le mélanger à un volume équivalent de jus de bleuet, qui renferme des substances bénéfiques similaires. Vous pouvez aussi ajouter une quantité égale de jus de pomme, qui est naturellement sucré.

La canneberge est généralement sans danger, mais elle est contre-indiquée, y compris sous forme de boisson, chez les patients traités à la warfarine, car elle peut accroître l'effet anticoagulant de ce médicament, provoquant alors de graves saignements. Si vous avez des problèmes de prostate ou une maladie rénale grave, demandez un avis médical avant de prendre du jus de canneberge. En boire plus de 1 litre par jour pendant une période prolongée peut accroître le risque de calculs rénaux car la canneberge contient des oxalates.

Canneberge

Citron

Le citron n'est pas seulement un fruit à la saveur acide. C'est une extraordinaire source de substances médicinales qui stimulent le système immunitaire, renforcent les vaisseaux sanguins, aident la peau à cicatriser et pourraient même inhiber certaines altérations cellulaires à l'origine de cancers. Un rapide massage au citron sous les aisselles permet de combattre les odeurs désagréables de transpiration. Un filet de jus de citron ajouté à de l'eau chaude et à du miel constitue le parfait élixir contre les maux de gorge. Enfin, le citron est un ingrédient primordial des remèdes maison antitussifs.

Autrefois, les marins embarquaient des cargaisons de citrons ou des citronniers en pot pour éviter le scorbut, maladie mortelle provoquée par la carence en vitamine C.

Un seul citron contient en effet 40 mg de vitamine C en moyenne, soit presque la moitié de la dose quotidienne recommandée pour un adulte. Nous ne nous soucions plus du scorbut dorénavant car il existe de nombreuses sources de vitamine C dans notre alimentation. Mais le citron possède beaucoup d'autres bienfaits sur la santé grâce à ses composés actifs.

Un atout majeur : la richesse en vitamine C

• **Contre les rhumes** Ne sous-estimez pas les vertus de la vitamine C et n'hésitez pas à prendre des boissons citronnées en cas de rhume car c'est un remède qui a fait ses preuves. La vitamine C du citron abaisse le taux d'histamine, une substance chimique impliquée dans la sensation de nez bouché et le larmoiement.

• **Contre les maladies cardiovasculaires** La vitamine C est un puissant antioxydant qui réduit la quantité de radicaux libres, molécules instables qui altèrent les cellules. Elle contribue à prévenir les maladies cardiaques. Plusieurs études semblent montrer qu'un faible taux de vitamine C augmenterait le risque d'infarctus du myocarde car le cholestérol oxydé sous l'action des radicaux libres risque davantage de se transformer en plaque d'athérome susceptible d'obstruer les artères.

• **Favorise la cicatrisation** L'organisme utilise la vitamine C pour stimuler l'activité des cellules immunitaires et fabriquer du collagène, substance qui entre dans la constitution des tissus et contribue à la cicatrisation.

Indications

- acné
- bouche sèche
- boutons de fièvre
- calculs rénaux
- cheveux gras
- cors et durillons
- estomac (brûlures d')
- gorge (mal de)
- grossesse (petits maux de la)
- hoquet
- laryngite
- nausées de la grossesse
- odeurs corporelles
- peau grasse
- poux
- rhume et grippe
- taches de vieillesse
- toux
- varices
- verrues

Citron

Les autres bienfaits

Voici des raisons supplémentaires d'apprécier le plaisir dynamisant du citron.

● **Diminution des calculs rénaux** Le citron est riche en acide citrique, substance chimique qui réduit la sécrétion de calcium et aide à prévenir la formation de calculs. Boire chaque jour 2 litres de citronnade, préparée avec du jus de citron frais et aussi peu de sucre que possible, serait aussi efficace que de prendre des médicaments à base de citrate.

● **Consolidation des veines** Le zeste de citron est riche en rutine, un bioflavonoïde (antioxydant d'origine végétale) qui renforce les parois des veines et des capillaires, tout en réduisant la douleur – et même l'apparition – des varices.

● **Protection mammaire** La peau et la membrane blanche du citron renferment une substance chimique, le limonène, qui aurait des propriétés antitumorales significatives. Des chercheurs étudient actuellement les applications potentielles du limonène en tant que traitement curatif et préventif du cancer, en particulier celui du sein. Des scientifiques ont testé cette substance en laboratoire sur des cellules cancéreuses du sein et ont découvert qu'elle inhibait leur développement. Le limonène provoque également une fragmentation des œstrogènes en éléments moins actifs, ce qui est important car un taux d'œstrogènes élevé accroît le risque de cancer du sein. Le limonène favorise également l'élimination par le foie de substances potentiellement carcinogènes présentes dans le sang.

● **Des effets bénéfiques sur la beauté** Appliqué régulièrement, le jus de citron peut, à terme, atténuer les taches brunes (ou taches de vieillesse). Vous pouvez également en tamponner légèrement sur les boutons d'acné pour qu'ils se résorbent plus rapidement.

● **Le thé au citron réduit le risque de cancer de la peau** Une étude portant sur 450 personnes a montré que celles qui buvaient régulièrement du thé noir citronné avaient moins de risques de contracter certains types de cancer de la peau. Il est possible que le citron stimule l'activité d'une enzyme (la glutathione S-transférase) qui inhiberait les substances responsables du cancer.

Citron

Gingembre

Le gingembre, racine noueuse qui se distingue par sa saveur piquante et âcre, figure parmi les remèdes maison le plus largement utilisés et le mieux étudiés. Très proche du curcuma et de la cardamome, le gingembre est utilisé à des fins médicinales et culinaires depuis au moins 5 000 ans. Il est renommé dans le monde entier pour sa capacité à soulager les nausées (notamment chez la femme enceinte), les vomissements et d'autres troubles digestifs. Au cours des dernières décennies, les utilisations potentielles du gingembre se sont étendues bien au-delà du système digestif.

Que vous ayez des troubles de l'estomac ou que vous vous soyez fiévreux et enrhumé, le gingembre peut vous aider.

Vous pouvez l'ajouter à vos plats pour parfumer les aliments, en boire sous forme de tisane, manger du gingembre confit, croquer des biscuits au gingembre ou prendre des suppléments.

De nombreuses plantes médicinales doivent être prises en grandes quantités pour avoir des effets bénéfiques sur la santé. Ce n'est pas le cas du gingembre : la quantité utilisée dans un curry ou un sauté est généralement équivalente, voire supérieure, à celle contenue dans les suppléments.

Les bienfaits contre les nausées

Le gingembre figure parmi les remèdes les plus efficaces contre le mal des transports et les maux de ventre classiques. Certaines études ont même montré qu'il était tout aussi efficace que certains médicaments antinauséeux.

Les composés chimiques qui donnent au gingembre son goût citronné – principalement le gingérol et le shogaol – semblent réduire les contractions intestinales, neutraliser les acides digestifs et inhiber le « centre du vomissement » dans le cerveau. Les médecins recommandent souvent le gingembre pour prévenir la nausée car, à la différence des médicaments classiques, il ne provoque pas de somnolence. Cette plante est même utilisée pour réduire les nausées postopératoires et celles provoquées par la chimiothérapie.

Le gingembre est nettement plus efficace pour prévenir la nausée que pour l'arrêter. Si vous êtes sujet au mal des transports, par exemple, vous devez en prendre avant de monter en voiture ou d'embarquer sur un bateau : au moins 20 minutes avant le départ,

Indications

- aine (démangeaisons à l')
- arthrite et arthrose
- cholestérol (excès de)
- côlon irritable (syndrome du)
- coups de soleil
- dents (mal aux)
- flatulences et éructations
- indigestion
- mal des transports
- nausée
- nausées de la grossesse
- règles (menstruations)
- rhume et grippe
- tendinite et bursite
- tête (maux de)
- toux
- ulcères gastro-duodénaux
- urticaire

Gingembre

prenez environ ¼ c. à thé de gingembre en poudre, 1 g de gingembre sous forme de gélules ou encore une tranche de 1 cm de gingembre frais.

Un rôle bénéfique pour tout l'organisme

Le gingembre est très renommé pour combattre la nausée et les troubles de l'estomac, mais il possède de nombreux autres bienfaits.

• **Arrêter les migraines** Des chercheurs danois ont montré que la prise de ¼ c. à thé de gingembre frais ou en poudre dès les premiers signes de migraine peut réduire la douleur en bloquant les prostaglandines, substances chimiques à l'origine de l'inflammation des vaisseaux sanguins cérébraux. Contrairement à l'aspirine et aux médicaments apparentés, le gingembre bloque uniquement les types de prostaglandines en cause dans l'inflammation et non ceux qui ont un rôle bénéfique, dans le renforcement des parois de l'estomac par exemple.

• **Soulager les douleurs arthritiques** Ces mêmes prostaglandines, qui provoquent les douleurs migraineuses, sont également responsables d'inflammations articulaires chez les personnes souffrant d'arthrite. Une étude portant sur 56 sujets a montré que le gingembre atténuait les symptômes dans 55 % des cas d'arthrite et dans 74 % des cas de polyarthrite rhumatoïde. L'application répétée de gingembre écrasé sur la peau peut apporter un soulagement supplémentaire en détruisant les réserves de substance P, un neurotransmetteur qui conduit les signaux douloureux jusqu'à la moelle épinière, puis au cerveau.

• **Prévenir la formation de caillots sanguins** Dans ce cas, les médecins recommandent souvent de prendre de l'aspirine un jour sur deux pour fluidifier le sang et limiter le risque de formation de caillots sanguins. Le gingembre a des effets similaires, en évitant toutefois les troubles de l'estomac souvent causés par l'aspirine (à moins, bien sûr, que votre estomac ne soit sensible au gingembre ou que vous n'en consommiez trop).

• **Dégager les voies respiratoires en cas de rhume** Le gingembre peut bloquer la production par l'organisme de substances qui contribuent à la constriction bronchique ainsi qu'à la fièvre. Les gingérols agissent également comme des antitussifs naturels.

• **Réduire le cholestérol** Des études de laboratoire suggèrent que le gingembre réduit l'absorption du cholestérol par l'organisme et favorise également son élimination.

• **Calmer les douleurs menstruelles**   Les composés chimiques
du gingembre agissent comme des antispasmodiques. Ils inhibent
les contractions douloureuses de l'utérus et des muscles lisses
de l'appareil digestif.

Les nombreuses formes du gingembre

Les substances actives conservent leur efficacité quelle que soit la
forme sous laquelle le gingembre se présente. Certaines personnes
préfèrent les gélules car elles sont faciles à prendre et fournissent une
source concentrée et une dose précise de gingembre. La posologie
habituelle est de 100 à 200 mg, trois fois par jour. Voici l'équivalent
sous d'autres formes.

• 1 tranche de gingembre de 1 cm environ d'épaisseur. En la râpant,
vous libérerez davantage de substances actives qu'en la découpant
ou en la hachant. Il est aussi important d'acheter le gingembre quand
il est frais. Évitez les rhizomes mous et/ou fripés.

• 1 c. à thé de gingembre en poudre.

• 1 ou 2 morceaux de gingembre confit.

• 1 tasse de tisane au gingembre préparée à partir d'un sachet
ou de ½ c. à thé de gingembre râpé versée dans 1 tasse d'eau chaude.

• Un verre de 350 ml de soda au gingembre. Vérifiez néanmoins
l'étiquette pour vous assurer qu'il contient du gingembre naturel et
pas uniquement de l'arôme.

Hamamélis

Les branches fourchues de l'hamamélis *(Hamamelis virginiana)* étaient jadis utilisées par les sourciers pour repérer des eaux souterraines et restent appréciées des radiesthésistes. Son bois est si flexible que les Amérindiens l'utilisaient pour faire des arcs. Aujourd'hui, cette plante originaire d'Amérique du Nord est un produit de base de l'armoire à pharmacie, presque au même titre que l'acétaminophène, les désinfectants ou les pansements adhésifs. L'extrait liquide est notamment utilisé par voie externe pour calmer les démangeaisons, soulager les hémorroïdes et rafraîchir la peau.

Indications

- aine
  (démangeaisons à l')
- hématome et
  ecchymose
- hémorroïdes
- odeurs corporelles
- peau grasse
- piqûres et morsures
  d'animaux
- rasage (irritations
  dues au)
- urticaire

La substance active de l'hamamélis traditionnel est le tanin, constituant de l'écorce aux propriétés astringentes : il resserre les pores de la peau comme le fait une lotion tonique. Le tanin réduit également le calibre des vaisseaux, ce qui peut être utile pour enrayer le saignement de plaies et coupures sans gravité, comme celles provoquées par un rasoir. Grâce à ses tanins, l'hamamélis était autrefois prescrit par voie interne pour combattre la diarrhée. Mais la préparation distillée vendue aujourd'hui en pharmacie sous le nom d'hamamélis ne présente plus les mêmes propriétés.

À la fin du XIXᵉ siècle, les fabricants abandonnèrent la méthode traditionnelle de macération de la plante pour adopter un processus de distillation par la vapeur. Cette nouvelle technique est plus rapide, mais, du fait de la température élevée nécessaire à la vaporisation, elle supprime une grande partie des tanins. L'action modérément astringente de l'hamamélis moderne est due à sa teneur en alcool. Vous pouvez malgré tout vous procurer de véritables préparations à base d'hamamélis médicinal sous forme d'extrait liquide, de feuilles séchées (pour préparer des infusions) ou de teinture.

Un astringent rafraîchissant

Bien que l'hamamélis vendu aujourd'hui en pharmacie ait peu de choses en commun avec le remède traditionnel, sa teneur en alcool (équivalente à celle du vin de table) en fait un astringent sûr et efficace aux multiples usages.

- **Rafraîchir la peau** Plongez une compresse de gaze ou une boule d'ouate dans de l'hamamélis et tamponnez-la sur votre visage pour éliminer le sébum, resserrer les pores et tonifier la peau. De nombreux produits de soin contiennent de l'hamamélis.

• **Traiter les coupures de rasage** Tamponnez un peu d'eau d'hamamélis pour désinfecter la coupure et freiner le saignement (mais n'en utilisez pas sur des coupures importantes : l'alcool pourrait aggraver les lésions). Même si vous ne vous êtes pas coupé, l'hamamélis utilisé comme après-rasage laissera votre peau douce et apaisée.

• **Soulager piqûres et brûlures** Comme l'hamamélis est un astringent léger, il est utile en cas de coups de soleil, d'inflammation cutanée et de piqûres d'insecte. En été, conservez-le au réfrigérateur pour qu'il soit froid, et d'autant plus apaisant lorsque vous l'appliquerez sur la peau brûlée.

L'hamamélis véritable

Vous pouvez bénéficier des vertus curatives des tanins de l'hamamélis en préparant vous-même une infusion ou en utilisant de l'extrait liquide vendu dans les magasins de produits naturels.

• **Lotion pour la peau** Mélangez l'extrait liquide à de l'eau de rose et de géranium et vaporisez cette lotion sur la peau pour l'apaiser.

• **Baume antiecchymose** Appliquez de la teinture sur les ecchymoses et les entorses.

• **Soulager les hémorroïdes** Versez de l'infusion d'hamamélis forte ou de l'extrait liquide sur une boule de coton et appliquez-la sur la zone sensible. Le tanin contracte les vaisseaux sanguins et le liquide apporte une sensation apaisante et rafraîchissante en s'évaporant. L'hamamélis entre dans la composition de la Préparation H et de plusieurs autres traitements en vente libre contre les hémorroïdes.

• **Apaiser les démangeaisons** Conservez au réfrigérateur un mélange d'hamamélis et d'infusion de camomille à vaporiser en cas d'éruptions irritantes, d'eczéma, de dermatite ou de varicelle.

• **Rafraîchir l'haleine** Utilisez une infusion légère comme bain de bouche. L'extrait d'hamamélis inhibe les bactéries buccales et pourrait être efficace pour traiter les affections parodontales. Gargarisez-vous et crachez, n'avalez pas.

• **Calmer les inflammations** En raison de ses effets anti-inflammatoires, hydratants et antibactériens, l'hamamélis est utile pour traiter l'intertrigo (inflammation cutanée située aux plis de la peau) et certaines formes de dermatites. Appliquez l'infusion sur la zone affectée en utilisant un vaporisateur projetant de fines gouttelettes, un linge doux ou un tampon d'ouate.

• **Baume après-soleil** L'hamamélis est un bon soin après-soleil aux vertus apaisantes. On le trouve d'ailleurs dans des lotions après-soleil.

Huile d'onagre

Originaire d'Amérique du Nord, l'onagre (également appelée primevère du soir
ou primevère vespérale) a commencé à se répandre dans le monde au XVIIᵉ siècle.
Les graines voyageaient dans les ballasts des navires ralliant l'Europe, puis elles se propagèrent
en Asie. La plante et ses racines sont traditionnellement utilisées pour traiter les ecchymoses,
les hémorroïdes, la toux et les brûlures d'estomac, mais c'est la graine, dont on extrait une huile,
qui possède le plus de propriétés thérapeutiques.

Indications

• arthrite et arthrose
• eczéma
• règles (menstruations)

Les graines de cette plante bisannuelle sont rougeâtres et apparaissent au bout de 2 ans (la première année, la plante ne porte que des feuilles). Les fleurs jaune pâle, délicatement parfumées, ne s'ouvrent qu'au crépuscule, d'où le nom de primevère du soir.

L'huile de la graine contient un acide gras particulier appelé acide gamma-linolénique (AGL), qui est le principe actif de l'huile d'onagre. L'AGL intervient dans la synthèse par l'organisme de plusieurs substances anti-inflammatoires, notamment les prostaglandines et les leucotriènes.

L'AGL peut être synthétisé par le corps à partir d'autres types de graisses comme l'acide linoléique, que l'on trouve dans les huiles végétales et les margarines. Cependant, certaines personnes ne disposent pas d'un taux d'enzymes suffisant pour produire de l'AGL. L'huile d'onagre peut donc compenser ce manque d'enzymes en stimulant la synthèse de substances anti-inflammatoires par l'organisme.

Les principaux bienfaits

Du fait de son action anti-inflammatoire, l'huile d'onagre est conseillée dans de nombreuses situations.

• **Calmer l'eczéma** Un eczéma et des démangeaisons cutanées peuvent apparaître si l'organisme a du mal à convertir les graisses contenues dans les aliments en AGL. Des études ont montré que la prise de supplément d'huile d'onagre pendant 3 à 4 mois soulageait les démangeaisons, réduisant ainsi la nécessité d'utiliser des médicaments et des crèmes à base de stéroïdes.

• **Atténuer les troubles menstruels** L'huile d'onagre se révèle souvent efficace contre le syndrome prémenstruel (tensions mammaires, notamment) et les douleurs menstruelles.

• **Réduire les douleurs rhumatismales** La prise d'huile d'onagre pourrait atténuer les douleurs dues à la polyarthrite rhumatoïde. Essayez de l'associer à des acides gras oméga-3, que l'on trouve dans les huiles de poisson.

• **Autres états inflammatoires** L'huile d'onagre peut également limiter les processus inflammatoires impliqués dans un grand nombre d'affections, de l'acné aux entorses.

Hyperactivité et acides gras

Le rôle des acides gras essentiels, notamment l'AGL et les acides gras oméga-3, est très intéressant chez les enfants présentant une hyperactivité avec déficit de l'attention. Certains de ces enfants pourraient en effet souffrir d'une carence en acides gras. Les suppléments contenant de l'AGL et des acides gras oméga-3 méritent d'être essayés. Certains sont conçus pour les enfants : suivez la posologie indiquée sur l'emballage.

Contre-indications

L'huile d'onagre ne présente aucun danger chez la plupart des individus. Elle peut toutefois avoir des effets secondaires modérés (maux de tête, ballonnements et légers troubles digestifs, notamment) et est contre-indiquée pendant la grossesse et l'allaitement. Par ailleurs, il est déconseillé de prendre de l'huile d'onagre si l'on suit un traitement à base d'anticoagulants, car cette plante peut ralentir la coagulation et augmenter par conséquent le risque de saignement ou d'ecchymose. Elle est également contre-indiquée en cas d'épilepsie car de fortes doses peuvent déclencher des crises.

Lavande

Qui aurait pensé qu'un remède puisse sentir si bon ? La lavande, prisée de longue date pour la fabrication d'eaux de Cologne, savons et sachets parfumés, a également de nombreuses propriétés médicinales. En particulier, elle facilite la digestion, réduit l'anxiété et permet de combattre l'insomnie. Des études scientifiques attestent même que l'un de ses composants, l'alcool périllylique, pourrait un jour jouer un rôle dans le traitement du cancer.

Indications

- anxiété
- flatulences et éructations
- insomnie
- odeurs corporelles
- peau grasse
- pellicules
- pied d'athlète
- pieds malodorants
- piqûres et morsures d'animaux
- poux
- tête (maux de)

Plante vivace aux épis de fleurs mauves ou bleu clair, la lavande a une longue histoire médicinale.

Apaiser les tensions et retrouver le sommeil

L'arôme de lavande provient de molécules volatiles d'acétate de linalyl, qui stimulent le nerf olfactif au niveau cérébral et calment le système nerveux central. La simple odeur de lavande peut être aussi propice à un repos paisible que des somnifères (qui sont potentiellement responsables d'une accoutumance). Il suffit parfois de remplir un coussinet de fleurs séchées et de le placer sous l'oreiller pour retrouver un sommeil réparateur.

La lavande est également une plante recommandée en cas d'anxiété ou de tension. Des chercheurs ont découvert qu'elle accroissait la quantité d'ondes cérébrales associées à la relaxation.

Versez de l'huile de lavande dans un diffuseur pour répandre son parfum dans toute la pièce. Si vous n'en possédez pas, mettez 3 gouttes d'huile de lavande dans un bol d'eau fumante et inhalez la vapeur. Ou bien profitez de l'effet apaisant de la lavande en ajoutant à votre bain de l'huile de lavande ou une poignée de fleurs séchées.

Ce n'est pas un hasard si l'on fait souvent infuser de la lavande dans les huiles de massage. Les huiles essentielles de lavande pénètrent facilement la peau et leurs effets sédatifs sur le système nerveux central peuvent vous aider à vous sentir mieux. Contrairement à d'autres huiles essentielles, l'huile de lavande peut être appliquée directement sur la peau.

Elle peut toutefois provoquer une réaction d'hypersensibilité et doit donc être utilisée avec précaution si vous êtes prédisposé à ce genre de trouble. N'en appliquez pas plus que 1 goutte ou 2 sur la peau. Vous pouvez également la mélanger à une huile de base légère telle que l'huile d'olive.

Lavande

Les autres bienfaits

• **Calmer les maux de tête** Si vous avez mal à la tête, appliquez quelques gouttes d'huile sur chaque tempe et massez : le soulagement devrait être immédiat.

• **Réguler le transit** La tisane à la lavande facilite la digestion. Les huiles décontractent les muscles lisses de l'appareil digestif et soulagent les crampes d'estomac survenant après les repas. La lavande permet également de combattre les gaz intestinaux. Pour préparer une infusion, plongez 1 c. à thé bien remplie de fleurs de lavande dans 1 tasse d'eau bouillante pendant 10 minutes, puis filtrez.

• **Lutter contre les infections** Les tanins de la lavande tuent les bactéries et permettent d'éviter que des coupures et des écorchures sans gravité ne s'infectent. Imbibez un linge propre d'infusion de lavande et appliquez cette compresse sur la plaie.

• **Soulager la douleur** L'huile de lavande a des propriétés analgésiques mineures. Elle semble réduire la transmission des impulsions nerveuses qui véhiculent les signaux douloureux. Mélangez quelques gouttes d'huile de lavande à 1 c. à soupe d'huile de base et faites pénétrer.

• **Contre les démangeaisons** La lavande soulage également les démangeaisons grâce à son action anti-inflammatoire. C'est le remède parfait en cas de piqûre d'insecte.

La lavande pourrait un jour combattre le cancer

Des spécialistes du cancer ont observé qu'une classe de composés chimiques contenus dans la lavande (les monoterpènes) semblait inhiber le développement des cellules cancéreuses et pouvait contribuer à prévenir leur multiplication.

Des recherches de laboratoire suggèrent que les monoterpènes, tels que l'alcool périllylique, pourraient empêcher la survenue de cancers des tissus mous, comme ceux du foie, du sein et de la prostate. Ces substances pourraient également ralentir la croissance des tumeurs du côlon et du foie.

Il est trop tôt pour affirmer de façon catégorique que la lavande a des effets bénéfiques en matière de cancer. Cependant, les premiers résultats sont si prometteurs que ces huiles essentielles sont actuellement testées dans le cadre d'études cliniques sur leurs propriétés anticancéreuses potentielles.

Lavande

Menthe poivrée

Les pastilles et les bonbons à la menthe sont appréciés après les repas car ils présentent l'avantage de rafraîchir l'haleine quelque temps. En préparation médicinale, la menthe poivrée combat l'indigestion, réduit les gaz et les ballonnements. En plus de ces bienfaits sur la digestion, elle possède bien d'autres vertus thérapeutiques.

Indications

- côlon irritable (syndrome du)
- coups de soleil
- dents (mal aux)
- flatulences et éructations
- haleine (mauvaise)
- indigestion
- intestin (maladies inflammatoires de l')
- nausée
- nausées de la grossesse
- odeurs corporelles
- peau grasse
- pieds douloureux
- piqûres et morsures d'animaux
- ronflement
- tête (maux de)
- ulcère gastro-duodénal

Une protection intestinale

La menthe poivrée figure parmi les plantes les plus indiquées en cas de problèmes digestifs et de douleurs intestinales. Les huiles qu'elle contient, en particulier le menthol et la menthone, décontractent les muscles lisses qui tapissent le tube digestif, soulageant ainsi les crampes. Des gastroentérologues britanniques, qui ont vaporisé de l'huile de menthe poivrée diluée sur des endoscopes – instruments utilisés en coloscopie –, ont constaté qu'elle arrêtait les spasmes douloureux en moins de 30 secondes.

Les propriétés antispasmodiques de cette plante en font un remède naturel contre le syndrome du côlon irritable, à l'origine de douleurs, de difficultés digestives et d'une alternance de périodes de constipation et de diarrhée. Dans une étude menée à Taïwan, les patients atteints de ce syndrome qui avaient reçu des gélules d'huile de menthe poivrée 15 à 30 minutes avant les repas ont constaté une diminution significative, voire une disparition de leurs symptômes digestifs (ballonnements, douleurs abdominales).

Les médecins qui s'intéressent à la phytothérapie recommandent désormais la menthe poivrée pour de nombreux problèmes digestifs.

● **Gaz** Comme elle facilite la digestion, la menthe poivrée peut aussi limiter les flatulences.

● **Calculs biliaires** Une étude suggère que la menthe poivrée aiderait à dissoudre les calculs biliaires et pourrait peut-être éviter le recours à une opération chirurgicale.

● **Nausée** La menthe poivrée anesthésie légèrement les parois de l'estomac et réduit les nausées peu intenses.

● **Ulcères à l'estomac** La menthe poivrée soulage en partie la douleur et facilite la cicatrisation. (*Attention :* n'en utilisez pas si vous souffrez fréquemment de brûlures d'estomac. La prise régulière de menthe poivrée peut détendre le sphincter œsophagien, muscle qui empêche les acides stomacaux de remonter dans l'œsophage.)

Menthe poivrée

Les autres bienfaits

● **Un décongestionnant** Que vous choisissiez de boire une infusion ou d'inhaler des vapeurs aromatiques, vous découvrirez que la menthe poivrée est un décongestionnant efficace qui fluidifie le mucus et calme l'inflammation nasale. Elle pourrait même réduire la constriction bronchique et le resserrement des voies respiratoires qui accompagnent les crises d'asthme.

● **Un analgésique** Le menthol contenu dans la menthe poivrée présente d'importantes propriétés analgésiques. Si vous souffrez de maux de tête fréquents, essayez de tamponner un peu d'huile essentielle de menthe poivrée diluée sur votre front et vos tempes. Une étude portant sur 32 personnes sujettes aux maux de tête a montré que cette huile était efficace contre la douleur.

Conservez toujours un flacon d'huile de menthe poivrée (ou un onguent contenant du menthol) dans votre armoire à pharmacie pour masser vos muscles douloureux après un effort physique. Comme cette huile est trop forte pour être utilisée pure, mélangez-en quelques gouttes à 1 c. à soupe d'huile de base neutre, telle que l'huile de tournesol ou l'huile d'olive.

● **Apaiser les douleurs dentaires et rafraîchir l'haleine** En raison de ses propriétés analgésiques ou engourdissantes, la menthe poivrée est également efficace contre les maux de dents. Comme de nombreuses huiles essentielles, elle élimine certains virus et bactéries. Versez quelques gouttes d'huile de menthe poivrée dans 1 tasse d'eau pour préparer un bain de bouche mentholé qui tuera les germes. Pour rafraîchir votre haleine, rincez-vous la bouche avec ½ verre d'eau additionnée de 1 ou 2 gouttes maximum de cette huile.

Thé, gélules et teinture-mère

L'arôme et le goût rafraîchissant du thé à la menthe font presque l'unanimité. Buvez-en une ou deux tasses par jour pour soulager ou prévenir les troubles digestifs.

Vous pouvez également avaler des gélules gastrorésistantes entre les repas, en suivant les instructions de la notice (les gélules gastrorésistantes traversent l'estomac et ne s'ouvrent que dans l'intestin). Sinon, diluez dans un verre d'eau 10 à 20 gouttes de teinture de menthe poivrée (moins forte que l'huile essentielle), et buvez selon vos besoins.

Miel

On nous conseille régulièrement de réduire notre consommation d'aliments sucrés, mais le miel a quelque chose de particulier. Ce produit unique résulte de la récolte méticuleuse du nectar des fleurs par les abeilles. Le fruit d'un tel travail ne peut être que bon ! Le miel renferme plus de glucides que le sucre, 65 calories par cuillerée à soupe contre 48 pour le sucre blanc. Les calories mises à part, il offre de surprenants bienfaits pour la santé.

Indications

- acné
- allergies
- gorge (mal de)
- insomnie
- laryngite
- taches de vieillesse
- toux
- ulcère gastro-duodénal

Le miel n'est pas une source de nutriments. Il renferme surtout des sucres (fructose, glucose et un peu de sucrose), ainsi que des traces de vitamines B, d'acides aminés et de minéraux, mais il n'est pas vraiment plus nutritif que le sucre blanc. Si le miel retient l'attention des médecins et des chercheurs, c'est pour d'autres raisons. On sait depuis longtemps que le miel, grâce à sa texture épaisse et sirupeuse, est un remède de choix pour soulager les maux de gorge, en particulier lorsqu'il est ajouté à du jus de citron chaud ou à une tisane sédative comme la camomille.

Mais le miel apporte bien plus. Il tue les bactéries et accélère la cicatrisation des coupures et des plaies. C'est un laxatif naturel. Il semble atténuer la douleur des ulcères de l'estomac. C'est également une source d'énergie rapide qui peut revigorer les muscles fatigués dans l'instant.

Un antiseptique doux

Avant l'apparition des antibiotiques, les infections étaient particulièrement redoutées : des petites coupures ou écorchures pouvaient s'avérer mortelles. C'est pourquoi les médecins transportaient souvent un peu de miel dans leur sacoche. Celui-ci contient du peroxyde d'hydrogène et un peu de propolis (matière résineuse), des substances capables d'éliminer les bactéries. Aujourd'hui encore, alors que l'on trouve des crèmes antiseptiques dans toutes les armoires à pharmacie, certains médecins pensent que le miel pourrait – dans certains cas – être plus utile que les préparations synthétiques pour panser les plaies. Il est d'ailleurs si efficace que certains pansements sont imprégnés de miel.

Le miel a une teneur élevée en sucre, ce qui a pour effet d'assécher les plaies, privant ainsi les bactéries de l'humidité dont elles ont besoin pour survivre. Il forme également une barrière

Miel

contre la pénétration des agents contaminants extérieurs. Dans les années 1970, des chirurgiens ont rapporté que les femmes ayant subi une opération gynécologique séjournaient moins longtemps à l'hôpital et avaient moins de risques d'infection lorsque les incisions étaient recouvertes d'une pellicule de miel. Des études indiennes ont montré que les brûlures pansées avec du miel se résorbaient plus rapidement et moins douloureusement que les brûlures recouvertes de sulfadiazine d'argent, traitement classique contre les brûlures. La cicatrice était également plus discrète.

Le miel a même servi à traiter des problèmes oculaires superficiels de type conjonctivite. Dans une étude portant sur plus de 100 patients qui présentaient des troubles oculaires ne répondant pas aux traitements classiques, des médecins ont testé un onguent au miel et constaté une amélioration dans 85 % des cas. L'application de miel sur les yeux, qu'il ne faut jamais pratiquer sans avoir consulté son médecin au préalable, peut provoquer une brève sensation de picotement et une rougeur.

Les bienfaits sur la digestion

Les guérisseurs traditionnels utilisaient le miel pour traiter diverses maladies gastro-intestinales. Nous disposons maintenant de véritables preuves de son efficacité.

• **Apaiser les ulcères de l'estomac** Le miel peut atténuer les symptômes de l'ulcère et accélérer la cicatrisation. Il semble réduire l'inflammation, stimuler le flux sanguin et favoriser la croissance des cellules épithéliales qui tapissent l'intérieur de l'estomac et de l'intestin. Des études ont également montré qu'il inhibait la croissance de *Helicobacter pylori*, la bactérie responsable de la plupart des ulcères. Le miel brut (vendu dans les fermes ou sur les marchés de producteurs) est probablement le meilleur car le procédé de pasteurisation à haute température peut neutraliser certaines substances actives. Un type de miel appelé Active Manuka Honey, produit en Nouvelle-Zélande à partir du myrte *Leptospermum scoparium* et vendu dans certains magasins de produits naturels et sur Internet, semble être plus efficace que les autres.

• **Faciliter le transit intestinal** Du fait de sa forte concentration en fructose, le miel est le remède idéal contre la constipation occasionnelle. Le fructose non digéré fournit de la nourriture aux bactéries normalement présentes dans l'intestin. La fermentation qui en résulte apporte de l'eau dans le gros intestin, d'où son effet laxatif.

D'où vient le miel ?

Les abeilles aspirent un peu de nectar lorsqu'elles butinent de fleur en fleur, elles le stockent dans leur jabot et le rapportent à la ruche. Ce nectar est transformé en miel grâce au travail des ouvrières qui l'aspirent puis le recrachent, le mêlant à leur salive et à des sucs digestifs. Il est ensuite placé dans les alvéoles de cire hexagonales pour nourrir les jeunes.

Le nectar liquide se transforme en miel par évaporation. Le produit fini se compose principalement de sucres, ainsi que d'un peu de pollen, de cire, de protéines, de vitamines et de minéraux.
La lavande et les fleurs d'agrumes et de framboisier fournissent les miels les plus savoureux.

Les précautions

● Ne donnez jamais de miel aux enfants de moins de 1 an car il peut contenir une petite quantité de spores issus de la bactérie *Clostridium botulinum*, responsable d'une maladie grave appelée botulisme. Ces spores ne se développent pas dans l'intestin des adultes ni des grands enfants, mais elles peuvent se multiplier chez les bébés et provoquer une forme grave d'empoisonnement alimentaire : le botulisme infantile.

● Méfiez-vous des suppléments de gelée royale, substance que les abeilles produisent pour nourrir les larves appelées à devenir reines. Aucune étude scientifique n'a montré qu'elle avait le moindre intérêt médical ; bien au contraire, de nombreux articles ont fait état de crises d'asthme chez des adultes ou des enfants qui avaient consommé ce genre de supplément.

Miel

Moutarde

Les scientifiques savent depuis longtemps que la moutarde fluidifie le mucus et facilite la respiration en cas de rhume ou de grippe. Mais ce condiment est bien plus qu'un remède de confort. Apparentée au brocoli, au chou et à d'autres légumes crucifères, la moutarde contient de nombreux composés chimiques aux vertus médicinales attestées.

Un pouvoir décongestionnant

Si votre nez est bouché au point que vous pouvez à peine respirer, une bonne cuillerée de moutarde – dans un sandwich, par exemple – vous fournira une dose importante de myrosine et de sinigrine, substances qui fluidifient le mucus et facilitent son évacuation.

En cas de congestion, préparez un cataplasme à la moutarde en écrasant quelques cuillerées à soupe de graines de moutarde et en les mélangeant à 1 tasse de farine avec un peu d'eau pour obtenir une pâte. Appliqué sur la poitrine, ce cataplasme dégage un parfum qui débloque les voies nasales obstruées, tandis que la sensation de chaleur accroît la circulation sanguine dans le thorax et facilite la respiration. Au préalable, vous devez protéger votre peau en étalant une épaisse couche de vaseline sur la poitrine. Ne laissez pas le cataplasme en place plus de 15 minutes sinon il brûlerait la peau. Enfin, lavez-vous bien les mains après l'avoir manipulé et avant de vous toucher les yeux, le nez ou la bouche.

Pour bénéficier des propriétés décongestionnantes de la moutarde, vous pouvez aussi ajouter quelques graines de moutarde moulues à votre bain.

Indications

- dos (mal de)
- fièvre
- pied d'athlète
- rhume et grippe
- tête (maux de)

D'autres bienfaits

La moutarde possède encore bien d'autres vertus extraordinaires.

● Atténuer les symptômes de la maladie de Raynaud Les emplâtres à la moutarde sont utilisés depuis longtemps pour soulager ce problème circulatoire, qui se caractérise par une constriction brutale des artérioles des doigts et des orteils à l'origine d'un refroidissement et de douleurs des extrémités. Appliquée sur la peau, la moutarde provoque une légère irritation qui accroît l'irrigation sanguine de la région concernée en créant une sensation de chaleur et de picotement : un parfait antidote contre les doigts froids. Mélangez 100 g de graines de moutarde fraîches moulues à de l'eau chaude (mais pas bouillante) pour former une pâte épaisse. Appliquez celle-ci à la cuillère sur un morceau de gaze suffisamment large pour entourer les doigts et/ou les orteils sensibles. Disposez l'emplâtre et retirez-le au bout de 1 minute. Si la peau rougit (ce qui est très probable), massez-la avec un peu d'huile d'olive. Étalez un peu de vaseline sur la paume de vos mains avant d'appliquer l'emplâtre pour empêcher la moutarde de brûler la peau.

● **Stimuler l'appétit** Si vous ajoutez de la moutarde à vos plats, votre sécrétion de salive et de sucs digestifs s'en trouvera accrue. Il s'agit là d'un moyen naturel de stimuler l'appétit lorsque vous avez été souffrant et que vous ne mangez pas aussi bien que vous devriez.

● **Combattre le pied d'athlète** Un peu de moutarde en poudre ajoutée à un bain de pieds contribue à éliminer le champignon responsable du pied d'athlète.

● **Éliminer le mal de dos et les douleurs articulaires** Pour les phytothérapeutes, la moutarde est un rubéfiant : elle provoque une sensation de chaleur apaisante lorsqu'elle est appliquée sur la peau. Comme le poivre de Cayenne, elle semble aussi réduire la quantité de substance P dans les cellules nerveuses. Ce composé chimique transmet les signaux douloureux depuis l'arrière du cerveau. Pour utiliser la moutarde comme analgésique, confectionnez un emplâtre (voir ci-dessus) ou immergez un linge dans une infusion concentrée, préparée en versant 1 tasse d'eau bouillante sur 1 c. à thé de graines de moutarde moulues que vous laisserez infuser 5 minutes. Appliquez cette compresse sur la zone sensible. (*Attention* : n'appliquez pas de l'huile de moutarde directement sur la peau.)

● **Soulager les maux de tête, la fièvre et la congestion** Un bain de pieds dans de l'eau chaude contenant un peu de moutarde en poudre peut avoir plusieurs effets bénéfiques. Il permet notamment d'atténuer le rhume, de calmer la fièvre et d'apaiser les maux de tête. Le drainage du sang vers les pieds réduit la congestion, améliore la circulation et abaisse la pression dans les vaisseaux sanguins de la tête.

Différentes moutardes

Il existe plusieurs variétés de moutardes, notamment la noire, la marron et la blanche (ou jaune). Les graines de moutarde blanche sont moins piquantes que les autres. Si vous ingérez des graines de moutarde, faites attention : au-delà d'une certaine quantité, elles ont un effet laxatif. Ne consommez pas de moutarde en poudre, car elle peut provoquer des vomissements (il suffit de 1 c. à thé).

Moutarde

Sels d'Epsom

Comment imaginer qu'un simple minéral puisse être aussi utile ? Le sulfate de magnésium, plus connu sous le nom de sels d'Epsom, est fréquemment utilisé comme additif à l'eau du bain pour réduire le stress, adoucir la peau ou soulager certaines douleurs. Hors de la sphère médicinale, les jardiniers l'emploient comme fertilisant (pour les rosiers surtout), tandis que les potiers en ajoutent parfois à l'argile pour la rendre plus élastique.

On trouve des sels d'Epsom dans toutes les zones d'évaporation d'eau minérale ou d'eau de mer. Leur nom provient de la source d'Epsom, dans le Surrey (Royaume-Uni). Il y a quelques décennies, lorsque les médicaments laxatifs ont commencé à faire leur apparition dans les pharmacies, les sels d'Epsom étaient un remède populaire pour réguler le transit intestinal. Ils agissent en drainant les liquides du sang vers l'intestin, rendant les selles plus molles tout en déclenchant des contractions qui stimulent le transit intestinal.

Certaines personnes continuent à prendre 1 ou 2 c. à thé de sels d'Epsom dans un verre d'eau pour lutter contre la constipation. L'inconvénient de ce remède est qu'il est souvent trop puissant : il peut provoquer des diarrhées ou des crampes abdominales. De plus, il entrave l'absorption de nutriments essentiels. Il vaut donc mieux ne pas utiliser de sels d'Epsom comme laxatif, à moins que votre médecin ne vous l'ait conseillé.

Les bienfaits

L'usage externe des sels d'Epsom, en revanche, ne présente aucun danger et peut être remarquablement efficace.

• **Extraire les échardes et calmer les piqûres** Les sels d'Epsom drainent les toxines des piqûres d'insectes et ramènent les échardes à la surface de la peau. Mélangez du sel d'Epsom avec de l'eau pour former une pâte et appliquez-la sur la zone concernée ; les effets commenceront à se faire sentir au bout de 10 minutes environ. Pour faciliter l'extraction d'une écharde et adoucir votre peau, prenez un bain aux sels d'Epsom.

• **Nettoyer les pores en profondeur** Ajoutez 1 c. à thé de sels d'Epsom à ½ verre d'eau tiède et massez votre peau avec cette solution pour désincruster les points noirs, purifier les pores dilatés et rafraîchir la peau.

Indications

- acné
- cors et durillons
- crampes
- échardes
- entorse et périostite
- hémorroïdes
- peau sèche
- pieds malodorants
- piqûres et morsures d'animaux
- zona

Sels d'Epsom

- **Apaiser les douleurs musculaires** En drainant les liquides à travers la peau, les sels d'Epsom contribuent à désenfler les tissus et à évacuer une partie de l'acide lactique, dont l'accumulation provoque des douleurs musculaires. Ajoutez 1 ou 2 tasses de sels à un bain chaud et profitez-en pour vous détendre.
- **Réduire les entorses et les ecchymoses** Les sels d'Epsom réduisent le gonflement consécutif aux entorses et aux ecchymoses. Versez 2 tasses de sels d'Epsom dans un bain tiède.
- **Soulager les hémorroïdes** Comme ils font désenfler les tissus, les sels d'Epsom constituent un excellent remède contre les hémorroïdes. Ajoutez-en un peu dans votre baignoire et laissez tremper la zone sensible.
- **Adoucir la peau** Massez votre peau avec des sels d'Epsom en prenant votre bain. Ce massage exfoliera votre épiderme : autrement dit, il éliminera les cellules mortes en laissant votre peau plus douce et plus fraîche, aussi bien à la vue qu'au toucher.

Un fabuleux bain de pieds

Mélangez les ingrédients suivants dans un récipient conçu pour les bains de pieds ou dans une grande bassine.

2 tasses de sels d'Epsom
1 tasse de sel de la mer Morte
1 c. à soupe d'huile d'olive
1/2 c. à thé d'huile essentielle de menthe poivrée
2 c. à soupe de farine d'avoine
La quantité suffisante d'eau tiède à chaude pour remplir le récipient

Laissez tremper vos pieds jusqu'à ce que l'eau devienne froide puis, à l'aide d'une pierre ponce, polissez toute la zone rêche de la peau. Rincez vos pieds à l'eau froide et séchez-les bien. Enduisez ensuite vos pieds de vaseline et enfilez une paire de bas épais. Ne vous déplacez pas avant d'avoir enfilé les bas : la vaseline rend les pieds très glissants. Gardez les bas toute la nuit pour obtenir de meilleurs résultats. Répétez l'opération aussi souvent que vous le souhaitez.

Sels d'Epsom

Thé

C'est la boisson chaude la plus consommée au monde. Le thé contient en moyenne deux fois moins de caféine que le café : il désaltère et donne du tonus sans trop énerver. Sa dégustation n'est pas seulement une habitude raffinée, c'est en quelque sorte une hygiène de vie. Des chercheurs ont en effet découvert que la consommation régulière de thé pouvait être associée à un moindre risque de maladies cardiovasculaires, de cancer et – curieusement – de carie dentaire.

Au début des années 1990, des scientifiques constatèrent que les femmes japonaises qui pratiquaient l'art du *chanoyu*, cérémonie traditionnelle du thé, avaient un taux de mortalité inférieur à celui des autres femmes. Ils étudièrent la composition du thé et découvrirent son extraordinaire richesse en substances antioxydantes appelées polyphénols.

Les antioxydants sont des substances qui inhibent l'action des radicaux libres, molécules d'oxygène nocives qui endommagent les cellules et accroissent le risque de maladies graves, cancers notamment.

Précisons, en passant, qu'il ne faut pas confondre les infusions de plantes comme la camomille avec le véritable thé, issu du théier *(Camellia sinensis)*. Le thé vert, très consommé dans les pays asiatiques, est simplement préparé à partir des feuilles étuvées et séchées de cet arbrisseau. Le thé classique que nous buvons chez nous, appelé thé noir, subit un processus de fermentation qui lui donne un arôme plus fort et une couleur plus sombre, mais qui pourrait réduire son taux de composés chimiques bénéfiques pour la santé.

Boire du thé pour prévenir le cancer ?

Les propriétés antioxydantes du thé sont bien connues, mais les résultats des études effectuées sur l'homme se sont avérés contradictoires. Certaines études épidémiologiques menées sur des buveurs et des non-buveurs de thé tendent à prouver que sa consommation prévient le cancer, tandis que d'autres études ne relèvent aucune différence. Des chercheurs chinois ont montré que la consommation régulière de thé vert pouvait réduire significativement le risque de cancers de l'estomac et de l'œsophage.

Indications

- aine
  (démangeaisons à l')
- aphtes
- coups de soleil
- dents (mal aux)
- diarrhée
- fièvre
- gencives (problèmes de)
- hémorroïdes
- pied d'athlète
- pieds malodorants
- tête (maux de)

Thé

Mais une étude menée aux Pays-Bas n'a mis en évidence aucun lien entre la consommation de ce thé et la protection contre le cancer.

Comme le processus de transformation réduit les quantités d'antioxydants présents dans le thé noir, il est malgré tout probable que le thé vert soit plus efficace, bien que les deux aient des effets protecteurs. Le thé vert est riche en catéchines, des antioxydants 100 fois plus actifs que la vitamine C qui semblent protéger l'ADN cellulaire contre les altérations conduisant au cancer. Le thé noir en contient également, mais en quantité beaucoup plus faible.

Lors d'études menées sur le cancer de la peau, des animaux de laboratoire ayant reçu du thé vert ont développé dix fois moins de tumeurs que ceux qui buvaient de l'eau. En ce qui concerne la prévention des mélanomes, le thé vert semble aussi efficace lorsqu'il est ingéré que lorsqu'il est appliqué sur la peau. De nombreux fabricants de cosmétiques ajoutent d'ailleurs du thé vert à leurs produits de soin car son action antioxydante pourrait freiner l'apparition des rides et limiter certains autres problèmes cutanés.

Le U.S. National Cancer Institute (Institut américain de recherche sur le cancer) mène actuellement des recherches sur les propriétés préventives du thé vert en matière de cancer de la peau. Une étude tente de mettre en évidence les effets protecteurs de suppléments de thé vert contre les dommages cutanés provoqués par le soleil. Une autre s'intéresse à l'usage externe du thé vert, en application locale, pour réduire les modifications cutanées précancéreuses.

Ces études portent essentiellement sur l'action préventive du thé vert, mais certains éléments suggèrent que cette plante pourrait également jouer un rôle en cas de cancer avéré. Les catéchines du thé vert inhibent la production d'urokinase, une enzyme dont les cellules cancéreuses ont besoin pour se développer. Le thé semble également stimuler le processus de mort cellulaire programmée, ou apoptose, dans les cellules cancéreuses. Dans une étude de 7 ans portant sur des patientes atteintes de cancer du sein, les femmes qui buvaient cinq tasses de thé vert par jour étaient moins susceptibles de voir leur cancer se diffuser aux ganglions lymphatiques que les femmes qui en consommaient moins.

Les bienfaits cardiovasculaires

Les polyphénols du thé sont des antioxydants puissants qui jouent un rôle protecteur dans toutes les régions du corps où les radicaux libres causent des dommages, notamment les artères.

Thé

- **Moins de maladies cardiaques** Les substances actives du thé aident à prévenir l'oxydation du cholestérol. Celle-ci se produit lorsque le cholestérol est bombardé par des radicaux libres, ce qui favorise son adhérence aux parois artérielles et, par conséquence, la survenue de complications cardiaques. Des chercheurs néerlandais ont rapporté que les hommes qui consommaient le plus de flavonoïdes – dont les polyphénols du thé – avaient 58 % de risques en moins de décéder d'une maladie cardiaque que les autres. Dans cette étude, l'individu en meilleure santé buvait environ quatre tasses de thé par jour.

- **Un risque d'accident vasculaire cérébral (AVC) plus faible** Les femmes qui consomment fréquemment du thé semblent présenter un taux d'AVC plus faible que les autres, probablement parce que les polyphénols réduisent les dommages causés aux fragiles vaisseaux sanguins du cerveau.

Les autres bienfaits

- **Des dents plus solides** Le thé contient une quantité modeste de fluor, substance qui renforce les dents et prévient les caries dentaires. De plus, les tanins et les polyphénols du thé inhibent les bactéries qui endommagent les dents. Certains éléments tendent aussi à montrer que le thé améliore la capacité de l'émail dentaire à résister aux attaques acides.

- **En usage externe pour soulager** Les feuilles de thé contiennent des astringents qui contribuent à réduire l'inflammation. Un sachet de thé humidifié peut soulager les coups de soleil, tout comme les hémorroïdes et les aphtes (ulcérations buccales) ; le thé étant alcalin, il neutralise les acides qui rongent les tissus exposés par un aphte.

Buvez à votre santé

Deux ou trois tasses de thé par jour devraient suffire pour profiter de ses effets bénéfiques.

Les suppléments à base de thé vert, vendus dans les magasins de produits naturels, semblent également efficaces. La dose habituelle est de 250 à 400 mg par jour en une seule prise.

Thé

Vaseline

La vaseline a des usages nombreux et variés. En médecine et en cosmétique, c'est surtout un hydratant remarquable ; elle protège la peau efficacement, apaise les lèvres gercées et soulage les symptômes de maladies de peau comme l'eczéma ou le psoriasis.

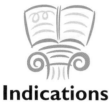

Indications

- allergies
- ampoules
- boutons de fièvre
- coupures et écorchures
- eczéma
- hémorroïdes
- lèvres gercées
- nez (saignement de)
- peau sèche
- poux
- psoriasis

La vaseline est fabriquée à partir du pétrole, tout comme les lubrifiants des moteurs de voiture ou l'essence dont on remplit son réservoir. Elle constitue une excellente base pour les onguents et les pommades mais peut également être employée seule.

Hydrater la peau

En hiver, les médecins recommandent souvent la vaseline comme hydratant car elle est épaisse et retient davantage l'humidité que les crèmes classiques. Elle est parfaite pour les mains et, surtout, les pieds secs. Pour obtenir la meilleure protection cutanée possible, étalez la vaseline après la douche ou le bain : elle évitera le dessèchement de la peau en captant l'humidité, tandis que ses huiles pénétreront dans l'épiderme, contribuant ainsi à assouplir et à adoucir la peau.

Les autres usages

La vaseline connaît de nombreux autres usages.
- **Prévenir les rougeurs cutanées** La vaseline forme une excellente barrière protectrice contre le vent.
- **Soulager le psoriasis** Appliquez de la vaseline sur les plaques de peau sèche provoquées par cette maladie chronique. Elle lubrifie et permet d'éliminer les pellicules blanches qui démangent.
- **Éliminer les poux** Les poux qui résistent aux produits spécialisés vendus en pharmacie pourraient succomber à une épaisse couche de vaseline étalée sur le cuir chevelu, qui aurait pour effet de les étouffer en obstruant leurs voies respiratoires. Laissez agir toute la nuit en couvrant la tête d'un bonnet de douche et répétez l'opération plusieurs jours de suite. Lorsque vous enlevez la vaseline avec de l'huile pour bébé, vous vous débarrassez en même temps des poux. Notez que ce traitement ne supprime pas toutes les lentes et qu'il est nécessaire d'éliminer celles qui restent avec un peigne fin. Certaines mères estiment que le jeu n'en vaut pas la chandelle car la vaseline peut être difficile à ôter. Si l'huile pour bébé ne donne pas de

Vaseline

Un produit polyvalent

Les familles avisées conservent un pot de vaseline aussi bien dans la boîte à outils que dans l'armoire à pharmacie. Lorsque vous peignez, appliquez-en une couche sur les poignées et les charnières de porte pour éviter que la peinture n'adhère et ne tache les ferrures.

Les mécaniciens enduisent souvent leurs mains de vaseline pour imperméabiliser la peau et empêcher l'huile et la graisse de pénétrer. Vous pouvez même vous en servir pour détacher de la gomme à mâcher collée dans vos cheveux ou ôter une bague qui est trop serrée.

résultats, essayez cette astuce : appliquez sur le cuir chevelu une pâte liquide composée de liquide à vaisselle et de fécule de maïs. Laissez-la se solidifier, puis rincez-la avec du shampooing.

● **Hydrater les lèvres gercées** Étalez de la vaseline sur vos lèvres pour freiner l'évaporation, qui entraîne un assèchement.

● **Protéger les coupures et les écorchures** Une couche de vaseline permet de maintenir l'humidité interne tout en formant une barrière contre l'air et les contaminants extérieurs.

● **Hydrater les brûlures en voie de cicatrisation** En cas de brûlure, n'appliquez pas de vaseline immédiatement car elle emprisonnerait la chaleur et aggraverait les dommages cutanés. Après 3 jours environ, lorsque la peau commence à cicatriser, vous pouvez l'hydrater avec de la vaseline pour réduire le dessèchement et accélérer la cicatrisation.

● **Emprisonner les pollens** Si vous souffrez de rhume des foins, tamponnez un peu de vaseline à l'entrée de vos narines pour retenir les spores de pollen transportées par le vent avant qu'elles ne pénètrent davantage dans vos voies respiratoires.

● **Prévenir les saignements de nez** Si vous voulez éviter les saignements de nez, humidifiez régulièrement vos muqueuses en tamponnant un peu de vaseline à l'intérieur de vos narines. C'est une astuce particulièrement utile en avion pour ceux qui sont sujets à ce désagrément.

Vaseline

Vinaigre

Aussi aigre qu'une pomme encore verte, le vinaigre détruit les bactéries et les champignons, soulage les piqûres de moustique et apaise les coups de soleil. Il peut également calmer les troubles gastriques, rendre les cheveux plus brillants et la peau plus douce. Certains affirment que du vinaigre mélangé à du miel et à de l'eau tiède atténue la douleur d'une crampe à la jambe. D'autres s'en servent pour assécher les boutons de fièvre. En cas d'évanouissement, le vinaigre peut se substituer aux sels.

Indications

- acné
- bouche sèche
- cheveux gras
- coups de soleil
- érythème fessier du nourrisson
- gorge (mal de)
- hématome et ecchymose
- hoquet
- indigestion
- odeurs corporelles
- pellicules
- pied d'athlète
- pieds malodorants
- piqûres et morsures d'animaux
- poux
- psoriasis
- tête (maux de)
- toux
- urticaire
- verrues

Déposez 1 goutte de vinaigre sur votre langue et vous sentirez immédiatement son acidité. Le goût et l'odeur prononcés du vinaigre sont dus à la présence d'acide acétique, au pouvoir antiseptique et désinfectant. Le taux indiqué sur l'étiquette donne la concentration en acide acétique et non en alcool.

Un acide puissant

Le vinaigre est une arme efficace contre les bactéries. Pendant la Première Guerre mondiale, on l'utilisait pour nettoyer les blessures des soldats. Si vous pouvez en supporter le picotement, sachez que c'est un désinfectant parfaitement adapté en cas d'égratignure ou de plaie. Il est tout aussi radical pour les infections fongiques.

Le vinaigre est également bon pour les cheveux et la peau. Utilisé comme produit de rinçage pour les cheveux, il fait disparaître les résidus de savon, de shampooing ou de lotion capillaire. Rincer les cheveux avec du vinaigre permet également d'éliminer les pellicules et d'apaiser les démangeaisons du cuir chevelu.

Voici quelques-uns des autres usages du vinaigre.

- **Calmer les troubles gastriques** Si vous digérez mal par manque d'acides stomacaux, 1 c. à thé de vinaigre après les repas vous soulagera peut-être (si, au contraire, vous avez trop d'acides stomacaux, le vinaigre ne vous sera d'aucune aide et aggravera probablement la situation).
- **Apaiser les coups de soleil** Étalé sur la peau, le vinaigre s'évapore rapidement, en procurant une agréable sensation rafraîchissante qui peut apaiser les coups de soleil. Il permet également de combattre les inflammations à l'origine de démangeaisons.

- **Combattre le pied d'athlète** Tremper ses pieds dans du vinaigre constitue un traitement efficace contre le pied d'athlète.
- **Absorber les odeurs** Sa teneur élevée en acide lui donne un parfum fort qui neutralise les odeurs les plus déplaisantes des aisselles ou des pieds.
- **Calmer les piqûres et les démangeaisons** Les piqûres de méduse, de moustique et de guêpe peuvent être soulagées par le vinaigre, qui inhibe les substances responsables de la douleur. Il peut également apaiser les démangeaisons dues à l'urticaire : diluez-le légèrement et tamponnez la peau avec une boule d'ouate.
- **Apaiser les maux de tête** Le vinaigre est l'un des remèdes populaires les plus utilisés contre les maux de tête. La méthode traditionnelle consistait à imbiber du papier brun de vinaigre de cidre et à l'appliquer sur le front. Vous pouvez également plonger un linge propre dans du vinaigre et l'attacher autour de la tête en serrant bien. Personne ne sait véritablement pourquoi cela fonctionne, mais beaucoup ne jurent que par ce remède.
- **Apaiser la gorge** Le vinaigre est également un remède populaire éprouvé contre les maux de gorge. Certains recommandent de se gargariser avec 1 c. à soupe de vinaigre dilué dans un verre d'eau tiède. D'autres fabriquent un sirop maison contre la toux en mélangeant des quantités équivalentes de miel et de vinaigre de cidre qu'ils fouettent ou secouent jusqu'à l'obtention d'une préparation homogène.

Bien plus que du vin aigre

Comme son nom l'indique, le vinaigre était au départ un sous-produit du vin. Les vinaigres de vin et de cidre (ce dernier est fabriqué à partir de pommes) sont très répandus, mais on peut faire du vinaigre avec n'importe quel aliment qui produit de l'alcool en fermentant, comme le démontre l'abondance des variétés.

Si vous parcourez le monde, vous trouverez des préparations à base de sucre de canne aux Philippines, de noix de coco en Thaïlande et, en Chine, des vinaigres rouge, blanc et noir à base d'alcool de riz, qui parfument les plats sautés depuis plus de 5 000 ans. Ailleurs, vous pourrez découvrir des vinaigres produits avec du miel, des pommes de terre, des dattes, des noix et des baies. Mais si vous faites vos courses plus près de chez vous, les types les plus communs seront le vinaigre de vin, le vinaigre de cidre et le vinaigre blanc (qui sert notamment à la préparation des condiments et des marinades).

Vinaigre

Le vinaigre de cidre est souvent recommandé pour ses bienfaits sur la santé. Les pommes fermentées sont riches en pectine, un type de fibre qui facilite la digestion. De plus, les pommes contiennent de l'acide malique qui, combiné au magnésium de l'organisme, contribue à combattre la douleur.

Préparer son vinaigre

Vous pouvez fabriquer votre propre vinaigre très facilement à condition d'utiliser des récipients et des ustensiles stérilisés pour éviter toute contamination bactérienne. La fermentation du cidre ou du vin est accélérée par l'ajout d'une « mère », c'est-à-dire d'un peu de vinaigre qui déclenche le processus. Lorsque vous serez plus expérimenté, vous commencerez à repérer le moment où le processus est achevé.

Une fois mis en bouteilles, bouché et stocké, le vinaigre maison est consommable pendant plusieurs mois. Vous pouvez aussi utiliser n'importe quel vinaigre vendu sur le marché pour fabriquer vous-même des remèdes.

Vinaigre

Yogourt et autres laits fermentés

Savez-vous que le corps contient plus de bactéries que de cellules humaines? Le tube digestif en abrite à lui seul environ 500 espèces. La majorité de ces micro-organismes intestinaux sont bénéfiques : ils renforcent le système immunitaire, digèrent les sucres du lait (lactose), contribuent à l'absorption des nutriments et préservent la santé du système digestif. Toutefois, il arrive que des bactéries nuisibles se développent dans l'intestin (mais aussi dans le vagin ou les voies urinaires) et provoquent divers problèmes. Les yogourts et d'autres laits fermentés renferment des bactéries capables d'inhiber la croissance de ces bactéries pathogènes.

Le yogourt est fabriqué en ajoutant des bactéries à du lait, ce qui provoque une fermentation. Les deux bactéries utilisées, *Lactobacillus bulgaricus* et *Streptococcus thermophilus*, transforment le sucre du lait (lactose) et produisent de l'acide lactique (celui-là même qui s'accumule dans les muscles lors d'un effort physique), qui fait coaguler le lait.

Lorsque d'autres bactéries lactiques sont utilisées (*Lactobacillus acidophilus* et *bifidobacterium*, notamment), on parle de lait fermenté. Ces préparations, très riches en germes vivants, sont dites probiotiques par opposition aux antibiotiques, qui éliminent ou détruisent les bactéries. Elles protègent l'intestin contre les bactéries pathogènes en consommant les nutriments dont celles-ci ont besoin pour se développer. De plus, la flore des yogourts et laits fermentés produit des acides qui détruisent d'autres bactéries nocives.

Une meilleure digestion

Chez une personne en bonne santé, environ 85 % des bactéries du gros intestin sont des lactobacilles *(Lactobacillus)*. Lorsque l'on prend des antibiotiques, toutes les bactéries, les bonnes comme les mauvaises, responsables de l'infection, sont éliminées. Ce déséquilibre de la flore intestinale peut provoquer divers troubles digestifs – diarrhée, crampes d'estomac, gaz et ballonnements, absorption moins efficace des nutriments.

Des chercheurs américains ont montré que les personnes qui consommaient chaque jour deux fois 240 ml de yogourt ou d'autres laits fermentés souffraient deux fois moins souvent de diarrhées consécutives à la prise d'antibiotiques que ceux qui n'en mangeaient pas du tout.

Indications
- aphtes
- boutons de fièvre
- candidose vaginale
- côlon irritable (syndrome du)
- cystite
- diarrhée
- flatulences et éructations
- intestin (maladies inflammatoires de l')
- pied d'athlète

D'autres études ont montré que les bactéries bénéfiques des yogourts, laits fermentés ou compléments probiotiques réduisaient la durée de la diarrhée chez l'enfant, modéraient certaines formes d'intoxications alimentaires et limitaient les symptômes de maladies de l'intestin comme la colite ulcéreuse et le syndrome du côlon irritable. Il a même été prouvé que, associés à un régime riche en fibres, ces produits laitiers pouvaient prévenir la diverticulose, maladie douloureuse et parfois grave qui se caractérise par la formation de petites poches (diverticules) sur les parois du côlon.

Un aliment indispensable

Le yogourt est utilisé depuis des siècles comme remède polyvalent, mais ce n'est qu'au cours de la dernière décennie que les scientifiques ont véritablement découvert combien il était efficace. Voici quelques exemples de ses vertus curatives.

• **Combattre les mycoses** La population de *Candida albicans*, une levure habituellement présente dans le vagin, est régulée par d'autres micro-organismes. C'est la multiplication de cette levure qui provoque les démangeaisons et sensations de brûlure accompagnant les mycoses (ou candidoses) vaginales. Une étude américaine a montré que la fréquence de cette infection très récidivante chutait considérablement chez les femmes qui consommaient 240 ml de lait fermenté par jour. Manger des probiotiques – ou diffuser les bactéries bénéfiques localement grâce à des ovules vaginaux à base de *L. acidophilus* – aide à combattre les infections en cours. Assurez-vous simplement qu'il s'agit bien d'une infection due à des levures car traiter une infection bactérienne avec des laits fermentés aggraverait la situation.

• **Protéger la vessie** Si vous faites partie des nombreuses femmes qui souffrent de cystites à répétition, les yogourts et laits fermentés peuvent constituer de véritables alliés lors d'un traitement antibiotique.

• **Renforcer le système immunitaire** En Californie, des chercheurs ont découvert que la consommation quotidienne de deux yogourts pouvait faire quadrupler le taux de gamma-interféron, une protéine produite par les globules blancs qui aide le système immunitaire à enrayer les infections.

• **Combattre le cancer** L'*acidophilus* des laits fermentés n'est pas un traitement anticancéreux, mais il s'est avéré efficace pour prévenir les rechutes de tumeurs chez les patients traités pour un cancer de la vessie. Il semble que cette bactérie bénéfique puisse empêcher les bactéries pathogènes de produire des substances carcinogènes lorsqu'elles interagissent avec les aliments.

● **Consolider les os** De nombreuses personnes présentent une intolérance au lactose (elles ne possèdent pas l'enzyme nécessaire à sa digestion) et ne consomment donc pas de lait, se privant ainsi de calcium, essentiel à la santé des os. Le yogourt peut constituer un aliment de substitution facile à digérer car les bactéries vivantes qu'il contient digèrent une grande partie du lactose avant que vous ne l'ingériez. Ainsi, les personnes souffrant d'intolérance au lactose peuvent généralement consommer des yogourts sans souffrir de flatulence ou d'autres symptômes inconfortables.

Bien consommer

Lorsque vous faites vos courses, assurez vous en lisant l'étiquette que vous achetez bien des yogourts ou laits fermentés renfermant des ferments actifs vivants. Pour en retirer un bienfait maximal, achetez et consommez bien avant la date de péremption.

Si vous n'êtes pas amateur de produits laitiers, vous pouvez prendre des suppléments probiotiques. Les doses optimales n'ont pas été déterminées, mais les chercheurs estiment qu'il nous faut environ 10 milliards d'organismes par jour. Cette quantité semble importante mais ne représente en fait qu'une ou deux gélules. Conservez les suppléments au réfrigérateur car les probiotiques contiennent des organismes vivants. Ne les placez pas au congélateur car une température trop basse risque de détruire les bactéries.

Précautions et effets secondaires

Les suppléments permettent de résoudre de nombreux problèmes de santé mais, comme pour les médicaments, certaines précautions s'imposent. Les plantes et d'autres remèdes d'apparence inoffensive peuvent avoir des effets indésirables si on ne les emploie pas correctement : prenez donc connaissance des recommandations données ici. Si vous observez le moindre effet secondaire, interrompez le traitement et consultez votre médecin. Si vous êtes enceinte ou allaitez, ne prenez aucune plante ou supplément sans demander préalablement conseil à votre médecin. De même, si vous suivez un traitement sur ordonnance, renseignez-vous auprès de votre pharmacien ou de votre médecin pour éviter toute interaction entre les remèdes présentés dans cet ouvrage et les médicaments classiques. Enfin, soyez très vigilant si vous êtes prédisposé aux allergies : interrompez le traitement au moindre signe anormal.

ACHILLÉE Dans de rares cas, la manipulation des fleurs peut provoquer une éruption cutanée. Déconseillée pendant la grossesse. À fortes doses, peut provoquer des maux de tête et des vertiges. Risque de photosensibilisation : ne pas s'exposer au soleil.

ACIDE FOLIQUE (ou vitamine B$_9$) L'apport recommandé est de 330 µg chez l'homme et 300 µg chez la femme. Un apport supérieur à 400 µg par jour peut masquer une carence en vitamine B$_{12}$. Un excès peut provoquer des lésions nerveuses et diminuer l'action des médicaments antiépileptiques. Contre-indiqué en cas de cancer, sauf sur avis médical.

ACIDE GAMMA-LINOLÉNIQUE (AGL) Les huiles de bourrache ou d'onagre (contenant de l'AGL) sont contre-indiquées pendant la grossesse et l'allaitement. Ne pas utiliser sans avis médical en cas de traitement anticoagulant (dont l'aspirine), de troubles vasculaires ou de traitement antiépileptique. Peut provoquer des maux de tête, une indigestion, des nausées, un ramollissement des selles.

ACTÉE À GRAPPES NOIRES Ne pas en prendre pendant la grossesse ou l'allaitement. En cas de traitement hormonal à base d'œstrogènes, consulter son médecin. Déconseillée

en cas de maladie cardiaque ou d'hypertension. Peut provoquer des troubles gastriques, des maux de tête, ralentir la fréquence cardiaque et faire monter la pression artérielle. Un excès peut être à l'origine de vertiges, nausées, vomissements, troubles visuels, circulatoires et hépatiques. Ne pas utiliser pendant plus de 6 mois.

AIL Éviter d'associer des suppléments d'ail à des anticoagulants et à des médicaments antidiabétiques.

ANIS Déconseillé pendant la grossesse (mais les quantités employées en cuisine sont inoffensives). Ne pas associer à du fer. Peut déclencher une photosensibilisation : limiter l'exposition au soleil. Contre-indiqué en cas de traitement hormonal.

ARGININE À prendre uniquement sous surveillance médicale, au moins 1 h 30 avant ou après les repas. Un excès peut provoquer des nausées et une diarrhée. Déconseillée en cas d'herpès génital (peut favoriser les poussées). Effets à long terme inconnus. Contre-indiquée en cas de maladie cardiaque, de problème rénal ou de cancer, sauf sur avis médical.

ARNICA Ne pas appliquer en cas de plaie ouverte ou de saignement. Déconseillée pendant la grossesse.

Peut provoquer une éruption allergique chez les personnes prédisposées ou en cas d'utilisation prolongée.

ASTRAGALE Ne pas associer à du cyclophosphamide (anticancéreux). Contre-indiqué en cas d'infection aiguë, surtout avec forte fièvre et/ou présence d'œdèmes.

AUBÉPINE À proscrire en cas de traitement à la digoxine (prescrit contre l'insuffisance cardiaque) ou d'hypotension. En cas de problèmes cardio-vasculaires, ne pas en prendre de façon régulière pendant plus de quelques semaines. De fortes doses peuvent provoquer une somnolence.

BÊTA-CAROTÈNE Déconseillé en cas de grossesse ou d'hyperthyroïdie. Meilleur sous forme de complément composé d'un mélange de caroténoïdes. Des doses importantes peuvent rendre la peau orange, n'ont aucun effet bénéfique et peuvent même s'avérer nocives.

BROMÉLINE Peut provoquer des nausées, des vomissements, des diarrhées, des éruptions cutanées et des menstruations abondantes. Peut accroître le risque d'hémorragie en cas de prise régulière d'aspirine ou d'autres fluidifiants sanguins. À proscrire en cas d'allergie à l'ananas.

CALCIUM Ne pas dépasser 1 500 mg par jour sans avis médical. Le calcium issu des coquilles d'huître, de la poudre d'os et de la dolomite est déconseillé : il peut être contaminé au plomb. Un excès peut provoquer une constipation. Consulter son médecin en cas d'antécédents de calculs rénaux d'oxalate de calcium.

CAMOMILLE La prise par voie orale peut provoquer une réaction en cas d'allergie aux plantes apparentées, comme l'aster et le chrysanthème. La camomille contient un anticoagulant : elle doit être utilisée avec précaution en cas de trouble de la coagulation et de traitement anticoagulant.

CAMOMILLE ALLEMANDE (matricaire) Ne pas associer à des anticoagulants de type warfarine ni aux antidépresseurs de la famille des IMAO.

CANNEBERGE (ou airelle) Ne pas associer à des fluidifiants sanguins.

CANNELLE Ne pas prendre en grandes quantités pendant la grossesse.

CARNITINE Utiliser uniquement de la L-carnitine et exclusivement sur avis médical. La D-carnitine peut se substituer à la forme active de la carnitine contenue dans les tissus et provoquer une faiblesse musculaire. Des doses supérieures à 2 g peuvent entraîner des douleurs gastriques, des nausées et des diarrhées. Une surveillance du taux de carnitine dans le sang ou les urines peut être nécessaire en cas d'utilisation prolongée. Demander un avis médical en cas de problème rénal. L'intérêt de la prise de certains acides aminés à doses importantes est encore à l'étude et les effets à long terme sur la santé ne sont pas connus.

CASCARA À éviter lors de la grossesse ou d'un état de faiblesse. Ne pas dépasser 8 jours de traitement sans avis médical. Contre-indiqué en cas de douleur abdominale, d'inflammation ou d'occlusion intestinales. Peut provoquer une dépendance aux laxatifs et une diarrhée. Ne pas associer à des médicaments anticoagulants.

CÉLERI (GRAINES DE) Contre-indiquées pendant la grossesse. À utiliser avec précaution en cas de troubles rénaux. Effet diurétique possible : ne pas en prendre en même temps qu'un autre diurétique. Éviter en cas de prise de fluidifiants sanguins (dont l'aspirine). Peuvent provoquer une photosensibilisation de la peau : éviter de s'exposer au soleil.

CENTELLA Contre-indiquée lors de la grossesse et l'allaitement. Ne pas associer à des antidiabétiques ou à des antihypertenseurs. Demandez un avis médical pour un traitement prolongé. Peut, mais rarement, provoquer une éruption cutanée ou des maux de tête.

5-HTP Au stade expérimental. Déconseillé pendant la grossesse. Peut provoquer des troubles gastriques, des douleurs musculaires, une léthargie, des maux de tête. Ne pas associer à des antidépresseurs et à d'autres médicaments agissant sur la sérotonine, à des médicaments ayant des effets secondaires sur le foie. Le traitement ne doit pas dépasser 3 mois sans avis médical.

COENZYME Q10 Ne pas excéder 20 jours de traitement à des doses quotidiennes supérieures à 120 mg sans contrôle médical. Les effets secondaires tels que brûlures et douleurs d'estomac ou nausées peuvent être évités en prenant la coenzyme Q10 au moment des repas. Peut freiner l'action de la warfarine.

COMPLEXE B Ne pas dépasser la dose recommandée sur la notice.

CURCUMA Peut provoquer des brûlures d'estomac.

ÉCHINACÉE Déconseillée en cas de maladie immune ou auto-immune chronique comme la tuberculose, le lupus érythémateux, la sclérose en plaques ou la polyarthrite rhumatoïde. Déconseillée en cas de traitement anti-VIH ou anticancéreux, anxiolytique, immunosuppresseur ou hypocholestérolémiant. Éviter de l'associer à des médicaments présentant une toxicité hépatique. À proscrire chez les personnes allergiques à des plantes proches (chrysanthème, aster, herbe à poux…) Le traitement ne doit pas dépasser 8 semaines.

ÉCORCE DE SAULE Déconseillée en cas d'allergie à l'aspirine ou de traitement par des anticoagulants. Peut déclencher une crise d'asthme ou une allergie et provoquer des saignements gastro-intestinaux, un dysfonctionnement hépatique, des troubles de la coagulation, des lésions rénales ou un choc anaphylactique. Peut interagir avec certains sédatifs et irriter l'estomac en cas de consommation d'alcool.

FENOUIL Ne pas utiliser à des doses médicinales pendant plus de 6 semaines.

FERMENTS LACTIQUES Peuvent provoquer des gaz et des ballonnements au début. Lors d'une antibiothérapie, attendre au moins 2 heures avant de prendre des suppléments à base de ferments lactiques.

GATTILIER Contre-indiqué pendant la grossesse. Peut réduire l'action des contraceptifs oraux. Lire attentivement la notice en cas d'hypertension : les gélules peuvent contenir de la réglisse ou du ginseng de Sibérie, qui font monter la pression artérielle. Peut provoquer des troubles gastriques, des maux de tête, des démangeaisons, des éruptions cutanées et une irrégularité du cycle menstruel.

GINGEMBRE Demander un avis médical lors de la grossesse. La racine séchée et la poudre sont contre-indiquées en cas de calculs biliaires.

GINKGO BILOBA Dans de rares cas, le ginkgo peut provoquer des maux de tête, des douleurs d'estomac, une agitation ou une irritabilité (en général, ces effets secondaires finissent par s'estomper). Ne pas associer à des antidépresseurs de la famille des IMAO, à de l'aspirine ou à d'autres anti-inflammatoires non stéroïdiens, ni à des fluidifiants sanguins. Peut provoquer des éruptions cutanées, une diarrhée et des vomissements si les doses dépassent 240 mg d'extrait concentré.

GINSENG Contre-indiqué pendant la grossesse. Demander un avis médical en cas de problème cardiaque, d'hypertension ou d'anxiété. Ne pas associer à la warfarine. Peut entraîner des insomnies, une diarrhée, des maux de tête, de la nervosité et une augmentation de la pression artérielle. Provoque parfois des saignements menstruels chez les femmes ménopausées. Le ginseng panax (ginseng de Corée ou de Chine) et le ginseng d'Amérique sont déconseillés en cas de fièvre ou d'œdème importants. Éviter le ginseng de Sibérie en cas d'hypertension ou de forte fièvre. Ne pas associer à toute autre plante stimulante, en particulier l'éphédra, et réduire la consommation de caféine.

GLUCOSAMINE Peut provoquer des nausées ou brûlures d'estomac (prendre alors le supplément au cours des repas). Consulter le médecin en cas de diabète (pourrait accroître la résistance à l'insuline).

GLUTAMINE Contre-indiquée en cas d'insuffisance hépatique ou rénale.

GRIFFE-DE-CHAT Contre-indiquée chez les hémophiles et les femmes enceintes. Ne pas associer à des immunosuppresseurs. Effets secondaires possibles : maux de tête, douleurs gastriques, difficultés respiratoires. La griffe-de-chat peut perturber la fertilité.

GUIMAUVE OFFICINALE Peut ralentir l'absorption des médicaments.

HOUBLON Déconseillé pendant la grossesse. Proscrit en cas de dépression. Manipuler avec précaution le houblon frais ou sec car il provoque parfois des éruptions cutanées.

HUILE DE POISSON Contre-indiquée pendant la grossesse, sauf sous contrôle médical. Ne pas dépasser la posologie recommandée (un apport excessif peut perturber la coagulation du sang). Demander un avis médical en cas de diabète ou de prise régulière de fluidifiants sanguins (y compris l'aspirine). Déconseillée en cas de trouble de la coagulation, de maladie hépatique, d'hypertension ou d'allergie aux poissons. L'huile de poisson accroît le temps de saignement, ce qui peut entraîner des saignements de nez et favoriser les ecchymoses. Peut provoquer des troubles stomacaux.

HYDRASTIS Le traitement ne doit pas dépasser 1 semaine car cette plante empêche l'absorption de la vitamine B_{12}, provoquant une carence. Contre-indiqué en cas de grossesse, d'hypertension, d'hypoglycémie ou de troubles digestifs. Déconseillé en cas de maladie auto-immune, comme la sclérose en plaques ou le lupus, et d'allergie aux plantes de la famille des marguerites, comme la camomille et le souci. Ne pas dépasser 2 g par jour : l'excès d'hydrastis est toxique.

LIN (GRAINES DE) Contre-indiquées en cas d'occlusion intestinale ou de problèmes thyroïdiens. Les graines doivent être broyées ou moulues. Boire de l'eau en même temps. Peuvent freiner l'absorption des médicaments (les consommer 2 heures avant ou après la prise de médicaments).

LIN (HUILE DE GRAINES DE) Ne pas la faire chauffer. À conserver au réfrigérateur et à consommer rapidement une fois le contenant ouvert.

LYSINE Au stade expérimental. Les effets à long terme sont inconnus. À utiliser sous contrôle médical. Ne pas associer à l'arginine car leurs effets s'annulent mutuellement.

MAGNÉSIUM Contre-indiqué en cas de maladie cardiaque, d'arythmie, d'insuffisance rénale, d'hypertension, de migraine ou de traitement diurétique. Peut provoquer une diarrhée. Ne pas dépasser la dose de 400 mg par jour.

MARRON D'INDE Déconseillé pendant la grossesse. À éviter en cas de maladie rénale. Peut interagir avec d'autres médicaments, surtout les fluidifiants sanguins. Peut irriter l'intestin.

MARRUBE Ne pas utiliser pendant la grossesse.

MENTHE POIVRÉE Peut détendre le sphincter œsophagien, accroissant le risque de brûlures d'estomac : utiliser cette plante avec précaution si l'on est sujet au reflux gastrique.

MILLEPERTUIS Contre-indiqué pendant la grossesse. Risque de photosensibilisation : utiliser de la crème solaire et ne pas s'exposer au soleil. Consulter son médecin au préalable car cette plante interagit avec de nombreux médicaments ou autres substances, notamment : les contraceptifs oraux, la théophylline, la digoxine, les traitements anti-VIH, le tamoxifène, les antidépresseurs et certains médicaments contre le rhume. Peut provoquer une hypertension en cas d'association à des composés actifs issus de l'éphédra. En cas de dépression, consulter avant tout un médecin (psychiatre).

N-ACÉTYLCYSTÉINE (NAC) Contre-indiquée en cas d'ulcère gastroduodénal ou de traitement pouvant causer des plaies gastriques.

ORTIE Contre-indiquée pendant la grossesse. Peut provoquer des problèmes d'estomac sans gravité ou une réaction cutanée.

PALMIER DE FLORIDE (*Serenoa repens*) En cas de problème de prostate, consulter un médecin avant d'essayer ce supplément. Ne pas associer à des anticoagulants. Dans de rares cas, des troubles gastriques ont été observés.

PAPAYE Peut modifier le taux de glucose sanguin : ne pas utiliser en cas de diabète. Consulter un médecin en cas de traitement à la warfarine : la papaye et les enzymes qu'elle contient peuvent interagir avec ce médicament.

PERMIXON *voir* Palmier de Floride

PERSIL Ne pas utiliser en quantité excessive (plusieurs poignées par jour) en cas de maladie rénale car le persil peut accroître le flux urinaire. Ne pas utiliser à des doses thérapeutiques pendant la grossesse (mais le persil est sans danger en quantité normale pour garnir un plat ou agrémenter une sauce).

PISSENLIT Ne pas employer comme adjuvant de régime amaigrissant. Consulter avant de l'utiliser pour traiter les calculs biliaires. Déconseillé en cas de maladie de la vésicule biliaire.

POTASSIUM Un régime équilibré apporte une grande quantité de ce minéral. Ne prendre des suppléments que sur prescription médicale.

PROBIOTIQUES Peuvent provoquer gaz et ballonnements au début, dus à la fermentation des « bonnes » bactéries. En l'espace de 1 semaine ou 2, le corps s'adapte au changement.

PSYLLIUM Ce supplément de fibres doit être pris avec beaucoup d'eau. Consulter préalablement un médecin en cas de déglutition difficile, de diverticulose, de colite ulcéreuse, de maladie de Crohn, d'occlusion intestinale, de traitement à l'insuline (pour le diabète) ou de tout autre traitement médicamenteux.

PYGEUM (prunier d'Afrique) Déconseillé pendant la grossesse et en cas d'hypertension. Consultez le médecin avant de prendre ce supplément pour traiter un adénome (ou hypertrophie) de la prostate.

RAIFORT Contre-indiqué en cas d'ulcère gastrique, de problèmes thyroïdiens ou de maladie rénale. Ne pas administrer aux enfants de moins de 4 ans.

RÉGLISSE Déconseillée pendant la grossesse. Ne pas associer à des médicaments de régulation de la pression artérielle, à des antiarythmiques, à des cortico-stéroïdes, à des diurétiques et à des antihistaminiques. En cas d'hypertension, employez de la réglisse déglycyrrhizinisée. Être prudent en cas de troubles cardio-vasculaires, hépatiques ou rénaux, et d'insuffisance en potassium. Ne pas dépasser trois prises par semaine pendant 4 à 6 semaines au maximum. Une consommation excessive peut provoquer une rétention d'eau, de l'hypertension artérielle et une altération des fonctions cardiaque et rénale.

ROMARIN À doses importantes, peut provoquer des menstruations très abondantes. Contre-indiqué pendant la grossesse.

SAM-e (S-ADÉNOSYL-MÉTHIONINE) Peut accroître le taux d'homocystéine dans le sang, ce qui constitue un facteur de risque de maladie cardiovasculaire.

SÉLÉNIUM Déconseillé en cas d'hyperthyroïdie. Ne pas dépasser 350 µg par jour. Un apport excessif peut être à l'origine d'une fragilisation et d'un épaississement des ongles, de douleurs gastriques, de nausées, d'une diarrhée, d'émanations aillées par la bouche et la peau, d'un arrière-goût métallique, d'une perte de sensibilité des mains et des pieds, d'une irritabilité et d'une fatigue. On a observé que des doses de 800 µg endommageaient les tissus. Fonctionne mieux en association avec la vitamine E.

SÉNÉ Contre-indiqué pendant la grossesse. Ne pas dépasser 8 à 10 jours de traitement. À prendre 1 heure après les autres médicaments et toujours avec de l'eau. Déconseillé en cas de douleur abdominale, de diarrhée, d'hémorroïdes, d'occlusion intestinale ou de maladie inflammatoire des intestins. Ne pas administrer aux enfants de moins de 12 ans. Interrompre le traitement en cas de diarrhée ou de selles liquides. Demander un avis médical en cas de traitement à la digoxine car, à fortes doses, le séné peut réduire l'absorption de ce médicament prescrit contre certains troubles cardiaques.

SUREAU Contre-indiqué pendant la grossesse. Les graines, l'écorce, les feuilles et le fruit encore verts peuvent provoquer des vomissements ou une diarrhée importante. Les graines des baies fraîches sont toxiques : il faut les manger mûres et cuites.

TAURINE Parfois recommandée contre les ulcères et le diabète, mais doit faire l'objet d'un contrôle médical. Peut accroître la sécrétion d'acides stomacaux ou provoquer une diarrhée.

VALÉRIANE Éviter de l'associer à des médicaments calmants (benzodiazépines, somnifères…) et à des thymorégulateurs car peut intensifier leur effet. Ne pas boire d'alcool. Interrompre le traitement en cas de palpitations, de nervosité, de maux de tête ou d'insomnie.

VITAMINE A Contre-indiquée chez les femmes enceintes ou qui souhaitent le devenir. Ne pas dépasser 1000 µg par jour. Effets secondaires possibles : perte de poids, problèmes cutanés, douleurs articulaires, saignements, vomissements, diarrhée, vertiges, troubles de la vision, chute de cheveux, augmentation de volume du foie et de la rate.

VITAMINE B_6 Les doses thérapeutiques étant beaucoup plus élevées que les apports journaliers recommandés, un avis médical est nécessaire avant de prendre de la vitamine B_6. À court terme, ne pas prendre plus de 100 mg par jour. Réduire la dose en cas de picotement dans les doigts ou les orteils, de douleurs dans les membres, de faiblesse ou d'engourdissement, de déprime ou de fatigue.

VITAMINE C Une dose supérieure à 1 000 mg par jour peut provoquer une diarrhée. Les femmes enceintes ne doivent pas prendre plus de 200 mg de vitamine C par jour. Consulter un médecin en cas d'insuffisance rénale ou d'hémodialyse. Réduire la dose à 100 mg par jour maximum dans les 3 jours qui précèdent un examen médical (un taux élevé de vitamine C peut affecter certains examens). De fortes doses peuvent interagir avec les anticoagulants. Les personnes allergiques au maïs peuvent présenter une réaction aux compléments dont l'enrobage est à base de maïs.

VITAMINE E Consulter un médecin avant de prendre de la vitamine E en cas de traitement à base de fluidifiants sanguins (dont l'aspirine).

ZINC Ne pas dépasser 25 mg par jour, sauf avis médical. Les compléments de zinc doivent toujours contenir du cuivre. Un excès peut perturber le système immunitaire.

Index

A

Crédits photos